AF360871

TABLES

NOSOLOGIQUES

&

MÉTÉOROLOGIQUES.

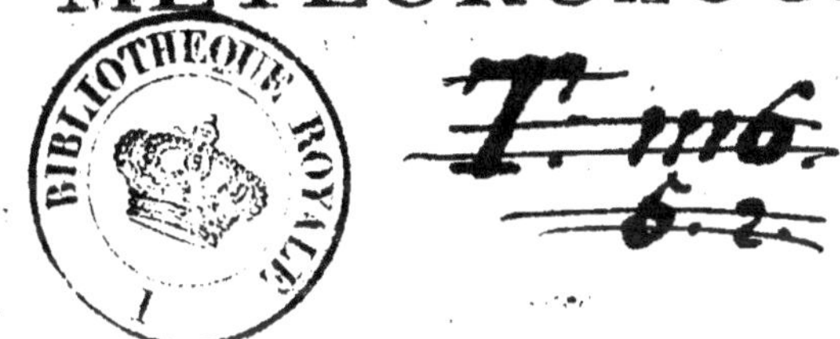

BIBLIOTHEQUE ROYALE

Se vend à PARIS chez VALLAT LÀ CHAPELLE, Libraire au Palais, ſur le Perron de la Ste. Chapelle.

TABLES NOSOLOGIQUES

& METEOROLOGIQUES

TRES-ÉTENDUËS

DRESSÉES

à

L'HÔTEL-DIEU DE NIMES

Depuis le 1er Juin 1757 jusques au 1er Janv. 1762.

PAR

Mr. RAZOUX,

Docteur en Médecine de l'Université de Montpellier, Médecin de l'Hôtel-Dieu de Nimes, de l'Académie Royale de la même Ville, de la Société Medico-Phyf. de Bâle, Correfpondant de l'Académie Royale des Sciences de Paris & de la Societé Royale de Montpellier.

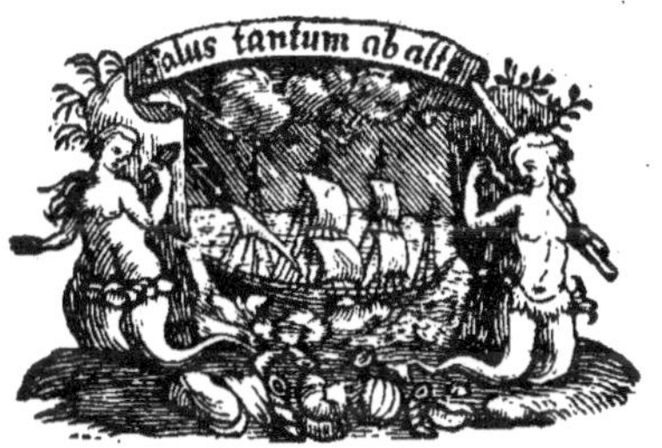

BASLE,

Chés Jean Rodolphe Im-Hof & Fils,

1767.

Firma memoria teneto medicamenta, & simplices facultates, si modo tales exiftant. Sint & in memoria tibi morborum curationes & horum modi, quotupliciter, & quomodo in singulis sese habeant; hoc enim principium eft in Medicina, & medium, & finis.

HIPPOCRAT. Lib. de decent. ornat. §. 8.

A

MESSIEURS

DE

L'ACADEMIE ROYALE

DES SCIENCES.

MESSIEURS,

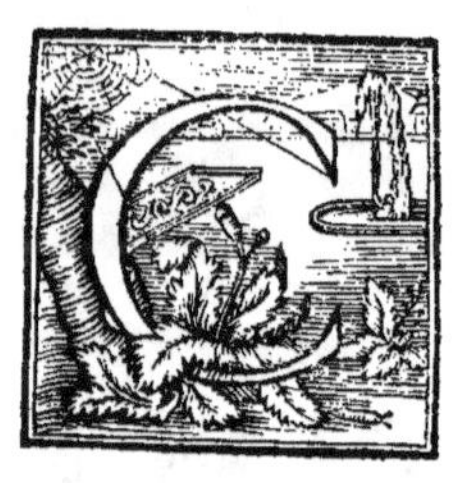CES Tables Nosologiques VOUS doivent le jour. C'eſt l'hommage de ma reconnoiſſance que je m'empreſſe de VOUS offrir. Mon zèle m'a fait entreprendre un travail pénible : encouragé par Vos ſuffrages je l'ai ſuivi aſſidûment pendant pluſieurs années. VOUS m'avés donné de nouvelles forces pour marcher dans une carrière laborieuſe. En ranimant mon zèle, VOUS avés excité mon émulation. Si ces Observations méritent Vôtre eſtime, elles deviendront utiles.

Vôtre

Vôtre approbation m'eſt un ſûr garant de celle
du Public.   Vous lui avés conſacré Vos Travaux, & non-ſeulement il les admire, mais il
en recueille le fruit.   Les plus Célèbres Académies de l'Europe, devenuës Vos émules, font
fructifier en tous lieux le germe qui s'eſt développé dans Vos Ecrits depuis un ſiècle.

Protégés, MESSIEURS, ces prémiers
eſſais qui paroiſſent ſous Vos auſpices, & recevés les témoignages les plus ſincères de mon
profond reſpeſt.

Je ſuis,

MESSIEURS,

Vôtre très-humble & très-obéïſſant
Serviteur

R A Z O U X.

❈ ❀ ○ ❀❈

EXTRAIT DES REGISTRES DE LA SOCIETÉ ROYALE DES SCIENCES.

Du 22 Novembre 1764.

Mrs. DE SAUVAGES & IMBERT, qui avoient été nommés pour examiner un Ouvrage de Mr. Razoux, intitulé Tables Nosologiques &c. en ayant fait leur rapport : La Compagnie a jugé, que cet Ouvrage, qui doit sa naissance au désir qu'a l'Auteur de contribuer par ses Observations au progrès de la Médecine, étoit propre à remplir cet objet, & méritoit d'être imprimé. En foi de quoi j'ai signé le présent Certificat. A Montpellier ce 22 Novembre 1764.

DE RATTE,
Directeur & Sécrétaire perpétuel de la
Societé Royale des Sciences.

SOM-

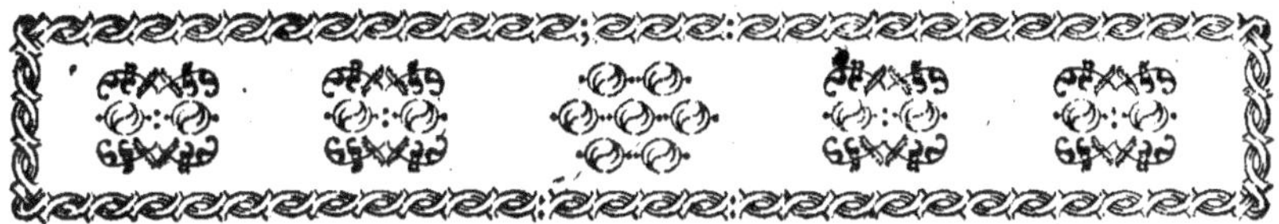

SOMMAIRE

de tout ce qui eſt contenu dans ce Volume,

pour ſervir de

TABLE GÉNÉRALE DES MATIERES.

PREFACE.

*

DIS-

DISCOURS
PRÉLIMINAIRE.

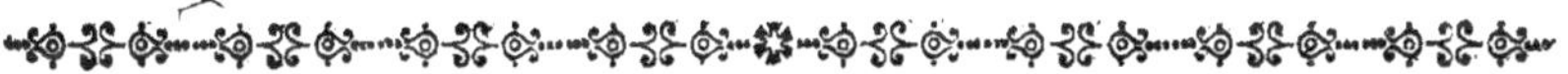

LETTRES,
MEMOIRES & OBSERVATIONS.

PRÉFACE.

LA Médecine a été reconnuë de tout tems pour la fille de l'expérience. Penser autrement ce seroit se tromper. L'esprit de syst̀ème, lorsque les Médecins l'ont suivi, leur a toûjours été plus nuisible que profitable : j'ose même le dire, il a constamment retardé les progrès de l'art de guérir. Une grande attention refléchie aux symptomes de la maladie, & l'observation exacte de la marche que tient la nature pour procurer la guérison, est préférable aux raisonnemens spécieux & séduisans de la théorie la plus brillante. Les fameux Médecins ont toûjours beaucoup insisté sur ce point. Ce n'est pas que je veuille établir ici l'empirisme ; je ne suis point partisan d'une aveugle routine. Je sais qu'il est des connoissances nécessaires au Médecin, & qu'il n'est pas permis de l'être sans étude théorique ; je sais encore que la Physique & les Mathématiques (1) doivent être les fondemens de cette étude, que l'Anatomie, la Physiologie, la Chymie, la Botanique, & toutes les autres parties essentielles de la Médecine ne sauroient être négligées par ceux qui se destinent à l'exercer : mais je soutiens qu'un Médecin, apellé pour la guérison des malades, doit renoncer à tout systême, & si les moyens, que la nature employe pour parvenir à ses fins, paroissent contredire les règles établies & constamment reçuës, il faut souvent, pour le bien de l'humanité, faire céder les règles au vœu de la nature, plûtôt que de la sacrifier aux loix & aux maximes de l'art. On doit se graver profondement dans l'esprit, & ne jamais perdre de vuë cette sentence de Lommius : „ Le Médecin observe la volonté de la ,, nature comme un ancien domestique très-éclairé observe le ,, vœu de sa maitresse. S'il voit qu'elle veuille entrer dans ,, une voye qui est fermée, il la lui ouvre ; si elle y trouve des ,, obstacles à surmonter, il les applanit ; s'il s'aperçoit qu'elle ,, ait de la peine à parvenir à son but, il lui fournit à propos ,, de nouvelles forces pour y atteindre (2) ". Et cet autre

)(

d'un

---

(1) Hipp. dans la lett. à son fils *Theſſalus.* Fr. Hoffmann Prolegom. C. 7. & la pol. du med. 6. règle.

(2) *(Medicus) tamquam vetus miniſter & ſagax (naturæ) magiſtræ ſuæ, quaſi nutum obſervans, viam illi quamcumque ingredi velle videatur intercluſam operit, impeditam explicat, Laboranti novas ad aſſequendam metam vires opportune*
ſup-

d'un Auteur célèbre que la mort vient d'enlever avant qu'il eut mis la dernière main à fon ouvrage : *Medicis qui veram & adæquatam de natura humana notionem fibi acquifiverunt , fedulo incumbit, ut naturæ hujus motus, molimina & effeĉtus in morbis affidue obfervent, iisque fi falutares funt, fubveniant, motibus vero erroneis blandam potius correĉtionem fuppeditent, quam violenta difturbatione evacuationes criticas per medicamenta incongrua impediant, morbumque infanabilem aut lethalem quandoque reddant. . .* Obfervationes de cognofcendis & curandis morbis JOAN. THEOD. ELLER, M. D. Borufforum Regi à Confil. intim. & Archiat.

Il eft donc très avantageux de faire beaucoup d'obfervations auprès du lit des malades, & de raifonner peu ; mais il eft de la dernière importance de bien obferver, de ne rien négliger, de faifir les rapports que les différentes obfervations ont entre elles, de les comparer enfemble, de difcerner les nuances (s'il m'eft permis de me fervir de ce terme) que lés fymptomes & les diverfes circonftances produifent, de voir les conféquences qu'on peut en déduire, enfin de joindre à fa propre expérience celle de ceux qui nous ont précedé : Quels progrès la Médecine ne fairoit-elle pas en fuivant cette route ! Si chaque Médecin étudiant dans fon propre pays la nature, les proprietés du terrain, la nature du climat, les viciffitudes, les inclémences de l'air, les vents, les pluyes : enfuite le caraĉtère & les mœurs de fes concitoyens, les alimens dont ils fe nourriffent, la qualité des eaux, du vin, & des autres liqueurs dont ils ufent, la vie ordinaire qu'ils mènent. . . S'il obfervoit exactement les maladies de chaque faifon, les fymptomes qui les accompagnent, les dangers qui les fuivent. . S'il tenoit un régître de tous les malades qui en feroient attaqués, où ceux qui guériroient, & ceux qui mourroient, fuffent notés exactement, & où l'on fit mention des différens traitemens qu'on

auroit

---

fuppeditat JODOC. LOMM. *de curand. feb. cont. p. XV. Ad fummam, medicum effe naturæ fpeĉtatorem & miniftrum, cui duntaxat incumbit fpontaneum ejus motum caute dirigere, vel manca & incboata ejus munia præfentiffimis auxiliis explere & perficere, apud omnes in confeffo manet. Alias demandato deeft officio ; fi præfertim tam in tuendâ fanitate, quam in profligandis morbis, quidpiam contra naturæ Leges meliatur ; ægritudines quæ hoftili impetu, hac reluĉtante, aggrediatur.* C'eft le fentiment d'un très habile Médecin, qui jouït de la plus grande réputation à la cour & à la ville. . LIEUTAUD *Synopfis univerfæ praĉt. med. in præm. pag. IX.*

auroit fuivis dans la cure, marquant particulièrement celui qui auroit paru le mieux réüffir. Si enfin chacun rendoit enfuite ces obfervations publiques. Sans doute les Maitres de l'art (car il n'appartiendroit qu'à eux d'en dicter les loix) joindroient enfemble tous les matériaux, & donneroient au public un Corps de Médecine pratique, fondé fur l'expérience la plus certaine & la plus authentique.

Je fuis bien éloigné de penfer que j'aïe rempli toutes les conditions du plan que je viens de propofer ; du moins ne me refufera-t-on pas l'avantage de l'avoir ébauché, & d'être, peut-être, un des prémiers qui ait marché dans cette carrière (1).

Tous mes confrères, chargés du foin des hôpitaux, dans lefquels on trouve réünies fous le même point de vuë les infirmités humaines, & où dans le cours de l'année paroiffent fucceffivement les différentes efpèces de maladies, ne pourroient-ils pas facilement dreffer des tables conformes à celles-ci, & enrichir la Médecine de leurs obfervations.

Faut-il, pour les y encourager, citer des témoignages illuftres en faveur de ce travail ? Qu'ils lifent ce que penfe Mr. DE LA CONDAMINE (2) ; ce que dit de ces Tables Mr. DE SAUVAGE, Profeffeur de l'Univerfité de Montpellier (3) ; je ne crains point d'ajoûter que l'illuftre Baron de VAN SWIETEN, cet Hippocrate moderne (4) ; que le célèbre STÖRCK, Médecin de Leurs Majeftés Impériales, plus fameux dans le monde litteraire par fa découverte de l'ufage intérieur de la Ciguë, de l'Aconit &c. que par les titres qui le décorent (5) ; que

)(2

Mr.

---

(1) Le *methodus medendi* de Mr. DE HAËN &c. *L'annus Medicus* de Mr. STÖRCK &c. Le *Diariolum nofologicum* JOH. RUDOLPHI ZWINGERI. *Bafil. ann.* 1759. font d'une datte poftérieure à ces tables.

(2) Mercure de France. Septembre 1759.

(3) De Prognof. Med. e necrol. &c. Diff.

(4) Synopfin operis tui, quod meditaris, legi, nec dubito, quin arti falutari promovendæ tales conatus proderint, quos fauftos voveo. Extrait d'une lettre de Mr. VAN SWIETEN.

(5) Mr. STÖRCK, qui me fait l'honneur d'être en correfpondance avec moi, à qui j'avois adreffé les trois prémiers mois de mes tables, & qui m'avoit promis de les préfenter de ma part à Mr. de VAN SWIETEN m'écrivit en ces termes :

Ad

Mr. *Imbert*, Chancellier de l'Univerſité de Médecine de Montpellier, Inſpecteur des Hôpitaux &c. ; que Mr. *Tronchin*, ſi connu & ſi renommé en France & dans les pays étrangers ; que Mr. *Allione*, ſavant Médecin de Turin &c. enfin que tous ceux à qui j'ai communiqué le plan de cet ouvrage l'ont approuvé, & m'ont unanimement invité à le remplir.

Je ne puis me refuſer de citer ici un auteur célèbre qui, dans pluſieurs endroits de ſes ouvrages, prouve l'utilité d'un travail pareil à celui que j'ai entrepris. „ Les hiſtoires „ exactes des maladies (dit *Fréd. Hoffmann*) & les obſer- „ vations faites avec ſoin, ſont le prémier & le principal fon- „ dement de la Pathologie & de la Therapeutique. Pour „ moi, j'eſtime que, ſi l'on veut porter la Médecine au point „ de perfection dont elle eſt ſuſceptible, il faut ſuivre „ l'exemple des célèbres Aſtronomes de nôtre tems qui, par „ l'exacte comparaiſon des obſervations qui ont été faites „ en différens tems ſur le mouvement des aſtres, ſont par- „ venus au point de déterminer leur cours & leurs diffé- „ rentes poſitions reſpectives même cent ans auparavant, „ & je ſuis intimement perſuadé que, ſi les Médecins ob- „ ſervent avec attention tout ce qui a rapport à la produc- „ tion, au cours, & à la cure des maladies, s'ils mettent „ leurs remarques ſur le papier, pour être en état de ſe les „ communiquer, ou qu'ils les rendent publiques ; nôtre „ art acquerrera une certitude parfaite, non-ſeulement pour „ prédire & détourner les maladies ; mais pour les guérir „ avec toute la dextérité poſſible, & prédire tout ce qui „ arrivera pendant leur cours (*Fr. Hoffm.* T. 4. p. 7. ch. „ 1. de la nat. la défin. d'une vraye path. med. traduct. de „ Mr. Bruhier.)

„ Comme

Ad quamlibet tuarum Epiſtolarum reſpondi illico. Miſi tibi quoque Supplementum neceſſarium de cicutâ, ut & tractatum de ſtramonio, hyoſciamo, & aconito: Doleo vehementer, ſi hos non recepiſti. Tabulas tuas Noſologicas dedi legendas, ut tibi ſcripſi, Viro Illuſtriſſimo L. B. *van Swieten*, ſummo huic in Medicina viro placuerunt plurimum; hinc certum eſt eas ſummæ utilitati, & ægrorum emolumento futuras, Viro tuo quadragenario & &c. &c.

„ Comme les maladies épidémiques (dit-il ailleurs) dé-
„ pendent des caufes phyfiques & méchaniques entière-
„ ment évidentes telles furtout que la difpofition de l'air,
„ le régime, & la manière de vivre qui eft ordinaire &
„ propre dans chaque endroit.   Il feroit fort à fouhaiter
„ que les Médecins priffent plus de foin, & donnaffent
„ plus d'attention à étudier ces maladies, à les prédire en
„ conféquence de la difpofition précédente & préfente des
„ faifons, & à les traiter qu'ils n'ont coûtume de faire. ...
„ Pour moi, j'eftime qu'on ne peut trop louër *Hippocrate*
„ le plus ancien & le plus excellent écrivain d'entre les
„ Médecins, & *Sydenham* prefque le prémier qui ait fuivi
„ fes traces, & après lui *Ramazzini,* qui nous ont guidé dans
„ cette-recherche, & nous ont donné l'exemple que nous
„ devons fuivre de nous attacher à cultiver & à éclaircir
„ la doctrine des maladies épidémiques. Je prie donc, &
„ je conjure, tous les Médecins qui ont à cœur la conferva-
„ tion des hommes, d'être très foigneux & très exacts à
„ ramaffer les hiftoires des maladies épidémiques dont ils
„ pourront être les témoins, & de remarquer chacun dans
„ fon pays la difpofition préfente & précédente des tems
„ & des faifons, l'état des vents, le mouvement du mer-
„ cure dans le Baromètre, le degré de chaleur indiqué par
„ le Thermomètre, & de raffembler dans chaque hiftoire
„ tout ce qui eft néceffaire pour la rendre entière & com-
„ plette; ce qui comprend fans contredit la méthode qu'ils
„ auront fuivie dans le traitement & l'évènement de la
„ maladie......p. 284. ch. 7. T. 6.
„ L'utilité de ces recherches eft palpable (pourfuit le
„ même auteur) quand on connoit les caufes & les différ-
„ rentes circonftances: on eft non-feulement en état de
„ prédire les maladies épidémiques dont un pays eft mena-
„ cé, mais même de donner les avis les plus falutaires pour
„ les prévenir, ou les détruire promtement: & quoiqu'il
„ ne foit rien moins qu'aifé de réüffir dans ce projet, je
„ crois qu'il ne faut pas perdre l'efpérance du fuccès, pour-
„ vû que plufieurs Médecins habiles & verfés dans la

con-

,, connoiſſance des choſes naturelles, travaillant tous les
,, jours de concert à faire dans différens endroits des ob-
,, ſervations exactes des changemens des tems, des varia-
,, tions de l'air & des vents; des changemens qu'on re-
,, marque dans les Thermomètres & dans les Baromè-
,, tres qui s'accordent parfaitement, des différences de ſé-
,, chereſſe & d'humidité que fait connoitre l'Hygromètre,
,, & qu'ils n'oublient point dans leurs hiſtoires de faire
,, mention de la ſituation des lieux, de la manière dont
,, on y vit en général & en particulier, & ſurtout du ré-
,, gime de ceux qui tombent dans les maladies épidémi-
,, ques; quels ſymptomes accompagnent ces maladies, quel
,, eſt leur évènement, quels remèdes les ſoulagent, ou les
,, augmentent.   Il eſt donc fort à déſirer que ceux qui
,, s'appliquent à écrire l'hiſtoire des maladies épidémiques,
,, faſſent une attention exacte à tous les avis que je viens
,, de leur donner, & y conforment leurs obſervations. Ils
,, rendront au public un ſervice qu'on ne peut mettre à un
,, prix aſſés haut.... Path. Gen. T. 6. ch. 7. p. 59.

Je finis cet article par une réflexion que j'emprunte d'un
auteur anonyme qui a donné, il y a quelques années, un
ouvrage intitulé *Médecine Expérimentale.*   ,, On ne fera ja-
,, mais (dit cet auteur) les derniers proprès dans nôtre art,
,, ſans une analyſe exacte des maladies, ſans la ſection
,, fréquente des cadavres, ſans un développement plus mar-
,, qué des principes des corps qui entrent dans les remèdes;
,, ſans la connoiſſance de leurs actions meſurées ſur les qua-
,, lités différentes des humeurs, ſans l'évalution de leurs ef-
,, fets, ſans le jugement le plus exquis pour ſaiſir à propos
,, les tems & les circonſtances appropriées. Je ne parle
,, point des dangers, de l'ennui, des dégouts qui ſont in-
,, ſéparables d'un travail auſſi long, & auſſi difficultueux;
,, ceux qui ſont nés avec de vrais talens, ne connoiſſent les
,, obſtacles que pour les ſurmonter.... Med. Exp. p. 174 ".

Voilà quels ſont mes guides; j'ai ſuivi aveuglement les
conſeils de ces grands hommes; & ſans avoir égard à mes
forces, je me ſuis laiſſé entrainer par l'idée d'être utile à mes

conci-

concitoyens & à mes confrères, surtout à ceux qui, après moi, commenceront l'exercice de nôtre profession dans cette ville. Je laisse au public à juger si je me suis trompé dans mes vuës. Si je suis assés heureux pour mériter le suffrage de ceux à qui je consacre mes travaux, je puis donner dans la suite la continuation de ces tables, où l'on trouvera, peut-être, encore de meilleures observations que dans ce volume, me faisant un plaisir de profiter des avis qu'on voudra bien me donner, pour les perfectionner, & des critiques même qu'on pourroit faire de cette prémière partie.

Je viens aux motifs qui m'ont engagé à dresser ces Tables nosologiques, à la fin que je me suis proposée, & aux moyens dont je me suis servi. Par là je faciliterai le travail à ceux qui voudroient en dresser de pareilles.

Héritier du nom & de la profession d'un père qui, pendant quarante ans, s'étoit adonné dans Nismes à la pratique la plus laborieuse de la Médecine, destiné à lui succèder dans la place de Médecin de l'Hôtel-Dieu, je voyois avec regret que des adversaires trop puissants m'en éloignoient : je soupirois après le moment où je pourrois y entrer ; je méditois sur les moyens que je prendrois lorsque je serois en exercice, afin de rendre mon travail utile au public, & à moi-même. Pour faire connoître à ceux qui m'avoient refusé leurs suffrages, que je ne négligerois point les malades qu'on me confieroit ; il me vint en pensée d'observer les maladies les plus ordinaires dans ce climat, & de faire des remarques pratiques sur les malades que je verrois en ville ; je commençai donc à tems un état de tous les malades pour lesquels j'étois appellé. Comme le nombre de ceux-ci n'étoit point assés considérable pour en tirer les conclusions & les conséquences nécessaires, pour statuer sur la constitution épidémique de chaque saison ; je consultois quelque-uns de mes confrères ; je recueillois ce qu'ils vouloient bien me communiquer de leurs observations pratiques à la fin de chaque mois, & je joignois leurs remarques aux miennes. Je formois de l'ensemble un résultat qui me satisfaisoit un peu plus, à la vérité, mais qui ne m'empêchoit pas de regretter le poste de l'Hôpital.

Je

Je m'occupois depuis quelques années de ce travail lorſque des circonſtances heureuſes firent ceſſer les obſtacles qui s'oppoſoient à mes déſirs ; un de mes confrères les applanit. J'entrai en fonction à l'Hôpital le 1. Juin 1757.

Dès ce même jour j'exécutai en grand le plan que je n'avois ſuivi juſqu'alors qu'en racourci. Je commençai d'écrire le genre & l'eſpèce de maladie de chacun de ceux qui ſe préſentoient ſucceſſivement, de marquer le tems où elle avoit pris naiſſance, ſes progrès, les remèdes qu'on avoit employés, l'état actuël du malade &c.

On étoit peu accoûtumé à voir dans cette maiſon une pareille conduite : ma prémière viſite paſſa de beaucoup les bornes ordinaires : ce ne fut pas ſans murmurer qu'on en attendit la fin. On ſe conſoloit dans l'eſpérance que les viſites ſuivantes ne ſeroient point de même ; on le diſoit aſſés hautement. Cependant, malgré ces rumeurs journalières, malgré les oppoſitions que j'ai eu à ſoutenir, les railleries que j'ai eſſuyées, les déſagrémens qu'on m'a procurés, & tous les efforts de ceux qui m'étoient contraires, j'ai continué juſques à ce jour, & je continuerai de même tant que mes forces & ma ſanté me le permettront.

J'ai fait quelques changemens utiles à la méthode que je ſuivois au commencement : je l'ai perfectionnée autant que j'ai pu ; j'ai profité des avis, qui tendoient au bien des malades, & à l'amélioration de cet ouvrage.

Voici donc comment je me comporte aujourd'hui. Le prémier jour de mon exercice je prends à l'Hôpital une note du nom & de l'âge de tous les malades exiſtans dans cette maiſon, de leurs maladies, du tems de leur durée, des remèdes qu'on leur a faits. Le lendemain, & les jours ſuivans, je reprends article par article, & je marque exactement l'état actuël de chacun de ceux qui ſont inſcrits ſur mon Journal, les remèdes préſcrits, & leurs effets. S'il y a quelque nouveau-venu, je l'écris en particulier, je diſtingue ceux-ci par différens chiffres avec ceux que j'ai trouvés dans l'Hôpital, & je marque avec ſoin la ſortie des uns & des autres. Le chiffre, ou le nom d'*ancien* que je donne à ceux qui le ſont

en

en effet indiquent avec facilité le malade dont je veux
parler.

J'ai eu foin de me rendre familiers differens caractères
pour défigner par une feule lettre, ou par un trait, ce que je
veux exprimer foit pour le nom des maladies, foit pour fes
fymptomes, foit enfin pour les remèdes. Ces abbreviations
font qu'une feule ligne fuffit pour chaque malade; par là
je diminue autant qu'il eft poffible mon travail, & je mena-
ge mon tems. Je rectifie dans le cours de la maladie le
nom que je lui ai donné le prémier jour, lorfque je m'ap-
perçois que les malades, par le rapport qu'ils m'ont fait, m'ont
induit à erreur, ou lorfque la maladie par elle-même prend
une tournure différente, & fe transforme en une autre.
A la fin de chaque mois, j'extrais de mon Journal les Tables
Nofologiques qui n'en font que le *refumé.* Je n'y fais entrer dans de courtes notes que les obfervations qui me paroiffent mériter quelque attention.

J'y joins, lorfque je le crois néceffaire, le détail du
traitement dont je me fuis fervi : je m'étends plus au moins
fuivant l'utilité de l'article que je traite. Je n'oublie pas de
faire mention des ouvertures de cadavre, & de rapporter
ce qu'elles ont offert de particulier.

Avant de dreffer mes Tables, je confronte mon Journal
avec les Regitres Mortuaires du Curé de l'Hôtel-Dieu, &
avec ceux que tiennent les Dames Religieufes Hofpitaliè-
res de S. Jofeph qui deffervent cette maifon.

Je fais plus; je note en particulier les Soldats, & les
Bourgeois qui fe préfentent. La prémière lettre de chaque
nom me fert à les diftinguer. Un S. défigne les Soldats;
un B. les Bourgeois. Par cet arrangement on peut voir
d'un coup d'œil que les deux tiers des malades qui entrent
dans nôtre Hôpital, font des Soldats. Cependant cette mai-

)( )(

fon

son n'eſt point ſur le pied d'un Hôpital militaire quoiqu'elle en ait toute la charge, ſans aucun avantage, puiſque
perſonne de ceux qui y ſont employés, ne reçoit des gages
de la Cour, le Chirurgien excepté.

Pour qu'il ne manquat rien à la perfection de cet ouvrage, j'y ai joint au commencement de chaque mois des Tables Météorologiques, dreſſées avec la plus grande exactitude,
dans lequelles on trouve les différens degrés de chaleur &
de froid pris ſur le Thermomètre de Mr. *de Reaumur* à deux
différentes heures du jour, les variations du Baromètre, l'é-
tat du ciel, les intemperies de l'air, les vents qui ſoufflent
&c.. Mettant en pratique les conſeils que donne *Hippocrate*
aux Médecins dans ſon traité *de aëre locis & aquis p. 1. Qui
artem medicam recta inveſtigatione conſequi volet, is primum quidem anni tempora in conſiderationem adhibere debet, quid horum
quodque poſſit. Neque enim quicquam habent ſimile, ſed cum
inter ſe plurimum differunt, tum etiam propter varias quæ in
eis contingunt variationes. Deinde vero ventos tum calidos,
tum frigidos, præcipue quidem eos qui omnibus ſunt communes,
ac deinceps eos qui cuique regioni ſunt familiares ..* Hipp. Foëſio
interpr.

Enfin, après les obſervations de chaque mois, il y a une
récapitulation en latin de toutes les maladies diviſées en
claſſes, genres, & eſpèces; ſuivant en partie la méthode
donnée par Mr. *de Sauvages*, dans cet ouvrage immortel qu'il
vient de publier, ſous ce titre: *Noſologia Methodica ſiſtens Morborum claſſes, genera & ſpecies, juxta Sydenhami mentem &
Botanicorum ordinem &c.* (1).

En conſultant ces Tables on peut connoitre quelle a été
la température d'une ſaiſon, & la maladie dominante; ſi elle
a été meurtrière, & juſques à quel point; quelles ſont les
mala-

---

(1) Voyés-en l'extrait abregé que j'ai placé après le Diſcours préliminaire.

maladies les plus communes dans ce climat, si elles sont funestes, ou non; quel est le danger que courent ceux qui en sont attaqués; quelle est la méthode curative qui a été couronnée du plus heureux succès.... On peut retirer encore d'autres avantages de ces Tables, sur lesqueles je n'insiste point, & qu'on aperçoit au prémier coup d'œil..

Mon dessein, en commençant mon Journal des maladies, n'avoit point été de le rendre public. On aura peut-être de la peine à se le persuader; tant d'autres avant moi ont avancé la même chose qu'on n'en croit plus guères en pareil cas un auteur sur sa parole. Cependant je puis protester très-sincèrement, que mon but étoit d'abord mon utilité persoñelle, & que cet ouvrage n'étoit pas destiné à voir le jour sans des circonstances particulières dont je vais rendre compte. J'ai pour garants de ma sincèrité des personnes très-respectables qui savent que je n'en impose pas. Voici donc en peu de mots quelle a été la cause de la publicité de ces Tables.

Une surdité, contractée dans des voyages de long cours, entrepris par zèle pour l'avancement des Sciences, & par amour du bien public, conduisit en 1760 aux bains de Balaruc Mr. *de la Condamine.* En passant à Nismes il me fit l'honneur de loger chez moi. Je savois déja quelle étoit sa façon de penser sur les Tables Nécrologiques, & je n'ignorois pas quel étoit son sentiment sur les remarques qu'on pouvoit faire dans les Hôpitaux. Je me hazardai donc de lui montrer les journaux que j'avois commencés depuis quelque tems, avec le résultat que j'en avois extrait comprenant seulement les deux prémiers mois de mon exercice à l'Hôpital. Comme cet Académicien ne s'arrêtoit point dans nôtre ville; il n'eut le tems que de jetter rapidement les yeux sur mon ouvrage, qu'il me demanda la permission d'emporter avec lui pour l'examiner à loisir. J'y consentis volontiers. En arrivant à Montpellier il fut loger chez Mr. *de Sauvages.* Il lui parla de mes Tables, & les lui fit voir. Cet illustre Pro-

)( )(2

fesseur

ſeſſeur ne mépriſa point mes foibles eſſais , & me fit la grace de m'écrire la lettre ſuivante.

„ J'ai vû, Monſieur, entre les mains de Mr. *de la Conda-*
„ *mine* qui m'a fait l'honneur de paſſer quelques jours chez
„ moi, vos obſervations de deux mois ſur les malades de
„ vôtre Hôpital ; j'ai été enchanté de cet ouvrage ; j'en ai
„ admiré l'ordre, le détail, l'entrepriſe. Si quelque choſe
„ eſt capable de perfectionner nôtre art, c'eſt un pareil ou-
„ vrage exécuté pendant 50 ans par une trentaine de Mé-
„ decins auſſi exacts, & auſſi laborieux, pourvû qu'ils ſoyent
„ fidelles comme vous, & qu'ils ne cherchent que la vé-
„ rité, & non leur réputation ; vice qui n'infecte que trop
„ les relations des maladies. Je ne négligerai rien pour
„ engager quelqu'un de nos Docteurs à faire les mêmes
„ obſervations dans nôtre Hôtel-Dieu ; mais je ſens plus
„ que jamais combien la nomenclature des maladies eſt
„ défectueuſe ; je travaille depuis long-tems à la corriger
„ pour mon uſage propre. Si vous voulés héroïquement
„ continuer vôtre ouvrage, & m'en faire part, je vous ſe-
„ rois fort obligé......... Ce que vous avés fait en Juin
„ & en Juillet, mériteroit d'être mis au Journal de Méde-
„ cine plus que tout ce qui s'y trouve, & cela mois par
„ mois avec les réſultats. Plut à Dieu cette idée vint-elle
„ à d'autres.

„ Les quatre mots de caractères que vous avés ajou-
„ tés à quelques eſpèces, comme à *l'hepatitis, rheumatiſmes* &c.
„ ſont excellents. Vos obſervations auſſi ſur les pleure-
„ ſies & peripneumonies très ſatisfaiſantes, mais il faut
„ continuer courageuſement pour ne pas en perdre le fruit.
„ C'eſt, je penſe, le ſeul travail qui puiſſe former un grand
„ Médecin &c. je vous embraſſe.. B. de Sauvages
„ A Montpellier le 14. Juin 1760.

Mr.

Mr. *de la Condamine* au retour de Balaruc renchérit encore fur ce que Mr. *de Sauvages* m'avoit mandé ; l'un & l'autre me donnèrent de mon travail une meilleure idée que je n'en avois moi - même- Mr. *de la Condamine* m'affura que l'Académie Royale des Sciences ne dédaigneroit point l'envoy que je pourrois lui en faire. J'avois peine à me le perfuader ; mais après avoir confulté Mr. *Baux* & *Seguier* mes compatriotes, tous deux correfpondans depuis plufieurs années de cette Académie, j'écrivis à Mr. *de la Moignon de Malesherbes,* fon Préfident actuel, & je lui adreffai mes obfervations. Ce refpectable Protecteur des Gens de Lettres me fit l'honneur de me marquer peu de tems après que Mrs. *Bourdelin* & *de Juffieu,* ayant été nommés commiffaires, avoient fait un raport favorable de mon ouvrage, que l'Académie m'exhortoit à le continuër, & que, pour m'y encourager, elle m'avoit nommé fon Correfpondant &c.

J'ai continué depuis lors de communiquer à cette illuftre compagnie la fuite de mes Tables. Mrs. de l'Académie ayant jugé à propos d'en faire imprimer les 2. prémiers mois dans le 5me Volume des Mémoires préfentés par les Savants étrangers. Mr. *de Sauvages,* dans une Thèfe foutenuë aux Ecoles de Montpellier le 3 du mois de Mai 1762 ayant fait paroitre l'extrait des trois mois fuivants ; je me fuis vû engagé à la publication du total de ces mémoires. J'ai cependant attendu avant toutes chofes d'avoir l'approbation de l'Académie Royale des Sciences de Paris, & de la Societé Royale de Montpellier, à qui j'avois foumis l'examen de cet ouvrage.

Je fouhaite du plus profond de mon cœur que le public puiffe en retirer quelque utilité, & que je trouve des imitateurs. Si quelques-uns de mes confrères, plus favans & plus éclairés que moi, mettent au jour des Tables Nofologiques, & qu'on trouve que par cette méthode l'art de

)( )(3

guérir

guérir puisse faire de nouveaux progrès : je m'en réjouïrai sincèrement, & je participerai du moins en quelque forte aux avantages qui pourront en réfulter.

Si per decem annos in populofis nofocomiis hic labor excant-laretur, publicique juris fierent hæ Tabulæ Nofologicæ, fpes eft fore ut plus intra hoc fpatium progrederetur Ars medica quam antea intra fæculum. . . . . Ergo hafce tabulas elaborare & perficere qui tentaverit, de humano genere & medicorum ordine optime meriturus eft.

De Prognofi Medica ex Necrologis eruenda. Differtatio Medica prop. &c. Monspel. D. 3. Menf. Maji ann. 1762. p. 10. & 12.

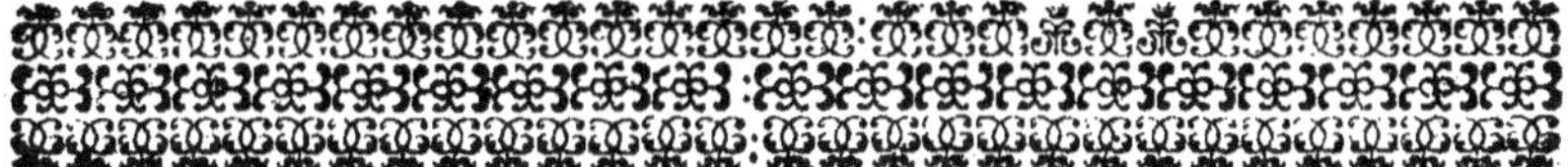

DISCOURS
PRÉLIMINAIRE.

Nlſmes, ſelon les obſervations aſtronomiques, eſt au 23 degré 50' 35" de Latitude Septentrionale, & 2 degrés 5 une minute à l'Orient de l'Obſervatoire Royal de Paris. Elle eſt ſituée au pied des collines qui dominent ſur une plaine vaſte & fertile. Ces collines ſont de deux eſpèces. Les prémières, qui s'étendent du Nordeſt au Sudoueſt, ſont de pierre calcaire; les grands-chemins qui vont de la ville d'un côté juſqu'au pont de Lunel ſur la rivière du *Vidourle*, & de l'autre juſqu'à celle du Gardon vis-à-vis de *Rémoulins*, ſont les bornes qui les ſéparent de la plaine. Les ſecondes, qui ſont du coté du Rhône, conſervent la même élévation, & ſont de même nature que les prémières, dans l'endroit où elles s'uniſſent à celles qui bordent le Gardon. A celles-ci ſuccèdent les collines de cailloutage, ou pierre vitrifiable, qui s'étendent dans la même direction juſqu'à la vûë de la tour d'Anglas.

La partie la plus élevée de ces collines forme des plaines aſſés étenduës, & qui ſont cultivées; une grande partie du terrain des prémières eſt ſtérile; on a planté des vignes, & des oliviers dans tous les endroits où il y a aſſés de terre vegétale pour les élever. Il y a quelques bois taillis de chêne vert, & des friches fort vaſtes nommés *Garrigues* qui ne produiſent que des broſſailles, des Bouïs, de la Bruyere, & un petit arbriſſeau nain nommé *Avau* (1) ſur lequel ſe trouve la coque de l'inſecte qui donne le vermillon pour la teinture de l'écarlate, & pour le Syrop de Kermès. Ce bois eſt fort utile aux habitans pour divers beſoins.

La plaine, renfermée par les chaines de ces collines, a environ huit lieuës de long, & deux de large; la petite rivière du Viſtre la traverſe, & la fertiliſe.

Cette

---

(1) C'eſt *L'ilex aculeata cocciglandifera* C. B. Pin. 425. *Garouille*.

Cette plaine dont la direction est du Nord au Sud, continuë jusques à la Mer Méditerranée, & se borne aux étangs voisins de l'embouchure du Rhône; desorte que rien ne s'oppose aux vents de midi lorsqu'ils soufflent avec impétuosité; la chaine des collines qui bordent la ville du cote du Nord, n'est pas assés élevée pour la défendre des vents qui souflent de ce coté là, & surtout du Nord-Nord-Est, vent impetueux qui règne dans cette Province, comme l'ont observé les Anciens (1), & qui, même dans les plus grandes chaleurs de l'été, participe toûjours des climats plus froids où il a pris naissance.

Au couchant de la ville, & du pied d'un rocher qui s'éleve en amphithèatre, sort une source abondante qui, dans tous les tems de l'année, fournit de l'eau très limpide pour l'usage des habitans. C'est la seule source qu'ils ayent, soit pour les besoins de la vie, soit pour l'utilité du commerce. Elle est *perenne*, & donne environ 80 pouces d'eau; elle a des cruës plus ou moins abondantes qui ne dépendent pas toûjours des pluyes qui tombent sur le terroir de Nismes. Pour lors on ne reconnoit plus cette fontaine; elle ressemble à un torrent impétueux qui roule des eaux limoneuses, jaunâtres, rougeâtres même quelquefois, avec une rapidité & un bouillonement extraordinaire. C'est ce qui me donneroit lieu de penser que le reservoir de cette fontaine étant situé dans la chaine des collines dont nous avons parlé, doit avoir une communication particulière par où les eaux du Gardon, ou de quelque torrent des environs, s'engouffrent lors des grosses pluyes, &, se mêlant aux eaux du reservoir, les troublent & les dénaturent.

Il y a trois grandes rivières (2) peu éloignées de Nismes; Cependant aucune d'elles ne joint ses eaux à celles de la fontaine: Celle-ci forme une petite rivière qui va se joindre à celle du Vistre, & à laquelle on donne le même nom au sortir de la ville.

L'eau qui coule de nôtre fontaine, n'est pas assés abondante pour fournir à tous les usages auxquels on l'employe. Les teintures en absorbent d'abord une partie considérable, les jardins qu'on en arrose en enlèvent ensuite une assés grande quantité; le reste, distribué dans différens canaux, est à peine suffisant pour faire tourner quelques moulins: C'est là néanmoins le plus petit inconvénient eu égard à la salubrité, celui qui résulte de l'infection de l'air est bien plus considérable. Cette eau devenant sale & infecte, coulant très lentement dans le lit que nous nommons le Vistre, &
dans

---

(1) STRAB. *Geograph. l.* 4. CASAUBO. *in eundem libr.*
(2) Le Rhône, le Gardon, & le Vidourle.

dans le principal canal qui traverse la ville (1) fournit de mauvaises
exhalaisons qui corrompent l'air, & produisent des maladies.

Les Romains, anciens habitans de ces contrées, avoient très bien
prévû ces défauts; pour y remédier ils avoient joint à nôtre fontaine, par des travaux qui subsistent depuis plusieurs siècles, les eaux
de celle d'*Eure*, située à quatre lieuës de Nismes.

C'est encore la raison qui avoit engagé une compagnie de vrais pa-
triotes à proposer au Gouvernement un Canal de navigation & de commerce qui prit sa naissance au Rhône éloigné seulement de trois lieues,
& qui put, en se déchargeant dans le Vistre, lui fournir les eaux nécessaires pour s'écouler avec célérité dans la mer. Projet utile qui a été
abandonné, je ne sçais par quelles raisons; projet que tous les bons
citoyens désirent de voir reprendre de nouveau, qui selon toutes les
apparences sera exécuté quelque jour, l'utilité publique & particulière
se trouvant jointe à la possibilité & à la facilité de l'entreprise.

Les travaux qu'on a faits depuis quelque tems à la fontaine de cette
ville, & les embellissemens dont on a décoré ses avenuës, en ont fait
une des belles promenades du Royaume, mais ils n'ont rien ajouté à la
salubrité de l'air. Ces mêmes travaux ralentissent le cours des eaux
dans les grands bassins & les canaux qui la contiennent. Le mouvement ralenti diminuë la bonté de l'eau qui, en devenant épaisse & trouble, fournit aux exhalaisons qui s'en élèvent des particules peu saines:
celles-ci, se mêlant avec l'air, le rendent moins pur, & contribuent à
lui donner une qualité nuisible. Nous n'avons pas tardé à nous aper-
cevoir que les habitans des maisons qui bordent les quais & les canaux sont plus sujets, proportion gardée, que les autres citoyens, aux
fièvres intermittentes, ce qui doit être nécessairement attribué à la
stagnation des eaux. On observe encore que les accès de fièvre sont
plus communs dans cette ville depuis cette époque, qu'ils sont devenus une maladie épidémique, & qu'il n'y a point de tems de l'année,
où l'on ne trouve des malades qui n'en soient attaqués. Enfin dans
les mois de Juillet & d'Août, quand on nettoye les bassins & les canaux, on s'aperçoit sensiblement d'une odeur fœtide qui règne aux
environs de la fontaine, & qui infecte l'air de cette promenade.

On doit ajouter à ce que je viens de dire que, lorsque les pluyes ne
sont pas fréquentes, & qu'elles ne renouvellent pas les eaux de nôtre unique source, tous les puits de la ville se ressentent de cette sécheresse, la
plûpart tarissent, & le plus grand nombre de ceux qui ne tarissent point,
fournissent une eau trouble, blanchâtre, & dont le goût terreux annonce l'influence du lit de terre glaise sur lequel elle repose. Ce n'est
donc qu'à leur détriment que nos citoyens usent d'une pareille boif-
son; aussi beaucoup s'en ressentent-ils pendant toute leur vie.

)( )( )(

Le

____

(1) Appellé *Lagau.*

Le Ciel de cette ville eſt, comme celui de la plus grande partie de cette Province, très beau & très ſerein : mais nous éprouvons dans ce climat une viciſſitude ſurprenante de froid & de chaud, ſouvent dans le même jour, ainſi qu'on peut s'en convaincre en parcourant les Tables Météorologiques, & l'on remarquera qu'entre le degré du Thermomètre obſervé le matin, & celui du ſoir, il y a quelquefois une différence de 10 à 12 degrés.

Dans certains tems de l'année les orages ſont très fréquents ici ; les pluyes à verſe, les tonnerres, les éclairs &c. Dans d'autres tems, il n'en eſt pas de même, & la ſérenité devient pour ainſi dire habituelle.

Le froid le plus cuiſant que nous éprouvions en hyver, c'eſt toûjours lorſque le vent du Nord-Nord-Eſt ſoufle. Le climat eſt beaucoup expoſé à des vents forts & violents qui déſolent les campagnes, & privent les habitans d'une partie de leurs revenus. Il y a quelquefois des ouragans terribles (1) qui déracinent les arbres les plus élevés, enlèvent les toits des maiſons, renverſent tout ce qui s'oppoſe à leur paſſage, & ſe font ſentir en pluſieurs endroits. Les gros vents, quoique très forts & très impétueux, mais beaucoup moins violents que les ouragans dont je viens de parler, paroiſſent avoir un cours aſſés reglé. Ils ſouflent du Nord au Midi, & du Midi au Nord. Il m'a paru que les prémiers étoient beaucoup plus réguliers que les autres ; leur durée eſt ordinairement depuis trois juſqu'à neuf jours, ſuivant qu'ils ſe renforcent, ou qu'ils diminuent à la fin du 3ᵐᵉ ou du 6ᵐᵉ jour. S'ils changent de direction, en déclinant au Levant, ou au Couchant, ils ſe terminent beaucoup plûtôt.

Nous avons un vent particulier dans l'été qui ne règne que le long des côtes de la Mer Méditerranée, & qui ſe fait ſentir juſqu'ici ; il ne ſoufle que dans les jours les plus chauds, ne commence ordinairement à ſoufler que vers les dix à onze heures du matin, & ceſſe ſur les trois ou quatre heures après midi. Sa direction eſt du Sud au Nord, ou du Sud-Sud-Oueſt au Nord-Nord-Eſt. Il eſt apellé dans nôtre pays *le Garbin*. . . . . Il paroit que les Anciens ont connu ces vents périodiques ; ils les nommoient *Eteſiens* ou *Eteſies*. C'eſt-à-dire vents qui revenoient régulièrement tous les ans (2). Les vents Eteſies

---

(1) Le 1 Novembre 1764 nous en eſſuyames un ici des plus affreux. Les avant-toits de pluſieurs maiſons furent enlevés, les édifices découverts, les tuiles & les briques voloient dans les ruës, une grande partie des cheminées furent abatuës, pluſieurs perſonnes furent bleſſées par les ruïnes, il n'y avoit aucune ſureté d'aller par la ville, &, ſans la grande ſolidité des bâtimens, les habitans auroient couru riſque de les voir s'écrouler ſur eux. Dans pluſieurs endroits de la campagne, de gros arbres furent déracinés, & on nous apporta le même jour à l'Hôpital trois hommes qui, ayant été enlevés par ce tourbillon & jettés fort loin, l'un ſur un tas de pierres, l'autre dans un foſſé, & le troiſième contre un mur, furent tous briſés par leur chûte. Nôtre païs ne fut pas le ſeul endroit ſur lequel cet ouragan exerça ſes ravages ; on en reſſentit les atteintes à plus de 20 lieuës à la ronde.

(2) Mémoires pour ſervir à l'Hiſtoire de Languedoc p. 345.

ſies (dit Seneque) ne ſouflent point pendant l'hyver, ils ne commencent à ſoufler que dans l'été.   Les gens de mer ont accoûtumé de les appeller des pareſſeux, & des dormeurs, parce qu'ils ne ſe levent jamais le matin (1).   Ces vents rafraichiſſent l'air, & modèrent les chaleurs exceſſives que nous éprouverions ſans leur ſecours.

La temperature de nôtre climat eſt ſéche; la pluye s'y fait déſirer ſouvent pendant pluſieurs mois de ſuite.   Il y a même des années entières dans leſquelles la ſéchereſſe règne étonamment; mais à la vérité il ſemble que le ciel veut dans un inſtant nous dédommager de l'humidité qui nous manque; puiſqu'il arrive quelquefois qu'une ſeule pluye à verſe de quelques heures nous donne la quantité d'eau néceſſaire, pour remplacer celle qui auroit dû tomber pendant ſix mois. Auſſi Mr. Baux qui, depuis 24 ans, meſure exactement l'eau qui tombe ſur nôtre terrein, à-t-il démontré dans un Mémoire préſenté à l'Académie Royale des Sciences de Paris, que la quantité de pluye qui tomboit année commune à Niſmes, ſurpaſſoit celle qui tomboit dans le même tems à Paris, quoiqu'il y eut infiniment plus de jours pluvieux dans cette capitale, que dans nôtre ville.

Nous ne voyons que rarement de la neige à Niſmes & dans ſes environs; lors même qu'il en tombe quelquefois, ce n'eſt qu'en petite quantité, & elle ne reſte pas longtems ſur la terre.   Il n'en eſt pas de même des gelées blanches, elles ſont aſſés fréquentes, ſouvent au détriment des fruits, & des fleurs un peu trop précoces. La grêle eſt encore aſſés rare.   On peut compter pluſieurs années de ſuite, où l'on ne s'apercevra pas ſenſiblement des dommages qu'elle aura faits.   On n'y ſent preſque jamais de tremblemens de terre, à peine depuis le commencement de ce ſiècle fait-on mention de deux ou trois qui, à proprement parler, n'étoient même que de très legères ſecouſſes.   Le grand tremblement de terre du prémier Novembre 1755, qui renverſa preſqu'entièrement Lisbonne, & dont on ſentit les atteintes en pluſieurs endroits de l'Europe, ne fut du tout point aperçu ici.   Nous éprouvames ſeulement, lors de cette époque, un vent chaud, & comme brûlant par rapport à la ſaiſon, qui ſoufloit du Couchant au Levant, & qui dura pendant quelques jours.

Au moment où j'écris (le 12 Juillet 1763) à ſept heures & demie du matin, le vent étant du Sud, le tems ſerein, & très beau, on vient de reſſentir une ſecouſſe de tremblement de terre. Il y a eu une eſpèce de ſaut perpendiculaire, & deux legers balancemens

)( )( )(2

aſſés

---

(1) *Eteſie bieme non ſunt, æſtate incipiunt flare*..... *Somniculoſi a nautis & delicati vocantur quod mane neſciunt ſurgeri*. . Seneq. *quæſt. natural. lib. 3. cap. 10.*

affés fenfibles. La veille après le coucher du foleil le ciel refta fort
rouge pendant affés longtems, & l'on voyoit d'un moment à l'autre
des feux volans de tous cotés. Le Thermomètre ce jour là étoit au
27 degré $\frac{1}{2}$; aujourd'hui il s'eft foutenu au même degré. . . Les
Nouvelles publiques nous ont appris que ce tremblement de terre
à été plus fenfible à Avignon, & furtout dans certains endroits du
Comtat Venaiffin les plus voifins des Alpes (1).

Les brouillards ne font pas ordinaires fur nôtre horifon ; Lorfqu'on en reffent quelqu'un en été, c'eft prefque toûjours au des-
avantage de la recolte, & même de la fanté de ceux qui s'y expofent en quel tems que ce foit.   On doit cependant diftinguer les
brouillards en deux efpèces différentes, les uns portent avec eux
une odeur desagréable, & qui fait bientôt connoître leur infalubri-
té.   Les autres, qui paroiffent ordinairement en hyver, n'ont point
cette infection : ils annoncent les beaux jours, le foleil le plus bril-
lant les diffipe en montant fur l'horifon, & ils ne reparoiffent que
le foir & le matin.   Leur durée eft de plufieurs jours confécutifs,
& pour l'ordinaire ils amènent les pluyes à leur fuite. Ceux-ci ne
nuifent point comme les autres.

L'air de Nifmes eft vif, piquant, fubtil, & pénetrant. Les
habitans y font fort fujets aux rhumes, aux douleurs de tête, aux
fluxions, aux rhumatifmes &c. par une fuite néceffaire de cette
qualité dominante de l'air, on comprend facilement pourquoi la plu-
part de ceux qui, pendant l'hiver, s'expofent au froid la tête découverte
rifquent de perdre leurs dents & leurs yeux par les fluxions continuelles qu'ils effuyent, par les ophtalmies qu'ils éprouvent. Ils
rifquent encore de fouffrir prefque pendant toute leur vie de vives
douleurs à la tête, au cou, aux oreilles, & dans plufieurs autres
parties du corps.   Ce n'eft pas feulement en hyver qu'on rifque
de contracter ces indifpofitions.   L'été même, furtout lorfqu'on
s'expofe imprudemment au ferein, on éprouve des effets tout auffi
dangereux, jufques là que les perfonnes les plus accoûtumées à fouffrir le froid tête nuë dans des pays beaucoup plus feptentrionaux, ne
peuvent impunément le fupporter ici, & fe plaignent bientôt des
maux dont nous venons de parler.   Les alternatives du chaud &
du froid contribueroient-elles à donner à l'air cette qualité? ou bien,
le voifinage de la Mer, & des étangs du coté du Midi nous procurant beaucoup d'exhalaifons falines (2) bitumineufes &c. que la
chaine

---

(1) Voyez le Courr. d'Avig. du 15. & du 22. Juillet.
(2) Mr. DU HAMEL, ancien Secrétaire perpétuel de l'Acad. des Sciences, dans
   fon livre *de confenfu veteris & nova Philofoph. &c.* raporte qu'il s'élève

chaine des collines du coté du Nord retient comme suspenduës dans nôtre Atmosphère, en impregnant l'air de tous les environs ne peut-il pas le rendre plus actif, plus pénétrant? ou bien encore l'abondance du nitre aërien qu'on reconnoit ici sensiblement; la situation de nôtre ville, son exposition, ou quelqu'autre cause que j'ignore, produiroient elles cet effet. J'ai une idée sur l'activité du froid dans nôtre climat qui pourra ne pas paroître déraisonnable. Il est certain que tous les corps ont une Atmosphère autour d'eux, qui leur est propre : le corps humain plus qu'aucun autre à cause de sa grande transpiration habituelle en a une particulière : tant que l'air n'est point mu avec rapidité par le vent, cette Atmosphère défend les hommes, du moins en partie, des impressions trop vives du froid ; mais lorsque le vent par son effort chasse violemment l'air, celui-ci écarte nôtre Atmosphère, & laissant pour ainsi dire nôtre corps à nud, donne le moyen aux particules frigoriferes de pénétrer plus intimement dans la surface de la peau, de picoter les fibres, de les irriter, de les crisper, & de nous rendre plus sensibles aux atteintes du froid. On fera attention que dans ces provinces nous n'avons jamais de froid que lorsque le vent soufle, & que le froid est d'autant plus cuisant que le vent est plus fort. Il n'en est pas de même dans les pays septentrionaux, où l'air est presque toûjours calme, & où le froid, quoique de beaucoup plus violent que celui que nous essuyons ici ne fait pas tant d'impression sur le corps. Aussi ai-je vû des Danois, des Suèdois, des Russes même, grêloter, & trouver le froid de nôtre pays plus pénétrant que le leur, malgré la différence excessive qu'il y a entre le degré que marque le Thermomètre dans les pays du Nord, & celui que l'on observe ici.

'Quoiqu'il en soit. On peut dire de Nismes ce qu'un fameux Médecin de Rome disoit de cette capitale du monde chrétien. ,, Comme cette ville est située au Midi, & qu'il n'y a ni foréts ni montagnes qui la défendent du vent du Sud; de là vient que les habitans ont la fibre plus lache, & les pores du corps plus ouverts, soit pour chasser au dehors les humeurs excrémenticielles, soit pour recevoir au dedans les miasmes que l'air fournit. Aussi toutes les fois que le vent de bise soufle avec impétuosité, ou que la neige couvre la terre, les Romains sont plus aisément & plûtôt incommodés de cette constitution de l'air que les habitans des

)( )( )(3

villes

---

de la terre de ces provinces une si grande quantité de particules salines, qu'on trouve quelquefois des crystaux de sel sur les feuilles de nos arbres, & de nos plantes.... Cela se trouve exactement vrai, & confirmé par l'expérience... On voit même en plusieurs endroits de nos contrées des terres entières couvertes de sel qui paroit évidemment aux yeux, & au goût.

„ villes dont l'aspect est au Nord, parce que la lymphe s'arrête
„ particulièrement, & engorge les parties les plus exposées à
„ l'action de l'Atmosphère: C'est pourquoi les affections catarrhales
„ déviennent très souvent épidémiques. parmi lesquels les fluxions
„ tiennent le prémier rang. Maladies très insidieuses puisqu'elles
„ dégénèrent le plus facilement du monde en angines & en pé-
„ ripneumonies (1).

Quant à ce qui regarde la vie ordinaire des habitans de Nismes,
leurs mœurs, leurs alimens &c. voici ce que je pense.

On doit diviser les quarante cinq mille ames qui sont renfermés
dans l'enceinte de cette ville, ou, de ses fauxbourgs, en trois différentes classes. Les gens riches ou aisés, les artisans, & les pauvres. Nous parlerons de ceux-ci en particulier, lorsque nous trai-
terons des malades qui sont reçus dans nôtre Hôpital, & sur lesquels
roulent les observations faites dans les Tables Nosologiques. Quant
aux deux autres classes de citoyens: les uns, & les autres sont très
peu d'exercice. Les prémiers se nourrissent d'alimens succulens, &
sortent du repas pour aller presque toûjours se renfermer dans une
maison où la compagnie se rend; dès qu'elle est formée, les parties
de jeu commencent. (Le jeu dans le siècle où nous sommes fait la
principale occupation de grand nombre de personnes, & le délasse-
ment des autres). Si la prémière partie est trop-tôt finie, on en
commence une autre, & on la prolonge jusques à l'heure du sou-
per. On reprend encore les cartes après le repas, &, continuant
bien avant dans la nuit, on se retire enfin pour se délasser dans les
bras du sommeil d'une vie si fatigante. L'auteur de la Médecine expérimentale (2) ajoute „ que dans un long sommeil
„ on fomente paisiblement des humeurs surabondantes, qui bientôt
„ doivent conduire, ou augmenter les causes des apoplexies, des
„ polypes, & de tous les accidens de la pléthore. Le sincère inte-
rêt

---

(1) *Nam cum situs urbis ad meridiem obversus sit, ventoque austrdi nullis mon-*
tibus, aut sylvis in agro interjectis maxime pateat; eo fit ut Romanorum
corpora aliquanto laxiora sint, porisque hiantibus tum ad interna extru-
denda, tum ad extranea effluvia excipienda; ac proinde repente, vel fu-
rentibus ex borea ventis, vel nivosis urgentibus constitutionibus promtius
faciliusque offendantur, quam illorum qui adversa ad septentrionalem pla-
gam fronte positas inhabitant urbes, quamobrem Lympha apud illas præ-
sertim partes quæ immediato atmosphera contactu pulsantur, subsistit, &
cogitur. Unde epidemici nascuntur morbi, quorum prodromi plerumque
sunt coryzæ, eæque admodum fraudulenta cum minimo negotio in anginas,
ac peripneumonias soleant degenerare. . . . . Lancisi *de adventitiis &*
acquisitis Romani cœli qualitatibus Cap. 12.

(2) J'ai apris depuis peu, que Mr. Thibry D. M. P. étoit l'auteur de cet ouvrage.

„ rêt que je prends à la confervation de mes concitoyens (dit-il)
„ ne me permet pas de ménager leur fenfibilité fur le prognoftic
„ (1) ‟. Le même interét, puis-je ajoûter, m'a engagé moi-même
à tranfcrire ce paffage.

Certains autres très occupés d'ailleurs dans leur cabinet & dans
leur bureau, paffent toute la matinée à écrire, ou à calculer; ils
dinent peu, parce qu'en fe levant ils ont pris du Caffée, du Choco-
lat &c. & n'ont point aiguifé leur appetit par l'action. Après ce
repas ils travaillent encore jufqu'au moment, où, rendus au lieu de
l'affemblée, ils font à leur tour des parties de jeu, ou la contention
d'efprit eft auffi néceffaire, qu'aux différens ouvrages auxquels ils
fe font occupés tout le matin. Souvent la partie n'eft interrompuë
que par une collation, elle fe termine prefque toûjours par un fplen-
dide fouper (2). Quelques-uns, il eft vrai, de nos citoyens font
un leger exercice foit à la promenade, foit en joüant au mail, ou
à la paume; mais leur nombre eft fi petit qu'il ne doit être compté
pour rien.

Ce que je viens de dire, convient exactement aux perfonnes du
fexe; je crois feulement devoir ajoûter que leur vie eft encore plus
fédentaire que celle des hommes, foit à caufe de la nature de leurs
occupations, ou de celle de leurs plaifirs, & que communément elles dorment beaucoup plus qu'eux; auffi font-elles plus fujettes aux
indifpofitions, que l'oifiveté & la vie molle produifent. Car il eft
certain, & une trifte expérience le démontre tous les jours : depuis que les hommes ont abandonné la vie frugale, active & laborieufe, un déluge de maux a inondé la terre, tant il eft vrai que
nous vérifions malgré nous cette parole *homo natus ad laborem*. Il eft
donc certain que, fi nous joignions le travail à la tempérance, ou,
pour parler le langage des Médecins, la diète à l'exercice, nos
jours feroient plus heureux, & le terme de nôtre vie feroit de beaucoup reculé. Auffi un Auteur moderne (dans un traité particulier
où il prouve que la vie molle eft la caufe de la grande foibleffe dans
les maladies) foutient il que „ plus un homme eft laborieux, plus auffi
„ fes membres fe renforcent, & fon chyle fe perfectionne; que par
„ là il évite non-feulement quantité de maladies, mais qu'il fe rend
„ auffi en état de les mieux foutenir; qu'au contraire un homme
„ ne fait que s'affoiblir par une vie molle, étant fouvent, & trop
„ longtems affis, évitant le travail, aimant la bonne chère, craignant
„ la r,

---

(1) Med. exper. p. 33;.....
(2) Ces repas appretés chés le traiteur avec tout l'art & toute la délicateffe poffibles, n'en font que plus nuifibles à la fanté.

„ l'air, s'accoûtumant à beaucoup dormir &c. Après une defcription fort détaillée de ces caufes, cet auteur „ conclut qu'il eft prefque „ impoffible à tous ceux qui fuivent ce mauvais régime, d'éviter les „ fièvres malignes, & autres maladies longues & dangereufes (1).

La plus grande partie de nos artifans ne font pas plus d'exercice que les gens riches & aifés. Nos manufactures & nos fabriques en occupent un très grand nombre qui, par la nature de leur travail, font toûjours affis; ce n'eft pas que les mouvemens qu'ils fe donnent, en remuant les pieds & les mains, ne les agitent, mais d'un autre coté ils les difpofent à certaines infirmités qui leur font prefque inévitables. Jettons un coup d'œil fur cet objet fans approfondir une matière qui feule exigeroit un volume à part.

Rien n'eft plus fale & plus infect que les filages de foye apellés *Tirages*. Ces endroits font cependant très nombreux dans nôtre ville, & ils s'y multiplient tous les jours. Les femmes qui prefque feules font occupées à ce travail, vivant dans un air chargé de mauvaifes exhalaifons, dont les particules font renduës plus actives par l'action du feu, ne peuvent qu'en reffentir les funeftes impreffions: auffi les voit on fujettes aux fièvres malignes, pourprées, exanthémateufes &c. Leurs mains font fouvent attaquées par des panaris, des charbons &c.

Ceux qui battent ces reftes de cocons, qui les cardent, qui les filent; outre les inconvéniens que doit néceffairement entrainer après foi la fœtidité de ces petits infectes morts & à demi pourris qui s'y trouvent attachés, l'odeur qui s'en exhale &c. font encore expofés à refpirer continuellement de petits miafmes très fins & très déliés, dont les uns fuivant la route de l'air vont fe nicher dans le poumon, & boucher les vaiffeaux aëriens; les autres, mélés avec la falive, & defcendant le long de l'œfophage, tapiffent ce canal, & pénètrent même jufques dans l'eftomac, font perdre le goût & l'appetit à ces ouvriers, & dérangent leurs digeftions. Il ne faut donc pas être furpris fi nous voyons fi fouvent de jeunes filles, venant des Cevennes pour être employées à de pareils travaux, perdre dans peu de jours la fraicheur de leur teint, l'éclat de leur coloris, la vigueur de leur tempérament, être attaquées d'une toux féche, prefque continuelle, fe plaindre de douleurs fur le fternum, & le long des côtes, être vivement oppreffées, fouvent avec fièvre, inappetence, cardialgies &c. Si, les humectans, les adoucif-

fans,

---

(1) *De vita molli, caufa debilitatis in morbis* Abhandlung des Herrn Chri-stian-Gottlieb Ludwig, *Dechant der medicinifchen Facultat zu Leip-zig 1761. in 4°. Ann. Typog. Sept. 1762.*

fans, les balfamiques ne portent point un fecours affuré, elles périffent dans une phtifie qui leur eft particulière. J'ai confeillé en pareil cas à plufieurs d'entre elles de quitter une fi dangereufe profeffion, & d'aller refpirer leur air natal qui les a fouvent rétablies.

Le célèbre Ramazzini a fait fur ce fujet de pareilles reflexions. Voici ce qu'il en dit *Cap. 27 de morbis artificum diatriba : Peffimæ porro fe habent, qui fericeas quafdam placentas a ferici fabrica refiduas pectunt, ut flamen quoddam inde conficiant varios ad ufus pro urbana gente, ut pote minoris pretii quam fericum. Etenim dum bombycum folliculi, aqua calente macerati a noftris mulieribus (quibus folis id muneris demandatum eft, quafi folum in illorum gratiam fericum natura condiderit) evolvuntur, & in tenuiffima fila fuper alabra explicantur, ab hoc opere filamenta quædam craffa fuperfunt, quibus portiones aliquæ de bombycum cadaveribus permixtæ funt, ficque placentæ quædam conficiuntur, quæ ad folem exficcantur, & fuis artificibus traduntur, ut minutis pectinibus flamen educant ; qui ergo dictas placentas pectunt ferina tuffi una cum magna refpirandi difficultate infeftari folent, paucique ex iis operariis in hac arte confenefcunt ; tota vero virulentia in hujus materiæ elaboratione e particulis illis cadaverofis bombycum, quæ hujufmodi placentis permixtæ funt, ortum ducit. ──── Habet ergo infectum hoc nefcio quid pravum, & corrofivam acrimoniam pulmonibus infeftam. ────*

Les cardeurs de laine font fujets à peu de chofe près aux mêmes maladies, car outre les particules les plus déliées de la laine qui infeftent l'air qui les environne, ils ont encore les vapeurs d'une huile forte dont ces laines font impregnées qui frapent vivement l'odorat, & qui les difpofent à l'afthme, à la toux, à l'oppreffion, & aux phtifies. Nous voyons avec regret ces malades fe plaindre à nous lorfque leurs maux font parvenus au plus haut degré, & qu'ils font d'une nature incurable.

Les teinturiers qui font alternativement ou dans l'eau froide, ou dans l'eau prefque bouillante chargée de drogues corrofives, fouvent même très veneneufes, ont beaucoup à redouter foit des impreffions fubites de l'air extérieur, foit des vapeurs qui s'élèvent de leurs chaudières. Leurs mains portent inéfaçablement l'empreinte des matières colorantes, & toute l'habitude de leur corps en contracte un teint livide, blême, bazané... Les ophtalmies, les angines, les fluxions, les douleurs leur font ordinaires.

On obferve que ceux qui tourvent les moulins, & qui ourdiffent la foye, étant environnés de roües, de devidoirs, de rouets, & toûjours en mouvement font fouvent attaqués de vertiges, de défaillances, d'é-

)( )( )( )(

tourdiſſemens &c. occaſionnés par la rotation continuëlle des objets qui les entourent. Je n'entreprens point d'en expliquer la cauſe, je m'en tiens au fait. J'en ai vû même perdre la raiſon, & devenir imbécilles, & comme hebetés. D'autres, étant obligés de faire effort contre l'eſtomac pour mouvoir de grandes roüës, ont des douleurs fréquentes dans cette partie, des vomiſſemens, des inappetences (1) : Auſſi doit-on aplaudir à ceux de nos manufacturiers qui tout recemment ſubſtituent des bêtes de charge aux travaux auxquels on employoit auparavant des hommes ; l'humanité leur en fait gré, & leur induſtrie eſt payée par un profit plus conſidérable.

Quelques-uns de nos ouvriers ont ſouvent les jambes œdemateuſes, une pour l'ordinaire eſt plus gorgée que l'autre ; c'eſt celle qui fatigue le moins, la ſituation de leur corps à demi aſſis contribuë infiniment à gèner la circulation du ſang, & à empêcher ſon retour des parties inférieures : cette difficulté que le ſang trouve à remonter, l'oblige de ralentir ſon mouvement, de ſéjourner plus qu'il ne devroit dans les vaiſſeaux des parties inférieures, & de forcer pour ainſi dire leur diamètre. Les Lymphatiques plus foibles que les Sanguins ſont auſſi ceux qui ſe reſſentent plus vivement de ce dérangement, & perdant peu à peu leur reſſort, ils laiſſent échaper leur ſeroſité à travers leur tiſſu. Le mouvement de l'autre jambe, qui fait hauſſer & baiſſer de lourds contrepoids, fortifie cette partie, & la défend contre ces incommodités.

Les jeunes filles, dont une des occupations eſt de dévider la ſoye, qui frappent ſans précaution avec la paume de la main ſur leurs rouets de fer, s'expoſent à déranger les os du métacarpe, & à attirer ſur leurs mains des imflammations qui deviennent quelquefois conſidérables.

Les jardiniers qui ſont très nombreux dans nôtre patrie, ſont extrèmement ſujets aux fièvres intermittentes, tierces & quartes, aux différentes eſpèces d'hydropiſie, & à la cachexie (2). Cela ne paroitra

---

(1) La vuë des meules tournantes, des roüës, des ſabots ou toupies & de tous les corps qui ſe meuvent en rond, cauſent ſouvent le vertige & l'éblouiſſement aux perſonnes d'un tempérament délicat, qui ſont plus facilement & plus fortement émuës par l'impreſſion des objets. . . . . , Collect. Acad. T. 3 p. 25. Eph. des Cur. de la Nat. Dec. 1. ann. 1670. obſerv. 139.

(2) *Continua irrigatione aërem reddunt humidiorem, qui cum apricitate jam calidus exiſtat, inde calida & humida natura effectus facillime putredinem accerſit, & in cauſa eſt, ut illam exſpirantes promtiſſime putridas febres concipiant, obſtructiones, cachexiam, hydropem, & alios hujus modi morbos, ut obſervare ſæpe licet in ipſis hortorum cultoribus ——* PAUL. ZACCHIÆ M. R. Quæſt. Med. Leg. L. V. tit. IV. Quæſt. VII. art. II.

roitra point furprenant fi l'on fait attention au mauvais air qu'ils refpirent, aux eaux fœtides qui environnent leurs habitations, aux fumiers qui les entourent, aux aliments dont ils ufent, à leur travail journalier qui les force d'avoir continuellement les pieds dans l'eau, à l'humidité, & à la fraicheur du matin & du foir. Toutes ces caufes concourrent à produire ces indifpofitions.

Je n'aurois jamais fini, fi je voulois parcourir les defavantages attachés à chaque profeffion, mais outre que je pafferois les bornes de ce difcours, je m'écarterois du but que je me fuis propofé; je me contenterai donc de faire remarquer que tous ces artifans, foit ceux qui ont embraffé les arts mécaniques, foit ceux qui font employés à nos manufactures, vivent contens dans leur état, ne fongeant en aucune façon aux dangers auxquels ils font expofés journellement, n'en connoiffant point d'autre que le manque de travail néceffaire, pour le foutien de leurs familles. Les jours de fête & de dimanche font pour eux des jours de délaffement, les uns s'occupent à la prière dans ces tems qui y font plus particulièrement confacrés, les autres fe renferment dans des cabarets, ou dans de petits jardins dont nôtre ville eft toute entourée, & là ils oublient leurs travaux & leurs peines journalières.

Quelques-uns de nos concitoyens font attachés par état aux travaux de la campagne. Ce ne font pas, felon moi, les plus malheureux, ni les plus à plaindre, quoiqu'ils fupportent le poids du jour. Leur corps s'endurcit par ces exercices; ils font moins fujets que les autres, quoique plus expofés qu'eux, aux maux produits par les viciffitudes du chaud & du froid; par la même, leur vie eft moins traverfée de maladies, & fi on en excepte les pleurefies, les efforts, & les coups de Soleil (pour employer leurs propres expreffions) ils font à l'abri de prefque toutes les autres, ils vivent plus longtems, & plus agréablement.

Les habitans de Nifmes font bons, affables aux étrangers, complaifans; ils ne manquent pas d'efprit; ils font capables des plus grands progrès dans les fciences (1) & dans la litterature, s'ils n'avoient de commun, la nonchalance & la pareffe, avec le refte des hommes. Le peuple cependant s'occupe affés par befoin peutêtre plûtôt que par goût. Les petits enfans font employés de très-

)( )( )( )(2

bonne

---

(1) Je pourrois citer pour exemple un grand nombre de Nifmois qui fe font rendus célébres, & qui ont réuffi dans différens genres. D'autres qui ont inventé ou perfectionné des machines propres à la fabrique — Des ouvriers qui ont excellé dans leur profeffion, & qui ont mérité des récompenfes de l'Etat; mais je laiffe ce foin à ceux qui récueillent avec affiduité des memoires qui feront employés quelque jour.

bonne heure à nos manufactures, & montrent bientôt des talens
pour y réuffir. Les Nifmois s'eftiment beaucoup, fe croyent fort
fupérieurs à leurs voifins qui leur rendent gratuitement les mêmes
fentimens; ils font fort jaloux des monumens antiques que leur
ville renferme, & ils penfent avec quelque fondement que leur
patrie ne doit le cèder en ce genre qu'à Rome feule (1). Ils font
vifs & ardens, aiment la guerre, les difputes, les combats. J'a-
pelle pour témoins de la verité que j'avance, les enfans qui, prefqu'en
naiffant, portent le germe de cette inclination, & vont s'attroupant
mutuellement pour fe livrer les uns contre les autres des combats
à coups de pierre & de fronde qui deviennent quelquefois meur-
triers pour les combattans, & pour ceux même que leurs affaires
engagent malheureufement à traverfer le champ de bataille. Témoin encore le grand nombre de Soldats que nôtre ville produit.
Car je fuis garant qu'aucune ville de France n'en fournit plus que
celle-ci à proportion de fon étenduë.

J'aurois bien des chofes à dire fur cet article; mais je n'ai pré-
tendu parler des mœurs de mes concitoyens que par occafion, pour
qu'on pût plus facilement reconnoître & difcerner leur caractère
& leur tempérament, je paffe aux alimens ordinaires dans Nifmes.

Le pain dont on ufe eft très bon & feroit encore meilleur fi les
boulangers n'âlteroient point la qualité des bleds qu'on recuëille dans
les environs, en y mêlant des farines étrangères.

La viande n'eft pas non plus d'une qualité inférieure; le bœuf,
le mouton, l'agneau &c. la volaille, & le gibier font d'un très
bon goût: mais les herbages, les légumes, les fruits qu'on cueil-
le dans nos jardins, & qui fourniffent les alimens les plus communs au peuple, font fupérieurs par leur bonté à ceux des villes
voifines.

On ne boit ici que de l'eau de puits, elle eft de fa nature très-
bonne, & très-legère (comme je puis le prouver par l'analyfe que
j'en ai faite en la comparant avec l'eau du Rhône, de la Fontaine,
& l'eau de Cifterne) elle ne perd de fa qualité, ainfi que je l'ai
déja dit, que dans les tems de fécpereffe extraordinaire, ou lors
des grandes inondations, parce que dans ces deux cas elle fe trouve
chargée

---

(1) Ea (NᴇᴍᴀᴜsᴜS) Narbonenfis Galliæ præcipua civitas eft, præter opes &
alia hujus ævi decora fupra omneis, quæ toto orbe Romano fuerunt, fi
Romam unam excipias, antiquitatis venerandæ monumentis fpectanda,
amphitheatro, palatio, delubro veftæ extra urbem, & admirandæ paffim
pulchritudinis ruderibus ac fragmentis, quæ cum recentibus Regum no-
ftratium ædificiis integris etiam hodie certant, ac poftremo fonte cognomi-
ne veterum teftimoniis famofo — Tʜᴜᴀɴ. Libr. 34. Edit. Paris. apud
Drouart. 1606.

chargée d'unë infinité de parties hétérogènes qui la dénaturent. Je pense même que pour lors elle peutêtre en partie la cause de plusieurs maladies; Ne pourroit-on pas du moins la soupçonner de favoriser les hydropisies, les obstructions des viscères, & certaines autres indispositions qui ne sont que trop fréquentes ?

Nos vins sont tartareux , & fort spiritueux ; ils le sont cependant moins que ceux de la côte du Rhône, dont plusieurs de nos citoyens font leur boisson ordinaire.

Je ne dois pas omettre de rappeller ici ce qui m'a souvent frappé, & sur quoi j'ai fait beaucoup de réflexions; je veux dire le grand usage qu'on fait dans cette ville du Caffée. Tout le monde généralement en abuse; grands & petits, hommes & femmes, tous presque sans aucune distinction, depuis quelques années, font leurs délices de cette liqueur. J'ose avancer que cette coûtume ne sauroit être que très pernicieuse; car, quand il se trouveroit certaines personnes à qui le Caffée ne nuisit point, comme à ceux qui sont chargés d'humeurs, & qui ont les fibres du corps laches & imbibées de sérosités, l'usage habituel que tout le monde en fait, ne pourroit manquer de nuire au plus grand nombre. Je ne crains pas même d'assurer que, si certaines maladies nous sont devenues familières , & si elles sont beaucoup plus communes parmi nous qu'elles n'étoient autrefois, c'est au Caffée qu'on doit attribuer en grande partie ce changement. Je suis donc très persuadé que c'est cet usage pernicieux qui rend les morts subites si fréquentes depuis quelque tems, plusieurs exemples de pareilles morts, dont on ne peut rapporter de causes plus apparentes, en sont la preuve. On s'imagine assés communément que le Caffée brise le sang, & que par conséquent il est très-utile dans les cas où l'on craindroit un trop grand épaississement. Ce n'est point ici le lieu d'entrer dans une pareille discussion; il suffit qu'on sache que c'est une erreur, & que jamais le sang & les humeurs ne sont plus portées à l'épaississement & à la stagnation que lorsqu'elles sont dénuées de leurs parties les plus subtiles & les plus volatiles : Or le Caffée dissipe ces parties, cela ne peutêtre contesté par les Médecins; il procure un plus grand mouvement au sang, il le fouëtte, il le raréfie, mais lorsque ce mouvement est tombé, lorsque son action est passée, le ralentissement des liqueurs est d'autant plus considérable que leur action précédente a été plus vive, & par conséquent plus la stagnation est prochaine: ajoutons que rien ne fait perdre plûtôt & plus surement leur ressort aux solides, que ce qui leur procure une trop grande tension; donc le Caffée produisant ces effets plus efficace-

)( )( )(3

ment

ment, peut-être qu'aucune autre liqueur, il doit favorifer puiſſam-
ment les maux dont nous parlons.

Qu'on ne m'objecte pas que l'on corrige ſes défauts en le mêlant avec du lait, je réponds que, ſi on conſidère le Caffée comme
un poiſon lent qui mine peu-à-peu le corps de ceux qui en font
un trop grand uſage, (& c'eſt là le véritable point de vuë ſous
lequel on doit l'enviſager) quelques efforts qu'on faſſe pour corriger, adoucir, pallier ces mauvaiſes qualités, on n'en vient jamais
à bout, de quelque correctif qu'on ſe ſerve, on en reſſent tôt ou
tard les triſtes effets, & on en eſt à coup ſur la victime.

S'il faut joindre à mon ſentiment celui des Auteurs de Médecine, qu'on liſe FRÉDERIC HOFFMANN (1) la Médecine expérimentale, (2) Mr. NAVIER diſſertation ſur pluſieurs maladies populaires, (3) Mr. CALVET Profeſſeur en Médecine à Avignon
dans une thèſe ſoutenuë en 1762, (4) Mr. TISSOT dans la lettre
à Mr. DE HALLER (5) & mille autres qu'il ſeroit trop long de
citer ici.

Mais, me dira-t-on, vous improuvés donc généralement l'uſage du Caffée? Ce n'eſt pas mon deſſein; ce que je viens de dire
porte uniquement ſur l'abus qu'on en fait, & je ne ceſſerai de repeter ce que j'ai avancé plus haut, c'eſt qu'il y a certaines perſonnes à qui cette liqueur peut-être utile, je voudrois ſeulement qu'on
ne s'en ſervoit que comme d'un remède, qu'on ne prend qu'autant
que l'indiſpoſition ſubſiſte, & dont l'uſage fut réglé par le Médecin, défendant ſur toutes choſes d'en faire, pour ainſi dire, ſa boiſ-
ſon ordinaire, & d'en contracter l'habitude. Je ſouſcris par conſe-
quent au ſentiment de WILLIS que je trouve très ſenſé & très expreſſif. *Profecto in morbis* (dit cet Auteur Cap. 3. Sect. 7. de medicament. operat) *& ægritudinibus pleriſque cephalicis, videlicet cephalal-
giâ, vertigine, lethargo, catarrho & ſimilibus, ubi eum pleno corporis
habitu, & temperamento frigido, aut minus calido, atque ſanguine aquo-
ſo, adſunt cerebrum humidius, ac ſpirituum animalium ſegnities & tor-
por; potus Coffee magno ſæpe cum fructu ſumitur: nam aſſidue hauſtu
utramque animæ partem mire clarificat & illuſtrat, atque functionum
quarumcumque nebulas omnes diſpellit. Verum è contrario qui graciles
& temperamenti bilioſi, aut melancholici, ſanguinem acrem, aut retor-
ridum,*

---

(1) T. 5. pathol. gener. 3me part. ch. 2. traduct. de Mr. BRUHIER.
(2) Chap. VII. paragr. 7 ---
(3) Pag. 98. & ſequent. ---
(4) An potus Caffé quotidianus valetudini tuendæ vitæque producendæ noxius
(5) Pag. 116. nec reticendum potum Coffe --- aptius (eſſe) generandæ quam
        fugandæ apoplexiæ.

ridum, cerebrum calidius, atque spiritus animales nimis incitatos &
irrequietos habent, a potu isto prorsus abstinere debent, utpote qui tum
spiritus tum humores magis pervertit, & functionibus quibusque obeun-
dis inhabiles prorsus simulque impares reddit. Observavi enim multos
spirituum copia haud satis uberi præditos, ac insuper cephalalgiæ, verti-
gini, palpitationi cordis, artuum tremori, aut stupori obnoxios a potu
Coffeæ illico deterius habuisse quoad istos affectus, & statim in toto cor-
pore languorem insolitum persensisse.

Joignons à cet usage un autre non moins abusif, & non moins
funeste; c'est celui des vins étrangers dont les gens aisés assaisonnent
leur repas, & de l'eau de vie qui devient tous les jours une boisson
de plus en plus commune parmi les artisans & les gens du peuple.
Presque aucun d'eux n'entreprendroit son travail journalier, s'il ne
se sentoit animé par un verre ou d'eux d'eau de vie. La plus violente est toûjours celle qu'ils choisissent par préférence, ils en boi-
vent souvent le soir encore, & quelques-uns ajoutent même une
triple dose dans le courant de la journée. Cela va si loin qu'on s'est
aperçu par les Regîtres qu'on tient des droits imposés sur cette
denrée, que depuis quelques années la consommation, qu'on en
fait dans Nismes, avoit quadruplé : faut-il s'étonner après cela si, de
toutes les maladies chroniques que nous voyons tous les jours, les
hydropisies & les phtisies sont les plus fréquentes.

Je ne puis faire autrement que de m'élever contre un autre usage
bien plus universellement répandu que les deux prémiers dont je
viens de parler, & qui n'en est pas moins dangereux, Le Tabac
(1) connu seulement depuis deux siècles, & dont ceux qui avoient
vécu jusqu'alors, n'avoient pas même soupçonné les grandes qualités, est devenue aujourd'hui pour un très-grand nombre de personnes un besoin de prémière nécessité. Sans faire attention aux inconveniens qui en résultent, on suit une mode établie, on commence d'en prendre par fantaisie, par caprice, par frivolité, & peu-à-
peu on s'y accoûtume de façon, à ne pouvoir plus s'en priver. Cependant à ne considérer que les desagrémens que cette poudre
irritante procure, je ne puis que m'étonner que cette coûtume ait
pû subsister si longtems. En effet le Tabac cause une certaine mal-
pro-

---

(1) Je crois que voici les vertus du Tabac exprimées dans les vers suivans d'une
manière tout à fait singulière.
    Si vis sanari de morbo nescio quali
    Accipias herbam talem vel nescio qualem
    Ponas nescio quo sanabere nescio quando.

propreté inévitable à ceux qui en ufent : ils ont l'haleine forte (1), le nez prefque toûjours barbouillé, les habits très-fouvent falis, le vifage dégoutant, la langue féche furtout après le fommeil &c. mais tout cela n'eft rien en comparaifon des maux effentiels que l'ufage de cette plante produit, & après l'énumeration que je vais en faire, on s'étonnera encore d'avantage qu'une auffi mauvaife coûtume ne fe perde point.

Il eft certain que les deux tiers de ceux qui prennent du Tabac ont contracté cette habitude fans néceffité : cependant il eft conftant qu'un grand nombre d'entre eux doit en reffentir des effets pernicieux fans qu'ils fongent feulement à les attribuer à cette caufe. Le Tabac nuit aux tempéramens fecs, bilieux, & chauds; il enyvre, dérange les fonctions du cerveau, procure le vomiffement (2), énerve l'eftomac, irrite les nerfs, diminuë les facultés de l'efprit, détruit la mémoire, gâte l'odorat, échauffe, trouble le fommeil, caufe des vapeurs, des vertiges, des éblouiffemens & conduit à l'apoplexie & à la lethargie (3).

Ce n'eft pas tout. Le Tabac, furtout lorfqu'on en fume, fait perdre l'appetit, caufe des gonflemens d'eftomac, des tremblemens des membres, des palpitations, des douleurs de tête, rend le teint blême, ruine & mine le corps, deffeche le cerveau, rend les poumons flafques, racornis, inhabiles à chaffer l'air, & conduit infenfiblement au marafme (4).

Voilà fes inconveniens; voyons fes avantages. Le Tabac fait moucher. C'eft la fingulière prérogative dont il eft doué, c'eft une efpèce de cautère (difent fes partifans) que l'on entretient continuellement dans le nez, qui détermine les humeurs à prendre leur cours par cette partie du corps.

Je réponds d'abord que les perfonnes phlegmatiques, & d'un tempérament humide, ont d'autres moyens auffi efficaces pour favorifer l'évacuation falutaire des mucofités, beaucoup moins dangereux que celui là, & dont ils peuvent faire ufage fans crainte. Je dis en fecond lieu (avec l'Auteur que j'ai déja cité) „ en fuppofant „ (5) même que le Tabac fut quelquefois utile, & même néceffaire

„ pour-

---

(1) Tabaccariorum femper fœtent animæ Bern. Ramazz. p. 123.
(2) Helmontius illius fumigationem execrando ftomachum per illius fuliginem flavedine tinctum repertum fuiffe affirmat, & occultum virus ipfi adfcribit.
(3) De la fanté ch. 6. p. 272.
(4) Pulmones flaccidos & exfuccos reddi a Tabaco, ac paulatim ad marafmum deduci Sim. Paul. Quadr. Botan. C. 6. De pht.
(5) De la fanté. p. 273. par Mr. l'Abbé Jacquin &c.

„ pourquoi en faire un ufage continuel? ignore-t on qu'un remè-
„ de pris habituellement ceffe d'en être un ? l'Exemple de Mitridate
„ ne nous prouve-t-il pas que des poifons même perdent leur fureur
„ à l'égard de ceux qui fe font familiarifés avec eux? Et pourquoi
„ encore moucher fans ceffe, lorfque la nature a établi d'autres
„ routes pour fe décharger des humeurs fuperfluës (1).

Après ces reflexions peut-on ne pas fouhaiter qu'un pareil ufage
s'aboliffe, ou du moins qu'il foit reftraint dans de juftes bornes :
que la génération future profite des avis que nous donnons à la
génération préfente; & fi un de nos -Nifmois (2) a introduit le
prémier la plante qui porte fon nom dans ce Royaume, que nos
concitoyens ne foient pas les derniers à reconnoitre l'abus qu'on en
fait, & que leur exemple ferve à détromper tous ceux qui pourroient avoir des préjugés trop favorables à cet égard.

J'ai critiqué jufques ici des nouveaux ufages qui fe font établis
parmi nous; ne puis-je point reprocher à préfent à mes compatriotes d'avoir laiffé abolir un ufage ancien qui méritoit d'être confervé vû fa grande utilité; je veux parler des bains dont les Médecins faifoient autrefois un fi grand cas, & qu'ils employoient volontiers dans l'état de maladie auffi bien que dans l'état de fanté.
Quel moyen en effet plus propre à calmer la trop grande fougue
du fang, à temperer les chaleurs exceffives de nôtre climat, à nettoyer la peau, à faciliter la tranfpiration, à rendre les fibres du
corps plus fermes & plus folides, à leur redonner le ton & la
foupleffe néceffaire, enfin à produire des effets très-avantageux.

On

---

(1) THEOPHIL. BONETUS C. 2. L. 4. Sect. ult. multas cadaverum fectiones infti-
tutas refert ex quibus apparet, quam graves, & abominandæ noxæ in
pulmonibus, & cerebro non folum ex tabaci fume, fed etiam ex ufu pulve-
ris deprehenfæ fuerint. —— Si plura defider. vid. RICH. MORTON,
MAGNENUS, ETMULLERUS, PLEMPIUS, RAMAZZINI &c. &c. &c. TIS-
SOT epift. ad ALB. v. HALLER p. 142. ad 147. & furtout un livre imprimé à Londrés chés BALDWIN en 1761. in 8vo. fous ce titre : Cautions againft
the immoderate ufe of fnuff; founded on the Knownqualities of the To-
bacco plant, and the effectit muft produce when this way taken into the
body, and enforced by inftances of perfons, who have perished miferably
of difeafes occafioned or rendered incurable by his ufe; by D. J. HILL.
London, printed for Baldwin; c'eft-à-dire, Avis contre l'ufage du Tabac
fondé fur les qualités de la plante du Tabac, & les effets qu'elle doit produire, lorfqu'on la prend de cette manière; appuyés fur l'exemple des maladies occafionnées, ou renduës incurables par cet ufage, par Mr. J. HILL,
Doct. en Méd. à Londres. —— Ann. Typ. T. 1. Juin 1762.
(2) JEAN NICOT, Seigneur de Villemain, Maître des Requêtes de l'Hôtel du
Roi, originaire de Nifmes & Confeiller au Préfidial de cette ville, apporta
en 1559. le Tabac de Portugal, où il étoit Ambaffadeur, en France, &
donna fon nom à cette plante qu'on apelle de lui *Nicotiana.*

)( )( )( )( )(

On ne sauroit croire (dit Hoffmann) le bien que les bains produisent dans les douleurs, les spasmes, les contractions, le froid & la roideur de toutes les parties, quand on les employe à propos. p. 245. T. 9.

Le bain (dit-il ailleurs) est surtout salutaire lorsqu'il s'agit de rétablir la force motrice, tonique, & élastique des parties solides, surtout du dehors, & même de l'estomac & des intestins ou entièrement détruite, ou fort affoiblie, afin de mettre ces parties en état de conduire, & de faire circuler les fluides avec plus de force & de vigueur, surtout quand la foiblesse de ces viscères est produite par un excès d'humidité, ou de chaleur, qui a détruit leur tension. —— p 249. ibid.

Les anciens Médecins pensoient encore plus favorablement que les modernes sur les bains, comme on peut s'en convaincre par la lecture de leurs ouvrages. Le texte suivant que j'emprunte de Celse en est une preuve. Le relâchement de l'estomac (dit-il) est un vice très commun, & très fâcheux, c'est ainsi qu'on apelle l'état de ce viscère quand il ne retient point les alimens & que le corps privé de nourriture tombe dans le marasme; le bain est très-inutile dans ces circonstances, (1) mais la lecture à haute voix, & les exercices des parties supérieures sont nécessaires, aussi bien que de prendre le bain d'eau froide, d'y nager, & même de présenter l'estomac à un tuïau par où coule de l'eau de cette espèce, & d'y exposer les parties qui l'avoisinent, & principalement les supérieures. C'est encore une pratique très salutaire de prendre le bain dans les sources médicinales froides, telles que celles que nous nommons *symbruina* & *cutilia* (2).

Le célèbre Ramazzini dit à la fin de son traité *de morbis artificum* ces paroles: „ Les bains seroient un excellent remède. —— „ On ne s'en sert plus de nôtre tems, quoique les anciens Méde-„ cins les eussent extrêmement recommandés. On en faisoit au-
„ trefois

---

(1). Vulgatissimum pessimumque stomachi vitium est resolutio, id est, cum cibi non tenax est, soletque desinere ali corpus, ac sic tabe consumi, huic generi inutilissimum balneum est, lectiones exercitationesque superioris partis necessariæ; & perfundi aqua frigida, atque in eadem natare, canalibus ejusdem subjicere stomachum ipsum, & magis etiam a scapulis, id quod contra stomachum est; consistere in frigidis medicatisque fontibus, quales cutiliorum symbruinarumque sunt, est perutile. .... Cels. L. 4. C. 5.

(2) On voit par ce passage, si je ne me trompe, que le sentiment de Celse est que le bain chaud ne convient pas lorsque la force de l'estomac, qui opère la digestion, est abatuë, ou affoiblie; mais que le bain froid la ranime, & la fait renaître.

„ trefois un grand ufage; tout le monde fans diftinction d'état de
„ fexe & d'age ufoit des bains dans le tems de la primitive Eglife,
„ les perfonnes du fexe même ne faifoient pas difficulté de les
„ fréquenter (comme il paroit par une des Lettres de St. Jérôme
„ adreffée à la vierge Euftoquie). —— Mais comme la Religion
„ chrétienne s'occupant plûtôt de la fanté de l'ame que de celle du
„ corps, eft la caufe que l'ufage des bains s'eft perdu peu-à-peu:
„ La Médecine moderne fe voit privée d'un fecours fi efficace dans
„ prefque toutes les maladies (1) ".

Il y auroit cependant, à ce qu'il me paroit, bien des moyens
pour rétablir les bains publics, fans déroger à ce que la religion
& la bienféance pourroient exiger, & je ne doute pas que, fi les
bains d'eau douce reprenoient faveur (2), la caufe de plufieurs
maladies qui nous font familières difparoitroit, les hommes de-
viendroient plus robuftes, leurs corps fe fortifieroient, & la pofté-
rité nous fauroit gré des avantages que nous lui aurions procurés.

Je pourrois citer un nombre infini de faits pour prouver l'utilité des bains dans l'état de maladie, fi ce que j'ai dit avoit befoin
d'être confirmé par des exemples : mais comme perfonne n'ignore
leurs bons effets dans les coliques néphrétiques, les paffions hyftériques & hypochondriaques, les fuppreffions des mois, la phre-
néfie &c. Je me contente feulement de rapporter quelques obfervations dans lefquelles on verra l'action falutaire des bains d'une
manière toute particulière.

PRE'-

---

(1) Optimum remedium effet balneum aquæ dulcis. —— Aft noftris temporibus exolevit balneorum ufus, qui prifcis medicis tam familiaris erat,
magno ufui olim erant balnea. —— Nemo erat cujufcumque fortis,
fexus, ætatis, qui balneorum ufum non haberet. Matronæ pariter, &
puellæ, balnea adibant in primis nafcentis Ecclefiæ temporibus (ut con-
ftat ex Epiftol. D. Hyeronimi ad Euftoqu. virgin). —— Sed quoniam
chriftiana religio animorum potius, quam corporum fanitati intenta, paffa
eft paulatim obfolefcere balneorum ufum; tam falutari præfidio in omnibus pene morbis noftrorum temporum deftituta eft ars medica. RAMAZ.
Diatr. de morb. artif. p. 405.

(2) Il femble (difent les Éditeurs des Ann. Typ. Août 1762. T. 2.) qu'il s'é-
lève infenfiblement un cri général dans toute l'Europe en faveur de l'u-
fage des bains froids; ufage fi falutaire, & fi univerfel dans toute l'an-
tiquité qu'on le trouvoit établi même chés les peuples du Nord &c.
voy. l'utilité des bains froids &c. par Mr. G. Q. DECORE', Doct. en Med.
à Leyde in 8vo. 1761. l'excellent difcours de Mr. COCCHI, célèbre
Méd. Italien fur la même matière. 1759. &c.

)()()()()(2

PREMIE'RE OBSERVATION.

Un jeune homme d'environ vingt ans eſt attaqué d'une fièvre continuë avec redoublement, il ſouffre de grandes douleurs à la tête, & ſent tout le corps briſé. On apelle le Chirurgien (1) qui le ſaigne une, deux & trois fois; il le fait purger de deux jours l'un, & même tous les jours. La fièvre ne cède point, l'inſomnie tourmente le malade, on lui donne des calmans qui ne produiſent aucun effet, on réïtère les purgatifs ſans ſuccès. Enfin vingt jours s'étoient déja écoulés, le malade abbatu ne ſentoit aucune diminution à ſes maux; on le repurge encore, on lui donne du Kinkina pour fixer les retours de fièvre, tout devient inutile. Ce jeune homme épuiſé, dans un état d'anéantiſſement & de foibleſſe, fait craindre pour ſa vie; il ne peut ſupporter ni les bouillons, ni la tiſane même la plus légère. Les parents effrayés apellent un Médecin (2). Celui-ci examine avec attention l'état du malade, la ſechereſſe de ſa peau, la chaleur brulante de ſon corps, ſa maigreur la débilité de ſon eſtomac, la tenſion de ſon pouls, &, pour ainſi dire, l'eretiſme général de toutes ſes fibres. Il décide pour les bains en rejettant tous les autres remèdes qu'on propoſoit. Après cette déciſion, le malade eſt mis dans un bain, il s'y trouve un peu ſoulagé, le ſecond fait encore un meilleur effet que le prémier, enfin, en continuant de jour en jour, les forces augmentent, l'eſto-

mac

---

(1) C'eſt un uſage très abuſif dans nôtre ville d'apeller les chirurgiens dès que la maladie commence. Ceux-ci gouvernent le malade, tant qu'il ne ſurvient pas des ſymptomes qui effrayent les parens : ils ſuivent une eſpéce de routine qu'ils ſe font faite, & lorſqu'ils ont épuiſé leur ſcience, ou lorſque les choſes prennent une mauvaiſe tournure, on apelle le Médecin qui ſe trouve ſouvent plus embaraſſé d'obvier aux inconveriiens réſultans d'une fauſſe méthode curative employée juſqu'alors, qu'il ne l'auroit été de détruire la cauſe morbifique. Ce n'eſt pas tout; les Apotiquaires s'érigent auſſi en medecins : ils traitent ſeuls les malades, & de marchands droguiſtes, ils ſont devenus des *guériſſeurs* en titre; toutes les maladies internes & externes, ſans excepter les venériennes, ſont du reſſort des uns & des autres. On a beau les reprendre, & vouloir les faire rentrer dans de juſtes bornes. La voix des Magiſtrats eſt inutile, & tous les jours nous ſommes les témoins de fautes très graves qui coutent la vie à pluſieurs de ceux qui ſe confient à leurs ſoins. Je ne me flate pas que ce que je viens de dire, puiſſe réformer cette pernicieuſe coûtume: mais du moins aurai-je la ſatisfaction d'avoir reclamé publiquement contre un pareil abus, & d'en avoir fait entrevoir les funeſtes conſéquences. Après cela, ſi mes concitoyens ne veulent pas profiter de mes avis, ils ſont les maitres, & je dirai pour lors *populus iſte vult deſipi, decipiatur.*

(2) Mr. Baux.

mac fe fortifie, le mal de tête, la fièvre, l'infomnie fe diffipent, & ce jeune homme qui alloit être la victime de l'impéritie du chirurgien, eft rétabli parfaitement par ce feul fecours.

II. OBSERVATION.

Un homme de trente à trente-cinq ans fort robufte, & d'un tempérament bilieux, fouffroit des douleurs rheumatiques très-aiguës depuis le 25. du mois de Mars dernier (1). Le mal avoit commencé par une fciatique, & s'étoit cantonné aux reins tout à tour des os des Isles (2). Je fus apellé le 17. Avril fuivant; je trouvai ce malade fouffrant des douleurs exceffives, ne pouvant en aucune façon fe remuër, il ne pouvoit pas même changer de fituation une jambe dans fon lit. Rien n'étoit capable de le calmer, & de lui procurer du repos, quoiqu'on lui eut donné jufqu'à trois grains de laudanum fec. Comme ce malade n'avoit été faigné qu'une fois depuis le commencement de fa maladie, je lui fis faire une ample faignée du bras, & après l'avoir purgé, je le mis à l'ufage du lait coupé avec la tifane fudorifique. Je faifois faire en même tems fur la partie, des frictions tantôt féches, tantôt humides, avec des huileux, des aromatiques, des fpiritueux, des narcotiques &c. J'employai même les fumigations avec les fummités du Pin (remède qui a été tant vanté depuis peu dans nôtre pays par une perfonne de diftinction qui prétend avoir été guérie comme miraculeufement par ce moyen) mais tout fut inutile, le malade fouffroit toûjours cruellement: enfin defefperé de voir l'inutilité des remèdes les plus efficaces & faifant réflexion fur le tempérament du malade, je me déterminai à lui propofer les bains domeftiques. Tous les parens s'y oppofèrent, fa femme plus que tous les autres, prétendant que par là je rendrois fon mari perclus le refte de fes jours. J'infiftai malgré toutes leurs difficultés, je promis au malade qu'il feroit foulagé, & cette flateufe efpérance le détermina à fe faire porter par quatre hommes dans une cuve préparée au pied de fon lit. A peine y eut il refté une demi-heure, qu'il fe trouva plus libre, & qu'il remua prefque fans douleur les pieds & les mains; il fit plus; après avoir refté près de deux heures dans le bain, il fortit de la cuve fans le fecours de perfonne, & fut fe remettre dans fon lit, où fans avoir befoin de fomnifère il dormit la nuit fuivante pendant fix heures: ce qu'il n'avoit pû faire encore depuis quinze jours.

)()()()(3

II

---

(1) 1763.
(2) C'eft ce que nos auteurs apellent *Lumbago.*

Il n'eſt pas douteux que les bains ne l'euſſent entièrement guéri, s'il en avoit continué l'uſage ; mais malheureuſément après le ſecond bain ſes douleurs revinrent avec force, & il ne voulut plus s'en ſervir. Cependant depuis cette époque, & quoiqu'il ait eu de tems en tems de vives attaques de ſon rhumatiſme, il a marché à grands pas vers la convaleſcence.

III. OBSERVATION.

Mademoiſelle F . . . . âgée de près de ſoixante ans, d'un tempérament vif & vaporeux, fut attaquée ſubitement ſur les ſix heures du matin (1) d'une affection comateuſe avec perte de connoiſſance & des mouvemens convulſifs dans les bras & les jambes. Le viſage étoit pâle, les yeux éteints, le pouls petit & inégal, on aperçevoit ſenſiblement dans la machoire ſupérieure une eſpèce d'étranglement convulſif. Une heure après l'invaſion du mal, on fit prendre à la malade une potion émétique & cordiale que le chirurgien avoit ordonnée (2). Ce remède la fatigua beaucoup & ne lui fit rendre que quelques glaires. Le Médecin (3) qui ne fut apellé que ſix heures après cet accident, trouvant la malade dans l'état décrit ci-deſſus, jugea à propos de lui faire appliquer un large véſicatoire entre les deux épaules. Ces remèdes ne produiſirent aucun effet. Les ſymptômes devenant toûjours plus fâcheux ; la malade fut ſaignée du pied, mais ſans aucun ſuccès. Le Médecin propoſa pour lors de mettre Mademoiſelle F . . . . dans un bain domeſtique modérement chaud, il trouva de très grandes oppoſitions à cet avis, de la part des parens, & des artiſans diſſuadés ſourdement par le chirurgien. Après beaucoup d'inſtances réïterées, & de difficultés débattuës, on ſe détermina enfin à tenter ce remède. Ce ne fut qu'en tremblant qu'on mit la malade au bain. Pendant les deux prémières heures qu'elle y reſta, elle parut inquieté & tourmentée de quelque mal-aiſe ; mais le calma ſuccéda bientôt à ce petit orage, elle reprit l'uſage de ſes ſens & ſe vuida conſidérablement par les ſelles, dès lors tous les ſymptômes ceſſèrent, la malade, après avoir reſté près de cinq heures dans le bain, fut remiſe au lit, où elle repoſa d'un ſommeil paiſible pendant ſix à ſept heures. A ſon reveil, elle ſe trouva tout à fait bien, & à la faveur de deux ou trois minoratifs, avec quelques bouillons adouciſſans, elle recouvra la ſanté.

IV. OB-

---

(1) Le 20. du mois de Février 1763.
(2) Voyés la note ci-deſſus pag. 38.
(3) Mr. Mitier de qui je tiens tout ce détail.

IV. OBSERVATION.

Le fils du N^e. P. . . . . . . ferrurier, âgé de 6. à 7. ans, fut atteint dès les prémiers jours du mois de Juillet dernier (1) d'une fièvre putride. On apella d'abord l'apotiquaire (2) qui lui fit prendre le tartre ftibié foluble en lavage, & le purgea tous les jours
avec des purgatifs aiguifés. On étoit déja au 5me jour de la maladie,
& la fièvre, bien loin de diminuër, paroiffoit prendre de nouvelles forces : je fus prié pour lors de voir le malade ; je le trouvai dans un
affoupiffement léthargique qui fut bientôt fuivi de mouvemens convulfifs, d'écume à la bouche, de hurlemens & des autres fymptomes qui caractérifent l'épilepfie, s'il fortoit de cet état, c'étoit pour
pouffer des cris lamentables & pour délirer fortement. Je confeillai le bain domeftique tiède ; ce qui fut exécuté dans l'inftant : le
malade y ayant refté environ une heure & demie, en fut retiré plus
tranquille, il fut faigné pour lors du bras, & ayant eu de copieufes
évacuations par le haut & par le bas, il reprit la connoiffance, &
ne fut plus agité par les convulfions. . Après deux jours d'intervalle, ce jeune enfant eut un autre paroxifme un peu moins violent
que le prémier. On le faigna une feconde fois, on le remit au bain
dans lequel il refta trois heures, il en fortit parfaitement calme &
de tous les fymptômes qui l'affligeoient, la fièvre feule fubfifta encore pendant quelques jours, des potions laxatives la diffipèrent entièrement & l'enfant fut bientôt rétabli.

Je finis ce difcours par quelques remarques fur les malades en
particulier qui peuplent nôtre Hôtel-Dieu (3), & qui font ceux qui
m'ont fourni le plus grand nombre des obfervations que j'ai faites
dans le cours de la pratique :

Deux fortes de perfonnes viennent à l'Hôpital ; les foldats & les
bourgeois. Nous y recevons auffi les perfonnes du fexe, mais comme leur nombre eft infiniment moindre que celui des hommes, il
doit être compté prefque pour rien. Sous cette dénomination de
bourgeois il faut entendre tous ceux qui ne font point au fervice du
Roi, & qui font ou habitans de cette ville, ou étrangers ; ce qui
comprend les pauvres, les mendians, les artifans, les domeftiques &c.

Ce que j'ai dit plus haut de la vie des artifans convient à ceux-
ci en grande partie. On doit feulement obferver que les plus mauvais

---

(1) 1763.
(2) Voyés la note ci-deffus p. 38.
(3) On y reçoit année commune de trois à quatre mille malades.

vais alimens, & les boiffons de la qualité la plus inférieure, font leur appanage.   Ils ufent de poiffons à demi pourris, falés ou non, qu'on va prendre en été dans les baffes eaux des marais des environs.   Ils ufent encore de fruits que les grands vents font tomber fans qu'ils ayent atteint leur point de maturité; de légumes piqués de vers, de choux & autres herbages à demi cruds, de falades &c. Le tout arrofé par une bonne quantité de vin pur qui quelquefois leur fert & d'aliment & de boiffon: cette liqueur affés communément n'eft point chère dans nôtre pays.

Ces miférables ne viennent pour l'ordinaire fe préfenter à l'Hôpital & y demander du fecours que lorfqu'ils font totalement épuifés, que leurs maux font à leur comble, qu'ils ne peuvent plus les fupporter, & qu'ils font prefque hors d'état de recevoir le moindre foulagement.   Auffi nous arrive-t-il fouvent d'écrire le même jour fur les régîtres leur entrée & leur mort; fouvent encore nous les apporte-t-on fans connoiffance & fans fentiment, la mort peinte fur leurs vifages, & n'ayant qu'un foufle de vie.   C'eft ce qui fait que les Liftes Mortuaires de ceux que je comprend, dans la claffe des bourgeois, font en proportion beaucoup plus chargées que celles des foldats, & les maladies des prémiers font toûjours plus fâcheufes.   La raifon en eft fimple; ceux-ci ne viennent qu'à l'extrémité, au-lieu que les foldats dès les prémiers momens de l'invafion du mal fe préfentent à l'Hôpital pour en arrêter les progrès.

Il arrive encore très-fouvent que les bourgeois, étant guéris de la maladie qui les a obligés de fe préfenter à l'Hôtel Dieu, n'en fortent point auffitôt qu'ils le devroient; foit que le mauvais tems les empêche de retourner à leurs occupations, foit que le peu de forces qu'ils fe fentent leur ôte le courage d'aller reprendre leurs travaux, foit enfin qu'une efpèce d'oifiveté leur faffe défirer de refter dans une maifon, ou, fans rien faire, ils font bien nourris & bien couchés.   Pour lors indubitablement ils contractent une maladie très-dangereufe, & qui ne pardonne guères à ceux qu'elle faifit. C'eft ce qu'on apelle communément la fièvre d'Hôpital qui n'eft qu'une fièvre de pourriture, toûjours très-dangereufe tant par rapport à la violence des fymptomes qui l'accompagnent, que par rapport à la foibleffe & à l'épuifement des malades.   Il eft donc vrai de dire que c'eft un art de faifir le moment jufte pour renvoyer un convalefcent hors de l'Hôpital.   Si on le fait fortir trop tôt, on l'expofe au danger d'une rechûte; fi on le garde trop longtems, il eft prefque fûr que rétabli de la prémière maladie, il va en contracter une autre à l'occafion de l'air qu'il refpire (1), de

la

____

(1) Medec. expériment. chap. V. §. 2.

la nourriture trop abondante, & fans contredit trop fucculente dont il eft nourri & du défaut d'exercice. Ce dernier article eft peut-être le plus effentiel; l'exercice, utile à tout le monde, devient abfolument néceffaire au convalefcent pour faire des digeftions louables, & confumer par la voye des évacuations ordinaires le fuperflu des alimens, avec les reftes de fa prémière maladie.

Tout le monde fait quelle eft la vie que mènent les foldats, on connoit le pain dont ils font nourris & les alimens dont ils ufent. Je n'ai rien de particulier à dire fur leur compte; ils font traités dans Nifmes comme ils le font dans toutes les autres villes du Royaume : je dois feulement ajoûter que, lorfque leurs maladies fe trouvent compliquées avec un virus vénérien, elles font pour la plûpart incurables. C'eft ce qui nous oblige d'avoir une grande circonfpection dans leur traitement & de tâcher de tirer d'eux l'aveu de ces maladies fecrettes, parce que ne pouvant point dans cette maifon leur adminiftrer aucun remède mercuriel, nous prenons le parti de les envoyer à l'Hôpital-Royal de Montpellier, chercher les fecours que nous ne pouvons pas leur donner.

Il ne me refte à préfent qu'à dire deux mots fur le régime qu'on fait obferver aux malades dans l'Hôpital & fur les principaux remèdes qui y font en ufage.

Les malades attaqués de maladies aiguës qui font cenfés foumis à une diète exacte, prenent dans les vingt quatre heures fept bouillons (1). C'eft felon moi les trop nourrir, je voudrois qu'ils fuffent adftraints à une diète plus tenuë. Six bouillons tout au plus devroient leur être accordés, quatre même devroient être fuffifans. Ce n'eft pas en nourriffant les malades qu'on vient à bout de les guérir, furtout lorfqu'il y a un appareil marqué de pourriture dans les prémières voyes, ainfi qu'il eft ordinaire dans les maladies putrides. On doit fuivre toûjours dans la pratique cet aphorifme d'Hippocrate: *impura corpora plus quò nutrieris eo magis lædes.* Eh! pourquoi dans certains cas ne pas réduire les malades à la tifane & à l'eau? (2), ainfi qu'en ufoient les anciens Médecins. Il feroit donc néceffaire

faire

---

(1) Savoir à 6 heures du matin, à 10 heures, à 2 heures après midi, à 5 heures, à 8 heures, à minuit & à 3 heures du matin.

(2) Je connois une Dame de cette ville qui a effuyé plufieurs maladies aiguës & qui pendant tout le tems de leur cours, quelque long qu'il ait été, n'a rien pris abfolument que de l'eau, ou de la tifane, elle a cependant très bien foutenu l'effet des différens remèdes qu'on a été obligé de lui donner & fa convalefcence n'a pas été retardée par ce régime. On pourroit dire au contraire qu'elle eft plûtôt remife c. p. que les autres malades qu'on nourrit beaucoup plus.

)( )( )( )( )( )(

faire de reformer un pareil abus, peut-être viendroit-on à bout par
là d'abréger certaines maladies que nous voyons prolonger au-delà
même des bornes ordinaires, avec les plus grands dangers pour la
vie des malades.

Autre abus à réformer.   On donne à 5 heures du matin les
remèdes qui ont été préfcrits la veille; & une heure & demie après,
quelquefois même plûtôt, on préfente un bouillon aux malades.
Ceux-ci viennent fouvent de prendre une purgation qui n'aura point
encore commencé à les vuider lorfqu'ils avalent ce bouillon, il n'eft
donc pas furprenant qu'en bien des occafions ces potions laxatives
ne procurent pas autant de felles qu'elles feroient, fi on fuppri-
moit cette prife de bouillon qui ne peut que fufpendre, retarder,
ou diminuër l'action des purgatifs.

Ceux qui font convalefcens, ainfi que les malades attaqués de
maladies chroniques, font pareillement trop nourris; on a toûjours
peur dans cette maifon qu'ils ne meurent de faim : on ne fe laffe
point de les faire manger.   Si on admettoit une réforme dans la
quantité d'alimens, l'Hôpital & les malades y gagneroient, les rechûtes ne feroient pas fi fréquentés.

La tifane dont on fe fert à l'Hôpital pour boiffon ordinaire eft
faite avec l'orge mondé & la regliffe en baton.   Nous fommes dans
l'ufage d'en faire boire abondamment à nos malades, de ne pas la
leur refufer & même de les exciter à fe bien humecter, pour détrem-
per les vifcofités qui fe trouvent dans l'eftomac; excepté dans les
circonftances particulières où la trop grande boiffon pourroit leur
être préjudiciable.

Le purgatif qu'on employe le plus communément eft un
Diaprun compofé (dont on trouvera la recette ci-après) qu'on a
foin de diffoudre & de bien délayer dans fuffifante quantité d'infufion de fené.   Cependant nous ne faifons pas difficulté de nous
fervir, lofque le cas y écheoit, de la Manne, de la Caffe, de la
Rhubarbe & de tels autres remèdes que ce foit, même les plus
couteux.   Cette maifon peu riche, & dont les revenus font très
médiocres, fait quand il lui faut facrifier fes propres interéts, &
ne rien négliger pour le bien & le foulagement des malades.

TABULA

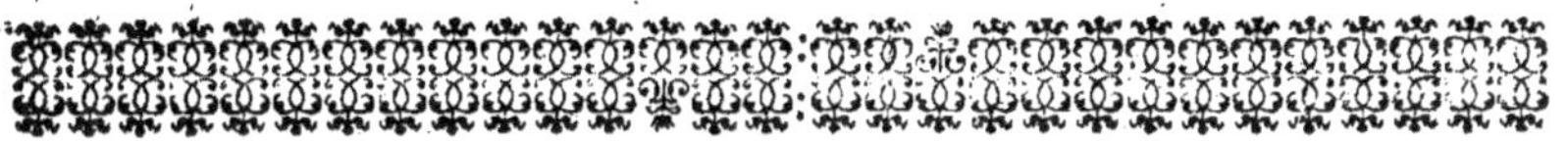

TABULA MEDICAMENTORUM.

Formula I.

℞. Pulpæ prunorum Damaſcenor.
l. art. parat.   .   .   .   .   ℔ VIII.
Pulpæ tamarindor. ping.   .   .   ℔ IV.
Radic. jalap. pulv.   .   .   .— ℔ I.
Scammon. in pulver. tenuiſſ. redaċt.   ℥ IX.
Sal. polycreſt.   .   .   .   .   ℥ VIII.
Mellis opt. despum. & in conſiſtentiam
ſyrup. coċt.   .   .   .   .   ℔ XXIV.
M. f. ſ. artem Electuarium cujus doſis erit
a ʒII ad ℥VI. vel VIII.

(I.)

Table des humides.

P. De prunes de Damas reduites en
pulpe.   .   .   .   .   .   huit livres.
de pulpe de tamarinds.   .   .   quatre livres.
de jalap en poudre.   .   .   .   une livre.
de ſcamonée bïen pulveriſée.   .   neuf onces.
de ſel polycreſte de ſaignette.   .   huit onces.
du miel de la meilleure qualité bien
écumé cuit en conſiſtance de Syrop,   vingt quatre liv.
Melés le tout enſemble & faites en un Electuaire dont la
doſe eſt depuis deux gros juſqu'à ſix & méme une
once.

II.

Syrupus Glauberianus.

℞. Vitri antimonii in pulverem ſubtiliſſimum redaċti ℔ I.
Cremoris tartari.   .   .   .   .   .   ℔ II.
Sacchari alb.   .   .   .   .   .   .   ℔ VI.
Probe hæc pulverata commiſceantur ſimul in matracio,
affundendo deſuper aquæ pluviatilis.   ℔ XLVIII.

A

Bulliant

Bulliant per duodecim horas affundendo novam aquam bullientem loco illius in vaporem abeuntis: tranſcola liquorem per manicam hypocraticam , & concoque in confiſtentiam extracti liquidi; pone hoc extractum in cucurbita vitrea, infunde deſuper Spiritus vini ℔ XVI.

Diſtilla lento & moderato igne (vel B. M.) tertiam circiter partem in cucurbita cum capitulo ; ignis tunc extinguatur, & liquor ſemifrigidus adhuc tranſcoletur: iterum coquatur uſque ad confiſtentiam Syrupi. Doſis erit a gutt. VI. uſque ad XXIV.

(II.)

Syrop de Glauber.

P. Du verre d'antimoine très ſubtilement pulveriſé. une livre.
    De creme de tartare. . . . . deux livres.
    De ſucre blanc. . . . . . ſix livres.
Faites du tout un melange après l'avoir exactement pulyeriſé & mettés le dans un grand matras (ou dans une baſſine) avec d'eau de pluye. . . . . XLVIII. livres.
Faites bouillir pendant 12 heures ayant ſoin de mettre d'autre eau bouillante à la place de celle qui s'évaporera, paſſés la liqueur par une manche de drap, & faites la cuire en confiſtance d'extrait liquide, mettés le dit extrait dans une cucurbite de verre; verſés deſſus ſeize livres d'eſprit de vin. Placés la cucurbite & ſon chapiteau ſur un petit feu (ou méme au B. M.) faites diſtiller environ le tiers, ceſſés le feu, filtrés la liqueur a demi refroidie, & faites la cuire enſuite en confiſtance de Syrop. La doſe eſt depuis ſix gouttes juſqu'à 24.

Remarques.

Ce Syrop eſt émétique, mais nous ne nous en ſervons point en cette qualité, nous ne le donnons jamais dans nôtre Hôpital qu'aſſocié avec les purgatifs, & pour lors nous le faiſons bouillir légèrement dans une decoction appropriée. Par ce moyen, il perd totalement ſa vertu émétique & ne conſerve qu'une qualité purgative, il agit ſans cauſer aucun trouble, aucune irritation, aucun effort violent méme dans les ſujets les plus délicats. C'eſt un aſſuré cathartique & le plus excellent que nous ayons.

III.

IIL

Potio major purgans.

℞. Foliorum sennæ mundat.. ʒiii. bull. in aq. q. f. adde
Diacartham, tabellar. pulver. à ʒvi. ad ʒi.
Jalap. pulver. gr. X. M. f. pod.

(IIL.)

Purgation majeure.

P. Feuilles de séné mondé trois dragmes, faites les bouiller dans
f. q. d'eau commune. Ajoutés
Des tablettes de diacarthame en poudre. Depuis cinq dragmes jusqu'à une once.
De jalap en poudre dix grains, melés & faites-en une potion.

IV.

Potio minor purgans.

℞. Diaprun comp. form. 1. ʒß infusi.
Sennæ ʒvi. m.

(IV.)

Purgation mineure.

P. Du diaprun comp. suiv. la 1. formule une onze, d'infusion de
séné six onces, melés.

Remarques.

On fait l'infusion de séné plus ou moins forte; on doit seulement
faire attention qu'il ne faut pas en mettre moins de deux
dragmes par verre.

V.

Ptisana laxans vulgaris.

℞. Folior. senn. mundat. ʒß. femin coriandr. anisi & santonici ana
contusor. pug. 1. coque in f. q. aquæ communis pro 2. cyca-
this, postea dissolv. mann. calabr. ʒiii, cola ad usum.

(V.)

Tifane laxative ordinaire.

P. De feuilles de féné mondé demi once, de grain de coriandre
d'anis & de contre-vers de chaque une pincée; faites bouillir
le tout dans f. q. d'eau commune pour deux verres; diffolvés
enfuite trois onces de Manne, coulés pour en faire ufage.

Remarques.

Lorfqu'on veut aiguifer les deux dernières formules & les rendre
plus actives, on y ajoute à chaque verre depuis VIII. jufqu'à XV.
gouttes du Syrop décrit dans la 2. formule, qu'on fait bouillir légèrement.

VI.

Potio purgans blanda.

℞. Medull. caff. alexandr. ʒi. Syrup. flor. perficor. ʒi. diffolv.
in ptifan. pectoral. bullient. ʒvi. m. f. potio.

(VI.)

Purgation douce.

Prenés de moëlle de caffe une onze, de Syrop de fleurs de
pechers une once & demie, faites diffoudre le tout dans fix
onces de tifane pectorale bouillante, melés, pour une dofe.

VII.

Potio purgans cum caffia in 2. cyath. leviter acuata.

℞. Caffiæ cum cann. ʒiv. mann. ping. ʒiii. fyrup. form. a. à
gutt. XII. ad XXV. coque in decocti pectoralis q. f. pro 2.
dofibus, cola ad ufum.

(VII.)

Potion purgative avec la caffe en 2. verres légèrement aiguifée.

P. De caffe en bâton quatre onces, de manne graffe trois onces
de Syrop décrit dans la 2. formule depuis XII. gouttes jufqu'à
XXV. faites bouillir le tout dans f. q. de decoction pectorale
pour deux dofes, coulés enfuite pour en faire ufage.

Remar-

14

On appelle dans nôtre Hôpital un pot de tifane aiguifé ; lorfque dans quatre ou 5 verres d'une forte infufion de féné on met à chaque verre 4 grains, un demi grain, ou un tiers de grain de tartre émétique foluble. On apelle de même un pot de caffe émétifé, quatre verres de filtrum fait avec la caffe feule, ou avec la caffe & les tamarins, auxquels on ajoûte fuivant l'exigence des cas & l'ordonnance du Médecin telle quantité que ce foit du Syrop de Glauber, ou du tartare émétique foluble noyé dans cette décoction.

VIII.

Pulvis purgans.

℞. Croci martis aperientis
millepedum pp.
jalapæ pulverat. ana gr. xvi.
M. f. pulvis.

(VIII.)

Poudre purgative.

P. Saffran de Mars aperitif
cloportes préparées
jalap en poudre de chaque feize grains.
Melés enfemble pour former une dofe.

IX.

Apozema fimplex.

℞. Radicum brufc. & afparag. ℥ß folior. cichor. naftur. pimpin.
ana M. i. coque in aq. fontan. ℥viii. cola ad ufum.

(IX.)

Apozème fimple.

P. De racines de petit houx & d'afperges de chacune demi once,
de feuilles de chicorée, de creffon & de pimprenelle de
chaque une poignée, faites les bouillir dans huit onces d'eau de
fontaine, coulés enfuite pour en faire ufage.

X.

Apozema compofitum.

℞. Radic. Brufc. afparag. & cichor. a̅a̅ ʒß folior. cichor. naftur. fumar. & chelidon. a̅a̅ M. 1. bull. in f. q. aq. font.

℞. Decoct. præced. ʒviii. diffolv fal. admirab. glauber. ʒi. ad ʒiii. tartar. chalib. folub. Ɔi. cap. cal.

(X.)

Apozème compofé.

P. De Racines de petit houx, d'afperges & de chicorée de chaque demi once, de feuilles de chicorée, de creffon, de fumeterre & de chelidoine, de chaque une poignée, faites bouillir dans f q. d'eau.

P. Enfuite huit onces de la decoction précédente diffolvés-y du fel de Glauber depuis une dragme jufqu'à 3 & un fcrupule de tartre Kalibé foluble, coulés pour en faire ufage.

Remarques.

On rend cet apozème purgatif en y ajoutant quand on fait bouiller la décoction deux ou trois dragmes de fené ou depuis un fcrupule, jufqu'à deux dragmes de rhubarbe concaffée; ou bien en y mêlant après la colature depuis trois jufqu'à fix dragmes d'eau de vie allemande décrite ci-après.

XI.

Decoctum aperiens pro jufculis.

. Radicum Rubiæ tinctorum
       Brufci
       virgæ aureæ
       petrofelini
       cichorii fylveftris
       taraxaci ana ʒß.
Mundentur, incidantur f. art. deinde bulliant per horæ quadrantem in aquæ communis.   .   .   .   ℔ VI.
    Deinde adde
Foliorum fcolopendrii.
       ceterach.
       agrimoniæ.   ana Mß.

Florum

Florum geniftæ.
   calendulæ. ana p. I I.
Salis tartari. ʒII.
Bulliant adhuc per horæ femiquadrantem & toto decoctionis
 tempore pendeat filo nodulus in quo fuerit inclufa
Croci martis fine igne parati. ʒI.
Colentur ad ufum fequentem. Mane mifcebuntur hujus decoctionis ʒVIII. cum cochlearibus octo circiter jufculi familiaris calidiffi-
 mi. Idem croci martis nodulus poteft ufui effe per 15 dies ad
 minimum novis decoctis fimilibus parandis.

(XI.)

Décoction apéritive pour les bouillons.

P. Racines de Garance.
   de petit houx.
   de verge d'or.
   de perfil.
   de chicorée fauvage
   de dent de lion, de chaque demi once.
Nétoyés, coupés & faites bouillir dans de l'eau commune
 trois pintes.
Enfuite ajoûtés
 Feuilles de fcolopendre.
   de céterach.
   d'aigremoine, de chaque demi poignée.
 Fleurs de genet.
   de Souci, de chaque deux pincées.
 Sel de tartare, deux gros.
Faites encore bouillir le tout pendant demi quart d'heure, ayant
 fufpendu à un fil dès le commencement de la décoction, un
 nouet de faffran de Mars préparé fans feu une once.
 Paffés le tout pour l'ufage fuivant.
On mêlera huit onces de cette décoction avec environ huit cuil-
 lerées de bouillon très chaud pour donner le matin à jeun.
 On pourra réitérer dans l'après midi fuivant l'intention du
 Médecin.
Le même nouët de faffran de Mars peut fervir au moins quinze
 jours pour préparer de femblables décoctions.

XII.

Apozema ictericum.

℞. Radicis chelidoniæ majoris.
　　　　urticæ urentis.
　　　　ariſtolochiæ rotundæ.　　ana ʒiiij.
　　　　gentianæ.　　ʒi.
Summitat. ſcordii.
　　　　　marrubii albi.
　　　　　abſynth. roman.　　ana m. ſ.
Seminis aquilegiæ.
　　　　　cannabis contuſor.　　ana ʒi.
Florum hyperici.
　　　　　centaur. minoris.　　ana pug. i.
Croci martis aperient. nodulo incluſi.　　　　ʒß.
Salis tartari.　.　　.　　.　　.　　.　　ʒi.
Aquæ communis.　　.　　.　　.　　.　　℔ iij.
Coquantur per ſemihoram; colatura dividatur in quatuor doſes
æquales, exhibeantur duæ quotidie, una mane jejuno ſtomacho,
altera quatuor horis poſt paſtum, aut horâ decubitus, additâ
cuilibet doſi ſyrupi de praſſio albo.　　.　　ʒß.

(XII.)

Apozéme contre la jauniſſe.

P. Racines de grande chelidoine.
　　　　　d'ortie griéche.
　　　　　d'ariſtoloche ronde.　　de chaque trois gros.
　　　　　de gentiane.　　un gros & demi.
Sommités de ſcordium.
　　　　　de marrube blanc.
　　　　　d'abſinthe romaine.　　de chaque demi poignée.
Semence d'ancholie.
　　　　　de chanvre écraſé.　　de chaque un gros & demi.
Fleurs de millepertuis.
　　　　　de petite centaurée.　　de chaque une pincée.
Sel de tartre.　un gros.
Eau commune.　trois chopines.
Faites bouillir le tout pendant demi-heure; paſſés & partagés la co-
　　lature en quatre doſes égales; le malade en prendra deux cha-
　　que jour, une le matin à jeun & l'autre quatre heures apiès
　　　　　　　　　　　　　　　　　　　　　　　　　diner,

diner , ou bien le foir en fe couchant ; on ajoutera à chacune.
Syrop de marrube blanc demi once.

XIII.

Opiata febrifuga.

℞. Corticis peruvian. pulverat.   ℥ iv.
   Radic. gentian. fylveftr.   ℥ r.
   Sal. abfynth.
     cichorii.
     centaur.
     ammonial.
     borragin.   ana ℥ ii.
Florum chamæmel.
     melilot.   ana ℥ iii.
Cremonis tartari.   ℥ iv.
Croci mart. aper. ror. majal. ppt.   ℥ ii.
Agarici pulverat.   ℥ i.
C. f. q. fyrup. de abfynth. & mell. defpumat. m. f. opiata cujus
   dofis erit ʒ I. vel ʒ iſſ. aut etiam ʒ ii.

(XIII.)

Opiate febrifuge.

P. De Kinkina en poudre.   quatre onces.
   de racines de gentiane.   une once.
  de fel d'abfynthe.
     de chicorée.
     de centaurée.
     ammoniac.
     de bourrage.   de chaque deux pincées.
De fleurs de camomille.
     de melilot.   de chaque trois pincées.
De crême de tartare.   .   .   .   quatre onces.
De faffran de mars préparée à la rofée.   deux onces.
D'agaric en poudre.   .   .   .   une once.
Melés le tout enfemble & avec fuffifante quantité de fyrop d'abfynthe
   & de miel bien écumé faites en une opiate dont la dofe fera une
   dragme ou une dragme & demi & même deux dragmes.

B

XIV.

XIV.

Altera opiata febrifuga.

℞. Croci mart. aperit. maial. ror. ppt.   ʒ III.
   Kinkin. pulverat. ʒ IIß.
   Florum camæmeli pulverat. ʒ II.
   Rhei elect. pulv. ʒ I.
   Agari. trochisc. ʒ I ß.
   Sal ammoniac. ʒ I.
   Sal tamarisc.
        absynth.   ana Ɔ II.
   Rad. jalapp.
   scammon pulver. ana ʒ I.
C. s. q. syrup. flor. persicor. fiat opiata pro decem dosibus.

(XIV.)

Autre opiate febrifuge.

P. De Saffran de mars préparé à la rofée du mois de Mai.
                                           trois dragmes.
   de quinquina en poudre.   .   deux dragmes & demie.
   de fleurs de camomille en poudre deux dragmes.
   de rhubarbe choifie en poudre.   une dragme.
   des trochifques d'agaric.   une dragme & demie.
   de fel ammoniac.   .   .   une dragme.
   de fel de tamarifce & d'abfynthe, de chaque deux fcrupules.
   de jalap & de fcammonée en poudre de chaque une dragme.
   Avec f. q. de fyrop de fleurs de pefchers faites une opiate
      qu'on divifera en dix dofes.

XV.

Pulvis febrifugus.

℞ Agaric. trochisc. āā. ʒß. M Kinkin. pulver.

(XV.)

Poudre febrifuge.

P. Du quinquina & des trochifques d'agaric bien pulverifés l'un
   & l'autre de chaque un demi gros.

XVI.

XVI.

Vinum febrifugum.

℞. Kinkinæ pulverat. ʒ vɪ. fyrup. flor. perficor. ʒ ɪɪɪ. in tribus cyathis vini albi generofi.

(XVI.)

Vin febrifuge.

P. Six dragmes de quinquina choifi & bien en poudre, avec trois onces de fyrop de fleurs de pefchers, mélés les bien en remuant quelque tems la bouteille avec trois verres de vin blanc de bonne qualité.

Remarques.

Ce vin eft un excellent febrifuge : on prend de quatre en quatre heures un de ces trois verres, en faifant attention de bien remuër chaque fois & de boire en même tems la poudre qui fans cela iroit toute au fond.

XVII.

Decoctum febrifugum.

℞. Corticis peruviani pulverat.   ʒ ɪv.
Rhei contus. ʒ ɪß.
Agarici incifi.   ʒ ɪɪ.
Radicis ireos florentin craffiufc. pulv.   ʒ ɪɪ.
Sal ammoniac. abfynth. & tamarifc. ana.. ʒ ɪ.
Florum chamæmel.   manip. femis.
Summitat. chamædr. & cent. min. ana.   pug. ɪ.
Radic. gentianæ. ʒ ɪɪɪ.
Bulliant fimul in aq fontan. ℔ ɪv.
per femi horam, deinde relinquantur in infufione pro ufu.
Hujus decocti fumuntur in intermiffione unciæ quatuor femel aut bis fingulis diebus & per plures dies quoufque ceffent acceffus; deinde verò per aliquot dies fumitur illud decoctum ad uncias tres (femel fingulis diebus hora ante paftum mediocrem) ne revivifcat febris intermittens.

(XVII.)

Decoction febrifuge.

P. De quinquina en poudre.   .   .   quatre dragmes.

de

De rhubarbe concaffée.   .   .   une dragme & demie.
D'agaric coupé en petits morceaux.   deux dragmes.
De racines d'iris de florence en poudre
      groffière.   .   .   .   deux dragm. & demie.
De fel ammoniac, de fel d'abfynthe &
      de fel de tamariffe, de chaque   une dragme.
Des fommités de camædris & de pe-
      tite centaurée, de chaque.   .   une pincée.
Des fleurs de camomille.   .   .   demi poignée.
De racines de gentiane.   .   .   trois dragmes.

Faites bouillir le tout enfemble dans 4 livres d'eau de fontaine pendant demi heure, laiffés le enfuite infufer pour vous en fervir au befoin.

On prend quatre onces de cette décoction une fois ou deux fois chaque jour que l'accès laiffe libre, & on continuë pendant plufieurs jours jufqu'à ce que la fièvre ait ceffé; on en prend enfuite trois onces feulement une fois par jour, une heure avant que de diner médiocrement, afin de prévenir les retours de la fièvre.

XVIII.

Vinum hydropicum.

℞. Rad. irid. florentin.   ℥ II.
          enulæ & fcillæ ana.   ℥ß.
      Cortic. fambuc. ebuli ana.   ℥ I.
      Cort. wint.   ʒ II.
      Fol. fenn.   ℥ II.
      Hellebor. nigr. agaric. jalap. ana.   ʒ II.
      Vini albi.   ℔ IV.
          Infunde frigide, dofis ℥ IV. mane.

(XVIII.)

Vin pour les hydropiques.

P. Racines d'iris de florence.   .   .   .   deux onces.
      D'énula cumpana & de fcille, de chaque.   .   demi once.
      D'écorce de fureau & d'yeble, de chaque.   .   une once.
    * D'écorce de Winter.   .   .   .   .   deux dragmes.
                                                                                    De

---

* Lorfqu'on ne trouve point l'écorce de Winter, on fubftitue à fa place la même dofe de Canelle blanche qui a à peu près les mêmes vertus & qu'on donne fouyent fous fon nom, cette écorce étant très rare, ne fe vend pas communément chez les Droguiftes.

De Séné. . . . . . . deux onces.
D'hellebore noir, d'agaric, & de jalap,de chaque deux dragm.
Faites infufer le tout à froid dans quatre livres de vin blanc.

Remarques.

Nous avons éprouvé plufieurs fois avec le plus grand fuccès ce vin
médicinal; FULLER,de qui nous l'avons emprunté, en parle avec éloge.
Voici ce qu'il en dit: *Præftantiffimum & millies expertum eft pharmacum:*
colluviem quippe gelatinofam in corporis habitu ftagmantem indeque circu-
lationis filum per tubulos abrumpentem & lymphæ fuffufioni occafionem præ-
bentem attenuat, exturbat & circulanti fanguini primo reddit, poftea-
que per feceffum & urinam foras eliminat. Dofis ʒ IV. mane. Pharmacop. ex-
tempor. TH. FULLER *M. D. pag.* 373.

XIX.

Pulvis chalybeatus.

℞. Rubig. martis Ə VIII. Sal. chalyb. Croc. Zinzib. ana Ə I.
Semin. anifi Ə V. Macis Ə IV. Sacchar. alb. Ə X. m. f. pulvis
pro XX. dofibus.

(XIX.)

Poudre Kalibée.

P. De Rouillure de fer huit fcrupules, de fel kalibé, de faffran,
de gingembre, de chaque une fcrupule, de femence d'anis cinq
fcrupules, de macis quatre fcrupules, de fucre blanc dix fcrupules, mélés le tout & faites en XX. prifes.

Je pourrois joindre ici une plus grande quantité des formules qui
font en ufage dans nôtre Hôpital, mais comme on les trouvera
éparfes dans le corps de l'ouvrage; je me fuis contenté de noter
celles qui font les plus communes & que nous avons coûtume de
diftinguer par des noms particuliers.

EXTRAIT DU LIVRE

DE

MR. DE SAUVAGES,

INTITULE':

NOSOLOGIA METHODICA

SISTENS MORBORUM CLASSES, GENERA
ET SPECIES,

juxta

SYDENHAMI

MENTEM ET BOTANICORUM
ORDINEM &c. &c. &c.

Clavis Claffium.

„ MOrbi funt fymptomatum notabilium invicem connexorum
„ concurfus.

„ Symptomata magis obvia & fimul conftantiora agmen ducunt,
„ & morborum characterem effentialem conftituunt, eaque vocan-
„ tur pathognomonica, feu characteriftica. Signa characteriftica
„ funt triplicis ordinis in functionibus, excretionibus & qualitatibus.

„ Si pulfus frequens aut		Continui.
„ refpectivè ad artus validus,		
„ feu fi debiles fint artus	Febriles	Intermittentes.
„ citra fomnum & fenfus		
„ imminutionem, pulvus		Exacerbantes.
„ tamen validus fit, *febris* eft.		
„ Si febris fit, eaque ut		
„ plurimum vehemens cum		Membranofi.
„ dolore, calore intenfo &		
„ fanguis in patellâ cruftâ	Inflammatorii	Parenchymatofi.
„ albefcente obductus, da-		
„ tur *inflammatio.*		Exanthematofi.

„ Si

„ Si muſculi voluntati ſubditi
„ invito homine fortius contra-
„ hantur, quàm ab ejus robore
„ & circumſtantiis expectandum
„ eſſet; ac voluntati non ſubditi
„ ſolito fortius contrahantur, *con-*
„ *vulſio* eſt.

Convulſivi { Generales. Partiales. Spaſmodici.

„ Si facultas movendi partes
„ voluntati ſubditas, & ſimul fa-
„ cultas ſentiendi in organis, tùm
„ ſimul, tùm ſeorſim deficiat, *pa-*
„ *ralyſis* eſt, vel *debilitas.*

Paralytici { Generales. Partiales. Senſuum.

„ Cum præcipuum ſymptoma
„ eſt moleſta ſenſatio, qualis a
„ punctura, diſtractione, *dolor* ad-
„ eſt, ſi difficultas reſpirandi, *dy-*
„ *ſpnœa.*

Dolorifici { Vagi. Fixi. Dyſpnœici.

„ Si præcipuum ſymptoma ſit
„ reſpiratio frequens, difficilis,
„ *anhelatio* dicitur.

Dyſpnœici { Spaſmodici. Oppreſſivi.

„ Quando præcipuum ſympto-
„ ma conſiſtit in judicio, imagi-
„ natione, voluntate, aut cupi-
„ dine depravatis, *veſania* eſt, ſic
„ dicta quod illæ facultates ſanæ
„ non ſint.

Veſani { Deliri. Imaginarii. Appetitivi.

„ Si continenda potiſſimum
„ fluida foras vel frequentius, vel
„ copioſius, vel aliena à ſtatu ſa-
„ no ejiciantur, *evacuatio* eſt.

Evacuatorii { Sanguinolenti. Lymphatici. Feculenti. Varii.

„ Si præcipuum ſymptoma
„ ſit qualitas mutata quoad vo-
„ lumen, ſuperficiem, colorem
„ *cachexia* eſt.

Cachectici { Tabidi. Tumidi. Leproſi. Decolores.

„ Vitiorum ſeu morborum pathologicorum, qui nihil aliud ſunt
„ quàm morborum propriè dictorum elementa, in noſtra patholo-
„ giâ hiſtoriam dedimus; talia ſunt ulcus, vulnus, fractura, luxa-
„ tio, tumor, excreſcentia, maculæ &c. de quibus fuſè tractant
„ medico chirurgi; principia interna morborum, ut vermes, calcu-
„ los, fluida effuſa &c. è morborum cenſu ablegamus.....

S'il falloit extraire tout ce qu'il y a d'intereſſant dans cet ouvrage, il faudroit le copier en entier, c'eſt pourquoi j'y renvoys mes
lecteurs,

lecteurs, & je me borne aux simples sommaires de ces différentes classes.

Synopsis Classium & Ordinum.

Classis I. Vitia.

Symptomata cutanea levidensia, vel mechanicis chirurgiæ auxiliis curanda.

Ordo I. Maculæ, coloris nativi mutationes.
Ordo II. Efflorescentiæ, tumores humorales exigui gregales.
Ordo III. Phymata, tumores humorales solitarii.
Ordo IV. Excrescentiæ, tumores à solidis adauctis.
Ordo V. Cystides, tumores capsulati fluido referti.
Ordo VI. Ectopiæ, tumores à partibus è sua sede dimotis.

Classis II. Febres.

Pulsus frequens, fortisve viribus artuum imminutis.

Ordo I. Continuæ, quarum pyrexia semel crescit, semel que decrescit in decursu ægritudinis.
Ordo II. Remittentes, quarum pyrexia pluries crescit & decrescit
in decursu ægritudinis.
Ordo III. Intermittentes, quarum pyrexia pluries accedit & omnino
recedit in decursu ægritudinis.

Classis III. Phlegmasiæ.

Concurrit pyrexia continua vel remittens cum internâ inflam-
matione, vel cum exanthematis.

Ordo I. Exanthematicæ, eruptiones cutaneæ cum pyrexia sæpiùs
malignâ.
Ordo II. Membranaceæ, viscera membranofa dolent, tument cum
pyrexia acuta.
Ordo III. Parenchymatofæ, adest dolor obtusus, calor & tumor
in visceribus farctis, non sacciformibus cum pyrexia acuta, suppurationis apparatu.

Classis IV. Spasmi.

Contractio invita constans vel interpolata musculorum organis loco-
motivis, non vitalibus inservientium.

Ordo I. Tonici Partiales, rigiditas & immobilitas artus, vel organi
determinati.

Ordo

Ordo II. Tonici Generales, rigiditas totius fere corporis.
Ordo III. Clonici Partiales, agitatio coacta non libera organi vel
　　artus, ejufve motus vitiofus.
Ordo IV. Clonici Generales, agitatio coacta totius fere corporis,
　　fenfibus fæpe obfcuratis.

Claffis V. Anhelationes.

*Agitatio invita defatigans mufculorum pectoris, unde refpiratio
difficilis, frequens, fine febre acutâ.*

Ordo I. Spafmodicæ, infultus fugaces agitationum pectoris cum
　　exfpiratione vel infpiratione fonora.
Ordo II. Oppreffivæ, conftantes in ipfis paroxifmis pectoris agita-
　　tiones, eæque frequentes, ac laboriofæ.

Claffis VI. Debilitates.

*Vires folitas in agendo exerendi impotentia, facultates virium dif-
penfatrices funt tres; facultas cognofcendi, appetendi
& movendi.*

Ordo I. Dyfaifthefiæ, debilitates fenfuum, ut vifus, tactus, auditus
　　fine fopore.
Ordo II. Anepithimiæ, debilitas, vel abolitio cupiditatum, ut fa-
　　mis, fitis, libidinis fine fopore.
Ordo III. Dyfchinefiæ, debilitas motuum in organis locomotivis,
　　non in vitalibus.
Ordo IV. Lypopfychiæ, feu morbi fyncoptici, debilitates motuum
　　vitalium, adeòque totius corporis.
Ordo V. Comata, feu morbi foporofi, debilitas, omnisque fenfûs
　　nec non phantafiæ obfcuratio, motuumque liberorum im-
　　minutio vel fuppreffio.

Claffis VII. Dolores.

*Cujufvis experientia cognofcendi, nullâ definitione diftinctè
explicabiles funt.*

Ordo I. Dolores Vagi, qui nomen à fede fixâ non habent.
Ordo II. Dolores Capitis, ut oculi, oris, cranii, dentium.
Ordo III. Dolores Thoracis, ut lateris, æfophagi, dorfi.
Ordo IV. Dolores abdominis, ut ftomachi, inteftini, hepatis &c.
Ordo V. Dolores Artuum, ut ifchias, gangræna &c.

C

Claffis

Claſſis VIII. Veſaniæ.

Charaƈter eſt imaginationis, judicii, voluntatis &c. depravatio.

Ordo I. Hallucinationes, errores imaginationis, ſalvo intelleƈtu ab organorum externorum vitio.

Ordo II. Deliria, errores judicii ab imaginationis vitio, quod intelleƈtus corrigere nequit.

Ordo III. Moroſitates, voluntatis & cupiditatis depravatio in appetendo, aut averſando.

Ordo IV. Anomaliæ, morbi prioribus affines.

Claſſis IX. Fluxus.

Charaƈter eſt ejeƈtio fluidorum, aut contentorum quæ quantitate, qualitate, deſuetudine notabilis eſt.

Ordo I. Sanguifluxus, ejeƈtiones cruentæ, vel ſanguineæ, undecumque procedant.

Ordo II. Alvifluxus, dejeƈtiones ex ano, vel rejeƈtiones ex œſophago eorum quæ in primis viis latebant.

Ordo III. Serifluxus, ejeƈtiones urinæ, lymphæ, muci, caƈtis, puris ex aliis locis quàm è primis viis.

Ordo IV. Aerifluxus, flatuum, vaporum &c. ejeƈtiones.

Claſſis X. Cachexiæ.

Coloris, figura, molis in corporis habitu depravatio.

Ordo I. Macies, corporis partium mollium extenuatio.

Ordo II. Tumores, corporis generalis intumeſcentia, ſeu adauƈtum volumen.

Ordo III. Hydropes, partium quarundam intumeſcentia, a contentis adauƈtis, ſæpius fluidis colleƈtis.

Ordo IV. Tubera, partium quarundam intumeſcentiæ firmæ.

Ordo V. Impetigines, cutanei tumores puſtuloſi, cruſtacei, gregales.

Ordo VI. Decolorationes, coloris nativi depravationes.

Ordo VII. Anomaliæ, continent morbos prioribus affines.

Claſſis

Classis primæ synopsis.

Vitia.

Character... Syndromes symptomatum cutaneorum leviores.

Ordo I. Maculæ, (Taches) *mutationes coloris nativi.*

I. *Leucoma* (Taye) macula opacans corneam.

II. *Vitiligo* (Morphée) macula cutem deprimens.

III. *Ephelis* (Rousseur) macula cutis corymbosa fusca.

IV. *Gutta rosacea* (Couperose, Rougeurs) macula faciei corymba rubra.

V. *Nævus* (Envie) macula congenita protuberans.

VI. *Echymoma* (Echymose) macula à sanguine sub cute effuso.

Ordo II. Efflorescentiæ (Elevures) *tumores humorales exigui gregales.*

a. *Pustula* (Pustules, bubes) phyma parvulum apice ruptum.

b. *Papula*, (Boutons) phyma parvulum desquammavi solitum.

c. *Phlyctæna*, (Phlictenes) vesicula fluido plena.

d. *Varus*, (Bourgeons) tuberculum durum, constans.

VII. *Herpes*, (Dartre) papularum prurientium corymbus.

VIII. *Epinyctis*, phlyctenarum atrarum congeries dolens.

IX. *Psydracia*, (Eruption) phymata erysipelatosa.

X. *Hydroa*, (Echauboulure) exanthemata miliaria phlyctænoidea.

Ordo III. Phymata (Tumeurs) *tumores humorales solitarii.*

XI. *Erythrema*, (Erysipele) phygma rubrum, calens, diffusum.

XII. *Oedema*, (Edeme) phyma album, indolens, molle.

XIII. *Emphysema*, (Boursouflure) phyma pallidum, elasticum.

XIV. *Skirrus*, (Squirre) phyma durum, indolens, cuti concolor.

XV. *Phlegmone*, (Phlegmon) phyma rubrum, calidum, sphæroideum pulsans.

XVI. *Bubo*, (Bubon) phyma skirroso ph'egmonodæum in glandula.

XVII. *Parotis*, (Parotide) bubo juxta aurem.

XVIII. *Furunculus*, (furoncle, clou) phyma subdurum, inflammatum, prominens.

XIX. *Anthrax*, (Charbon) phyma apice gangrænosum, ambitu inflammatum.

XX. *Carcinoma*, (Carcinome, Cancer) phyma skirrosum, lancinans.

XXI. *Paronychia*, (Panaris) phlegmone extremi digiti.

XXII. *Phymosis* phlegmone præputii.

Ordo IV. Excrescentiæ (Excroissances), *tumores à solidis adauctis.*

XXIII. *Sarcoma*, (Sarcome) excrescentia carnosa.

XXIV. *Condyloma*, (Callosité) excrescentia cutanea, tendineave.

XXV. *Verruca*, (Verruë) excrescentia cutanea globosa.

XXVI. *Pterygium* (onglet) excrescentia plana in oculi cantho.

XXVII. *Hordeolum*, (orgeolet) excrescentia varo similis ad tharsos palpebræ.

XXVIII. *Bronchocele*, (Gouëtre) excrefcentia gutturis.

XXIX. *Exoftofis*, (Eparvin, Exoftofe, Epine venteufe) excrefcentia offis inftar dura.

XXX *Gibbofitas*, (la boffe) protuberantia offium thoracis.

XXXI. *Lordofis*, (les Caigneux) protuberantia ab offibus artuum inflexis.

Ordo V Cyftides (Kiftes) *tumores capfulati fluido referti.*

XXXII. *Anevrifma*, (anevrifme) cyftis arteriofa.

XXXIII *Varix*, (varice) cyftis venofa.

XXXIV. *Hylatis*, (hydatide) cyftis lymphæ ductuum.

XXXV. *Marifca*, (hémorrhoïde) tumor farcomatofo-ferofus podicis.

XXXVI. *Staphyloma*, (ftaphylome) cyftis corneæ, vel corneam perforans.

XXXVII *Lupia*, (loupe) cyftis in articulis fpiffo fluido plena.

XXXVIII. *Hydarthrus*, (tumeur blanche) cyftis articuli aquofa.

XXXIX. *Apofthema*, (apoftème, abcès, dépot,) cyftis purulenta.

XL. *Exomphalus*, (exomphale) cyftis umbilicalis fæpius aquofa.

XLI. *Ofcheocele*, (hernie fauffe) cyftis in fcorto.

Ordo VI. Ectopiæ, (deplacemens, defcentes, hernies, luxations) *partium folidarum è fua fede dimotio fenfibus obvia.*

XLII. *Exophtahnia*, (hydropifie, chute de l'œil) ectopia oculi.

XLIII. *Blepharoptofis*, (chute, eraillement des paupières) ectopia palpebræ.

XLIV. *Hypoftaphyle*, (relachement, chute de la luette) ectopia uvulæ.

XLV *Paragloffe*, (renverfement, chute de la langue) ectopia linguæ.

XLVI. *Proptoma*, (relaxation, allongement) ectopia appendicis externæ, ut labii, fcroti, auriculæ.

XLVII. *Exania*, (chute du fondement) prolapfus ani.

XLVIII. *Exocyftes*, (renverfement de la veffie urinaire) prolapfus veficæ urinariæ.

XLIX. *Hyfteroptofis*, (chute, renverfement de la matrice ou du vagin) prolapfus uteri.

L. *Enterocele*, (hernies de l'aine incomplette & complette) hernia inteftini.

LI. *Epiplocele*, (hernies inguinales complettes & incomplettes) hernia epiploi.

LII *Gaftrocele*, (hernie de l'eftomac) hernia ftomachi.

LIII *Hepatocele*, (hernie du foye) hernia hepatis.

LIV *Splenocele*, (hernie de la râte) hernia lienis.

LV *Hyfterocele*, (hernie de la matrice) hernia uteri.

LVI *Cyftocele*, (hernie de la veffie urinaire) hernia veficæ.

LVII. *Encephalocele*, (hernie du cerveau, du cervelet) hernia cerebri.

LVIII.

LVIII. *Hyfteroloxia*, (inclinaifon, obliquité de la matrice) uteri obliquitas.

LIX. *Parorchidium*, (déplacement, retraction, intrufion des tefticules) eftopia tefticuli.

LX. *Exarthrema*, (luxation, entorfe) offium mobilium luxatio.

LXI. *Diaftafis*, (écartement des os) offium immobilium receffus.

LXII. *Loxarthrus*, (perverfion de la tête des os & des mufcles, boffe fcapulaire, poitrine ailée) offium mobilium obliquitas refpectiva citra fpafmum & exarthrema.

Claffis fecundæ Synopfis.

Febres.

'Character. Syndromes frigoris, fucceffivique caloris cum artuum debilitate & pulfus vi ad aucta, fæpè quo ad frequentiam.

Ordo I. Continuæ. (les fièvres continuës) *Pyrexia femel crefcit & femel decrefcit in decurfu ægritudinis.*

I. *Ephemera*, (Ephemère) decurfus ægritudinis intra dimidiam feptimanam abfolvitur. Vigor morbi fubito accedit.

II. *Synocha*, (la fynoque) decurfus intra feptimanam, incrementum fucceffivum.

III. *Synochus*, (fièvre continuë) decurfus intra duas faltem feptimanas, pyrexia major.

IV. *Typhus*, (la fièvre maligne) decurfus ad tres feptimanas & ultra, pyrexia nulla, aut exigua, debilitas maxima.

V. *Hectica*, (la fièvre lente) decurfus ultra menfem, pyrexia exigua, debilitas parva.

Ordo II. Remittentes. (les fièvres remittentes) *Pyrexia pluries in decurfu morbi crefcit & decrefcit, non omnino recedit, typus fæpè confufus.*

VI. *Amphimerina*. (la fièvre putride-maligne, la quotidième continuë) remiffio quotidianæ typum fervat, frigus in paroxifmis.

VII. *Tritæophia*, (la tierce continuë, la tierce maligne) remiffionis typus tertianarius, frigus fere nullum.

VIII. *Tetartophia*, (la quarte continuë) remiffio quartanæ typum fervans.

Ordo III. Intermittentes (accès de fièvre) *Pyrexia pluries in decurfu ægritudinis deferit & recurrit cum intervallis lucidis.*

IX. *Quotidiana*, (fièvre quotidienne) acceffus fimiles quolibet die accedunt.

X. *Tertiana*, (fièvre tierce) acceffus fimiles alternis diebus revertuntur.

C 3

XI.

XI. *Quartana*,   fièvre quarte) accessus similes duobus interpositis diebus redeunt.

XII. *Erratica*, (fièvre erratique) accessus similes distantes ab invicem pluribus quam quatuor diebus, aut typi omnino incerti.

Classis tertiæ synopsis.

Phlegmasiæ.

Charact.   Syndromes pyrexiæ cum inflammatione internâ vel typhi, aut remittentis febris cum exanthematis.

Ordo I. Exanthematicæ. (fièvres eruptives) *Eruptio pustulosa, maculosa, phlyctænosa, vel papulosa cum pyrexia sæpius maligna.*

I. *Pestis*, (la peste) eruptio bubonum, anthracum, pyrexia typhodes.

II. *Variola*, (la petite verole) eruptio pustularum phlegmonodearum.

III. *Rubeola*, (la rougeole) eruptio papularum, præludium catarrhosum.

IV. *Pemphigus*, (la fièvre vésiculaire) Eruptio *bullosa*, vesiculis magnis pellucidis, sero flavo turgidis.

V. *Miliaris*, (la fièvre miliaire) eruptio phlyctænarum milii semine non majorum.

VI. *Purpura*, (le pourpre) eruptio maculosa, atra, indolens cum typho vel remittente febre.

VII. *Erysipelas*, (la fièvre erysipélateuse) eruptio erythematis cum synochâ febre.

VIII. *Scarlatina*, (la fièvre rouge) eruptio maculosa, rubra, pruriens papulosa.

IX. *Essera*, (la porcelaine) eruptio apyreta suberysipelatosa subito accedens per vices & recedens.

X. *Aphta*, (les aphtes, chancres) eruptio pustulosa phlyctenodes & ulcerosa in ore aut pudendis.

Ordo II. Membranceæ (fièvres inflammatoires dans les membranes) *Pyrexia magna typo synochæ, vel synochi cum dolore, calore.*

XI. *Phrenitis*, (Phrenesie, transport au cerveau) dolor capitis, delirium audax, vis artuum pulsusque major, pyrexia acuta.

XII. *Paraphrenesis*, (Paraphrosine) symptomata phrenitidis & peripneumoniæ.

XIII. *Pleuritis*, (pleuresie, point de côté) dolor lateris, respiratio & pulsus frequens, tussis.

XIV. *Gastritis*, (inflammation de l'estomac) dolor epigastrii, nausea, febris typhodes, vel remittens maligna.

XV. *Enteritis*, (inflammation des boyaux, du mesentere. &c) Dolor circa umbilicum vehemens, cum meteorismo, pyrexia aucta, ileo, vel disenteria.

XVI.

XVI. *Epiploitis*, (inflammation de l'epiploon) dolor circa hypoga-
ftrium & umbilicum juxta epiploi extenfionem.

XVII. *Metritis*, (inflammation de la matrice) dolor & tumor in regione & extenfione uteri ac lumbis & inguinibus cum febre.

XVIII. *Cyftitis*, (inflammation de la veffie) dolor, tumor, tenfio
hypogaftrii cum dyfuria vel ifchuria.

Ordo III. Parenchimatofæ (fièvres inflammatoires dans les vifcères)
in vifceribus farctis non cavis, non facciformibus.

XIX. *Cephalitis*, (inflammation du cerveau) febris acuta cum delirio
fomnolento & carphologia.

XX. *Cynanche*, (Efquinancie) dolor gutturis eum dyfpnæa ftran-
gulante, dyfphagia & pyrexia acuta.

XXI. *Carditis*, (inflammation du cœur) dolor fub fterno, pulfus
inæqualis, frequens, palpitatio & cardialgia, cordis anxietas.

XXII. *Peripneumonia*, (Peripneumonie) pyrexia acuta, dyfpnæa
gravis, fenfus oppreffionis gravativæ in fterno, tuffis cruenta,
pulfus mollis.

XXIII. *Hepatitis*, (inflammation du foye) dolor, tenfio, calor in regione hepatis cum pondere, tuffi ficca, refpiratione difficili.

XXIV. *Splenitis*, (inflammation de la rate) dolor, tumor in regione
lienis tactum vix tolerans cum febre remittenti.

XXV. *Nephritis*, (inflammation des reins) dolor acutus in regione
renum juxta ureteres in veficam directus cum febre acuta,
dyfuria, ifchuriave, &c.

Claffis quartæ fynopfis.

Spafmi.

Character. Contractio vel conftans, vel interpolata mufculorum
motui locali, non refpirationi, nec circulationi proprie,
infervientium, voluntati non refpondens.

Ordo I. Spafmi tonici partiales. *Rigiditas & immobilitas artus vel organi determinati.*

I. *Strabifmus*, (ftrabifme) oculi fpafmus axium opticorum divergen-
tiam inferens.

II. *Trifmus*, (Tic) maxillæ inferioris fpafmus tonicus, vel clonicus.

III. *Obftipitas* (Torticolis) colli fpafmus tonicus, capitis nativam mo-
bilitatem & directionem mutans.

IV. *Contractura*, (contracture) artus cujufdam ut brachii, vel cruris
conftans, diuturna rigiditas fenfim exorta.

V. Cram-

V. *Crampus*, (crampe) fubitanea, fugax, dolorifica mufculi rigiditas.
VI. *Priapifmus*, (Priapifme) penis injucunda rigiditas.
　　Ordo II. Spafmi tonici generales. *Rigiditas totius fere corporis.*
VII. *Tetanus*, fpafmus generalis fubito ortus cum dyfpnæa.
VIII. *Catochus*, fpafmus generalis fenfim factus fine dyfpnæa.
　　Ordo III. Spafmi clonici partiales. *Agitatio invita & coacta cujufdam organi, vel artûs, cujus motivum non percipitur.*
IX. *Myftagmus*, (la fouris) fpafmus clonicus oculi, palpebræve.
X. *Carphologia*, (le foubrefaut des tendons) fpafmus clonicus ma-
　　nuum carpive in acutis.
XI. *Pandiculatio* (Tiraillement) fpafmus artus fucceffivè extendens
　　pervices, femi voluntarius.
XII. *Apomyttofis* (Ebrouement) fucceffio cutis & capitis tremula,
　　violenta, cum exfpiratione fonorà, quafi ftertorofâ.
XIII. *Convulfio* (Convulfion) agitatio invita artus, vel mufculi cum
　　animæ libertate, circumftantiarum perceptione.
XIV. *Tremor* (Tremblement) artus alterna per itus & reditus fre-
　　quentes molitatio, cum movendi voluntate concurrens.
XV. *Palpitatio* (palpitation du cœur) pulfatio in regione cordis pul-
　　fui arteriarum numero, minime verò intenfitate refpondens.
XVI. *Claudicatio* (Boiteux) eft inter gradiendum cruris motus, quò
　　centrum gravitatis trunei fenfibiliter dextrorfum, vel fini-
　　ftrorfum transfertur.
　　Ordo IV. Spafmi clonici generales. *Sunt fpafmi clonici vel totius cor-*
　　　　poris, vel ad plures partes extenfi.
XVII. *Rigor* (rectius phricafmus) (friffon) & totius cutis fuccuffio
　　frigorifera.
XVIII. *Ecclampfia* (convulfion des enfans, vulgò mouvemens con-
　　vulfifs) eft artuum, vel mufculorum plurimorum fpafmus
　　clonicus, auctus, cum fenfuum obfcuratione.
XIX. *Epilepfia* (Epilepfie) eft fpafmus clonicus, periodicus, chro-
　　nicus artuum, cum fenfuum obfcuratione.
XX. *Hyfteria* (Vapeurs, paffion hyftérique) eft artuum, organo-
　　rumque etiam internorum fpafmus clonicus, tonicusve
　　paroxifmis fugacibus leviter variantibus, cum mortis for-
　　midine intenfiffima.
XXI. *Scelotyrbe* (la danfe de St. Guy) eft motus femivoluntarius vel
　　unius lateris, vel totius corporis inter gradiendum, gefticu-
　　lationem, aut ridiculam hiftrionis feftinationem referens.
XXII. *Beriberia*, (le beriberi) eft motus gradientium genua retra-
　　hens cum tremore, formicationis fenfu, vocis raucedine,
　　Indis familiaris.

Claffis

Classis quintæ synopsis.

Anhelationes (Essouflemens.)

Ordo I. Anhelationes spasmodicæ (soufles convulsifs) *sunt insultus fugaces, sed sæpius iterati spasmodicorum motuum pectoris cum exspiratione sonorâ.*

I. *Ephialtes*, (Cochemar) anhelatio difficilis, querula cum insomnio terrifico.

II. *Sternutatio*, (Eternument) concussio violenta pectoris cum exspiratione veloci narium interiora evertente & sonorâ.

III. *Oscedo*, (Bâillement) repetita, lenta, profunda inspiratio, ore hiante sæpius cum pandiculatione.

IV. *Singultus*, (le Hocquet) concussio diaphragmatis cum inspiratione subitò interruptâ, sonorâ.

V. *Tussis*, (la Toux) concussio sonorâ, violentâ pectoris cum exspiratione ad pulmonem quodam obice liberandum.

Ordo II. Anhelationes oppressivæ (difficultés de respirer, oppressions de poitrine) *sunt non fugaces, sed constantes respirandi difficultates cum pectoris non rarò oppressione, frequenti anhelitu, difficultate illum suspendendi, sine metu suffocationis.*

VI. *Stertor* (Ronflement, Râlement) occitanis (le Râle) respiratio inter inspirandum, sonum gravem, tremulum in gutture edens sæpè cum alterno sibilo.

VII. *Dyspnæa*, (dyspnée, courte haleine) est difficultas respirandi chronica, ut in asthmate, & non intermittens unde ab asthmate differt.

VIII. *Asthma*, (asthme, pousse) est morbus chronicus vel diuturnus, cujus præcipuum symptoma est periodicè recurrens respirandi difficultas.

IX. *Orthopnæa*, (suffocation, orthopnée) est præceps ut plurimùm & acuta respirandi difficultas, unde ab asthmati & dyspnæa discrepat.

X. *Angina*, (mal de gorge, angine) differt à præcedentibus per sensum angustiæ in gutture.

XI. *Pleurodyne*, (douleur de poitrine, de côté) est anhelationis genus, cujus præcipuum symptoma est dolor pectoris & ut plurimum lateris sine febre acuta, unde à pleuritide differt.

XII. *Rheuma* (Rhûme de poitrine) cognoscitur ex difficultate respirandi cum sensu gravitatis in pectore, quam comitantur vel præcedunt coryza, sternutatio, raucedo, &c.

XIII. *Hydrothorax*, (hydropisie de poitrine) differt à dyspnæâ, faciei

D

pallore

pallore, manuum & pedum œdemate, symptomatis epli-
salticis, decubitûs horizontalis difficultate &c.

XIV. *Empyema*, (Empyème) differt ab hydrothorace febre hectica magis evidente, macie & prægressa pulmonis inflammatione suppurata.

Classis sextæ synopsis.

Debilitates.

Character. *Impotentia clarè & distinƈte sentiendi, appetendi, consuetâ vi*
artus organavè movendi, nec non imaginandi, vigilandi &c.
Ordo I. Dysæsthesiæ (Pertes de sentiment ou foiblesses des sens)
impotentia clarè ac distinƈte sentiendi.

I. *Cataraƈta*, (cataraƈte) visûs debilitas ob maculam opacam pone pupillam.

II. *Caligo*, (obscurcissement de la vûë) visûs debilitas obicibus opa-
cis citra pupillam positis.

III. *Amblyopia*, (vûë confuse, foiblesse de la vûë) visûs debilitas
respeƈtivè ad situm, gradum lucis, distantiam objeƈti,
oculis pellucidis.

IV. *Amaurosis*, (goûte serène) visûs debilitas absoluta sine ullâ organorum opacitate inassuetâ.

V. *Anosmia*, (perte d'odorat) odoratûs debilitas, aut olfaciendi impotentia.

VI. *Agheustia*, (dégoût) gustus debilitas aut gustandi impotentia.

VII. *Dysecæa*, (dureté d'oreille) auditûs debilitas, obicibus extra
labyrinthum positis.

VIII. *Paracusis*, (fausse ouïe) voces articulatas distinƈtè audiendi difficultas vel impotentia.

IX. *Cophosis*, (surdité) sonos etiam simplices percipiendi vel audiendi difficultas vel impotentia, obice intra vel ultra labyrinthum posito.

X. *Anæsthesia*, (perte de taƈt) taƈtûs in toto corpore debilitas vel
obscuritas sine stupore & sopore.

Ordo II. Anepithymiæ *appetituum sensitivorum debilitas notabilis, vel*
suppressio insolita.

XI. *Anorexia*, (inappetence, perte d'appetit, dégoût) appetitûs escu-
lentorum suppressio, seu famis feriatio.

XII. *Adipsia*, (manquement de soif) appetitûs potulentorum suppressio, seu sitis feriatio.

XIII. *Anaphrodisia*, (impuissance virile) appetitûs venereorum, motuumque ei famulantium, seu libidinis suppressio.

Ordo

Ordo III. Dyfcinefiæ, *aut impotentia motus ac fæpè fenfus in organis libertati fubditis ut linguâ, laringe, artubus.*

XIV. *Mutitas*, (la mutité) voces articulatas edendi impotentia.

XV. *Pfellifmus*, (Bégayement) quafdam fyllabas pronuntiandi impotentia.

XVI. *Paraphonia*, (vice de la voix) vocem folitam edendi impotentia.

XVII. *Paralyfis*, (Paralyfie) motûs aut tactûs vel utriufque debilitas in artu alterutro cum hujus laxitate.

XVIII. *Hemiplegia*, (hemiplegie) debilitas motûs aut tactûs vel utriufque in alterutro corporis latere dextro vel finiftro.

XIX. *Paraplexia*, (Paraplexie) debilitas motûs ac tactûs in utroque latere corporis, exceptis partibus fuperioribus.

Ordo IV. Leipopfychiæ. *Motuum viriumque vitalium debilitas,* (défaillances.)

XX. *Afthenia*, (foibleffe des membres) totius corporis gradaria feu fucceffiva debilitas fenfubus integris.

XXI. *Lipothymia*, (Lipothimie) virium mufcularium totius corporis fubitanea imminutio, pulfu fuperftite.

XXII. *Syncope*, (Evanouiffement) motuum vitalium fubitanea debilitas cum frigore, pallore, fenfuumque obfcuratione.

XXIII. *Afphixia*, (afphixie) omnium motuum & fenfuum apparens ceffatio mortem ferè referens.

Ordo V. Comata, (léthargies, affections foporeufes) *fenfus omnis, appetitûs, motûs liberi, phantafiæ, memoriæque feriationes, feu morbi foporofi.*

XXIV. *Catalepfis*, (Catalepfie) ftatus foporofus cum artuum flexilitate & ad quofvis novos fitus retinendos aptitudine.

XXV. *Extafis*, (Extafe) ftatus foporofus à gravi pathemate fubitò ortus ægrum in eodem fitu quo prehenfus eft retinens, fine aptitudine cataleptica.

XXVI. *Typhomania*, (Typhomanie) ftatus foporofus facilè excitabilis cum frequenti muffitatione, feu fomnio & vividitate imaginationis ac memoriæ.

XXVII. *Lethargus*, (léthargie) ftatus foporofus facilè excitabilis cum fummo imaginationis & memoriæ torpore, ac febre.

XXVIII. *Cataphora*, (Subeth arabum) ftatus fomnolentus facilè excitabilis fine febre, delirio & oblivione.

XXIX. *Carus*, (affoupiffement carotique) eft fopor profundus fine ftertore.

XXX. *Apoplexia*, (apoplexie) eft fopor profundiffimus cum ftertore vel fonora refpiratione.

D 2

Claffis

Classis septimæ synopsis.

Dolores.

Ordo I. *Dolores & molestiæ vagæ sæpius universales aut cutaneæ ad phlegmasias non referendæ.*

I. *Arthritis*, (la goûte) articulorum dolor spontaneus periodicus.

II. *Ostocopus*, (douleur des os) ossium dolor non erraticus & internus in artubus.

III. *Rheumatismus*, (Rhumatisme) dolor diuturnus in parte carnosâ artuum.

IV. *Catarrhus*, (Catarrhe) collo vicinarum partium dolor à frigore suscepto cum tussi, coryzâ &c.

V. *Anxietas*, (inquiètudes, angoisses) molestia quæ ad continuam loci mutationem cogit.

VI. *Lassitudo*, (Lassitude) molestia cum debilitate quæ ad quietem invitat.

VII. *Stupor*, (Engourdissement) molestia quæ sensum tactûs obscurat.

VIII. *Pruritus*, (prurit, démangeaison) molestia quæ ad scalpendum nos cogit.

IX. *Algor*, (froid excessif) molestia qualis à summo aëris frigore excitatur.

X. *Ardor*, (chaleur excessive) molestia qualis à summo aëris calore producitur.

Ordo II. *Dolores capitis, scilicet vel capillitii, vel faciei.*

XI. *Cephalalgia*, (mal à la tête) gravativus capitis dolor.

XII. *Cephalea*, (cephalée, douleur de tête) periodicus diuturnus tensivus capitis dolor.

XIII. *Hemicrania*, (Migraine, Clou) dolor alterutrius lateris frontis.

XIV. *Ophtalmia*, (ophtalmie, mal aux yeux) dolor oculi cum rubore, lucis intolerantia, &c.

XV. *Otalgia*, (douleur d'oreille) dolor aurium.

XVI. *Odontalgia*, (mal aux dents) dolor maxillarum dentiumve.

Ordo III. *Dolores pectoris, jugulive anhelationis expertes, anhelationibus non accensendi.*

XVII. *Dysphagia*, (difficulté d'avaler) molestia deglutitionem impediens.

XVIII. *Pyrosis*, (cremason) ardor œsophagi ad stomachum extensus.

XIX. *Cardiogmus*, (anevrisme du cœur) dolor cordis cum ejus pulsatione.

Ordo

Ordo IV. Dolores abdominales interni.

XX. *Cardialgia*, (mal au cœur) moleftia in ftomacho fyncopem minitans.

XXI. *Gaftrodynia*, (colique d'eftomac) dolor vehemens epigaftrii, ftomachive.

XXII. *Colica*, (la Colique, douleur au Ventre) dolor inteftinorum.

XXIII. *Hepatalgia*, (douleur du foye) dolor hypochondrii dextri hepatifve.

XXIV. *Nephralgia*, (Colique renale) dolor lumbi alterutrius ureteris ductum fequens, cum naufeâ, teftis retractione in viris, cruris ftupore in feminis &c.

XXV. *Splenalgia*, (douleur de la râte) dolor aut moleftia in regione lienis.

XXVI. *Dyftocia*, (accouchement laborieux) dolor uterinus in gravidis cum conatibus parturitionis.

XXVII. *Hyfteralgia*, (mal de mère, colique uterine) dolor uteri fine nifu parturitionis.

Ordo III. Dolores *partium externarum locales artuumque.*

XXVIII. *Maftodynia*, (douleur des mammelles) dolor mammarum.

XXIX. *Rachialgia*, (colique de Poitou) dolor abdominis & fpinæ dorfi in brachiorum paralyfim aut convulfionem definens.

XXX. *Lumbago*, (mal des reins) dolor lumborum corporis erectionem impediens.

XXXI. *Ifchias*, (fciatique) pelvis & coxendicis dolor claudicationem fæpiùs inducens.

XXXII. *Proctalgia*, (douleur du fondement) dolor podicis citra tenefmum.

XXXIII. *Pudendagra*, (douleur des parties génitales) dolor genitalium citra dyfuriam.

Claffis octavæ Synopfis.

Vefaniæ.

Character. Eft morbus animi, error fcilicet in imaginatione, appetitu, vel judicio, feu hallucinatio, morofitas, aut delirium.

Ordo I. Hallucinationes *feu errores mentis oriundæ ex vitio organi cujufdam extra cerebrum, unde imaginatio deceptiva.*

I. *Vertiga*, (Vertige) apparens objectorum vacillatio vel nutatio.

II. *Suffufio*, (Berluë) objectorum, quæ non funt imaginaria, vifio.

                                                    III.

III. *Diplopia*, (Bévuë) hallucinatio qua idem objectum duplicatum, vel multiplicatum apparet.

IV. *Syrigmus*, (Tintoin) auditio imaginaria foni, cujus nullum eft extra aures principium.

V. *Hypochondriafis*, (hypochondrie) morbus diuturnus quo affectus fe in mortis periculo verfari, ex ructu, palpitatione, aliisve levidentibus malis, imaginatur.

VI. *Somnambulifmus*, (maladie des Noctambules) hallucinatio quâ fomniantes è lecto furgunt, feque diverfis periculis expomunt.

   Ordo II. Morofitates (Bizarreries) *cupiditates aut averfationes depravatæ.*

VII. *Pica*, (goût dépravé) alimentorum inaffuetorum appetitus, cum anuetorum averfatione.

VIII. *Bulimia*, (faim canine) appetitus efculentorum copiæ majoris quàm quæ digeri poffit.

IX. *Polydipfia*, (foif immoderée) appetitus majoris folitò copiæ potulentorum.

X. *Antipathia*, (antipathie) quorundam objectorum tanta averfatio ut ex eorum vifu, vel olfactu æger gravia fymptomata patiatur.

XI. *Noftalgia*, (maladies du pays) parentum patriæve tanta cupiditas, ut hac non expletâ æger gravi morbo decumbat.

XII. *Panophobia*, (Terreur panique) fummus pavor inter dormiendum fine caufâ evidenti.

XIII. *Satyriafis*, (Satyriafe) effrænis impudensque veneris cupiditas cum libidinofâ penis tentigine.

XIV. *Nymphomania*, (fureur uterine) eft effrænis in fœminis veneris cupiditas.

XV. *Tarantifmus*, (Tarantifme) eft effrænis choræas agendi, faltandi cupiditas.

XVI. *Hydrophobia*, (Rage) eft effrænis potulentorum Averfatio, fæpiùs à morfu animalis rabidi.

   Ordo III. Deliria (délires) *infomnia feu errores mentis judicantis, à cerebri vitio oriundi.*

XVII. *Paraphrofine*, (Tranfport, aliénation) delirium fugax, à veneno, aut altero morbo dependens.

XVIII. *Amentia*, (démence) delirium univerfale mite, fine furore & audaciâ, cum morbo diuturno.

XIX. *Melancholia*, (Mélancholie) delirium particulare mite, cum mærore, ac morbo diuturno.

XX.

XX. *Mania*, (Folie) delirium universale cum furore, vel audaciâ
& morbo diuturno.
XXI. *Dæmonomania,* (Démonomanie) delirium melancholicum quod
vulgò diaboli potentiæ tribuitur.
Ordo IV. Anomalæ Vesaniæ *morbi prioribus affines.*
XXII, *Amnesia*, (oubli) est omnis memoriæ feriatio.
XXIII. *Agripnia*, (Insomnie) est pervigilium continuum immodi-
cumve.

Classis nonæ synopsis.

Fluxus.

Character. Fluxus sunt morbi quorum præcipuum symptoma est
exitus insolitus cujusvis fluidi solidivè è corpore.
Ordo I. Sanguifluxus , est sanguinis, vel sanguinolentæ materiæ
ejectio sine alvi fluxu.
I. *Hæmorrhagia*, (hémorragie) fluxus sanguinis è naribus.
II. *Hæmoptysis*, (hémoptysie) sanguinis exspectoratio cum tussi sine
pyrexiâ acutâ.
III. *Stomacace*, (affection scorbutique) fluxus sanguinis è gingivis
sæpiùs fætidis, putridisve.
IV. *Hæmatemesis*, (vomissement de sang) sanguinis rejectio ex œso-
phago cum vomitorio conatu.
V. *Hæmaturia*, (pissement de sang) sanguinis per uterum aut vagi-
vitiosus.
VI. *Menorrhagia*, (perte rouge) sanguinis per urethram fluxus
fluxus vitiosus.
VII. *Abortus*, (avortement) fetûs immaturi, sæpiùs cum menorrha-
giâ, ex utero exclusio.
Ordo II. Alvifluxus *est materiarum in primis viis contentarum vitio-
sa per os aut anum rejectio.*
Dividuntur in sanguinolentos & feculentos.
1°. Alvifluxus Sanguinolenti.
VIII. *Hepatirrhæa*, (flux hépatique) est alvi fluxus per inferiora san-
guinolentus, nec ater, nec torminosus.
IX. *Hæmorrhois*, (flux hémorroidal) est fluxus cruentus, ex podice,
vel recto mariscis ruptis obsito.
X. *Dysenteria*, (Dyssenterie) est frequens torminosa, sæpè tenes-
modes, fecum cruentarum per inferiora rejectio.
XI. *Melæna*, (Maladie noire) est fluidi atri per superiora, vel inferiora frequens rejectio.

2°. Alfi-

2º. Alfifluxus non fanguinolenti.

XII. *Naufea*, (Naufée) eft inanis vomendi conatus & flatus tantùm per os emiffio ; affinis eft aëri fluxus.

XIII. *Vomitus*, (Vomiffement) feu frequens vomitio, eft palpabilium materiarum, non cruentarum facta per os, œfophagumque rejectio frequens.

XIV. *Ileus*, (Paffion iliaque) eft atroci circa epigaftrium dolore, feu Gaftrodyniâ, alvi conftipatione & fæculentæ démùm materiæ vomitione, notatus.

XV. *Cholera*, (cholera-morbus) eft fyndrome ex vomitu, diarrhæâ & gaftrodyniâ fæpè cum furarum crampo.

XVI. *Diarrhæa*, (Diarrhée) eft excrementitiorum humorum frequens, vel intempeftiva dejectio.

XVII. *Cæliaca*, (Paffion cœliaque) eft albefcentium, aut chilacearum materiarum dejectio.

XVIII. *Lienteria*, (Lienterie) eft celer ftatim à paftu facta ingeftorum, vix mutatorum dejectio.

XIX. *Tenefmus*, (Ténefme) eft muci pauci frequens dejectio cum intenfâ dejiciendi cupiditate & affiduo conatu.

Ordo III. Serifluxus, *& fluidi cujufvis, fed non fanguinolenti, nec alvini effluxus.*

XX. *Ephidrofis*, (fueur) eft fudoris quantitate, qualitate, intempeftivâ peccantis effluxus.

XXI. *Epiphora*, (Larmoyement) eft vitiofus ex oculis humoris lacrymalis, febacei, vel purulenti effluxus.

XXII. *Coryza*, (Coryze) eft humoris ferofi, mucofive è naribus effluxus fine ozænâ, fæpiùs cum gravedine.

XXIII. *Ptyalifmus*, (ptyalifme) eft falivæ uberior, frequentiorve rejectio, aut deftillatio.

XXIV. *Diabetes*, (Diabete) fubita poft paftum potulentorum cum magna fiti, per urinæ vias, emiffio.

XXV. *Enurefis*, (incontinence d'urine) involuntaria doloris & ardoris expers, mictio.

XXVI. *Dyfuria*, (Ardeur d'urine) difficilis & dolorifica fæpiùs ardens, urinæ immiffio.

XXVII. *Anacatharfis*, (Expectoration) eft muci, purifve è pectore facta per os cum tuffi rejectio.

XXVIII. *Pyuria*, (Piffement de Pus) eft purulentæ, albefcentis, aut vifcido-mucofæ materiei mictio.

XXIX. *Leucorrhæa*, (fleurs blanches) eft ferofo-flavæ, vel puri formis materiæ ex utero delapfus.

XXX.

XXX. *Gonorrhæa,* (Gonorrhée) eſt ſtillicidium fluidi feminalis, vel puriformis ex urethrâ, aut ex vaginâ.

XXXI. *Dyſpermatiſmus,* (forte de ſterilité virile) eſt tarda, vel debilis feminatio in actu conjugali facta, indeque ad generationem inſufficiens.

XXXII. *Galactirrhæa,* (Ecoulement de lait) eſt ſtillicidium lactis ex mammis.

Ordo IV. Aerifluxus, *eſt flatus, halitùsve vitioſa emiſſio.*

XXXIII. *Flatulentia,* (ventoſité) eſt morbus flatuum per inferiora, vel ſuperiora emiſſione frequentis & borborygmis ſtipatus.

XXXIV. *Ædopſophia,* eſt flatuum per urethram, vaginam, vel uterum emiſſio.

XXXV. *Dyſodia,* (Puanteur) eſt myaſmatum fetidorum exhalatio.

Nota. In hiſce morborum characteribus non tradimus eorum definitionem, ut exiſtimant plures philiatri, qui characterem cum definitione confundunt; ut rectè definiatur quodvis genus, referendum eſt præcipuum ſymptoma, ſed non omittenda alia quorum concurſus ipſum genus conſtituit; in charactere verò quem tradimus, ſufficit præcipuum ſymptoma, cujus ope in datâ claſſi & dato ordine hoc genus ab aliis ſufficienter diſtinguitur.

Claſſis decimæ & ultimæ ſynopſis.

Cachexiæ.

Character. Vitioſus corporis habitus quoad volumen, æqualitatem, levitatem & colorem.

Ordo I. Macies (Conſomptions) *morbi quorum præcipuum ſymptoma eſt imminutio voluminis à pinguedinis defectu.*

I. *Tabes,* (Etiſie) macies cum amphimerinâ lentâ ſine tuſſi.

II. *Phtiſis,* (Phtiſie) macies cum amphimerinâ lentâ, tuſſi & anacatharſi purulentâ.

III. *Atrophia,* (Atrophie) macies ſine febre.

Ordo II. Intumeſcentiæ, (Enflures) *deformitas à volumine adaucto.*

IV. *Polyſarcia,* (Corpulence) intumeſcentia univerſalis ab adipe.

V. *Pneumatoſis,* (Buffiſſure) intumeſcentia univerſalis corporis à flatu.

VI. *Anaſarca,* (Anaſarque) intumeſcentia totius corporis œdematoſa.

VII. *Phlegmatia*, (Edématie) intumeſcentia partium inferiorûm œdematoſa.

VIII. *Phyſconia*, (gros ventre) intumeſcentia abdominis à partibus
ſolidis ſine graviditate & fluctuatione.

IX. *Graviditas*, (Groſſeſſe) intumeſcentia abdominis ab hypogaſtrio
incipiens, opus generationis ſubſequens & partu termi-
nanda.

Ordo III. Hydropes partiales (hydropiſies locales) *tumor à fluidis in capite, abdomine, uterove congeſtis.*

X. *Hydrocephalus*, (hydrocephale) eſt hydrops capitis à ſero.

XI. *Phyſocephalus*, (Enflure de tête) eſt hydrops capitis à flatu.

XII. *Aſcites*, (Aſcite) hydrops totius abdominis à fluido non elaſtico,
ſeu gravis & fluctuoſus.

XIII. *Hydrometra*, (hydropiſie de matrice) tumor hypogaſtrii ſine
graviditate ab utero fluidis diſtenſo.

XIV. *Phyſometra*, (Tympanite de matrice) tumor hypogaſtrii à flatu
uterum diſtendente.

XV. *Tympanites*, (Tympanites) hydrops totius abdominis à flatu,
ſeu elaſticus & levis.

XVI. *Meteoriſmus*, (Météoriſme) eſt inflatio flatulenta, vel epiga-
ſtrii, vel in morbo acuto ipſius abdominis.

XVII. *Iſchuria*, (Iſchurie) tumor hypogaſtrii ex urinæ retentione
ſæpiùs intra veſicam.

Ordo IV. Tubera, (Protubérances) *tumores partium ſolidarum, non
hydropici.*

XVIII. *Rachitis*, (Rickets) deformitas ex articulorum tumore du-
ro, carnium marcore, capitis mole, cum ingenio præ-
coci, in puerulis.

XIX. *Scrophula*, (Ecrouelle) tumor ſcirroſus glandularum colli,
meſenteriique cum labiis & naſo craſſioribus.

XX. *Cancer*, (Cancer) carcinomatum proventus cum exulceratione,
doloribus lancinantibus &c.

XXI. *Leontiaſis* cognoſcitur ex papillis ſetaceis, vel corniculatis cutim exaſperantibus.

XXII. *Malis*, (Clavelée) tumores ſæpiùs purulenti, vel ulcera, cum
infectis vermiformibus, paſſim enata.

XXIII. *Frambæſia*, (Yaw, Pian) excreſcentiæ fungoſæ mori inſtar
granuloſæ, ſæpiùs cum ulceribus &c.

Ordo V. Impetigines (Maladies cutanées) *morbi contagioſi, chro-
nici, qui cutis excreſcentias, tumores gregales, exulcerationes,
cruſtas &c. inducunt.*

XXIV. *Syphilis*, (Vérole) cognoſcitur ex ulcuſculis, porris, bu-
bonibus, ficis, quibus primò ut plurimùm genitalia affi-
ciuntur,

ciuntur, prægreſſâ non raró gonorrhæâ, dein puſtulis
cruſtoſis, doloribus nocturnis, exoſtoſibus, cariebus &c.
quibus cæteræ partes inficiuntur.

XXV. *Scorbutus*, (Scorbut) cognoſcitur ex ſtomacace, nec non
maculis lividis, flavis, purpuro - violaceis potiſſimùm ti-
biarum.

XXVI. *Elephantiaſis*, (Ladrerie) cognoſcitur ex facie deformi, tube-
ribus calloſis, ozænâ, raucedine, cute elephantinâ, craſſâ,
unctuoſâ in extremis artubus anæſtheſia.

XXVII. *Lepra*, (Lèpre) cognoſcitur ex tuberculis calloſis, ſcabie
majoribus, vel cruſtis & ſquamis diffuſis, herpeticis, per
cutem diſperſis, pruriginoſis.

XXVIII. *Scabies*, (Gale) cognoſcitur ex puſtulis cruſtoſis, lentis
magnitudine, pruriginoſis manus potiſſimùm obſidentibus.

XXIX. *Tinea*, (Teigne) cognoſcitur ex cruſtis flavis, vel griſeis,
ulceroſis, per caput diſperſis.

Ordo VI. Icteritiæ (Couleurs dépravées) *cognoſcuntur ex totius* cutis *colore inaſſueto, pallido, flavo, nigro, rubro, ſine pyrexiâ
acutâ.*

XXX. *Aurigo*, (Jauniſſe) cognoſcitur ex oculorum & cutis flavedine ad auream vel aurantiam vergente.

XXXI. *Melaſicterus*, (Ictere noir) cognoſcitur ex cutis colore nigro,
vel atrolivido, atrofuliginoſo.

XXXII. *Phænygmus*, (Ictere rouge) cognoſcitur ex rubore diffuſo,
vel maculoſo ſine pyrexiâ.

XXXIII. *Chloroſis*, (Pâle couleur) eſt pallor, vel fuſcus color cutis
oculis minimè flavis, ſæpiùs cum picâ.

Ordo VII. Cachexiæ Anomalæ, *cognoſcuntur ex ſignis claſſeos &
affinitate cum prioribus ordinibus.*

XXXIV. *Phtiriaſis*, (Phtiriaſe) cognoſcitur ex pediculorum exortu,
cum alopeciâ & ſæpiùs exulceratione capitis.

XXXV. *Trichoma*, (Plique) cognoſcitur apud polonos ex capillis
invicem complicatis, agglutinatis in globos inextricabi-
les ſæpius cum phtiriaſi.

XXXVI. *Alopecia*, (Alopécie) cognoſcitur ex capillorum lapſu,
cuticulæ deſquammatione &c.

XXXVII. *Elcoſis*, (mal de St. Lazare) cognoſcitur ex numeroſis,
vel amplis ulceribus chronicis, carioſis, fetidis &c. cum
pyrexiâ lentâ.

XXXVIII. *Gangræna*, (Gangrene) eſt initio mors partis, dein ejus
putrida diſſolutio.

XXXIX. *Necroſis*, (Ergot) eſt partis mors, ſine tumore prævio;
deinde verò exſiccatio, induratio & nigredo.

Juin le	Baromètre. pouc. lign.	Therm. Mat. à 5 h. degr.	Therm. Soir à 3 h. degr.	Vents.	Etat du Ciel.
1	27 - 7	13	13	S + OSO + N.	Le mat. tems couvert, à 9 h. petite pluye, à 4 h. du soir O.S.O. tems nuageux, à 6 h. beau & toute la nuit.
2	idem	12	14½	Nord. - - -	Le mat. tems couvert, à 8 h. pet. pluye jusqu'à mi-di. Le reste du jour couvert.
3	idem	11	12½	Nord. - - -	Tems couvert, vent impétueux, à 3 h. pet. pluye & le reste du jour.
4	idem	9½	14½	Nord. - - -	Le mat. tems couvert, à 9 heures beau & le reste.
5	idem	8½	15⅓	Nord. - - -	Tems nuageux, vent fort.
6	idem	8½	17¼	Nord. - - -	Idem.
7	idem	11	19	Nord. - - -	Variable.
8	idem	11½	21	Nord. - - -	Idem.
9	idem	12	26	Nord + Ouest.	Le mat. nuageux, sur les 3 heures du soir menase d'orage.
10	idem	13	27	Nord. - - -	Le mat. beau, à 3 h. nuageux, à 8 h. serein.
11	idem	14	25	Nord. - - -	Le matin beau, le tantot variable.
12	idem	14½	27½	Nord. - - -	Le mat. beau, le tantot menace d'orage.
13	idem	17	26	Nord. - - -	Le mat. petite pluye, le soir tems couvert.
14	idem	16½	26½	Nord + Ouest.	Le mat. tems variable, le soir pet. pluye.
15	idem	17	27	Nord + Ouest.	Tems variable le matin, menace d'orage le tantot.
16	idem	17½	26½	Sud + Nord.	Le mat. beau, à 2 h. orage, tonnères, à 8 h. du soir beau.
17	idem	16	26	Nord. - - -	Pluye abond. pendant la nuit. Le mat. pet. pluye. Variable.
18	idem	16	24½	Nord-N. Ouest.	Tems variable.
19	idem	15	23⅔	Nord-Ouest. -	Beau tems serein.
20	idem	16	24½	Nord. - - -	Idem.
21	idem	16	27¼	Nord-Nord-Est.	Idem.
22	idem	19	31½	Est-Sud-Est. -	Beau tems serein le matin, menace d'orage le tantot.
23	idem	19	31	Est-Sud-Est. -	Beau tems serein.
24	idem	17	29	Ouest. - - -	Idem.
25	idem	18	28½	Ouest-S. Ouest.	Brouillard le mat. & le soir, beau le reste du jour.
26	idem	17	30	Sud. - - - -	Idem.
27	idem	18	30½	Nord + Ouest.	Le mat. beau, à 3 h. du soir orage, pluye, tonnères, éclairs; à 9 h. du soir serein.
28	27 - 1	17	27	Sud + Ouest. -	Le mat. tems nuageux; le soir à 2 h. menace d'o-rage; pluye pendant la nuit.
29		17	28½	Sud. - - - -	Tems nuageux.
30	27 - 5	17½	27½	Sud + Ou. + No.	Le mat. beau; à midi couvert; à 3 h. orage con-sidérable; à 7 h. beau tems serein.

NB. Le signe + signifie *plus*.

La plus grande chaleur marquée par le Thermomètre, pendant ce mois, a été de 30½ degrés au-dessus du terme de la congelation de l'eau, & la moindre chaleur a été de 8½ degrés au-dessus de ce même terme : La différence entre ces deux points est de 22 degrés. La plus grande hauteur du mercure dans le Baromètre a été de 27 p. 7 l. & son plus grand abaissement de 27 p. 1 l. La différence entre ces deux termes est de 5 lignes.

Le vent a soufflé

20 fois du Nord,	2 fois de l'Est-Sud-Est.
1 fois du NN. E.	5 fois du Sud.
1 fois du NN. Ouest.	7 fois de l'Ouest.
1 fois du Nord-Ouest.	2 fois de l'Ouest-Sud-Ouest.

Il y a eu
{ 9 jours de tems serein,
9 jours de pluye, parmi lesquels 4 jours d'orage,
1 jour de tems couvert.
11 jours variables.

TABLES

Nom des Maladies.	Nomb. des Malades.	Guéris.	Morts.	Convalescens.	OBSERVATIONS.
Pleuropneumonies putrides.	18	11	2	5	Ces maladies s'annonçoient par une fièvre aiguë, une douleur au côté plus ou moins forte, un fentiment de pefanteur fur la poitrine, des crachats fanguinolens ou même fimplement rouillés, jaunâtres, vifqueux, & les fignes ordinaires de pourriture. —— Les malades courroient un grand danger fi les crachats étoient fuprimés, ou fi les felles n'étoient pas abondantes. —— Le remède qui m'a paru le mieux réuffir, étoit une tifane bechique, dans laquelle je faifois bouillir une fuffifante quantité de moëlle de Caffe, & que j'avois foin d'aiguifer légèrement avec quelques grains de Tartre foluble. Je donnois un verre de cette tifane de 4 en 4 heures, & j'en prolongeois l'ufage fuivant l'exigence des cas, & la fituation du malade. —— J'ai toujours menagé les faignées, furtout dans le cours de la maladie; j'en étois moins avare dans les commencemens.
Fièvres putridomalign.	1	0	0	1	Nous n'avons eu qu'un malade attaqué d'une fièvre maligne. Il eft refté convalefcent jufqu'au milieu du mois de Juillet. J'en parlerai dans les Obfervations de ce mois.
Fièvres continuës putrides.	12	9	1	2	Quelques-uns de ceux qui ont été attaqués de ces maladies, ont rendu des vers vivans en quantité. —— Les emétiques doux & les purgatifs réit. ont été employés avec fuccès.
Fièvres contin. fimples.	24	19	0	5	Parmi les malades qui ont foufert des fièvres continuës, j'ai vû un foldat qui avoit le pouls fi particulier, qu'on auroit cru en le touchant, fans examiner autrement le malade; on auroit, dis-je, cru qu'il étoit à l'agonie. On fentoit fous le doigt un treffaillement des tendons (*fubfultus*) & de trois pulfations, il paroiffoit régulièrement en manquer une; je reconnus cependant que c'étoit une chofe naturelle en lui; en effet, au bout de 9 jours il fortit guéri de fon indifpofition, mais avec le même caractère de pouls.
Fièvres intermittentes.	32	21	0	11	J'ai obfervé que les fébrifuges réuffiffoient beaucoup plus fûrement lorfqu'on avoit fait précéder les émétiques, & que les purgatifs n'avoient pas été négligés dans les commencemens.
Fièvres Ephemères.	48	28	0	20	Je comprend dans ce nombre tous ceux qui font venus pour un, deux, ou trois jours fe repofer, qui avoient de légères indifpofitions, des courbatures &c.
Rougeoles.	10	10	0	0	La Rougeole a été affez abondante pendant ce mois; mais on s'en eft aperçû plutot dans la ville que dans nôtre Hôpital. Les adultes même n'ont point été épargnés. Sur 10 malades nous avons eu 4 adultes, dont 1 avoit paffé 50 ans. —— Les remèdes, indiqués dans les maladies inflamatoires, ont parfaitement bien réuffi. —— J'ai remarqué dans la convalefcence de cette maladie un toux féche, quinteufe, qui fatiguoit beaucoup les malades, & qui ne cédoit qu'aux adouciffans.
Dyffenterie.	6	5	1	0	La Dyffenterie a commencé à paroitre ce mois-ci. Nous la verrons exercer fes plus grands ravages dans les mois fuivans... Nous n'avons eu que 6 Dyffentériques, dont un feul eft mort; c'étoit un enfant qu'on avoit aporté la veille prefque mourant.

OBSERVATIONS.

Nom des Maladies.	Nmb. des Malades.	Guéris.	Morts.	Convalescens.	OBSERVATIONS.
Délire maniaco-melancolique.	1	1	0	0	Nous n'avons eu qu'un seul Soldat maniaque sans fièvre. Il fut amené dans cette maison sur la fin du mois dernier. On l'avoit détaché d'un arbre où il s'étoit pendu pour éviter (disoit-il) les poursuites du Grand-Prévôt. —— Les délayants, les humectants, & les légers aperitifs achevèrent la cure que d'autres remèdes avoient commencée.
Charbon.	1	0	1	0	Le malade qui est le sujet de cette Note entra dans l'Hôpital le 16me. Il avoit un charbon au visage depuis quelques jours. Il fut saigné trois fois avant que je l'eusse vû. Il prit le 17me une potion catartico-émétique, & il mourut le lendemain. J'étois d'avis de cerner sans délai la partie affectée . . . mon avis ne fut pas suivi.
Ophtalmies, Fluxions &c.	8	8	0	0	J'insère dans le même Article toutes les maladies des yeux. Elles n'ont rien offert de particulier.
Erésypèles.	3	3	0	0	Les trois erésypèles que nous avons eus, ont tous porté sur les jambes. —— Je ne suis point en usage de faire apliquer des topiques sur la partie, lorsque l'érésypèle est simple. Je me contente de préscrire des remèdes internes joints à une diète rafraichissante & humectante.
Vomissement habituël.	1	0	0	1	Ce Malade étoit entré à l Hôpital à la fin du mois d'Avril. Il étoit dans le même état que celui qui fait le sujet d'une Observation inserée dans le *Journal de Médecine*, Tom. V, p. 431. —— Nous marquerons au mois prochain sa mort, & l'ouverture du cadavre.
Hydropisies.	1	0	0	1	Cet Hydropique est entré à l'Hôtel-Dieu le 5me du mois de Mai dernier, & nous l'avons laissé convalefcent. Nous parlerons de lui lors de sa sortie.
Scorbut.	1	1	0	0	Nous n'avons eu qu'un Soldat menacé du scorbut plutôt qu'attaqué de cette dangereuse maladie. On pourroit dire de lui qu'il n'avoit qu'une fluxion scorbutique. . . . Les gencives étoient molles, livides, & en les pressant avec le doigt, il en sortoit un peu de sanie. Les Antiscorbutiques animés par le Collyre de Lanfranc l'ont guéri.
Total	167	116	5	46	

RECAPITULATION des Hommes du mois de Juin 1757.

Il est entré dans nôtre Hôpital pendant ce mois

Dans la Claffe des Guéris . . . 116   Soldats . . . 127
Dans celle des Morts   5   Bourgeois . . . 40
Dans celle des Convalefcens . . 46

        167   167

Nom des Maladies.	Nomb. des Malades.	Guéris.	Morts.	Convalescens.
Pleuro-pneum. putrid.	4	2	2	0
Fièvre contin.	3	3	0	0
Fièvres interm.	2	2	0	0
Fièvres putrid.	5	4	1	0
Rougeoles.	6	5	0	1
Flux. aux yeux.	3	3	0	0
Doul. rhumat.	3	3	0	0
Dartres.	2	2	0	0
Supreffion des mois.	2	2	0	0
Perte de fang.	1	0	0	1
Angines.	1	1	0	0
Afthmes.	1	0	0	1
Hepatitis.	1	0	1	0
Gaftritis.	1	0	1	0
Total	35	27	5	3

OBSERVATIONS.

Je n'ai rien à ajoûter aux Obfervations que j'ai déja faites fur toutes ces maladies. Je ferai feulement remarquer que la femme, morte d'une fièvre putride, auroit pû guérir facilement, fi elle avoit voulu prendre les remèdes à propos.

Celle qui eut une Hépatitis, mourut le ronze jour de la maladie. Dès les prémiers jours les fymptomes avoient paru éfraïans; les vomiffemens, le hocquet, un délire fourd, des fyncopes annoncèrent bientôt une mort prochaine.

Celle qui eft morte d'une inflammation à l'eftomac, étoit une jeune fille de 17 ans, qui avoit reçû un coup violent dans cette partie. . . . Elle avoit une fièvre aiguë, une vive douleur au ventricule, fur-tout quand on le preffoit, une légère elevation avec une chaleur intérieure, foif & vomiffement continuel.

RECAPITULATION des Femmes du mois de Juin 1757.

Il eft entré dans nôtre Hôpital pendant ce mois

Femmes 35

   Dans la Claffe des Guéries . . 27
   Dans celle des Mortes 5
   Dans celle des Convalefcentes . . 3
                     35

Mensis JUNII 1757.

CLASSES.	GENERA.	ÆGRI.	SANATI.	MORTUI.	RESIDUI in alt. mens.	
Febres.	Typhus	1	0	0	1	
	tritæop. & amph.	12	9	1	2	
	Synochus	27	22	0	5	122
	intermittent.	34	23	0	11	
	ephem. exten.	48	28	0	20	
Phlegma-siæ.	Phrenitis	5	4	1	0	
	Pleuropneum.	22	13	4	5	
	Cynanche	1	1	0	0	
	Gastritis	1	0	1	0	49
	Hepatitis	1	0	1	0	
	Rubeola	16	15	0	1	
	Erysipelas	3	3	0	0	
Dolores.	Ophtalmia	11	11	0	0	14
	Rheumatismus	3	3	0	0	
Vesaniæ.	Delirium maniaco-melancholicum	1	1	0	0	1
Anhela-tiones.	Asthma	1	0	0	1	1
Fluxus.	Dyssenteria	6	5	1	0	
	Mens. suppress.	2	2	0	0	10
	Menorrhagia	1	0	0	1	
	Vomitus	1	0	0	1	
Cachexiæ.	Hydrops	1	0	0	1	2
	Scorbutus	1	0	0	1	
Vitia.	Herpes	2	2	0	0	3
	Anthrax	1	0	1	0	
CLASSES 8	GENERA 24	ÆGRI 202	SANATI 142	MORTUI 10	RESIDUI 50	

Viri . . . 167
Mulieres . 35
     202

Juil. le	Baro-mètre. pouc. lign.	Therm. Mat. à 5 h. degr	Therm. Soir à 3 h. legr.	Vents.	Etat du Ciel.
1	27 - 6	$14\frac{1}{2}$	$24\frac{1}{4}$	Nord-Eft. -	Beau tems ferein.
2	27 - 6	14	27	Nord-Eft.✠Ou.	Le matin beau, fur le foir menace d'orage.
3	27 - 4	17	25	Nord. - - -	Beau tems ferein . . vent fort.
4	27 - 3	$14\frac{1}{2}$	24	Nord. - - -	Beau tems ferein . . . vent très fort.
5	27 - 3	15	24	Nord. - - -	Beau tems ferein . . . vent très fort.
6	27 - 4	$16\frac{1}{2}$	27	Nord-Eft.✠Eft.	Beau tems ferein. . . . N. E. affés foible. . Le foir Eft foible.
7	27 - 6	$17\frac{1}{2}$	$27\frac{2}{3}$	Nord-Eft.✠Eft.	Beau tems ferein.
8	27 - 6	20	$28\frac{1}{4}$	Eft-Sud-Eft. -	Beau tems ferein.
9	27 - 6	18	32	Nord. - - -	Idem.
10	27 - 6	17	$33\frac{1}{2}$	Oueft. - - -	Idem.
11	27 - 6	17	$33\frac{1}{2}$	Sud. - - - -	Idem.
12	27 - 6	$18\frac{1}{2}$	$33\frac{3}{4}$	Nord Eft.✠Ou.	Le mat. tems ferein , à 4 h. du foir tems oouvert.
13	27 - 6	19	$31\frac{1}{2}$	Sud. - - - -	Beau tems ferein.
14	27 - 6	19	$31\frac{1}{2}$	Sud.✠S. S. Eft.	Beau le matin, à 4 h. du foir nuageux; à 6 h. couvert.
15	27 - 7	18	30	Nord✠Sud✠E.	Dans la nuit pluye, à 3 h. du foir couvert, groffe pluye d'orage melée de grêles, d'éclairs & de tonnères.
16	27 - 6	17	25	Nord. - - -	Beau tems ferein.
17	27 - 6	15	$27\frac{1}{2}$	Nord-Eft. - -	Idem.
18	27 - 6	18	$31\frac{3}{4}$	Sud✠Oueft. -	Idem.
19	27 - 6	$19\frac{1}{2}$	$31\frac{1}{2}$	Sud. - - - -	Brouillard le matin. Beau tems ferein tout le jour.
20	27 - 6	18	29	Sud✠Oueft.	Beau tems ferein le matin & jufqu'à 6 h. du foir couvert, à 5 h. du mat. orage avec tonn. écl. à 7 h. nuag. à 10 h. beau & le refte du jour.
21	27 - 7	19	$25\frac{1}{2}$	Oueft✠Nord.	
22	27 - 6	16	25	Nord✠Oueft.	Beau tems ferein.
23	27 - 6	17	28	Oueft. - - - -	Brouillard le matin. Beau tems tout le jour, brouill. le foir.
24	27 - 6	18	32	Ou.✠Sud.✠N.	Brouill. le mat. & le foir. Le refte du jour beau tems.
25	27 6	$18\frac{1}{2}$	31	Nord. - - -	Beau tems ferein.
26	27 - 6	20	$35\frac{1}{2}$	Sud. - - - -	Idem.
27	27 - 6	$19\frac{1}{2}$	$34\frac{3}{4}$	Sud✠Nord. -	Idem.
28	27 - 6	$19\frac{1}{2}$	29	Sud✠Nord. -	Idem.
29	27 - 6	$18\frac{1}{2}$	29	Nord✠Sud. -	Le mat. beau, à 10 h. tems couvert & le refte du jour.
30	27 - 6	17	$21\frac{1}{2}$	No.✠S.✠No.	Pendant la nuit orage, tonnères, groffe pluye jufqu'à 8 h. du mat. nuag. à midi beau & le refte.
31	27 - 6	$14\frac{1}{2}$	23	Nord. - - -	Beau tems ferein.

La plus grande chaleur marquée par le Thermomètre, pendant ce mois, a été de 35 degrés $\frac{1}{2}$ au-deffus du terme de la congelation de l'eau, & la moindre chaleur a été de 14 au-deffus de ce même terme: La différence entre ces deux points eft de 21 degrés $\frac{1}{2}$. La plus grande hauteur du mercure dans le Baromètre a été de 27 p. 7 l. & fon plus grand abaiffement de 27 p. 3 l. La différence entre ces deux termes eft de 4 lignes.

Le vent a foufflé

16 fois du Nord.	13 fois du Sud.
6 fois du Nord-Eft.	1 fois du Sud-Sud-Eft.
3 fois de l'Eft.	9 fois de l'Oueft.
1 fois de l'Eft-Sud-Eft.	

Il y a eu { 24 jours de tems ferein.
{ 3 jours de pluye par orage avec tonnères & éclairs.
{ 4 jour de tems variable.

F

TABLES

Nom des Maladies.	Nomb. des Malades.	Gué- ris.	Morts.	Conva- lescens.
Pleuro-pneumonies putrides	27	12	6	9
Fièvres intermittentes.	18	13	o	5
Rougeoles.	3	3	o	o
Fièvres putrido-malign.	4	3	1	o
Fièvres putrides avec délire.	2	1	1	o
Fièvres putrides simples.	18	16	1	1
Fièvres putrido-vermineuses.	13	12	1	o
Fièvres contin.	52	40	o	12
Fièvres Ephémeres.	28	83	o	15
Fausses peripneumonies.	3	3	o	o

OBSERVATIONS.

Ces maladies ont regné avec violence pendant ce mois. J'ai observé que deux malades, en qui la surdité se déclara le 4me jour, moururent le 7me… Un troisième qui avoit essuyé la rougeole, fut attaqué dans sa convalescence d'une pleuro-pneumonie putride qui l'enleva le 9me de la maladie. Quelques-uns vers le 3me ou le 4me jour ont rendu des vers vivans en quantité par le haut & par le bas ; ceux-là sont presque tous sortis guéris…. Ceux en qui le délire est survenu, sont tous morts…. Ceux aussi qui ne pouvoient rester couchés, & qui, pour respirer, étoient obligés de se tenir assis sur le lit, ont eu le même sort…. Un autre eut un dépôt critique dans l'oreille qui s'absceda ; le pus s'écoula en dehors assés abondamment pendant plusieurs jours, & le malade se rétablit. Il n'en fut pas de même de ceux qui crachèrent le plus ; la maladie dégénéra en phtisie & peu en réchapèrent.

Nous n'avons eu que trois fièvres malignes ; le 4me étoit convalescent du mois dernier…. Un d'eux, dans un accès de délire, s'approcha d'une des fenêtres de la Salle, tandis que l'infirmier qui étoit de garde cette nuit, dormoit, il l'ouvrit & sauta sur le pavé de la hauteur de plus de 20 pieds : il se rompit la cuisse, on le rapporta dans la maison & il n'y eut pas moyen de remettre la fracture de plus de huit jours, parce qu'il ne vouloit point rester dans le lit, & que, pour le contenir, on fut obligé de l'attacher étroitement. Dans cet intervalle on lui administra les remedes indiqués pour la fièvre maligne, les saignées, les emétiques, les purgatifs &c. ils ne furent point employés envain, le malade reprit la connoissance, on lui raccommoda sa cuisse, & après 50 jours il sortit de l'Hôpital guéri de cette double maladie.

Le seul qui nous soit mort de ces maladies est un pelerin que je ne regardois pas comme dangereusement malade ; il fit une chûte si violente en allant de nuit aux latrines qu'il se fendit la tête, perdit connoissance & le lendemain il mourut.

La quantité de vers qu'ont rendu ces malades, m'a engagé à caractériser leur maladie de fièvre putrido-vermineuse. J'en ai vû qui ont vomi 10, 12, 15 vers vivans dans un jour, sans compter ceux qui étoient évacués par les selles.

C'étoit la Maladie prédominante ce mois-ci. Les suites n'en ont point été fâcheuses, j'ai seulement observé que les réchûtes ont été fréquentes. Nous en avons eu dix au moins…. Un de ces malades fut à l'extrêmité pour avoir mangé des abricots qu'un de ses camarades lui apporta en cachette. Les autres ne furent pas plus exacts observateurs du régime, & si on ne peut point accuser la qualité des alimens dont ils usèrent, c'est toûjours la quantité au-dessus des forces de l'estomac qui leur procura le retour de la maladie.

Nom des Maladies.	Nomb. des Malades.	Guéris.	Morts.	Convalescens.	OBSERVATIONS.
Dyssenterie.	23	15	0	8	Je me suis très-bien trouvé de l'Ipecacuanha dans les Dyssentéries. Je le donne les prémiers jours comme émétique, je le joins ensuite à moyenne dose avec les purgatifs doux & je termine la cure en donnant pendant plusieurs jours cette racine à très petite dose, soir & matin, incorporée dans du diascordium, ou dans quelqu'autre opiate appropriée.
Epilepsies.	1	0	0	0	Il est défendu par les constitutions de cette maison d'y recevoir des épileptiques. Celui qui est ici noté entra sous le prétexte d'une autre maladie; dès qu'on s'apercut des accidens épileptiques, on le congédia: Ainsi quoique j'aye marqué son entrée je ne l'ai point compris dans le nombre de ceux qui sont sortis guéris.
Anevrysmes.	1	0	0	0	Celui ci est dans le même cas. C'étoit un Soldat qui entra dans cette maison le 14me pour se reposer des fatigues de la route. Il me fit apercevoir un anevrysme qu'il avoit depuis quelques années entre la 3me & la 4me côte gauche .... Il ne fut point question de lui faire aucun remède, il sortit trois jours après.
Vomissement habituel	1	0	1	0	Nous reconnumes par l'ouverture du cadavre que la cause du vomissement habituel étoit l'obstruction totale du pylore. Cet orifice étoit si peu ouvert qu'à peine y pouvoit on introduire une grosse épingle.
Douleurs rhumatismales.	20	19	0	1	Trois de ces malades avoient les douleurs aux bras & aux poignets; ils furent guéris en peu de jours. Les autres, qui ont eu les extrêmités inférieures attaquées, ont beaucoup plus souffert. Les jambes & les cuisses étoient légèrement enflées; il y paroissoit quelquefois des rougeurs superficielles; les douleurs étoient toûjours très-vives & presqu'insuportables. Outre les remèdes indiqués en pareil cas, les malades recevoient du soulagement des cataplasmes émolliants & resolutifs qu'on appliquoit sur la partie affectée & qu'on avoit soin de renouveller souvent.
Hepatitis.	1	1	0	0	Cette Maladie étoit caractérisée par une petite élevation à la région du foye, avec chaleur vive & une douleur aiguë accompagnée de la jaunisse & d'une fièvre continuë redoublante....
Angines	3	3	0	0	
Catarrhes.	16	15	0	1	Il falloit cependant que l'inflammation fut assés superficielle puisqu'elle céda dans peu de jours aux remèdes internes & externes qui furent employés.
Jaunisses.	3	3	0	0	
Hydropisies.	1	1	0	0	Ce malade qui avoit resté du mois dernier, est sorti vers la fin de celui-ci en très-bon état ... Il avoit fait usage pendant long-tems des aperitifs, des diurétiques, des hydragogues &c. & surtout de l'eau de vie allemande qui paroissoit produire en lui les meilleurs effets.
Obstructions des viscères abdominaux.	1	0	0	1	
Hydrophobie.	1	0	1	0	J'ai donné le détail de cette maladie dans une lettre addressée à Mrs. les Auteurs du Journal des Savans, inferée dans le second volume de Décembre 1757.
Scorbut.	3	3	0	0	
Phtisies.	6	3	1	2	
Diarhées.	5	5	0	0	
Total	324	255	13	56	

RECAPITULATION des Hommes du mois de Juillet 1757.

Il est entré dans nôtre Hôpital pendant ce mois

Dans la classe des guéris . . 253　　Soldats 244
Sortis sans être guéris . . . 2　　Bourgeois 34
Dans la classe des morts . . 13　　Convalesc. du mois de Juin 46
Dans celle des convalescens . 56

324　　　　324

Nom de Maladies.	Nomb des Malades.	Gueris.	Mort.	Convalescens.
Pleure pneum putrid.	4	3	1	0
Fièvre putrid.	4	2	0	2
Fièvre contin.	6	5	0	1
Fièvres interm.	4	3	0	1
Rougeoles.	3	3	0	0
Phtisies.	3	1	1	1
Dyssenteries.	5	4	0	1
Ophtalmies.	3	2	0	1
Angines.	1	1	0	0
Asthmes.	1	0	0	0
Supression des menstruës.	1	0	0	0
Obstruction des viscères abdom.	1	0	0	1
Délire melancoliq.	1	1	0	0
Diarrhées.	2	2	0	0
Catalepsie.	1	0	0	1
Dysurie.	1	1	0	0
Total	41	30	2	9

OBSERVATIONS.

Cette évacuation étoit supprimée depuis 3 ou 4 mois; la Malade n'avoit point de fièvre, mais elle ressentoit un malaise général, des pésanteurs aux jambes, des douleurs à la tête, des engourdissemens, une inappetence marquée; le visage étoit pâle, & les lèvres blanches. Elle resta peu de tems à l'Hôpital, parce qu'elle ne voulut point se soumettre à l'usage assidu des remèdes dont elle avoit besoin.

On reconnoissoit facilement cette maladie au toucher, le foye & la rate étoient obstrués depuis longtems. On y ressentoit des petites inégalités dures, indolentes. Cette fille avoit longtems eu les pâles-couleurs, & son indisposition actuelle en étoit la suite. Son pouls petit & lent étoit bien reglé, au moindre exercice l'oppression & une legère palpitation se faisoit sentir, les forces lui manquant elle étoit réduite dans un abatement extrême, sans goût, sans appetit & menacée d'une cachexie prochaine. Les délayants continués pendant une douzaine de jours préparèrent les voyes aux aperitifs & aux martiaux legers qui, lorsque j'abandonnai le soin de la malade, faisoient un très bon effet.

RECAPITULATION des Femmes du mois de May 1757.

Il est entré dans nôtre Hôpital pendant ce mois

Femmes 38
Convalescentes du mois de Juin 3

                     41

Dans la Classe des Guéries . . 28
Sorties sans être guéries . . 2
Dans la Classe des mortes . . 2
Dans celle des Convalescentes 9

                     41

SUMMA

Menſis JULII 1757.

CLASSES.	GENERA.	ÆGRI.	SANATI.	MORTUI.	RESIDUI in alt. menſ.	
Febres.	Typhus	4	3	I	0	
	tritæop. & amph.	34	30	2	2	
	Synochus	58	45	0	13	216
	intermittens.	22	16	0	6	
	ephem. extens.	98	83	0	15	
Phlegmaſiæ.	Phrenitis	3	I	I	I	
	Pleuropneum.	31	15	7	9	
	Cynanche	4	4	0	0	45
	Hepatitis	I	I	0	0	
	Rubeola	6	6	0	0	
Dolores.	Ophtalmia	3	2	0	I	
	Hepatalgia	2	0	0	2	25
	Rheumatiſmus	20	19	0	I	
Veſaniæ.	Hydrophobia	I	0	I	0	2
	Delirium melanch.	I	I	0	0	
Anhelationes.	Aſthma	I	0	0	I	4
	Pleurodyne	3	3	0	0	
Comata.	Catalepſis	I	0	0	I	I
Convulſiones.	Epilepſia	I	0	0	I	I
Fluxus.	Dyſſenteria	28	19	0	9	
	Menſ. ſuppreſſ.	I	0	0	I	
	Diarrhæa	7	7	0	0	54
	Vomitus	I	0	I	0	
	Catarrhus	16	15	0	I	
	Dyſuria	I	I	0	0	
Cachexiæ.	Phtiſis	9	4	2	3	
	Hydrops	I	I	0	0	16
	Scorbutus	3	3	0	0	
	Aurigo	3	3	0	0	
Vitia.	Aneuryſma	I	0	0	I	I
CLASSES 10	GENERA 30	ÆGRI 365	SANATI 282	MORTUI 15	RESIDUI 68	

Viri 324
Mulieres . . . 41

AVERTISSEMENT.
Je viens de donner le détail des différentes maladies que j'ai eu à traiter dans nôtre Hôpital pendant les deux derniers mois. Comme je ne ſuis point ſeul Médecin de cette maiſon, je ne ſaurois pourſuivre le même détail de celles que mon Confrère a traitées pendant ſes deux mois d'exercice. Je me contenterai donc de préſenter le réſultat de chacun de ces mois que j'ai eu ſoin d'extraire des Regîtres de l'Hôtel-Dieu. On y verra au moins le nombre des malades qui y ſont entrés & celui des morts. J'aurai ſoin pendant mon ſemeſtre de continuer mes Tables Noſologiques avec la plus grande exactitude. Je dois ſeulement faire obſerver ici que pendant pluſieurs mois je n'ai pas noté ponctuellement le nombre des malades convaleſcens qui reſtoient dans cette maiſon de charité lorſque je rentrois en exercice. C'eſt une faute qui une fois faite n'a pas pu ſe reparer, elle eſt moins fréquente dans la ſalle des hommes que dans celle des femmes.

G

TABLES

Août, le	Baromètre. pouc. lign.	Therm. Mat. à 5 h. degr.	Therm. Soit à 3 h. degr.	Vents.	Etat du Ciel.
1	27 - 4	$14\frac{1}{4}$	$28\frac{1}{2}$	Nord✠S.✠Eſt.	Le mat. beau, à 11 h. nuageux & le reſte.
2	27 - 4	$19\frac{1}{2}$	26	Sud. - - - -	Tems couvert, mediocre pluye. Le ſoir & dans la nuit tonnères &c.
3	idem	17	$25\frac{1}{2}$	Nord. - - -	Beau tems ſerein.
4	idem	$14\frac{1}{2}$	$24\frac{1}{2}$	Nord. - - ·	Idem.
5	idem	15	26	Nord. - - -	Idem.
6	idem	16	31	Nord-Eſt. -	Idem.
7	idem	17	$31\frac{1}{2}$	Oueſt. - - -	Idem.
8	idem	17	$31\frac{1}{2}$	Oueſt✠Sud.	Le mat. beau, ſur les 4 heures du ſoir nuageux, à 6 heures petite pluye.
9	idem	$16\frac{3}{4}$	$23\frac{1}{2}$	Nord✠Sud.	Le mat. beau & tout le jour, le ſoir à 10 h. couv.
10	idem	$17\frac{1}{2}$	31	Sud. - - -	Le mat. beau, à 5 h. du ſoir couvert & toute la nuit quelques gouttes de pluye.
11	idem	$20\frac{1}{2}$	28	Sud. - - - -	Petite pluye tout le jour. Le ſoir tonnères &c.
12	idem	17	28	Nord. - - -	Beau tems ſerein.
13	idem	$16\frac{1}{2}$	$26\frac{1}{2}$	No. Ou. ✠Ou.	Le mat. tems ſerein, à 3 h. menace d'orage.
14	idem	$15\frac{1}{2}$	27	Nord✠Oueſt.	Nuageux, petite pluye.
15	27 - 1	17	$26\frac{1}{4}$	Sud. - - -	Tems nuageux.
16	idem	17	$26\frac{1}{2}$	Sud. - - -	Tems nuageux.
17	idem	$15\frac{1}{2}$	24	Sud✠No.✠Ou.	Le mat. pluye, à midi beau & le reſte.
18	idem	14	$19\frac{1}{2}$	Sud✠No✠Ou.	Pluye par intervalles tout le jour.
19	idem	$10\frac{1}{2}$	24	Nord ✠ Oueſt.	Beau tems ſerein.
20	idem	$14\frac{1}{2}$	22	Nord. - - -	Idem.
21	idem	12	20	Nord. - - -	Idem.
22	idem	$13\frac{1}{2}$	21	Nord. - - -	Idem.
23	27 - 6	$11\frac{1}{2}$	26	Nord✠Eſt. -	Leger brouillard le matin, à 11 beau le reſte.
24		14	$29\frac{1}{2}$	Oueſt ✠Sud.	Le mat. brouillard, à 10 h. beau, à 5 h. du ſoir couvert.
25		18	26	Sud. - - -	Le mat. tems couvert, le ſoir à 5 h. pluye & la nuit.
26		$14\frac{1}{4}$	21	Nord. - - -	Beau tems ſerein.
27		$11\frac{1}{2}$	$23\frac{2}{3}$	N.✠O.✠S✠O.	Idem.
28		$13\frac{1}{4}$	27	No.✠Ou✠Su.	Tems couvert.
29		$17\frac{1}{2}$	16	No.✠O.✠N.O.	Le mat. couvert, à 4 h. du ſoir Oueſt & Nord en même tems; orage dans les environs.
30		13	17	No.✠Ou.S.O.	Le mat. couvert, le ſoir pluye & toute la nuit.
31	27 - 2	12	$13\frac{1}{2}$	Nord. - - -	Tems couvert.

La plus grande chaleur marquée par le Thermomètre, pendant ce mois, a été de 31 degrés $\frac{1}{2}$ au-deſſus du terme de la congelation de l'eau & la moindre chaleur a été de 11 degrés $\frac{1}{2}$ au-deſſus de ce même terme. La différence entre ces deux points eſt de 20 degrés. La plus grande hauteur du Mercure dans le Baromètre a été de 27 pouces 6 lignes, & ſon plus grand plus abbaiſſement de 27 pouces 1 ligne. La différence entre ces deux termes eſt de 5 lignes.

Le vent a ſoufflé

20 fois du Nord.
1 fois du Nord Eſt.
1 fois du Nord-Oueſt.
2 fois de l'Eſt.

14 fois du Sud.
1 fois de l'Oueſt-Sud-Oueſt.
12 fois de l'Oueſt.

Il y a eu
12 jours de tems ſerein.
8 jours de pluye.
3 jours d'orage avec tonnères & éclairs.
6 jours nuageux par intervalle.

6 jours de tems couvert.
4 jours de tems variable.
2 jours de brouillards.

RESULTAT du mois d'Août 1757.
Il eſt entré dans nôtre Hôpital pendant ce mois
129 Soldats dont 5 morts.
60 Bourgeois   5 morts.
Il y avoit dans la maiſon 53 Convaleſcens
Il eſt entré   38 Femmes   3 mortes.
280   13

Sept. le	Baromètre. pouc. lign.	Therm. Mat. à 5 h. degr.	Soir à 3 h. degr.	Vents.	Etat du Ciel.
1	27 - 8	11	16½	Nord. - - -	Le matin couvert, à 9 h. serein, gros vent, tempête.
2		11	17	Nord. - - -	Vent toujours très fort, tempête, tems serein.
3		11	19½	No. ✝ No. Est.	Le mat. tempête le vent déclinant au Nord-Est, à 4 h. du soir le vent calme, nuageux.
4		13½	22	Nord-Est. - -	Beau tems serein.
5		14½	21	Nord. - - -	Tems serein, vent très fort, tempête.
6		11	20	Nord. - - -	Idem.
7		11½	23	N. E ✝ E.S.Est.	Le mat. tems serein, à 10 h. Est-Sud-Est, nuageux le reste.
8		13½	20	S.✝E.S.E✝NO.	Pluye pendant la nuit, tems couvert, petite pluye.
9		11½	21½	No. ✝ No. Est.	Le mat. tems serein, & le reste.
10		11	21¾	N. ✝ E. N. Est.	Le mat. tems serein, à 4 h. du soir couvert & le reste.
11		13	22	Nord. - - -	Tems nuageux, fort couvert.
12		12	20	Nord. - - -	Beau tems serein, vent très fort.
13		13	24	Nord. - - -	Idem.
14		12½	26	Nord. - - -	Beau tems serein, vent foible.
15		13½	25½	Nord-Est. - -	Brouillard le mat. à 8 h. très-beau & le reste.
16	27 - 8	12½	26	Nord-Est. - -	Rosée, très beau tems.
17		11½	24	Sud. - - -	Brouillard, beau tems.
18		14	26	Sud-Est. - -	Beau tems serein.
19		14½	21½	Ouest. - - -	Tems couvert, le soir petite pluye.
20		13½	24	Nord. - - -	Beau tems serein.
21		14	22	Nord. - - -	Idem.
22		13½	21	Nord ✝ No. Est.	Idem.
23		11	22	No ✝ No. Ouest	Tems variable.
24		10	20	N. ✝ N.O. ✝ N.	Le mat. beau, à 11 heures couvert, menace d'orage, à 5 h. vent fort.
25		7	18½	Nord. - - -	Beau tems serein, vent fort.
26		7	16½	Nord. - - -	Idem.
27		9	15½	Nord. - - -	Idem.
28		9	15	Nord. - - -	Idem.
29		7½	19½	No.✝E.No.Est.	Le mat. nuageux, vent fort, à midi il decline à l'Est-Nord-Est, & il calme, à 5 h. il se renforce en remontant au Nord.
30	27 - 8	7½	17½	Nord-Nord Est.	Beau tems serein.

La plus grande chaleur marquée par le Thermomètre, pendant ce mois, a été de 26 degrés au-dessus du terme de la congelation de l'eau, & la moindre chaleur a été de 7 degrés au-dessus de ce même terme. La différence entre ces deux points est de 19 degrés.

Le vent à soufflé

22 fois du Nord.	2 fois de l'Est-Sud-Est.
1 fois du Nord-Nord-Est.	2 fois du Sud.
7 fois du Nord-Est.	1 fois du Sud-Ouest.
3 fois du Nord-Ouest.	1 fois de l'Ouest.
2 fois de l'Est-Nord-Est.	

Il y a eu
- 18 jours de tems serein.
- 2 jours de pluye.
- 4 jours de tems nuageux.
- 7 jours de vent très fort.
- 3 jours de brouillard.
- 3 jours de tems couvert.
- 4 jours de tems variable.

RESULTAT du mois de Septembre 1757.

Il est entré dans nôtre Hôpital pendant ce mois — 70 Soldats dont 1 mort.
57 Bourgeois 3 morts.
20 Convalescens.
Il y avoit dans la maison
Il est entré — 27 femmes 6 mortes.

174   10

Octob. le	Baromètre. pouc. lign.	Therm. Mat. à 6 h. degr.	Therm. Soir à 2 h. degr.	Vents.	Etat du Ciel.
1	28 - 1	8	21¼	Nord. - - -	Beau tems serein.
2	27 - 10	10	18	Nord. - - -	Idem.
3		8½	20	Nord+E.+Sud	Idem.
4		11½	22½	Est + Sud.	Le matin brouillard, à midi nuageux & le reste.
5		11½	19	Nord. - - -	Beau tems serein.
6		12	16	N.O.+E.+N.	Nuageux tout le jour par intervalles.
7		8½	20	Nord. - - -	Beau tems serein.
8		11	19	Sud. - - -	Tems convert.
9		13	20	Sud. - - -	Tems variable.
10		12½	14¾	Nord. - - -	Beau tems serein.
11		7½	14	Nord. - - -	Idem.
12		7	17½	Nord. - - -	Idem.
13		9½	18⅔	Nord. - - -	Idem.
14		11	17	Sud. - - -	Tems couvert.
15		13½	16½	Sud. - - -	Tems couvert . . . le soir pluye.
16		12	12	Nord. - - -	Beau tems serein quoique gros vent, tempête.
17		3	8	Nord. - - -	Idem.
18		½	7½	N.+N.E.+E.	Le mat. couvert, à 3 h. du soir pluye & le reste du jour aussi bien que la nuit.
19		9	14	E.+S.+N.+S.	Petite pluye tout le jour.
20		10	13½	Nord. - - -	Le matin nuageux, à midi beau & le reste.
21		5½	14½	Nord + Est. -	Le matin beau, à midi nuageux & le reste.
22		10	12	Sud. - - - -	Le matin couvert. Le soir pluye par intervalles.
23	23 - 4½	11½	14	Sud. - - -	Pluye continuelle tout le jour & toute la nuit.
24	27 - 2	12	16	S+ESE+E+ENE	Idem pluye très forte continuelle.
25		8½	16	Nord-Ouest. -	Beau tems serein, vent fort.
26		7	13¼	Nord. - - -	Beau tems serein, vent mediocre.
27	27 - 10	5	13	Nord. - - -	Beau tems serein, vent très foible. Le soir brouillard.
28		6½	12	Sud. - - - -	Tems couvert. Vent très fort.
29		10	11½	Sud. - - - -	Tems couvert, grand vent le matin . . . pluye le soir & pendant la nuit.
30		10	10	Sud. - - - -	Pluye continuelle tout le jour.
31	27 - 9	10¼	14¾	Est. - - - -	Pluye forte & continuelle tout le jour & toute la nuit.

La plus grande chaleur marquée pàr le Thermomètre, pendant ce mois, a été de 22 degrés au-dessus du terme de la congelation de l'eau ; & la moindre chaleur a été d'un ½ degré au-dessus de ce même terme. La différence entre ces deux points est de 21 degrés ½.

La plus grande hauteur du mercure dans le Baromètre a été de 28 pouces 1 ligne, & son plus grand abaissement de 23 pouces 4 lignes ½. La différence entre ces deux termes est de 4 pouces 8 lignes ½.

Le vent a soufflé

18 fois du Nord.
1 fois du Nord-Est.
1 fois du Nord-Ouest.
1 fois de l'Est-Nord Est.
8 fois de l'Est.
1 fois de l'Est-Sud-Est.
14 fois du Sud.

Il y a eu

14 jours de tems serein.
9 jours de pluye.
7 jours de tems couvert.
4 jours de tems nuageux par intervalles.
3 jours de tems variable.
2 jours de brouillards.
3 jours de gros vent, tempête.

TABLES

OBSERVATIONS.

Nom des Maladies.	Nomb. les Malades.	Guéris.	Morts.	Convalescens.	OBSERVATIONS.
Pleuropneumonies putrides	8	5	1	2	Ces Maladies ont été beaucoup moins fréquentes que les mois précédens. De huit malades deux ont eu des dépôts critiques à l'oreille; deux autres ont rendu beaucoup de vers, un seul a essuyé vers le 7me jour une hémorragie du nez assés abondante, il n'en est mort qu'un. — J'ai suivi le plan de curation exposé ci-dessus. — Dans un retour de fièvre & d'oppression violente un de ces malades fut saigné du pied, quoique la poitrine parut menacée d'un engorgement prochain & que je crusse la saignée de la jugulaire mieux indiquée, cependant l'ouverture de la saphæne lui procura du soulagement & la maladie se termina heureusement. — Lorsque les crachats deviennent blancs, & qu'on les expectore avec facilité, c'est un bon signe.
Fièvres malign.	2	2	0	0	L'un d'eux eut un dépôt critique à la main qui parut le soir du sixième jour. Dès lors la fièvre diminua & dans une quinzaine de jours le malade fut rétabli.
Fièvres contin. putrid.	7	5	1	1	Le seul de ces malades qui soit mort avoit depuis long-tems un ulcère à la jambe qui suppuroit beaucoup. Cet ulcère tarit, & sur le champ parurent tous les symptômes d'une fièvre continuë putride qui l'enleva dans peu de jours. Cette mort même me surprit. Le malade m'avoit paru mieux la veille, il mourut sans qu'on s'en aperçut.
Fièvres contin. simples.	20	16	0	4	Trois de ces malades se plaignirent dès les prémiers jours de la maladie d'une douleur à l'oreille qui subsista jusqu'au déclin de la fièvre. Nous n'aperçumes cependant aucune suppuration dans cette partie.
Fièvres interm. quotid. 3es & 4es	26	19	0	7	
Fièvres putrido vermin.	3	3	0	0	Dix-huit de ces fièvres ont été tierces, trois ont été quartes & cinq quotidiennes.
Fièvres Ephémeres.	19	15	2	2	Ces deux malades ne sont pas morts d'une fièvre éphémère quoiqu'ils soyent inscrits dans cette Classe. Ce sont deux hommes qui furent apportés mourans, & dont il étoit impossible de caractériser la maladie.
Phtisies.	8	1	1	6	Trois de ces phtisiques étoient dans l'Hôpital depuis le mois dernier. Un seul est mort. Un autre est sorti guéri. Les six autres ont resté pour le mois prochain. Je dois faire observer ici que le phtisique que je dis avoir été guéri, n'étoit point dans une phtisie confirmée. Tout le monde sçait que ces maladies sont incurables lorsqu'elles sont parvenuës à un certain point; les practiciens en conviennent. Celui dont il s'agit, étoit dans le prémier degré d'une phtisie commençante; on pourroit même dire que ce n'étoit qu'une menace de phtisie. Ceux que je mets au nombre des convalescens, ne le sont point réellement; bien loin de là, ils sont plus mal à la fin du mois qu'ils n'étoient au commencement, leur état empire à mesure que la maladie avance vers son terme, mais ne pouvant être compris dans le nombre des malades qui sortent guéris, & ne devant point l'étre dans celui des morts, il ne reste que cette classe à pouvoir les placer. — Ce que je dis ici des phtisiques, doit s'entendre de tous ceux qui sont attaqués de maladies chroniques.
Hœmophtisies.	2	1	0	1	
Angines.	3	2	0	1	

H

TABLES

Nom des Maladies.	Nomb. des Malades.	Guéris.	Morts.	Convalescens.	OBSERVATIONS.
Hydropiſies.	7	I	I	5	De ces ſept hydropiques un ſeul eſt ſorti guéri. Il étoit dans cette maiſon depuis le commencement du mois dernier. Il avoit les jambes & les cuiſſes enflées, ſon ventre étoit fort gonflé & on y ſentoit diſtinctement la fluctuation ; marque certaine de l'épanchement. Les remèdes firent en lui un effet au-delà de toute eſpérance. Il ſortit à la fin du mois jouiſſant du moins en apparence d'une très bonne ſanté, le ventre, les cuiſſes, les jambes étoient deſenflées. Le cours des urines rétabli & les forces étoient revenuës. — L'eau de vie allemande qui avoit ſi bien operé ſur le malade, dont j'ai parlé au mois de Juillet dernier, lui procuroit peu de ſoulagement, il étoit méme fatigué de la plus petite doſe. — Les aperitifs & les diurétiques ont eu un ſuccès plus marqué. — Un autre de ces malades, jeune homme de 15 ans, après avoir négligé des accès de fièvre pendant plus de 18 mois, tomba dans une hydropiſie aſcite bien caractériſée. Il avoit la rate ſi prodigieuſe qu'elle avoit acquis un volume de plus de deux pieds & demi de circonférence. — Je ne ſais point quel a été ſon ſort. Je l'ai laiſſé dans une aſſés mauvaiſe ſituation.
Ophtalmies.	5	4	o	I	Ces maladies n'ont été pendant ce mois ni compliquées, ni fâcheuſes ; elles ont cedé au traitement ordinaire.
Diarrhées.	6	6	o	o	
Douleurs rhumatismales.	13	10	o	3	Je me trouve très bien pour la cure des rheumatiſmes de la méthode ſuivante. Je diſtingue deux ſortes de perſonnes attaquées de ces douleurs. Les unes abondent en humeurs, les autres pechent par l'excès contraire. Dans celles-ci *præmiſſis præmittendis* les humectans, les délayans, les adouciſſans doivent être employés ſans délay ; dans les autres j'inſiſte davantage ſur les purgatifs. Je me ſers avec ſuccès du catholicum de la framboiſière, je le fais prendre en opiate à la doſe de trois dragmes juſqu'à ſix, avec huit ou 10 gr. de jalap en poudre. Je fais continuër l'uſage de cette opiate pendant trois jours ; au bout deſquels je donne une décoction des bois ſudorifiques, quelquefois ſimple, quelquefois coupée, avec du lait de vache ou de chèvre pendant 8 ou 10 jours. Je reviens enſuite à l'opiate pour un jour ou deux ſeulement, & je continuë ainſi la tiſane ſudorifique autant qu'il en eſt beſoin, entremêlant de tems en tems les purgatifs plus ou moins, ſuivant l'exigence des cas, toutes les fois que les douleurs preſſent vivement, j'employe ſans différer les anodyns, les narcotiques ; il n'eſt pas néceſſaire d'avertir ici que je ne prétends point par cette méthode guérir en général toutes les eſpèces de douleurs rheumatiſmales ; je ſais que la Médecine eſt preſque individuelle & qu'il y a certaines douleurs qui ſeroient aigries par ce traitement ; j'indique ſimplement celui qui m'a réüſſi le plus ſouvent vis-à-vis des perſonnes humorales & dans qui le ſang eſt ſurchargé de ſéroſites.

TABLES

Nom des Maladies.	Nomb des Malades.	Guéris.	Morts.	Convalescens.	OBSERVATIONS.
Suppression d'urine.	1	1	0	0	Celui qui fut attaqué de cette suppreſſion d'urine, étoit un homme de plus de ſoixante ans. Il avoit une hernie très conſidérable de l'un & de l'autre côté des anneaux. Il avoit au ſurplus une fièvre de pourriture bien marquée. Les ſaignées réïterées, les fomentations émollientes, les potions huileuſes, les anodyns, les purgatifs doux &c. firent diſparoitre la fièvre & diminuërent les douleurs. Le cours des urines qui avoit été interrompu par une excroiſſance que l'inflammation avoit occaſionnée, fut rétabli peu à peu à l'aide d'une ſonde de plomb &c.
Total	130	91	6	33	

RECAPITULATION des Hommes du mois
d'Octobre 1757.

Il eſt entré dans nôtre Hôpital pendant ce mois

47 Soldats

43 Bourgeois.

Il y avoit du mois dernier   40 Convaleſcens.

130

Dans la Claſſe des guéris   91

Dans celle des morts   6

Dans celle des convaleſcens   33

130

Nom des Maladies.	Nomb. les Malades	Guéris	Morts	Convalescens.
Fièvre cont. putrid.	4	2	1	1
Fièvres scarlat.	1	1	0	0
Fièvre cont. simples	5	3	0	2
Fièvres interm.	5	4	0	1
Diarrhées.	2	2	0	0
Erésypèles.	3	3	0	0
Ophtalmies.	2	2	0	0
Obstruction des visc. abd	2	1	0	1
Vomissement	1	1	0	0
Phtisies.	3	0	1	2
Hydropisies.	3	0	3	0
Passion hystérique.	1	0	1	0
Total	32	19	6	7

OBSERVATIONS.

Celle qui est morte de cette maladie, étoit une vieille fille de près de 60 ans, elle fut enlevée malgré tous les secours possibles le 13me de sa maladie. Une autre vomit pendant deux jours une quantité de matières verdâtres & elle fut entièrement soulagée par cette évacuation.

Parmi les malades qui furent attaquées de fièvres intermittentes, une femme qui avoit le lait au sein, parut faire craindre pour sa vie ; elle étoit d'un tempérament cacochyme, elle avoit la fièvre tous les jours à la même heure, précédée de frissons & même d'un froid très-fort de deux jours l'un, elle se plaignoit d'une douleur à la poitrine, jointe à une petite toux séche ; elle ne dormoit point du tout ; elle étoit fort inquiète, & depuis plus d'un mois elle étoit dans cet état. Après avoir employé les remèdes généraux, je me trouvai très bien d'une infusion de Kina, d'absynthe, de petite centaurée & de graines de pavot blanc ; elle prenoit trois verres par jour de cette infusion, & tous les soirs on lui donnoit une émulsion cuite édulcorée avec le Syrop de diacode. Elle étoit entrée le 2 ; elle sortit le 23 en très bon état.

Ce Vomissement étoit sans fièvre, il avoit été occasionné par un coup à l'estomac. Cette maladie n'eut aucune suite fâcheuse.

Je ne croyois pas cette phtisique si mal ; elle n'avoit ni enflures, ni diarrhées, ni oppression, elle périt dans une syncope. — Une de celles que je marque convalescente, étoit très-mal lorsque je la quittai ; je croyois même qu'elle dut mourir avant la fin du mois, elle avoit depuis plus de quinze jours les mains, les pieds & le visage fort enflés.

Deux femmes sont mortes d'un Ascite. La 3me paroissoit avoir une hydropisie de poitrine, elle ne pouvoit point se coucher sur le dos, elle respiroit avec une difficulté sans égale, elle avoit les extrémités supérieures enflées, le visage bouffi, & pendant les derniers jours de sa maladie, elle avoit la bouche si mauvaise qu'on ne pouvoit s'approcher d'elle sans ressentir une odeur cadavereuse presqu'insuportable.

Cette malade étoit mélancholique au supreme degré ; elle avoit les symptomes caractéristiques d'une affection hystérique ; elle étoit dans l'hôpital depuis le mois d'Août dernier ; je la trouvai au commencement de ce mois dans un état pitoyable ; elle souffroit des douleurs violentes dans le ventre, auxquelles se joignoit une suppression totale d'urines. Elle ne put être soulagée par aucun des moyens indiqués en pareil cas. Son ventre devint prodigieux, il resonnoit comme dans un *Tympanitis*. Elle mourut dans des foiblesses qui furent très fréquentes les trois derniers jours de sa vie.

RECAPITULATION des femmes du mois d'Octobre 1757.
Il est entré dans nôtre Hôpital pendant ce mois 32 Femmes.
Dans la classe des guéries . . . 19
Dans celle des mortes . . . 6
Dans celle des convalescentes . . 7

32

Menſis OCTOBRIS 1757.

CLASSES.	GENERA.	ÆGRI.	SANATI.	MORTUI	RESIDUI in alt. menſ.	
Febres.	Typhus	2	2	0	0	
	Synochus	25	19	0	6	
	amph. & tritæop.	14	10	2	2	} 91
	interm. 3a. 4a. quot.	31	23	0	8	
	ephemer. extens.	19	15	2	2	
Phlegmaſiæ.	Pleuropneum.	8	5	1	2	
	Scarlatina	1	1	0	0	} 15
	Cynanche	3	2	0	1	
	Eryſipelas	3	3	0	0	
Spaſmi.	Hyſteria	1	0	1	0	] 1
Dolores.	Ophtalmia	7	6	0	1	
	Rheumatiſmus	13	10	0	3	} 22
	Hepatalgia	2	1	0	1	
Fluxus.	Diarrhœa	8	8	0	0	
	Vomitus	1	1	0	0	} 12
	Urinæ ſuppreſſ.	1	1	0	0	
	Hæmoptiſis	2	1	0	1	
Cachexiæ.	Phtiſis	11	1	2	8	} 21
	Hydrops	10	1	4	5	

CLASSES 6.	GENERA 19.	ÆGRI 162	SANATI 110	MORTUI 12	RESIDUI 40
		Viri . . 130 Mulier. . 32			

I

TABLES

Nov. le	Baro-mètre. pouc. lign.	Therm. Mat. à 7 h. degr.	Therm. Soir à 1 h. degr.	Vents.	Etat du Ciel.
1	27 - 9	$10\frac{1}{4}$	16	Nord. - - -	Beau tems serein.
2		9	15	Nord. - - -	Beau tems serein. Le soir brouillard.
3		7	16	N. + N E. + Est.	Le mat. brouillard, à 10 h. beau. Le soir brouillard.
4		$11\frac{1}{4}$	$11\frac{1}{4}$	Est + Nord.	Dans la nuit pluye, tout le jour pluye jusqu'à 4 heures du soir, le reste tems couvert.
5		5	12	Nord. - - -	Le mat. brouillard, à 9 h. beau & le reste du jour.
6		$4\frac{1}{2}$	13	Nord. - - -	Brouillard le matin & le soir, beau le reste du jour.
7		$8\frac{1}{2}$	14	Sud. - - - -	Tems couvert.
8		11	13	Sud. - - -	Tems couvert, pluye par intervalles.
9		10	$15\frac{1}{2}$	Sud-Ouest.	Tems couvert.
10		11	$13\frac{1}{2}$	Sud. - - -	Tems couvert, pluye par intervalles.
11	28 - 0	$10\frac{1}{2}$	14	Sud. - - - -	Brouillards épais tout le jour.
12		9	12	Sud + Nord.	Tems couvert.
13		6	$9\frac{1}{4}$	Nord. - - -	Nuageux par intervalles, quelque peu de pluye.
14		$8\frac{1}{4}$	$9\frac{1}{4}$	Sud + Est.	Pluye tout le jour & toute la nuit continuelle avec tonnères & gros vent d'Est.
15	27 - 5	$5\frac{1}{2}$	$8\frac{1}{4}$	Est + Sud + N.	Pluye par intervalles.
16		$3\frac{1}{2}$	8	Nord. - - -	Beau tems serein.
17		$1\frac{1}{2}$	$6\frac{1}{2}$	Nord. - - -	Idem, vent fort.
18		$1\frac{1}{2}$	7	Nord. - - -	Idem.
19		5	3	Nord-Est. -	Tems couvert, le matin gelée blanche, le reste variable.
20		$2\frac{1}{2}$	6	idem. - - -	Pluye continuelle tout le jour & toute la nuit.
21		2	$5\frac{1}{2}$	Nord. - - -	Beau tems serein.
22		3	6	Nord. - - -	Idem, vent très-fort, tempête.
23	27 - 11	1	5	Nord. - - -	Idem.
24		$1\frac{1}{2}$	5	Nord-Est. - -	Idem.
25	28 - 0	2	$6\frac{1}{4}$	idem. - - -	Idem, vent foible.
26		6	7	Est-Nord-Est.	Tems couvert.
27		6	10	Est. - - - -	Le mat. couvert, à midi pluye & le reste.
28		$8\frac{1}{2}$	$10\frac{1}{2}$	Est. - - - -	Tems couvert.
29		8	10	Est. - - - -	Tems couvert.
30	27 - 8	8	10	Est. - - - -	Pluye tout le jour.

La plus grande chaleur marquée par le Thermomètre, pendant ce mois, a été de 16 degrés au-dessus du terme de la congelation de l'eau, & la moindre chaleur a été d'un degré & $\frac{1}{2}$ au-dessous de ce même terme. La différence entre ces deux points est de 17 degrés & $\frac{1}{2}$.

La plus grande hauteur du Mercure dans le Baromètre a été de 28 pouces, & son plus grand abbaissement de 27 pouces 5 lignes. La différence entre ces deux termes est de 7 lignes.

Le vent a soufflé

15 fois du Nord.	8 fois de l'Est.
5 fois du Nord Est.	7 fois du Sud.
1 fois de l'Est-Nord-Est.	1 fois du Sud-Ouest.

Il y a eu :
10 jours de tems serein.	1 jour de tems variable.
9 jours de pluye.	5 jours de brouillards.
11 jours de tems couvert.	1 jour de tonnères.
1 jour de nuageux.	5 jours de vent fort, tempête.

RESULTAT du mois de Novembre 1757.

Il est entré dans nôtre hôpital pendant ce mois
32 Soldats dont 1 mort.
40 Bourgeois 4 morts.
Il y avoit dans la maison 33 Convalescens
Il est entré 32 Femmes 5 mortes.

137 10

Déc. le	Baromètre. pouc. lign.	Therm. Mat. à 7 h. degr.	Therm. Soir. à 1 h. degr.	Vents.	Etat du Ciel.
1	27 - 8	5	$12\frac{1}{2}$	Sud. - - -	Le matin beau, à midi couvert & le reste.
2		9	11	Sud. - - -	Couvert tout le jour, un brouillard sulphureux le soir.
3	27 - 7	3	11	Sud ✠ Est. -	Le mat. couvert, le soir pluye d'orage terrible.
4	27 - 2	$11\frac{1}{2}$	13	Sud ✠ Est. -	Pluye continuelle toute la nuit, & pendant huit heures de la journée orage terrible & continuel.
5		$6\frac{1}{2}$	$12\frac{1}{2}$	No. ✠ Sud ✠ N.	Tems couvert.
6		$6\frac{1}{2}$	$12\frac{1}{2}$	Nord. - - -	Tems variable.
7		$4\frac{1}{2}$	9	Nord-Est. - -	Beau tems, le soir vent fort.
8		1	$3\frac{1}{2}$	Idem - - -	Beau tems serein, vent très fort, tempête.
9	28 - 0	1	4	Idem - - -	Tems couvert, vent médiocre.
10		0	5	Nord. - - -	Beau tems serein.
11		8	$11\frac{1}{2}$	Nord-Ouest. -	Beau tems, le soir brouillard.
12		$5\frac{1}{2}$	12	Idem - - -	Brouillard épais tout le jour.
13		$5\frac{1}{2}$	$10\frac{1}{2}$	Nord. - - -	Beau tems serein.
14		$3\frac{1}{2}$	$6\frac{1}{4}$	Nord. - - -	Dans la nuit petite pluye, couvert, le soir vent très fort.
15	28 - 4	0	5	Nord-Est. - -	Beau tems serein, vent très fort.
16		$0\frac{1}{2}$	$6\frac{1}{3}$	Nord-Est. - -	Beau tems serein, gelée blanche le mat. & le soir.
17		$2\frac{1}{2}$	7	Est. - - - -	Le matin brouillard, couvert tout le jour.
18		6	8	Est. - - - -	Tems couvert.
19		7	$10\frac{1}{2}$	Sud. - - -	Le matin tems couvert, le soir petite pluye.
20		$8\frac{1}{2}$	10	Sud. - - -	Tems couvert.
21		8	$7\frac{1}{2}$	Sud. - - -	Dans la nuit pluye & le matin jusqu'à midi, couvert le reste du jour.
22		$3\frac{1}{2}$	12	Est ✠ N-E. ✠ O.	Tems couvert le matin, le soir variable.
23		$4\frac{1}{2}$	$9\frac{1}{4}$	Nord. - - -	Beau tems serein, le soir vent fort.
24		$3\frac{1}{2}$	$7\frac{1}{2}$	Nord. - - -	Beau tems serein, vent très fort.
25		$2\frac{1}{4}$	$2\frac{1}{4}$	Nord. - - -	Toute la nuit vent impétueux & le matin, à 11 heures petite pluye comme neige fondue.
26		$2\frac{1}{2}$	6	Nord. - - -	Beau tems serein, vent médiocre.
27		$1\frac{1}{2}$	6	Nord. - - -	Beau tems serein, gelée blanche.
28		3	$6\frac{1}{4}$	Est. - - - -	Brouillard épais tout le jour.
29	27 - 8	5	$7\frac{1}{4}$	Est. - - - -	Tems couvert, dans la nuit pluye.
30		$4\frac{1}{2}$	2	Nord. - - -	Pluye continuelle tout le jour.
31		$\frac{1}{2}$	$5\frac{1}{2}$	Nord. - - -	Beau tems serein.

La plus grande chaleur marquée par le Thermomètre, pendant ce mois, a été de 13 degrés au-dessus du terme de la congélation de l'eau, & la moindre chaleur a été de 2 degrés au-dessous de ce même terme. La différence entre ces deux points est de 15 degrés. La plus grande hauteur du Mercure dans le Baromètre a été de 28 pouces 4 lignes, & son plus grand abbaissement de 27 pouces 2 lignes. La différence entre ces deux termes est de 1 pouce 2 lignes.

Le vent a soufflé

13 fois du Nord.	6 fois de l'Est.
6 fois du Nord-Est.	8 fois du Sud.
2 fois du Nord-Ouest.	1 fois de l'Ouest.

	12 jours de tems serein.	5 jours de brouillard.
	8 jours de pluye.	7 jours de vent très fort, tempête.
Il y a eu	13 jours de tems couvert.	4 jours de gelée.
	2 jours de tems variable.	2 jours de gelée blanche.

RESULTAT du mois de Décembre 1757.

Il est entré dans nôtre Hôpital pendant ce mois : 28 Soldats dont 3 morts. 35 Bourgeois 1 mort.

Il y avoit dans la maison : 19 Convalescens.

Il est entré : 21 Femmes 2 mortes.

Janv. le	Baromètre. pouc. lign.	Therm. Mat. à 7 h. degr.	Therm. Soir à 1 h. degr.	Vents.	Etat du Ciel.
1	27 - 7	4	5¼	Sud. - - - -	Pluye assés forte presque tout le jour.
2		7	7½	Sud. - - - -	Petite pluye à différentes reprises, tems couvert.
3		9	9½	Sud. - - - -	Tems couvert, grand vent, quelque peu de pluye.
4		10	11¼	Sud. - - - -	Tems couvert, grand vent.
5		10	10⅔	Sud. - - - -	Idem.
6		6½	11	Est-Sud-Est. -	Tems couvert, vent médiocre.
7		9½	11¼	Sud-Sud-Est. -	Tems couvert, vent très foible, petite pluye par intervalle.
8		8⅓	9	Sud-Est. - - -	Idem.
9	28 - 0	6¼	7½	Sud-Est. - - -	Tems couvert, vent très foible.
10	28 - 1½	4	6¼	Sud-Est & No.	Tems couvert, petite pluye.
11	28 - 1	2⅔	9¾	Sud. - - - -	Tems couvert.
12		2⅔	8¾	S. + S-E. + O.	Tems variable.
13		4	8	Sud. - - - -	Brouillard tout le jour.
14	27 - 6	3	7	Ouest-S-Ouest.	Tems couvert.
15		3	5	Sud. - - - -	Petite pluye tout le jour.
16		1½	5	Nord. - - -	Beau tems serein.
17		0/2	2	Nord. - - -	Tems serein, vent très fort, tempête.
18	28 - 0	0/3	1¼	Nord. - - -	Idem.
19		0/5	3½	Sud + Nord.	Tems variable.
20	27 - 7	½	2	Nord-Est. - -	Tems couvert.
21		0/5¼	0	Nord. - - -	Très beau tems.
22		0/5	0/2	Nord. - - -	Idem.
23		0/8½	0	Nord. - - -	Tems nuageux.
24		0/3½	0/½	Nord. - - -	Vent très fort, tempête.
25		0/4	0/½	Nord. - - -	Idem.
26		0/5⅔	0/½	Nord. - - -	Idem.
27		0/2	1¼	Nord. - - -	Beau tems.
28	28 - 3	0/4	1½	Nord. - - -	Idem.
29	28 - 6	0/4½	1⅓	Nord. - - -	Idem.
30		0/5	3¾	Nord. - - -	Idem.
31		0/4	5½	Nord. - - -	Idem.

La plus grande chaleur marquée par le Thermomètre, pendant ce mois, a été de 11 degrés & un quart, au-dessus du terme de la congelation de l'eau, & la moindre chaleur a été de 8 degrés & demi, au-dessous de ce même terme. La différence entre ces deux points est de 19 degrés & demi.

La plus grande hauteur du Mercure dans le Baromètre a été de 28 pouces 6 lignes, & son plus grand abbaissement de 27 pouces 6 lignes. La différence entre ces deux termes est d'un pouce.

Le vent a souflé	16 fois du Nord.	1 fois du Sud-Sud-E.	Il y a eu	10 jours de tems ser.	12 jours de tems couvert.
	1 fois du Nord-Est.	10 fois du Sud.		6 jours de pluye.	8 jours de gr. vent, tempête.
	1 fois de l'Est-Sud-Est.	1 fois de l'Ouest.		1 jour de brouill.	3 jours de tems variable.
	4 fois du Sud-Est.	1 fois de l'Ou.S.Ou.			

RESULTAT du mois de Janvier 1758.

Il est entré pendant ce mois	50 Soldats dont 3 morts.	
	40 Bourgeois	2 morts.
Il y avoit du mois dernier	10 Convalescens.	
Il est entré	30 Femmes	2 mortes.
	130	7

Je ne saurois détailler les maladies qui ont régné ce mois-ci, quoique j'aie repris mes fonctions. J'ai été malade, & par conséquent obligé de discontinuer à deux différentes reprises mes opérations ordinaires. Je n'ai donc pas pû suivre jour par jour, comme je fais ordinairement, le cours des maladies; tout ce que je puis extraire de mes journaux se réduit à dire qu'on a vû quelques dyssenteries très opiniatres, que les fièvres catarrhales & les fluxions de poitrine ont été fréquentes. J'ai vû un malade attaqué de cette dernière maladie qui vers le 11 jour parut être au mieux, la fièvre & l'oppression avoient totalement cessé; il mourut la nuit suivante presque subitement, & sans qu'on put lui donner aucun secours.

Févr. le	Baromètre (pouc. lign.)	Therm. Mat. à 7h (degr.)	Therm. Soir à 1h (degr.)	Vents.	État du Ciel.
1	28 - 6		5	Nord-Eſt. - - -	Beau tems ſerein, petit vent, gelée blanche.
2	28 - 1		5	Idem. - - -	Idem, le ſoir le vent ſe renforce, forte gelée blanche.
3	28 - 0	3	8½	Idem. - - -	Beau tems ſerein, vent fort.
4		1	8⅔	Nord. - - -	Idem.
5		0	6	N. ✚ E-N-E. -	Idem.
6			8½	E-N-E. ✚ S. -	Idem.
7		2	8	Nord. - - -	Idem.
8			8¼	Nord. - - -	Idem.
9		3	10	Nord. - - -	Idem.
10		2½	14	Nord. - - -	Idem.
11		1	12½	Nord ✚ Sud. -	Le mat. brouillard épais, gelée blanche, tems couvert.
12		7	11	Nord. - - -	Brouillard tout le jour.
13	27 - 8	8	11½	Oueſt. - -	Tems nuageux, vent très fort tout le jour.
14		7	10½	Nord-E. ✚ O.	Tems couvert.
15		4½	9	Nord. - - -	Beau tems ſerein.
16		1½	6½	N-O ✚ O-S-O.	Tems couvert.
17		10¼	12	Oueſt. - - -	Tems couvert le matin, à 10 heures quelques gouttes de pluye, à midi quelques moments de ſoleil, le ſoir couvert.
18		2½	8½	No. ✚ No-Ou.	Le matin beau, à midi nuageux & le reſte.
19		7½	9½	Nord ✚ Sud.	Le matin brouillard, à midi pluye & le reſte.
20		7	11	Sud. - - - -	Pluye pendant la nuit, le matin pluye, & le reſte.
21		6	9⅓	Sud ✚ Nord.	Pluye pendant la nuit, pluye continuë.
22		6	9¾	Sud. - - -	Pluye tout le jour par intervalles.
23		6	9¼	Sud. - - - -	Brouillard le matin, à 10 heures petite pluye & le reſte.
24		4½	8	No. ✚ No-Eſt.	Le matin tems couvert, à midi le tems s'éclaircit, petit vent du Nord-Eſt & le reſte.
25		½	6½	Nord. - - -	Gelée blanche, beau tems ſerein.
26		2	7	Nord. - - -	Beau tems ſerein, le vent s'eſt renforcé pendant la nuit, tempête.
27		2½	8¼	Nord. - - -	Le matin petite pluye, vent très foible tout le jour.
28	27 - 10	5½	9	Nord. - - -	Tems ſerein, vent très fort, tempête.

La plus grande chaleur marquée par le Thermomètre, pendant ce mois, a été de 14 degrés au-deſſus du terme de la congelation de l'eau, & la moindre chaleur a été de 4 degrés au-deſſous de ce même terme. La différence entre ces deux points eſt de dix-huit degrés.

La plus grande hauteur du Mercure dans le Baromètre a été de 28 pouces 6 lignes, & ſon plus grand abbaiſſement de 27 pouces 8 lignes. La différence entre ces deux termes eſt de 10 lignes.

Le vent a ſoufflé

17 fois du Nord.	7 fois du Sud.
5 fois du Nord-Eſt.	3 fois de l'Oueſt.
2 fois de l'Eſt-Nord-Eſt.	1 fois de l'Oueſt-Sud-Oueſt.
2 fois du Nord-Oueſt.	

14 jours de tems ſerein.	6 jours de tems couvert.
3 jours de gelée blanche.	3 jours de tems variable.
4 jours de brouillards.	3 jours de vent fort tempête.
7 jours de pluye.	

BIBLIOTHÈQUE ROYALE

K

TABLES

Nom des Maladies.	Nomb. des Malades.	Guéris.	Morts.	Convalescens.	OBSERVATIONS.
Pleuro-pneumonies putrides.	6	4	1	1	Le feul de ces malades qui nous foit mort nous rapporta, que dès le prémier jour de fa maladie il avoit été faifi d'un froid confidérable qui lui avoit duré plus de trois heures, que ce froid fut immédiatement fuivi d'une chaleur vehemente qui le tourmentoit encore; lorfque je le vis, il étoit malade depuis deux jours, il avoit une fièvre violente, un pouls plein & dur; il fe plaignoit d'une douleur vive au côté droit, deux travers de doigt au-deſſous du teton, la bouche étoit très mauvaife, la langue chargée, il y avoit dans les crachats du fang en abondance. Le 4me jour de fa maladie il entra dans le délire malgré quatre faignées qui avoient été faites les deux prémiers jours. Le 5me & le 6me le délire continua non obftant les évacuations que j'avois foin d'entretenir. Le 7me le malade étoit plus tranquille en apparence; on eut dit qu'il étoit mieux. Le 8me la fièvre redoubla auſſi bien que le délire. Le malade fe foutient à peu-près dans le même état le 9me, & il mourut le 10me toûjours fans fe reconnoître. — J'ai vû ce mois-ci la confirmation de ce que j'ai déja dit fur les crachats purulents. Le malade, qui fait le fujet de cette obfervation, etoit entré à l'Hôpital fur la fin du mois de Janvier; il cracha du pus tout ce mois, & n'eft morf que le 8me du mois de Mars. Quoique je l'aye compris dans la Claſſe des Convalefcens de ce mois, il n'étoit cependant pas en voye de guérifon.
Fièvres interm. quotidiennes, ti rces & quartes.	6	4	0	2	Un de ces malades avoit la fièvre quarte depuis plus de trois mois, voyant l'inutilité de tous les remèdes qu'il avoit employés, je me déterminai à lui donner pour la troifième fois une prife de tartre émétique. Le lendemain je lui fis prendre une potion cathartique, je réïterai la même purgation le furlendemain: je le tins à une diette très fevére, & je lui fis prendre pendant quinze jours aſſiduement une prife d'une opiate aperitive & febrifuge avec un grand verre d'une decoction amère appropriée à l'état de fon eftomac, & cela trois fois par jour. Ces remèdes réüſſirent, il fortit guéri à la fin du mois.
Fièvres putrid.	5	3	1	1	
Fièvres contin.	9	6	0	3	
Fièvres ephem. courbat. &c.	15	12	0	3	
Phtifies.	3	1	1	1	Il ne faut pas croire que le phtifique, que je mets dans la lifte de ceux qui ont été guéris, fut dans une phtifie confirmée, l'expérience nous apprend qu'on ne revient point d'un pareil état, il étoit fimplement dans le 1er degré d'une phtifie commençante. — Celui qui mourut eut les extrémités fupérieures & inférieures prodigieufement enflées 5 à 6 jours avant la mort.

Un

Nom des Maladies.	Nomb des Malades.	Guéris.	Morts.	Convalescens.	OBSERVATIONS.
Douleurs rheumatismales.	5	5	o	o	Un de ces malades fut faisi le 4me jour de fon entrée à l'Hôpital d'un froid violent qui dura plus de deux heures. Je n'augurois rien de bon d'un pareil état. Cependant une fièvre très forte fuccéda à ce froid, & emporta les douleurs; la fièvre ne revint plus, & les douleurs difparurent.
Diarrhées.	2	I	I	o	Celui qui eft mort de la diarrhée étoit un homme vieux qui entra dans l'Hôpital le 8me de ce mois. Il avoit le pouls *perdu*, lent, & très foible; d'un inftant à l'autre il avoit de fréquentes lipothymies; il fallut promptement avoir recours aux cordiaux. Malgré tous les fecours poffibles il mourut le lendemain; il y avoit déja long-tems qu'il étoit attaqué de cette diarrhée. — Le 2d avoit la fièvre jointe avec la diarrhée lorfqu'il entra dans cette maifon: il avoit outre cela la bouche très mauvaife, & les fignes les plus marqués d'un amas de pourriture dans les prémières voyes. Les minoratifs réïterés, les ftomachiques & les toniques lui redonnèrent la fanté.
Dyffent.	I	I	o	o	
Erefyp.	3	2	o	I	
Augines	2	2	o	o	
Dyfurie.	I	I	o	o	Ce Soldat avoit ufé pour fe guérir de la gale d'une eau apparamment corrofive, avec laquelle il s'étoit froté le corps, la gale difparut, mais une dyfurie des plus fortes prit fa place, il entra dans l'Hôtel-Dieu le 18 de ce mois; 24 heures après l'invafion du mal, il avoit outre la Dyfurie le Scrotum, & toutes les parties génitales d'une rougeur très vive. On reconnoiffoit même une legère enflûre aux tefticules; il fouffroit des douleurs violentes; les faignées repetées, les tifanes rafraichiffantes & antiphlogiftiques, les cataplafmes émolliens le guérirent dans 9 à 10 jours. — Ce n'eft pas la prémière fois que j'ai vû de pareils effets de cette eau qu'on diftribuë ici publiquement. C'eft, fi je ne me trompe, la quatrième obfervation que j'ai faite; j'ai été même témoin d'un fait encore plus fort que celui que je viens de rapporter. — Le malade qui s'étoit fervi de cette eau, mourut dans très peu de jours d'une gangrène qui lui furvint aux extrémités inférieures. Mr. *B ux* m'a dit que cette eau n'étoit autre chofe qu'une diffolution de Mercure dans l'eau forte.
Inflam. aux tefticules.	3	2	o	I	Ces inflammations cedèrent au traitement ordinaire, elles ne reconnoiffoient point pour caufe aucun virus venerien.
Hydropifies.	I	o	I	o	Celui qui fait le fujet de cette obfervation avoit environ 50 ans; il entra dans l'Hôtel-Dieu le 5me du mois précédent; il avoit une fluctuation bien marquée dans le bas-ventre qui étoit fort gonflé, & des obftructions fenfibles aux vifcères abdominaux; il prit une longue fuite de remèdes qui parurent produire de très bons effets; les enflûres diminuèrent confidérablement, elles difparurent prefque; le ventre devint fouple, & très maniable. Le malade avoit repris une bonne couleur, il mangeoit avec appetit & dormoit bien. Le 29me de

Noms des Maladies.	Nomb. des Malades.	Gué- ris.	Morts.	Convalefcens.	OBSERVATIONS.
					de ce mois il eut tout à coup fur les 7 heures du foir un froid des plus violens, dans lequel il mourut fans aucune efpèce d'agonie, ni aucun autre fymptôme. On me dit enfuite que la veille & l'avant-veille de ce jour, il avoit eu à peu près à la même heure un leger froid auquel il avoit à peine fait attention, l'attribuant au tems humide & froid qui règnoit pour lors. Je ne fus informé de cette circonftance qu'après fa mort.
Chûtes contufions playe.	4	2	o	2	Parmi ces quatre bleffés étoit un homme qui avoit été mordu à la main par un chien qui, felon les apparences, n'avoit aucun foupçon de rage malgré l'affertion du malade. La main quoiqu'entièrement délabrée, fe guérit comme une playe fimple fans aucun accident, & dans très peu de jours.
Total	68	47	5	16	

RECAPITULATION des Hommes du mois de Février 1758.

Il eft entré dans nôtre Hôpital pendant ce mois

           25 Soldats.

           30 Bourgeois.

Il étoit refté du mois dernier   13 Convalefcens.

           68

Dans la Claffe des Guéris   47

Dans celle des Morts   5

Dans celle des Convalefcens   16

           68

Nom des Maladies.	Nomb. des Malades.	Guéris	Morts.	Convalescens	OBSERVATIONS.
Pleuropneumonies putrides.	4	2	1	1	La malade qui fait le sujet de cette obſervation entra dans l'Hôpital le 23e de ce mois, il y avoit déja neuf jours de ſon aveu qu'elle étoit indiſpoſée. Son pouls étoit vif, fréquent & petit ; l'oppreſſion & la douleur au côté droit des plus aiguës, le viſage plombé, la langue extrémement chargée, la bouche mauvaiſe &c. elle mourut le 25e au ſoir ſans aucun délire.
Fièvres putrido malignes.	2	0	1	1	Une femme de 35 ans malade depuis quelques jours entra à l'Hôtel-Dieu le 15e ; elle avoit un abbatement général des forces avec une fièvre très vive, & les indices les plus marqués de pourriture, des nauſées, des cardialgies &c. elle ne fut ſaignée que deux fois à cauſe de la foibleſſe du pouls, qui ne répondit preſque plus après la ſeconde ſaignée. Le 17 au ſoir elle entra dans le délire. Le 18 le délire ſe ſoutint & le pouls ſe ranima ; elle fut fortement évacuée. Le 19 elle parut beaucoup mieux, ne ſe plaignoit d'aucun mal, & le délire étoit tombé. Le 20 ſans aucune cauſe manifeſte, elle mourut. — On ne ſcauroit trop faire attention à ces eſpèces de mieux dans leſquels ſe trouvent les malades lorſqu'ils ſont prêts à mourir. Cet état eſt trompeur ; il ne faut point s'y fier non plus qu'au rapport du malade, qui pour lors n'a nulle incommodité. Le pouls & le caractère du viſage, la langue ſurtout & les yeux doivent nous ſervir de guides pour porter nos jugemens. Les Médecins cliniques reconnoiſſent tous les jours la vérité de cet aphoriſme d'Hippocrate : *Vita brevis, ars longa, occaſio præceps, experientia fallax, judicium difficile* &c. Sect. I. Aph. 1.
Fièvres putrid. ſimp.	5	3	1	1	Une de ces malades vomit ſept à huit vers vivans à la prémière potion purgative ; elle en rendit enſuite pluſieurs par les ſelles & dans quinze jours elle fut en pleine convaleſcence.
Fièvres contin.	8	5	0	3	
Fièvres Ephém.	3	3	0	0	
Phtiſies.	2	0	0	2	
Hæmophtiſies.	1	1	0	0	Cette hæmophtiſique étoit dans la maiſon depuis le 10 du mois précedent, elle eſt ſortie aſſés bien à la fin de celui-ci.
Doul. rheumat	3	2	0	1	
Erélyp.	1	1	0	0	
Aſthmes	1	0	1	0	C'étoit une vieille femme aſthmatique qui depuis très long-tems étoit malade.
Hydrop.	2	1	0	1	
Maraſme.	1	0	1	0	Il y avoit près de trois mois que cette jeune fille de 8 ans étoit dans l'Hôtel-Dieu, elle paſſa par tous les degrés du maraſme.
Ophtal.	3	2	0	1	
Total	36	20	5	11	

RÉCAPITULATION des femmes du mois de Février 1758.

Il eſt entré pendant ce mois   25 Malades.
Il y en avoit du mois précédent   11 Convaleſcentes.
                                                   ——
                                                    32

Dans la claſſe des guéries 20
Dans celle des mortes 5
Dans celle des convaleſcentes . . 11
                                            ——
                                             36

Menſis FEBRUARII 1758.

CLASSES.	GENERA.	ÆGRI.	SANATI.	MORTUI.	RESIDUI in alt. menſ.	
Febres. 53.	Typhus	2	0	1	1	
	amph. vel tritæop.	10	6	2	2	
	Synochus	17	11	0	6	53
	3tianæ,4tanæquotid	6	4	0	2	
	Ephem. extens.	18	15	0	3	
Phlegmaſiæ.	Pleuropn. putr.	10	6	2	2	
	Cynanche	2	2	0	0	19
	Eryſipelas.	4	3	0	1	
	Teſtium inflam.	3	2	0	1	
Dolores.	Ophtalmiæ	3	2	0	1	11
	Rheumatiſmus	8	7	0	1	
Anhelationes.	Aſthma	1	0	1	0	1
Fluxus.	Dyſſenteria	1	1	0	0	
	Diarrhæa	2	1	1	0	5
	Dyſuria	1	1	0	0	
	Hæmophtiſis	1	1	0	0	
Cachexiæ.	Phtiſis	5	1	1	3	
	Aurigo	2	1	0	1	11
	Maraſmus	1	0	1	0	
	Hydrops	3	1	1	1	
Vitia.	Vulnera,contuſiones ulcera &c.	4	2	0	2	4
CLASSES 7.	GENERA 21	ÆGRI 104	SANATI 67	MORTUI 10	RESIDUI 27	

Viri . . . 68
Mulieres . . 36

TABLES

Mars le	Baromètre. pouc. lign.	Therm. Mat. à 6 h. degr.	Soir. à 2 h. degr.	Vents.	Etat du Ciel.
1	27 - 9	2½	11⅔	Nord ✠ Sud.	Beau tems ferein.
2		5	9¾	Sud ✠ Nord.	Brouillard le matin couvert, à 11 h. beau & le reste.
3		2½	10	Nord. - - -	Beau tems ferein, à midi vent impetueux, tems nuageux, quelques gouttes de pluye, le foir beau.
4		1¾	9¾	Nord. - - -	Beau tems ferein.
5		4	6¾	Sud. - - - -	Pluye-tout le jour & toute la nuit fans difcontinuer.
6		4	9	No-Ou. ✠ No.	Tems couvert.
7		4	10½	Nord. - - -	Beau tems ferein.
8		1	5	Nord. - - -	Le matin ferein, à midi vent fort nuageux & le reste.
9		2	5	Nord. - - -	Idem.
10	27 - 7	0½0½	5½	Nord-Eft. - -	Tempête, nuageux par intervalles.
11		3½	6	Nord-Eft. - -	Beau tems ferein.
12		2	14	Eft-Nord-Eft.	Tems couvert, le foir quelque peu de bruine.
13		8	10	Eft. - - - -	Le matin beau, à midi nuages, à 3 heure pluye & le reste.
14		9	10	Eft-Sud-Eft. -	Le matin pluye jufqu'à midi, couvert le reste.
15		7½	16	Sud. - - - -	Le matin beau, à midi nuageux, le foir beau.
16		8	14¼	Sud. - - - -	Tems couvert.
17		9	13	Sud. - - - -	Tems couvert, à 10 h. petite pluye & le foir.
18		9	10½	Sud. - - - -	Brouillard le matin, tems couvert le reste du jour.
19		9	11	Nord-Eft. - -	Le matin brouillard, à midi petite pluye & le reste.
20	27 - 0	10	11	Eft. - - - -	Tems couvert.
21	27 - 6	6½	14½	Nord ✠ Sud. -	Le matin beau, à midi Sud, nuageux, le foir couvert.
22		10½	12¼	Sud. - - - -	Tems couvert.
23		10½	15	Sud. - - - -	Le matin couvert, à midi foleil, à 2 h. gros nuages ainfi par intervalles tout le jour gros vent, tempête.
24		5	14½	Nord. - - -	Beau tems ferein.
25	27 - 10	6½	10½	Nord. - - -	Idem.
26	28 - 0	5	13	Nord. - - -	Idem.
27		6	14¼	Nord-Eft. - -	Idem.
28		7	17	Eft. - - - -	Idem.
29		6	17	Eft ✠ S. ✠ Ou.	Brouillard le matin & le foir, variable le reste.
30		6¼	16¼	Sud. - - - -	Le mat. beau, à 9 h. couvert, à midi beau & le reste.
31	27 - 9	5	16	Oueft. - - -	Le matin beau, à midi nuageux & le reste.

La plus grande chaleur marquée par le Thermomètre, pendant ce mois, a été de 17 degrés au-deffus du terme de la congelation de l'eau & la moindre chaleur a été de $3\frac{1}{2}$ degrés au-deffous de ce même terme. La différence entre ces deux points eft de $20\frac{1}{2}$.

La plus grande hauteur du Mercure dans le Baromètre a été de 28 pouces & fon plus grand abbaiffement de 27 pouces. La différence entre ces deux termes eft d'un pouce.

Le vent a fouflé
{
12 fois du Nord,
4 fois du Nord-Eft.
1 fois du Nord-Oueft.
1 fois de l'Eft-Nord-Eft.
1 fois de l'Eft-Sud-Eft.
4 fois de l'Eft
12 fois du Sud,
2 fois de l'Oueft.
}

Il y a eu
{
12 jours de tems ferein.
7 jours de pluye.
4 jours de brouillards.
11 jours de tems couvert.
9 jours de tems variable.
5 jours de gros vent, tempête.
}

TABLES

OBSERVATIONS.

Nom des Maladies.	Nomb. des Malades.	Guéris.	Morts.	Convalescens.	OBSERVATIONS.
Pleuro-pneumonies.	6	3	2	1	Ces Maladies commencent à diminuër ; on en voit beaucoup moins, j'ai suivi le traitement indiqué ci-deffus & je m'en fuis toûjours affés bien trouvé, je n'ai perdu que deux de mes malades dont l'un étoit du mois dernier, & l'autre vint à l'Hôpital lorfqu'il étoit a l'extrêmité ; il mourut la nuit fuivante.
Fièvres putrides avec douleur au côté.	13	10	1	2	Les pleuropneumonies dont nous venons de parler ont fait place à cette maladie qui paroit avoir beaucoup d'analogie avec la prémière. Les malades ont eu conftamment une douleur au côté plus ou moins vive qu'ils rapportoient au bas des fauffes côtes. La fièvre étoit continuë redoublante ; l'entrée des redoublemens n'étoit pas marquée par un froid, la bouche étoit mauvaife, & tous avoient des fignes de pourriture, quelques-uns touffoient, mais la toux ne les fatiguoit pas étrangement, je n'en ai vû aucun qui ait craché du fang. — Les purgatifs rëiterés étoient indiqués ; ils ont communément réuffi, peu de faignées comme dans les maladies précédentes. L'état de ces malades n'étoit point inflammatoire de la nature. Les évacuations par les felles calmoient la fièvre, & la douleur.
Fièvres putrido-malign.	2	0	1	1	Nous n'avons eu dans le courant de ce mois que deux malades attaqués de fièvre maligne. L'un entra à l'Hôpital le 13e ; il étoit dans le délire, avec des mouvemens convulfifs violents. Il fut mort le lendemain. L'autre eut une maladie longue, il n'étoit point encore remis à la fin du mois.
Fièvres putrides fimples.	10	8	0	2	
Fièvres contin.	12	9	0	3	
Fièvres interm. quotid. tierces & quartes.	14	11	0	3	Nous avons eu fix fébricitans de fièvres-tierces, un feul de fièvre-quarte, & fept qui avoient des accès quotidiens. J'ai obfervé dans les malades qui étoient fujets à la toux, & qui avoient la poitrine délicate ; j'ai, dis-je, obfervé que le Kinkina, donné avec le miel de Narbonne, produifoit un bon effet.
Fièvres éphem. courbat.	18	16	0	2	
Phtifies.	5	1	2	2	
Érefypèles.	9	8	0	1	Parmi ces érefypèles j'en ai vû un au bras qui vint en fuppuration, & qui fit long-tems fouffrir le malade. — Les érefypèles qui paroiffent au vifage ont coûtume de faire le tour de la tête, & font prefque toûjours les fymptômes d'une fièvre putride plus ou moins violente fuivant l'état des prémières voyes. On doit alors faire moins d'attention à l'érefypèle qu'à la fièvre putride, & les remèdes qui guériffent celle-ci font le même effet fur l'autre. — Ordinairement avec ces érefypèles le mal de tête fe fait fentir vivement fur-tout dans le tems des redoublemens. La douleur eft quelquefois prefqu'infuportable ; la rougeur de

Nom des Mala-dies.	Nomb. des Ma-lades.	Gué-ris.	Morts.	Con-vale-fcens	OBSERVATIONS.
					la partie affectée eft d'une intenfité proportionnée à la fièvre. Les faignées du pied font indiquées en pareil cas, & réuffif-fent communément.
Angin.	4	3	0	1	
Dyffent.	1	1	0	0	
Piffem. de fang.	1	1	0	0	Ce piffement de fang étoit joint à une hernie qui pouvoit bien l'avoir occafionné. L'hernie ayant été remife, le piffe-ment du fang a difparu.
Brûlure	1	1	0	0	Un homme s'étoit brûlé le vifage & les mains. Un onguent dont on fe fert ici ordinairement, le guérit dans peu de jours. Voici la façon de faire cet unguent. On prend telle quantité qu'on veut de la plante apellée *prêle* (*Equifetum paluftre*), on l'allume, & dès qu'elle a commencé à prendre feu on l'étouffe exactement, afin qu'elle ne fe réduife point en cendres, mais qu'elle fe convertiffe en charbons. On pile ces petits char-bons dans un mortier, on les paffe par un tamis, & on mêle cette poudre avec 5 q. d'huile d'olives jufqu'à la confiftance d'onguent, avec lequel on enduit les parties brûlées, quel-ques jours après on fe fert du cerat de diapalme.
Doul. rheum.	8	7	0	1	
Jaunif-fes.	4	4	0	0	Les jauniffes, dont je parle ici, doivent être regardées comme maladies par elles-mêmes, & non comme fymptômes dépen-dants d'autres maladies, de l'inflammation, ou du Skirre du foye, des obftructions de la rate &c. --- Celles-ci reconnoiffoient pour caufe des mauvais fucs croupiffants dans les prémières voyes qui épaiffiffoient les humeurs, & produifoient de legers embarras dans le couloir des liqueurs digeftives : auffi les ma-lades n'ont-ils jamais eu de fièvre, & leur guérifon a été bien-tôt décidée par le moyen des purgatifs & des apéritifs mêlés avec les diurétiques, quelquefois même avec les hydragogues. Le marruble blanc en tifane a produit d'affés bons effets.
Total	108	83	6	19	

RECAPITULATION des Hommes du mois de Mars 1758.

Il eft entré dans nôtre Hôpital pendant ce mois

    42 Soldats.
    49 Bourgeois.

Il étoit refté du mois dernier   17 Convalefcens.

    108

Dans la claffe des Guéris   83
Dans celle des Morts   6
Dans celle des Convalefcens   19

    108

M

TABLES

Nom des Maladies.	Nomb. des Malades.	Guéris.	Morts.	Convalescens.	OBSERVATIONS.
Pleuro-pneumonies putrid.	3	2	0	1	C'étoit plûtôt (du moins autant qu'il m'a paru) de ces maladies que j'ai décrites ci-deffus, de ces fièvres putrides redoublantes avec douleur au côté, que des vrayes pleuropneumonies.
Fièvres putrid. malign.	2	2	0	0	
Fièvres putrid. fimp.	4	2	0	2	On pourroit apeller une de ces fièvres *putrido-laiteufe*; elle avoit été occafionnée par un reflux de l'air dans la maffe du fang; l'entrée des redoublemens étoit toûjours marquée par des friffons très forts; le ventre étoit bourfouflé, & la malade fe plaignoit d'une douleur dans le dos & les reins; elle rendit quantité de l'air par les felles & par les urines.
Fièvres contin.	6	4	0	2	
Fièvres éphem. courbat.	3	2	1	0	Je mets dans cette claffe une femme qui mourut en arrivant dans la maifon; je n'ai pû favoir quelle étoit fa maladie.
Catarrhes.	5	4	0	1	Ces toux catarrhales étoient accompagnées de fièvre, les deux ou trois prémiers jours. — Les narcotiques & les adouciffans étoient bien indiqués, & ils ont réüffi.
Phtifies.	3	1	0	2	
Diarrhées.	2	1	1	0	La malade qui fut enlevée par une diarrhée fans fièvre, étoit une vieille femme qui ne vint à l'Hôpital que lorfqu'elle fut entièrement épuifée.
Hydrop. leuco-phlegm.	1	0	1	0	Autre vieille qui ne refta que fept jours à l'Hôtel-Dieu. Le 3me elle fut à l'agonie.
Afcite.	2	0	1	1	J'ai foupçonné que cette femme, que j'ai notée comme morte d'un afcite, avoit quelqu'épanchement dans la cavité de la poitrine. Sa mort prefque fubite, l'enflûre de fes extrêmités fupérieures, & la difficulté qu'elle avoit de refpirer, me l'ont fait conjecturer.
Fauffe-couche.	1	1	0	0	On nous apporta cette femme le lendemain de fa fauffe-couche; elle perdoit peu; elle avoit la voix rauque, beaucoup d'oppreffion, des douleurs au bas-ventre, & une fièvre très forte.
Erefyp.	2	1	0	1	
Scorbut.	1	1	0	0	
Ophtal.	2	1	0	1	
Colique hyftérique.	1	1	0	0	La malade qui fait le fujet de cette obfervation eft une fille agée d'environ 20 ans, elle eft fujette à une colique des plus violentes, elle paroit être d'un tempérament délicat, elle eft fort pâle. — J'ai été témoin de plufieurs accès de cette colique; je vais en décrire un. — La douleur fe fait d'abord fentir à la région lombaire, bientôt elle s'étend à l'eftomac, la malade fe plaint de douleurs horribles, elle jette des cris affreux, le pouls eft petit & vite, la langue n'eft point chargée, ni la bouche

Nom des Mala-dies.	Nomb. des Malades.	Gué-ris.	Morts.	Con-vale-scens.	OBSERVATIONS.

bouche mauvaise, elle n'a ni nausées ni vents du moins dans les prémiers instants, elle rend bien quelquefois des vents, mais ils ne paroissent pas la soulager; elle n'a pas non plus de difficulté d'uriner; elle se roule d'un côté & d'autre & s'agite d'une façon singulière; on diroit presqu'elle a des convulsions; elle fut attaquée de cette colique le 2d de ce mois, elle se plaignoit beaucoup de ses reins, je la fis saigner deux fois coup sur coup, je lui fis faire une potion huileuse, des lavemens de quatre en quatre heure & des fomentations émollientes, je faisois ajouter à la décoction ordinaire des clystères deux têtes de pavot blanc écrasées. Ces remèdes parurent produire un bon effet. Le paroxisme des douleurs fut beaucoup plus court, & moins fort. Le lendemain je voulus la purger avec la casse & la manne, la colique revint plus forte qu'auparavant. J'employai les remèdes qui m'avoient d'abord réüssi; ils furent infructueux. J'eus recours aux narcotiques, & je fis repeter la saignée. Les douleurs se calmèrent une seconde fois, & me permirent de faire passer un purgatif en lavage fort étendu, & pour ainsi dire noyé dans une grande quantité de décoction de chien-dent, & de scolopendre. La colique ne revint plus, & cette fille reprit trois jours après ses occupations ordinaires, sans qu'il parut qu'elle eut été malade. Le 15e elle eut une legère attaque de colique qui dura très-peu; j'ajoutai à la potion huileuse & narcotique les antihystériques les plus accrédités. Ce ne fut pas sans succès, je préscrivis ensuite des apostèmes stomachiques & antihystériques dont cette fille usa pendant quelque tems; par ces moyens elle se rétablit au mieux; depuis lors elle n'a plus eu de pareilles attaques, du moins ne sont-elles pas venuës à ma connoissance.

| Total | 38 | 23 | 4 | 11 | |

RECAPITULATION des Femmes du mois
de Mars 1758.

Il est entré pendant ce mois dans nôtre Hôpital
                              27 Malades.
Il y avoit du mois précedent   11 Convalescentes.

                                 38

Dans la Classe des Guéries   23
Dans celle des Mortes   4
Et dans celle des Convalescentes   11

                                 38

Mensis MARTII 1758

CLASSES.	GENERA.	ÆGRI.	SANATI.	MORTUI	RESIDUI in alt. menf.	
Febres.	Typhus	4	2	1	1	
	amph. vel tritæop.	14	10	0	4	
	Synochus	18	13	0	5	71
	quotid. 3a. 4a.	14	11	0	3	
	ephemer. extens.	21	18	1	2	
Phlegma- siæ.	Pleuropneum.	9	5	2	2	
	Pleurit. putr.	13	10	1	2	
	Cynanche	4	3	0	1	37
	Eryfipelas	11	9	0	2	
Dolores.	Ophtalmia	2	1	0	1	
	Rheumatifmus	8	7	0	1	11
	Colic. hyfter.	1	1	0	0	
Fluxus.	Dyffenteria	1	1	0	0	
	Mictus cruent.	1	1	0	0	
	Abortus	1	1	0	0	10
	Diarrhœa	2	1	1	0	
	Catarrhus	5	4	0	1	
Cachexiæ.	Phtifis	8	2	2	4	
	Aurigo	4	4	0	0	
	Scorbutus	1	1	0	0	16
	Afcites	3	0	2	1	
Vitia.	Vitio	1	1	0	0	1
CLASSES 6	GENERA 22	ÆGRI 146	SANATI 106	MORTUI 10	RESIDUI 30	

Viri . . 108
Mulier. . 38
146

TABLES

Avril, le	Baro-mètre.	Therm. Mat. à 6 h.	Soir à 2 h.	Vents.	Etat du Ciel.
	pouc. lign.	degr.	degr.		
1	27 - 9	6	16	Oueſt. - -	Le matin nuageux, à midi beau, & le reſte.
2		8	$15\frac{1}{2}$	Nord. - - -	Le matin beau, à 2 h. du ſoir nuageux, variable.
3		7	21	Nord ✠ Oueſt.	Le mat. beau, à 2 h. nuageux, le ſoir beau, variable.
4		$9\frac{1}{2}$	$17\frac{1}{2}$	Nord. - - -	Beau tems ſerein. Sur le ſoir le vent ſe renforce.
5		5	12	Nord. - - -	Très-beau, vent fort, tempête.
6		4	$11\frac{1}{4}$	Nord. - - -	Très-beau tems ſerein, le ſoir vent foible.
7		5	18	Eſt ✠ Sud. -	Le mat. beau, à 3 h. du ſoir nuageux, couvert le reſte.
8		$9\frac{1}{2}$	$13\frac{2}{3}$	Sud - - - -	Tems couvert le matin, petite pluye le ſoir.
9		$9\frac{1}{2}$	17	Eſt ✠ Oueſt -	Le mat. variable, à midi pet. pluye, le ſoir couvert.
10		8	$21\frac{1}{2}$	Oueſt - - -	Le mat. beau tems ſerein.
11		9	21	Sud - Oueſt. -	Beau tout le jour.
12		$11\frac{1}{2}$	$20\frac{1}{2}$	Sud - Oueſt. -	Très-beau tems ſerein.
13		1.1	$19\frac{1}{4}$	Sud - Oueſt. -	Tems nuageux.
14	27 - 1	11	8	Sud ✠ No. ✠ Sud	Pluye continuë tout le jour.
15		8	17	Oueſt. - - -	Tems variable.
16		10	14	Eſt ✠ Ou ✠ No.	Tems variable, à 3 h. du ſoir pet. pluye, & le reſte.
17		$1\frac{1}{2}$	6	Nord. - - -	Pluye dans la nuit & le matin juſqu'à 11 h. à midi beau & le reſte.
18		1	$12\frac{1}{2}$	Nord. - - -	Très-beau tems ſerein.
19		6	$16\frac{1}{4}$	Nord ✠ Oueſt.	Beau tems.
20		6	$17\frac{1}{4}$	Sud - - - -	Beau tems ſerein.
21		9	17	Sud. - - - -	Tems nuageux par intervalles tout le jour.
22		9	20	Sud. - - - -	Tems couvert.
23		12	$13\frac{1}{2}$	Sud ✠ Nord.	Petite pluye.
24		10	18	Sud. - - - -	Le mat. tems couvert, à midi beau, le ſoir à 6 heures 3 ou 4 coups de tonnère.
25		$7\frac{1}{2}$	18	Oueſt. - -	Le mat. nuageux, beau par intervalles.
26		11	18	No. ✠ Sud-Ou.	Nuageux par intervalles.
27		9	$19\frac{2}{3}$	Sud. - - -	Idem.
28		$11\frac{1}{2}$	13	Sud ✠ Sud-Ou.	Le mat. couvert, à 9 heures pet. pluye & le reſte.
29		9	19	Sud-Oueſt. -	Tems couvert.
30	27 - 6	8	$14\frac{1}{3}$	Nord. - - -	Beau tems ſerein.

La plus grande chaleur marquée par le Thermomètre, pendant ce mois, a été de 21 degrés & demi au-deſſus du terme de la congelation de l'eau, & la moindre chaleur a été de 1 degré au-deſſus de ce même terme. La différence entre ces deux points eſt de 20 degrés & demi. La plus grande hauteur du mercure dans le Baromètre a été de 27 p. 9 l. & ſon plus grand abaiſſement de 27 p. 1 l. La différence entre ces 2 termes eſt de 8 lignes.

Le vent a ſouflé
- 13 fois du Nord.
- 3 fois de l'Eſt.
- 11 fois du Sud.
- 6 fois du Sud-Oueſt.
- 8 fois de l'Oueſt.

Il y a eu
- 10 jours de beau tems ſerein.
- 7 jours de pluye.
- 8 jours de tems couvert.
- 12 jours de tems variable.
- 2 jours de tempête, vent très-fort.
- 1 jour de tonnères.

RESULTAT du mois d'Avril 1758.

Il eſt entré pendant ce mois - - 79 Soldats, dont 10 morts.

39 Bourgeois.

Il y avoit dans la maiſon du mois dernier 19 Convaleſcens.

Il eſt entré - - 21 Femmes, dont 3 mortes.

158

13 morts.

Mai, le	Baro-mètre.	Therm. Mat. à 5 h.	Soir à 3 h.	Vents.	Etat du Ciel.
	pouc. lign.	degr.	degr.		
1	27 - 6	8	15	Nord-Eſt. -	Beau tems, nuageux par intervalles, vent fort.
2		7	$14\frac{1}{4}$	Nord. - - -	Idem.
3	27 - 9	6	20	Sud-Oueſt.	Beau tems ſerein, vent médiocre.
4		$9\frac{1}{2}$	$12\frac{1}{2}$	Sud. - - -	Le mat. tems couvert, à midi pet. pluye & le reſte.
5		11	$18\frac{1}{2}$	Nord ✠ Sud.	Le mat. beau, à midi pet. pluye, & le reſte var.
6		$11\frac{1}{2}$	$22\frac{1}{2}$	Nord ✠ Sud.	Le mat. beau, à 11 h. nuageux, & le reſte var.
7		14	19	Sud. - -	Petite pluye tout le jour.
8		$12\frac{1}{2}$	$23\frac{1}{4}$	Nord ✠ Sud.	Le mat. beau, à 11 h. nuageux, & le reſte var.
9		$11\frac{1}{2}$	23	Sud - Oueſt.	Beau.
10		12	$23\frac{1}{2}$	Sud-Ou. ✠ No.	Le mat. beau, à 2 h. nuageux, menace d'orage, le ſoir beau, vent fort, variable.
11		$12\frac{1}{2}$	21	Nord. - -	Très-beau tems ſerein, vent fort.
12		11	19	Nord-Eſt.	Beau tems ſerein, vent médiocre.
13		11	16	Nord-Eſt.	Idem.
14		12	$21\frac{1}{2}$	No.E. ✠ E ✠ No.	Le mat. beau, à 2 h. menace d'orage, le ſoir beau.
15	27 - 6	12	$21\frac{1}{3}$	No. ✠ NE. ✠ No.	Idem, variable.
16		12	23	N. ✠ S.O. ✠ NE.	Le mat. beau, à 5 h. men. d'orage, pet. pluye, var.
17		11	$23\frac{1}{2}$	Sud ✠ Nord.	Idem, variable.
18		$11\frac{1}{2}$	19	Sud ✠ No. Ou.	Idem, variable.
19		11	24	Nord. - - -	Beau tems ſerein.
20		11	25	Sud - Oueſt.	Idem.
21		13	$24\frac{1}{2}$	Nord-Eſt ✠ Sud.	Idem.
22		14	24	Sud. - -	Idem.
23		12	23	Sud ✠ Sud-Ou.	Idem.
24		$12\frac{1}{4}$	20	Sud. - -	Idem.
25		$12\frac{1}{3}$	22	Sud-S.E ✠ Sud.	Le mat. brouillards, à midi beau & le reſte.
26		14	18	Sud. - -	Tems nuageux par intervalles.
27		13	11	Sud. - -	Le mat. pet. pluye, le ſoir très-forte & la nuit.
28		11	22	Nord ✠ E ✠ No.	Le mat. beau, à midi couvert, à 2 h. orage, le ſoir beau.
29		12	$22\frac{1}{2}$	Nord. - -	Beau tems ſerein.
30		13	25	No. ✠ Eſt ✠ Sud.	Idem.
31	27 - 5	$16\frac{1}{2}$	27	Sud. - -	Le mat. beau, à midi nuageux, & le reſte variable, dans la nuit orage, tonnères &c.

La plus grande chaleur marquée par le Thermomètre, pendant ce mois, a été de 27 degrés au-deſſus du terme de la congelation de l'eau, & la moindre chaleur a été de 6 degrés au-deſſus de ce même terme. La différence entre ces deux points eſt de 21 degrés. La plus grande hauteur du mercure dans le Baromètre a été de 27 pouces 9 lign. & ſon plus grand abaiſſement de 27 pouces 5 lign. La différence entre ces 2 termes eſt de 4 lign.

Le vent a ſouflé
- 16 fois du Nord.
- 6 fois du Nord-Eſt.
- 1 fois du Nord-Oueſt.
- 3 fois de l'Eſt.
- 16 fois du Sud.
- 1 fois du Sud-Sud-Eſt.
- 6 fois du Sud-Oueſt.

Il y a eu
- 14 jours de tems ſerein.
- 8 jours de pluye.
- 2 jours de tonnères.
- 3 jours gros nuages menaçants des orages.
- 1 jour de tems couvert.
- 14 jours de tems variable.
- 1 jour de brouillards.

RESULTAT du mois de Mai 1758.

Il eſt entré pendant ce mois - - 105 Soldats, dont 5 morts.

42 Bourgeois, - - 5 morts.

Il y avoit dans la maiſon du mois d'Avril 35 Convaleſcens.

Il eſt entré - - 33 Femmes, dont 1 morte.

215   11 morts.

Juin, le	Baromètre.	Thermomètre.		Vents.	Etat du Ciel.
	pouc. lign.	Mat. à 5 h. degr.	Soir à 3 h. degr.		
1	27 - 5	15½	17	S✝E✝N-E✝N.	Le mat. couvert, pet. pluye à 6 h. à 10 h. grosse pluye & le reste, même dans la nuit.
2		11½	21	N+NO+S E+N.	Le mat. beau, à 1 h. orage, tonnères, éclairs, grosse pluye, vent du N. E. ½ & du S. E. en même tems.
3		13	20	N. ✝ N-E. ✝ N.	Le mat. beau, à 2 h. menace d'orage, tonnères, à 5 h. beau & le reste.
4	27 - 9	12	21	Nord. - -	Beau tems serein.
5		13	24	Nord. - -	Idem.
6		15	27	Nord-Est✝Sud.	Idem.
7		15	28¼	Ouest- Sud- Ou.	Idem.
8		15	30½	idem. - -	Idem.
9		15½	28½	Sud. - -	Idem.
10		16	28	idem. - -	Idem.
11		17	27⅓	idem. - -	Idem.
12		18	27	idem. - -	Le mat. petite pluye, à 11 h. beau, & le reste.
13		15½	28	Nord✝No-Est.	Le mat. variable, le soir menace d'orage.
14		18	28½	No. ✝S. ✝ Ou.	Tems variable, pluye, tonnères, éclairs, nuageux par intervalles tout le jour.
15		15½	24	O-N-Ou.✝No.	Le mat. nuageux, à midi beau & le reste.
16		15	23	Nord. - -	Idem.
17		14	25½	idem. - -	Beau tems serein.
18		15	17	idem. - -	Le mat. beau, à midi tempête, ouragan, vent très-fort tout le jour, à 10 h. du soir pet. pluye.
19		14	18½	idem. - -	Le mat. beau, le soir menace d'orage, pet. pluye.
20	27 - 8	14½	21½	Nord- Est.	Tems serein, vent très-fort.
21		15	23½	idem. - -	Tems serein, vent très-fort, jusqu'à 5 h. décl. à l'Est.
22		15	27½	Nord ✝ Sud.	Tems serein.
23		15	27	Sud. - -	Idem.
24		17	26¼	idem. - -	Le mat. couvert, à 7 h. beau, & le reste.
25		17	20⅓	Sud✝Ouest.	Le mat. couvert, à 8 h. pet. pluye jusqu'au soir.
26		13	23⅔	No. ✝ No-Ou.	Le mat. tems serein, à 3 h. du soir nuageux, & le reste.
27		17	22	Nord. - -	Dans la nuit pluye, & tout le jour par intervalles.
28		16	29⅓	Nord ✝ Ouest.	Le mat. beau, à 5 h. gros nuage, tonnère tombé quelque peu de pluye après, beau le soir.
29		18	20	N.E ✝Ou.✝N.	Le mat. beau, à midi nuageux, à 3 h. menace d'orage, pet. pluye jusqu'au soir, le soir nuag.
30	27 - 9	12	23½	N.✝ Ou.✝Sud.	Le mat. beau, à midi nuageux, couvert le reste.

La plus grande chaleur marquée par le Thermomètre, pendant ce mois, a été de 30 degr. ½ au-dessus du terme de la congelation de l'eau, & la moindre chaleur a été de 11 degr. & demi au-dessus de ce même terme. La différence entre ces deux points est de 19 degr. La plus grande hauteur du mercure dans le Baromètre a été de 27 pouces 9 lign. & son plus grand abaissement, de 27 pouces 5 lign. La différence entre ces deux termes est de 4 lignes.

Le vent a soufflé
- 20 fois du Nord.
- 7 fois du Nord-Est.
- 2 fois du Nord-Ouest.
- 1 fois de l'Est.
- 12 fois du Sud.
- 1 fois du Sud-Est.
- 2 fois de l'Ouest Sud-Ouest.
- 5 fois de l'Ouest.
- 1 fois de l'Ouest- N. Ouest.

Il y a eu
- 13 jours de tems serein.
- 10 jours de pluye.
- 4 jours de tonnères.
- 3 jours de gros nuages menaçants des orages.
- 1 jour de tempête ouragan.
- 3 jours de gros vent.
- 4 jours de tems couvert.
- 10 jours de tems variable.

Nom des Mala-dies.	Nomb. des Ma-lades.	Gué-ris.	Morts.	Con-vale-cens	OBSERVATIONS.
Pleuro-pneum. putrid.	11	8	1	2	
Fièvres putrides avec douleur au côté.	15	12	0	3	Cette maladie, que j'ai décrite au mois de Mars dernier, ne doit point être confonduë avec la pleurefie ni la pleuropneumonie. —— Elle eft fouvent produite par une fuppreffion de tranfpiration, dans le tems que les prémières voyes abondent en mauvais fucs. —— Souvent la douleur n'eft pas fixe; elle paffe d'un côté à l'autre; quelquefois elle occupe en même tems les deux côtés, d'autrefois les reins.
Fièvres putrido-malign.	14	9	2	3	Un de ces malades entra dans l'Hôp. le 7 du mois; il y avoit déja quelques jours qu'il étoit malade. Il avoit le pouls petit & fréquent, les extrémités froides, la bouche d'une puanteur infuportable; il fe plaignoit beaucoup du mal de tête, & il étoit dans un léger délire. Je lui fis faire d'abord une potion cordiaque dont il prenoit à cuillerée; le pouls s'étant un peu relevé, il fut faigné du bras & du pied; il prit deux purgations cathartico-émetiques, & parut être mieux le 3me jour de fon entrée; le lendemain il eut un froid des plus marqués, qui fut l'annonce d'un redoublement violent; le délire fut très-fort, accompagné de mouvemens convulfifs. Malgré les véficatoires que je lui fis apliquer, & tous les autres fecours qu'on put lui donner, il mourut le 13me du mois.
Fièvre ardente.	1	0	0	1	Je ne vis ce malade que le 4me jour depuis l'invafion du mal. Il avoit pour lors une douleur de tête fi violente, qu'il ne pouvoit pas (difoit-il) l'endurer; fon vifage étoit rouge, fes yeux enflammés, fon pouls fort & grand, fes urines couleur de fang; il avoit quelque peu de difficulté de refpirer, avec même une legère douleur ou tiraillement au côté droit. C'étoit un jeune homme robufte & vigoureux; dans 48 heures je lui fis faire 5 faignées; pendant cet intervalle je le faifois boire abondamment d'une tifane rafraichiffante; je le purgeai avec les tamarinds & la manne, & tous les foirs, pour calmer la grande ardeur du fang, je lui faifois prendre une émulfion cuite, à laquelle j'ajoûtois tantôt le fyrop de Nymphæa, tantôt celui de pavot blanc à dofe moyenne. Sur la fin du 6me jour de fon entrée, il eut une hémorrhagie du nez très-confidérable; elle fut critique, & *cum bonis ægri rebus.* Depuis cet inftant il fut toûjours de mieux en mieux.
Fièvres contin. fimples.	58	47	0	11	C'eft la maladie prédominante de ce mois; elle n'a du tout point été meurtriére; dans peu de jours les malades recouvroient la fanté fans courir de grands rifques pour la vie. Quelques-uns ont rendu des vers par la bouche, d'autres par les felles, mais ce n'étoit pas le plus grand nombre. Ces vers s'annoncoient par des defaillances fréquentes, des maux d'eftomac, & des picotemens dans les entrailles.

L'in-

1758. Juin.   SALLE DES HOMMES.   *Hôtel-Dieu de Nîmes.*

Nom des Maladies.	Nomb. des Malades.	Guéris.	Morts.	Convalescens
Fièv. intermitt. quotid. tierces.	20	14	0	6
Fièvres éphem.	47	39	0	8
Catarrhes.	19	10	0	9
Phtifies.	7	4	0	3
Dyffent.	1	1	0	0
Diarrh.	3	3	0	0
Vomiffemens.	2	2	0	0
Coliq.	1	1	0	0
Ictères.	3	2	0	1
Afcites.	1	0	0	1
Pet. Véroles.	4	3	0	1
Rougeoles.	12	7	0	5
Ophtalmies.	3	2	0	1
Doul. rheum.	10	9	0	1
Total	232	173	3	56

OBSERVATIONS.

L'inconftance du tems a occafionné ces catarrhes. Il n'eft pas naturel d'avoir dans ce climat un mois de Juin pareil à celui que nous avions ; nous paffions fucceffivement du froid au chaud, & du chaud au froid ; nous avons même effuyé plufieurs orages fuivis ou précédés de tonnères & d'éclairs ; auffi ne doit-on pas s'étonner fi nous avons eu quantité de toux catarrhales, de rhumes, de fièvres avec douleur au côté &c. Les catarrhes, dont il eft ici queftion, étoient prefque toûjours accompagnés de fièvre, de douleur à la poitrine, & la toux étoit plus ou moins forte. — Après les remèdes généraux les malades fe trouvoient très-bien des crêmes d'avoine, du petit lait coupé, avec une tifane bechique. Ils recevoient beaucoup de foulagement des narcotiques. Je n'ai guères employé que le fyrop de pavot blanc à une dofe proportionnée à l'âge des malades. Il provoquoit communément un fommeil doux qui, dans plufieurs fujets, étoit fuivi de fueurs abondantes qui emportoient la maladie.

Ces vomiffemens étoient fans fièvre ; ils n'étoient point le fymptôme d'aucune autre maladie ; auffi ont-ils cedé à la prémière prife d'un doux émetique.

Les Rougeoles ont toutes attaqué des adultes, excepté deux enfans. Trois de ces malades venant d'effuyer la Rougeole, & fe trouvant très-bien, furent faifis d'une douleur vive au côté gauche, & d'une fièvre des plus confidérables qui dura 10 à 12 jours, avec des retours qui me faifoient craindre pour eux. Ayant fait reflexion à ce qui leur étoit arrivé, & voulant prévenir pareilles rechûtes ; je pris le parti de faire faigner les autres malades à la fin de la Rougeole, de les purger 2 ou 3 fois, fuivant l'indication plus ou moins marquée de pourriture, & de ne leur donner des alimens que petit à petit. Par ces moyens j'évitai (fi je ne me trompe) les accidens qui auroient pu menacer leurs jours comme ceux des trois prémiers.

RECAPITULATION des Hommes du mois de Juin 1758,

Il eft entré dans nôtre Hôpital pendant ce mois - - - Soldats - 145
Bourgeois 46
Il eft refté du mois dernier en convalefcence - - - - - - - 41
232

Dans la Claffe des Guéris - - - - - 173
Dans celle des Morts - - - - - - - 3
Dans celle des Convalefcens - - - - 56
232

Nom des Maladies.	Nomb. des Malades.	Guéris.	Morts.	Convalescens.
Pleuro-pneum. putrid.	1	0	0	1
Fièvres contin. putrid.	1	1	0	0
Fièvres contin. simples.	6	4	1	1
Catar-rhes.	4	3	0	1
Fièvres interm.	3	3	0	0
Dyssen-teries.	1	0	0	1
Erefy-pèles.	1	1	0	0
Angi-nes.	2	2	0	0
Ophtal-mies.	2	2	0	0
Doul. rheumatifmales	2	2	0	0
Afcites.	1	0	0	1
Total	24	18	1	5

OBSERVATIONS.

Je n'ai fait aucune obfervation effentielle fur les maladies des Femmes pendant ce mois.

RECAPITULATION des Femmes du mois de Juin 1758.

Il eft entré dans nôtre Hôpital pendant ce mois - - - - - - - - - - 24 Malades.
Il y avoit du mois précédent - - - - 10 Convalefc.

         34

J'ai omis de faire mention des Convalefcentes.

Dans la Claffe des Guéries - - 18
Dans celle des Mortes - - - 1
Dans celle des Convalefcentes - 5

         24

SUM-

Menſis JUNII 1758.

CLASSES.	GENERA.	ÆGRI.	SANATI.	MORTUI.	RESIDUI in alt. menſ.	
Febres.	Typhus.	1	0	1	0	
	tritæop. exquiſit. & amphimer. . .	15	10	1	4	150
	quot. 3tiana, 4tana	23	17	0	6	
	Synochus	64	51	1	12	
	Ephem. extens.	47	39	0	8	
Phlegma-ſiæ.	Pleuropneum.	12	8	1	3	
	Pleuritis putris.	15	12	0	3	
	Cynanche.	2	2	0	0	46
	Variolæ.	4	3	0	1	
	Rubeolæ.	12	7	0	5	
	Eryſipelas.	1	1	0	0	
Dolores.	Ophtalmia.	5	4	0	1	
	Rheumatiſmus.	12	11	0	1	18
	Colica inteſtina.	1	1	0	0	
Fluxus.	Dyſſenteria.	2	1	0	1	
	Diarrhæa.	3	3	0	0	30
	Catarrhi.	23	13	0	10	
	Vomitus.	2	2	0	0	
Cachexiæ	Phtiſis.	7	4	0	3	
	Aurigo.	3	2	0	1	12
	Aſcites.	2	0	0	2	
CLASSES 5	GENERA 21	ÆGRI 256	SANATI 191	MORTUI 4	RESIDUI 61	

Viri - - 232
Mulieres   24

Juillet, le	Baromètre.	Therm. Mat. à 5 h.	Therm. Soir à 3 h.	Vents.	Etat du Ciel.
	pouc. lign.	degr.	degr.		
1	27 - 4	16	23	Sud ✚ N ✚ Sud.	Dans la nuit pluye, couvert tout le jour, le soir grosse pluye de 2 vents du Nord & du Sud.
2		12	19	Nord-Ouest.	Le mat. beau, à midi nuageux & le reste.
3	27 - 8	12½	19	Nord. - - -	Beau tems serein, vent fort.
4		13	20	N+N. O+O+N.	Tems variable, sur les 3 h. menace d'orage.
5		14	24	N-N.O+ O.+S.	Idem.
6		14	16	Sud- ✚ Est. .	Le mat. couvert, à midi pluye jusqu'au soir.
7		14	21	Nord-N-Ouest.	Le mat. nuageux, à midi beau & le reste du jour.
8		14	20½	idem - -	Beau, nuageux par intervalles.
9		14	20¾	idem - -	Idem.
10		12½	21¼	N N.O+NN.E.	Le mat. nuageux, à midi beau, & le reste.
11		13	24¾	Nord ✚ Ouest.	Le mat. beau, à midi nuageux, & le reste.
12		16	28	Ouest ✚ Sud.	Tems couvert.
13		18	27	Sud. - -	Tems couvert, pet. pluye par intervalles.
14		17	23	Sud ✚ Nord.	Dans la nuit pluye, le mat. couvert, à 10 h. beau, & le reste.
15		15½	24	No-Ou. ✚ Ou.	Le mat. beau, à 3 h. du soir menacé d'orage.
16		14	21	Nord. - -	Beau tems serein.
17		14	21	Nord ✚ Ouest.	Le mat. beau, à 11 h. nuageux, & le reste var.
18	27 - 3	17	15½	Nord ✚ Sud.	Pluye tout le jour, de 2 vents N. & S.
19	27 - 2	13	17½	Nord. - - -	Tems nuageux par intervalles, vent fort.
20		14	22	N.✚S. ✚ S-Ou.	Le mat. très-beau tems serein, le soir nuageux.
21		15	22	Sud. - -	Pluye tout le jour, dans la nuit grosse pluye.
22		14½	20	Sud ✚ Ouest.	Le mat. pluye, à 10 h. couvert, & le reste.
23		14	20½	Ouest. - -	Beau tems serein.
24		14	26½	Ouest. - -	Le mat. nuageux, le soir couvert, dans la nuit pluye.
25		14	26⅔	Nord. - - -	Beau tems serein.
26		14	22	Nord-Est. -	Idem.
27		16	29½	Est✚Sud✚Ou.	Le mat. beau, à 4 h. menace d'orage, le soir beau.
28		18	29	Nord ✚Sud.	Beau tems serein.
29		18	31	Ouest. - -	Idem.
30		18	29½	Ouest. - -	Idem.
31		16	19½	Ouest ✚ Nord.	Le mat. couvert, à 8 h. pluye jusqu'à midi, à 1 h. beau, & le reste.

La plus grande chaleur marquée par le Thermomètre, pendant ce mois, a été de 31 degrés au-dessus du terme de la congelation de l'eau, & la moindre chaleur a été de 12 degrés au-dessus de ce même terme. La différence entre ces deux points est de 19 degr. La plus grande hauteur du mercure dans le Baromètre a été de 27 pouces 8 lign. & son plus grand abaissement, de 27 pouces 2 lign. La différence entre ces deux termes est de 5 lignes.

Le vent a souflé
- 14 fois du Nord.
- 1 fois du Nord-Nord-Est.
- 1 fois du Nord-Est.
- 5 fois du Nord-Nord-Ou.
- 3 fois du Nord-Ouest.
- 2 fois de l'Est.
- 13 fois du Sud.
- 1 fois du Sud-Ouest.
- 13 fois de l'Ouest.

Il y a eu
- 9 jours de tems serein.
- 9 jours de pluye.
- 4 jours des menaces d'orages.
- 8 jours de tems couvert.
- 10 jours de tems nuageux par intervalles.
- 8 jours de tems variable.
- 1 jour de gros vent.

Nom des Maladies.	Nomb. des Malades.	Gué- ris.	Morts.	Con- vale- scens	OBSERVATIONS.
Pleuro-pneumonies putrides.	12	7	1	4	Le feul malade, qui nous foit mort pendant ce mois de la pleuropneumonie, avoit commis des fautes effentielles dans le régime, qui lui coutèrent la vie : il mangeoit en cachette, & ne fe refufoit pas même les alimens de mauvaife qualité. — J'ai compris dans cet article un malade qui avoit effuyé une fièvre continuë de quelques jours, & quoiqu'il parut très néceffaire de le faire faigner, malgré mes follicitations il ne voulut jamais y confentir. Il fortit de l'Hôpital, & fe crut guéri. Deux jours après il revint avec une vraye peripneumonie. Le crachement de fang fut même très abondant, & c'eft ce qui contribua peut-être le plus à fa guérifon.
Fièvres putrides avec douleur au côté.	16	9	0	7	J'ai vû de ces malades en qui les douleurs étoient fi vagues qu'elles changeoient de lieu prefque tous les jours ; elles rouloient d'un côté à l'autre, entre les épaules, fur la poitrine, au bas des fauffes-côtes &c. je regarde pour lors ces douleurs comme rheumatifmales.
Fièvres ardent.	2	1	0	1	Un de ces malades avoit une chaleur fi vive & fi ardente qu'après l'avoir touché pendant quelque tems, on fe fentoit le bout des doigts comme engourdis. La peau de fon corps étoit féche & aride.
Fièvres contin. fimples.	119	97	0	22	Nous n'avions jamais vû tant de fièvres continuës fimples ; les malades fe fuccédoient mutuellement, & la maifon ne desempliffoit pas. Ces maladies n'étoient point facheufes.
Fièvres contin. putrid.	22	18	0	4	Un Soldat malade d'une fièvre continuë putride avoit des accidens convulfifs toutes les fois qu'il entroit dans un redoudoublement ; il perdoit connoiffance, faifoit des contorfions, des yeux, des lèvres, des bras, des jambes, & reftoit enfuite dans une efpèce de léthargie pendant quelques heures. Après les faignées au bras & au pied, les émetiques, les purgatifs &c. je fis ufage des véficatoires qui firent un effet au delà de toute efpérance. — Lorfque la fièvre fut calmée, je lui fis ufer pendant 20 jours des apozèmes aperitifs, que j'avois foin d'aiguifer, & de rendre purgatifs de 3 en 3 jours ; par ces moyens il recouvra la fanté.
Fièvres éphém.	56	52	0	4	
Fièvres interm. quotid. & tierc.	35	33	0	2	
Fièvre occafionée par la peur.	1	1	0	0	Le 28e du mois dernier, le tems avoit été tout le jour bien ferein, le vent du Nord foufloit légerement, tout à coup à 5 heures du foir le vent change à l'Oueft, un feul éclair précède la foudre, & tuë une femme enceinte de huit mois qui étoit à côté (*). Le Soldat qui fait le fujet de cette remarque étoit fur le gerbier avec deux de fes camarades ; il fut fi faifi de frayeur qu'il fe laiffa tomber par terre : il perdit connoiffance, & ne la reprit que quelques momens après. Il

P   fut

(*) ... Voyez l'Hift. de l'Acad. Roy. des Sciences, année 1761. p. 53.

Noms des Maladies.	Nomb. des Malades.	Guéris.	Morts.	Convalescens.
Angines	5	5	0	0
Rougeol	6	6	0	0
Petites veroles.	2	2	0	0
Flux au visage.	6	6	0	0
Dyssenteries.	3	2	0	1
Diarrh.	5	5	0	0
Coliq.	2	2	0	0
Ictères.	1	1	0	0
Phtisies.	4	1	1	2
Cat'rr.	28	27	0	1
Hydrop.	6	3	0	3
Ophtal.	3	2	0	1
Doul. rheum.	10	8	0	2
Dysurie.	2	1	0	1
Artère ouverte.	1	1	0	0
Total	347	290	2	55

OBSERVATIONS.

fut faigné le lendemain & ne fut apporté à nôtre Hôpital que trois jours après cet accident, il avoit groffe fièvre, & grand mal de téte, fa maladie n'eut pas cependant de fuite, il fut bientôt guéri; fes deux autres camarades ne reffentirent aucun mal.

On ne trouvera pas hors de propos ce que je vais ajoûter. J'examinai le corps de la femme qui avoit été frappée du tonnèrre, une-heure après ce trifte accident : elle n'étoit point noire, & n'avoit aucunement changé de couleur, fes lèvres étoient feulement un peu livides; il ne paroiffoit ni contufion, ni aucune marque de coup nulle part; elle avoit feulement à la nuque du col deux travers de doigt ou environ de cheveux brûlés, & la peau de cet endroit étoit un peu ridée, elle étoit debout, & la tête courbée lorfqu'elle reçût le coup. Je lui fis ouvrir devant moi la veine du bras. Le fang jaillit à un demi pied, & on en tira environ une once. J'étois d'avis de tenter l'opération Céfarienne pour tacher de fauver l'enfant qu'elle portoit dans fon fein, & qui avoit plus de 7 mois : les parens n'y voulurent jamais confentir.

C'etoit un homme vieux qui mourut plûtôt dans le marafme que phtifique.

En faifant une faignée un garçon chirurgien ignorant ouvrit l'artère au-lieu de la veine. Ce facheux accident n'eut point cependant de fuite. Mr. *Mitier*, chirurgien de cette maifon, les prévint par fes foins, & guérit en peu de jours ce malade.

RECAPITULATION des Hommes du mois de Juillet 1758.

Il eft entré pendant ce mois　　252 Soldats.
　　　　　　　　　　　　　　　　　　39 Bourgeois.
Il y avoit dans la maifon　　　　56 Convalefcens.
　　　　　　　　　　　　　　　　　347

Dans la claffe des Guéris　　　　290
Dans celle des Morts　　　　　　　2
Dans celle des Convalefcens　　　55
　　　　　　　　　　　　　　　　　347

TABLES

Nom des Maladies.	Nomb. des Malades.	Gueris.	Morts.	Convalescens
Pleuropneum. putrid.	1	1	0	0
Fièvres contin. putrid.	2	1	1	0
Fièvres contin. simples.	5	3	0	2
Fièvres interm.	5	4	0	1
Fièvres éphém.	2	1	1	0
Phtisies.	2	0	0	2
Catarrh.	1	1	0	0
Dyssent.	3	1	1	1
Diarrh.	1	1	0	0
Coliq.	2	2	0	0
Hydrop.	2	0	0	2
Angin.	2	2	0	0
Ophtal.	1	0	0	1
Ereisyp.	1	1	0	0
Palpitation de cœur.	1	1	0	0
Obstruction des viscères.	2	1	0	1
Total	33	20	3	10

OBSERVATIONS.

Je mets au nombre des mortes d'une fièvre éphémère une femme qui mourut de vieillesse, sans fièvre & sans aucune espèce de mal. Celle qui est morte d'une dyssenterie, étoit aussi une vieille femme fort épuisée. Les deux malades, qui sont marquées à l'article *obstruction des viscères abdominaux*, sont deux filles qui avoient fait longtems les pâles-couleurs & qui avoient les viscères obstrués ; elles n'avoient point de fièvre, étoient fort dégoutées, & ne pouvoient remplir leurs fonctions ordinaires à cause de la foiblesse & de l'abbatement qu'elles ressentoient.

RECAPITULATION des Femmes du mois de Juillet 1758.

Il est entré pendant ce mois - 28 Malades.
Il y avoit du mois dernier - 5 Convalescentes.

33

Dans la Classe des Guéries 20
Dans celle des Mortes 3
Dans celle des Convalescentes 10

33

SUM-

Mensis JULII 1758.

CLASSES.	GENERA.	ÆGRI.	SANATI.	MORTUI.	RESIDUI in alt. mensf.	
Febres.	trit. exquif. & amph.	26	20	1	5	
	Synochus	124	100	0	24	
	quot. 3tiana, 4tana	40	37	0	3	249
	Ephem. extens.	58	53	1	4	
	Febris fingul.	1	1	0	0	
Phlegmafiæ.	Pleuropneum.	13	8	1	4	
	Pleuritis putris.	16	9	0	7	
	Cynanche.	7	7	0	0	
	Rubeola.	6	6	0	0	51
	Variola.	2	2	0	0	
	Eryfipelas.	1	1	0	0	
	Pfeudo eryfip.	6	6	0	0	
Dolores.	Ophtalmia.	4	2	0	2	
	Rheumatifinus.	10	8	0	2	20
	Hepatalg. ac fplenat.	2	1	0	1	
	Colica.	4	4	0	0	
Convulf.	Cordis palpitatio.	1	1	0	0	1
Fluxus.	Dyffenteria.	6	3	1	2	
	Diarrhæa.	6	6	0	0	43
	Dyfuria.	2	1	0	1	
	Catarrhus.	29	28	0	1	
Cachexiæ	Phtifis.	6	1	1	4	
	Aurigo.	1	1	0	0	15
	Hydrops.	8	3	0	5	
Vitia.	Arteriotom.	1	1	0	0	1
CLASSES 7	GENERA 25	ÆGRI 380	SANATI 310	MORTUI 5	RESIDUI 65	

Viri - 347
Mulieres 33
380

Août, le	Baromètre. pouc. ligu.	Therm. Mat. à 5 h. degr.	Therm. Soir à 3 h. degr.	Vents.	Etat du Ciel.
1	27 - 3	15	22¼	Nord ☩ Ouest.	Le mat. beau, à 3 h. menace d'orage, le foir beau;
2		15	24	Nord. - - -	Beau tems ferein.
3		15	27	Nord. - - -	Idem.
4		16	29	Nord. - - -	Idem.
5		17	28	Sud. - - - -	Idem.
6		18	31	Sud. - - - -	Nuageux par intervalles.
7	27 - 6	17	28	Ouest. - - -	Beau tems.
8		18	30	Sud. - - - -	Nuageux par intervalles.
9		21	23	Sud. - - - -	Le mat. couvert, à 3 h. pluye & le refte.
10		17	22½	Nord. - - -	Le mat. couvert, à midi beau & le refte.
11		15	22	Nord. - - -	Beau tems ferein.
12		14	22½	Nord-Ouest. -	Nuageux par intervalles.
13		13	23	Nord. - - -	Tems couvert.
14		16	24	Nord. - - -	Beau tems ferein.
15		14	24	Nord. - - -	Idem.
16		15½	26½	Nord. - - -	Nuageux par intervalles.
17		16	24½	Nord. - - -	Beau tems ferein.
18		15	23¼	Nord. - - -	Idem.
19		16½	22½	Nord. - - -	Tems ferein, quoique tempête, vent très fort.
20		15	21½	Nord. - - -	Idem.
21		16	26¼	N. ☩ E. ☩ S.	Le mat. toûjours gros vent, à 10 h. plus calme, à midi Sud, & le refte beau tems.
22		15	26	Sud. - - - -	Beau tems ferein.
23		15	27	Sud. - - - -	Idem.
24		15	23	Sud. - - - -	Le mat. couvert, à midi pet. pluye & le refte.
25		15	23¼	Sud. - - - -	Tems couvert, à 8 h. du foir pet. pluye & dans la nuit.
26		15½	28	Nord ☩ Ouest.	Beau tems ferein, dans la nuit un peu de pluye.
27		13	24	N·N. O ☩ N.	Tems couvert, orage, à 3 lieuës grêle, ici un peu de pluye pendant une heure, beau le refte.
28		19	24	N. ☩ O. ☩ S.	Le matin beau, à 5 heures nuageux &c.
29		11	20	Nord. - - -	Beau tems ferein.
30		13	24	Nord. - - -	Idem.
31	27 - 6	15	24	Eft. - - - -	Le mat. couvert, à 11 h. pet. pluye, le foir beau.

La plus grande chaleur marquée par le Thermomètre, pendant ce mois, a été de 31 degrés au-deffus du terme de la congelation de l'eau, & la moindre chaleur a été de 11 degrés, au-deffus de ce même terme. La différence entre ces deux points eft de 20 degrés.

La plus grande hauteur du Mercure dans le Baromètre a été de 27 pouces 6 lignes, & fon plus grand abbaiffement de 27 pouces 3 lignes. La différence entre ces deux termes eft de 3 lignes.

Le vent a foufté		Il y a eu	
19 fois du Nord.		18 jours de tems ferein.	
1 fois du Nord-Nord-Oueft.		6 jours de pluye.	
1 fois du Nord-Oueft.		2 jours menace d'orage.	
2 fois de l'Eft.		7 jours de tems couvert.	
10 fois du Sud.		5 jours de tems nuageux par interv.	
4 fois de l'Oueft.		3 jours de tems variable.	
		3 jeurs de gros vent, tempête.	

RESULTAT du mois d'Août 1758.

Il eft entré pendant ce mois ・・・・・・・ 223 Soldats dont 4 morts.
54 Bourgeois 2 morts.
Il y avoit dans la maifon du mois dernier 55 Convalefcens.
Il eft entré ・・・・・・・・・・・・ 38 Femmes 3 mortes.

370

9

Sept. le	Baromètre. pouc. lign.	Therm. Mat. à 5 h. degr.	Soir à 3 h. degr.	Vents.	Etat du Ciel.
1	27 - 6	15	19	Eft ✚ Nord-Ou.	Le mat. couvert, à 10 h. pet. pluye jufqu'à midi, le foir beau.
2		14	22½	Nord. - - -	Dans la nuit pluye, & le mat. jufqu'à midi, le foir beau.
3	27 - 7	15½	23	N. ✚ S. ✚ Eft.	Le mat. beau, à 10 h. couv. à midi pluye jufqu'au foir.
4		15½	21	Eft. ✚ Nord.	Dans la nuit pluye, tems couvert.
5		14	22	Nord. - - -	Beau tems ferein.
6		13	24½	Nord. - - -	Beau le mat. le foir nuageux par intervalles.
7		12	21½	Nord. - - -	Idem.
8		10½	25	Nord. ✚ Sud.	Le matin beau, à 3 h. couvert, à 7 h. pet. pluye.
9		16	21	Nord. - - -	Dans la nuit groffe pluye, couvert tout le jour.
10		12	19½	Nord. - - -	Beau tems ferein, quoique gros vent, tempête.
11		11	24	Nord. - - -	Beau tems ferein, le vent calme à 2 heures.
12		13	12½	Eft. - - - -	Pluye tout le jour & dans la nuit.
13		13	24⅓	N. ✚ Sud-Eft -	Variable.
14		13	23	Nord. - - -	Beau tems ferein.
15		12½	24	N. ✚ E. ✚ S. ✚ O.	Idem.
16		15	17	Eft. - - - -	Le mat. couvert, à 9 h. pet. pluye & le refte.
17		13	22¼	Nord. - - -	Dans la nuit pluye, nuageux par intervalles.
18		13	18½	Nord. - - -	Tems couvert.
19		9½	20	Nord-Eft ✚ Sud.	Le matin beau, le foir nuageux.
20		15	16	Sud ✚ Eft.	Dans la nuit pluye, & tout le jour.
21		12	15½	Nord. - - -	Le matin nuageux, le foir beau.
22		7	12	Nord-Eft. -	Le mat. tems couvert, à 3 h. pet. pluye très froide.
23	27 - 10	8	10	Nord-Eft. -	Tems couvert, quelques goûtes de pluye comme de la neige fonduë, & même quelques floccons de neige.
24		7½	14½	Nord. - - -	Grand vent dans la nuit, nuageux, grand vent.
25		5½	14	Nord. - - -	Idem.
26		6	14	Nord-Nord-Eft	Beau tems ferein.
27		6	15	Nord-Eft. -	Idem.
28	28 - 1	6½	14½	Nord-Eft ✚ Eft.	Idem.
29		7	15	No. ✚ No. Eft.	Idem.
30		7½	18½	Nord-Eft.	Idem.

La plus grande chaleur marquée par le Thermomètre, pendant ce mois, a été de 25 degrés au-deffus du terme de la congelation de l'eau, & la moindre chaleur a été de 7 degrés au-deffus de ce même terme.   La différence entre ces deux points eft de 18 degrés.

La plus grande hauteur du Mercure dans le Baromètre a été de 28 pouces 1 ligne, & fon plus grand abbaiffement de 27 pouces 6 lignes.   La différence entre ces deux termes eft de 7 lignes.

Le vent a fouflé
- 19 fois du Nord.
- 1 fois du Nord Nord-Eft.
- 7 fois du Nord-Eft.
- 1 fois du Nord-Oueft.
- 8 fois de l'Eft.
- 5 fois du Sud.
- 1 fois du Sud-Eft.
- 1 fois de l'Oueft.

Il y a eu
- 10 jours de tems ferein.
- 12 jours de pluye.
- 2 jours de tems couvert.
- 6 jours de tems nuageux par interv.
- 4 jours de tems variable.
- 3 jours de gros vent, tempête.

TABLES

Nom des Maladies.	Nomb. des Malades.	Guéris.	Morts	Convalecens.	OBSERVATIONS.
Pleuro-pneumonies pu-trides.	6	2	3	1	Un de ces malades mourut le 13e jour de sa maladie sans avoir éprouvé aucun délire ni même une oppression violente. Un autre entra le 5e de ce mois dans l'Hôpital, il étoit à l'agonie, il mourut dans la nuit. Un troisième n'étoit qu'un enfant de 10 ans, qui, après avoir essuyé une peripneumonie très forte, n'observa point un régime exact, fit une rechûte, & fut enlevé dans trois jours.
Fièvres putrides avec douleur au côté.	7	4	1	2	Celui qui est mort, étoit à l'Hôtel-Dieu depuis le dernier du mois d'Août, sa maladie ne paroissoit point sérieuse au commencement. La douleur de côté, dont il se plaignoit, n'étoit du tout point vive. La fièvre n'étoit pas forte; il parut même être un peu mieux le 5e de ce mois; le lendemain on le trouva mort dans son lit.
Fièvres putrido-maligo.	4	1	2	1	
Fièvres putrido-vermin.	5	3	0	2	
Fièvres putrido-simples.	14	8	2	4	Un de ces malades avoit sur la fin du mois dernier une diarrhée qui le fatiguoit beaucoup; il s'imagina de manger des coins pour arréter les déjections trop fréquentes; il y réüssit, la diarrhée ceda, mais peu de jours après il essuya une fièvre putride qui le mit à deux doigts du tombeau. — Un autre, après avoir essuyé la pluye tout un jour, fut attaqué de la même maladie; l'un & l'autre furent assés heureux que d'en rechaper; j'ai suivi dans leur traitement la méthode ordinaire. — Un troisième eut un dépôt critique à l'oreille qui fut très salutaire. J'ai remarqué dans un de ces malades un tremblement involontaire des extrêmités supérieures pendant presque tout le cours de la maladie. Ce tremblement ne fut pas de mauvais augure; la maladie se termina heureusement. L'un des deux morts étoit un Italien qui ne resta que deux jours dans l'Hôtel-Dieu. L'autre étoit déja convalescent, & je le regardois comme guéri: je lui permis de manger la veille de sa mort; il étoit totalement libre de fièvre. Le lendemain il mourut suffoqué. Surpris d'une mort si inattenduë, je fis procéder à l'ouverture du cadavre. Nous trouvâmes le poumon & le cœur entièrement gorgés d'un sang noirâtre & écumeux; toute l'habitude du corps, excepté le visage & les mains, étoit couverte de dartres que nous soupçonnâmes être véroliques. Nous
Fièvres contin.	38	31	0	7	ne nous en étions pas apperçûs pendant le cours de la maladie; & le malade s'étoit bien gardé de nous faire naitre de tels soupçons, de peur d'être renvoyé de cette maison, où il n'est pas permis de traiter une pareille maladie.
Fièvres interm. 3es&4es	26	22	0	4	Quelques-uns de ces malades avoient précédemment la diarrhée, & même quelque peu de flux de sang. Cette maladie ayant cessé, ils ont eu des accès de fièvre fort opiniâtres.
Fièvres éphém.	21	21	0	0	

C'est

Nom des Maladies.	Nomb. des Malades.	Guéris.	Morts	Convalescens

OBSERVATIONS.

Dyssentéries.	46	28	5	13

C'est la maladie prédominante de ce mois. La plus grande partie des dyssentériques avoient la fièvre, des nausées & même le vomissement. Je me suis servi avec succès de l'ipecacuanha, & du laudanum liquide de Sydenham; je le donnois tantôt avec l'huile d'amandes douces, & les absorbens, tantôt avec le syrop de coins, l'eau de plantain, & l'eau-rose. Je commençois par 10 goûtes, & j'augmentois la dose jusqu'à 30 & même d'avantage. Je me suis encore servi du laudanum sec, j'en donnois un demi grain, un grain, seul, ou mêlé dans un julep approprié. Je faisois prendre aux malades le matin pendant quelques jours de suite deux verres de dilutum de casse, avec trois ou quatre grains d'ipecacuanha en poudre, & le soir la potion narcotique. Il y a eu certains sujets en qui les remèdes n'ont pû produire aucun bon effet. J'ai mis en usage le *simarouba* qui, dans d'autres occasions, a fait des merveilles, & qui dans ces dyssentéries n'a pas réüssi suivant mon attente. Les adstringens, les balsamiques, les incrassants, les mucilagineux, les laitages même, rien n'a pû détruire, ou cicatriser, l'ulcère formé dans les intestins, & j'ai eu le chagrin de voir périr ces malades ou par la fièvre hectique, ou par le marasme, ou par l'enflûre du ventre & des extrêmites; quelques-uns ont rendu des vers par le haut & par le bas; c'est le moindre nombre. Ceux qui sont morts, poussoient des selles fréquentes, nuit & jour; leurs déjections étoient d'une odeur insuportable; ils avoient le pouls petit & serré, quelquefois des hypothimies, toûjours un grand accablement, & un épuisement général de forces. — Quoique j'aïe marqué treize convalescens, ils ne sont pas tous dans une pleine convalescence: il y en a quelques-uns qui sont dans un état desesperé, & je ne doute pas qu'ils ne soient morts dans le courant du mois d'Octobre.

Diarrhées.	27	27	0	0

Les diarrhées ont été fort fréquentes: il paroit que les mêmes causes qui ont occasionné les maladies précédentes, ont produit celles-ci. Je n'ai rien observé de particulier dans le traitement.

Phtisies.	5	0	4	1
Hæmophtisies.	2	1	0	1
Catarrh.	10	8	0	2
Apoplexie.	1	0	1	0

On apporta le 20e un soldat qui la veille avoit fait la débauche avec ses camarades; on n'avoit pas fait attention à lui de tout le jour, parce qu'étant dans l'usage de s'enyvrer, on se flatoit d'un moment à l'autre qu'il reprendroit la connoissance qu'il avoit perduë dans son yvresse; tous les remèdes que nous employâmes furent inutiles, & ne purent lui redonner le sentiment & le mouvement; il mourut quelques heures après son entrée dans cette maison.

Celui

1758 Septembre.   SALLE DES HOMMES.   Hôtel-Dieu de Nimes.

Nom des Maladies.	Nomb. des Malades.	Guéris.	Morts.	Convalescens.
Hydrop.	2	0	0	2
Rougeol	4	4	0	0
Angin.	7	6	0	1
Erefyp.	5	5	0	0
Jauniffes.	2	1	0	1
Hæmorrhagies.	3	3	0	0
Afthmes	1	0	0	1
Douleurs rheumatifmales		10	0	0
Total	246	185	18	43

OBSERVATIONS.

Celui qui eft infcrit dans la claffe des Convalefcens, étoit dans un très mauvais état à la fin de ce mois. Il avoit un ictère verd qui vraifemblablement dépendoit de quelque skirre à la rate, je dis qu'il avoit un ictère verd, parce que le tiffu de la peau & le blanc de fes yeux étoit réellement teints de cette couleur. — Comme on ne trouve dans les auteurs que trois efpèces d'ictère, le blanc, le noir, & le jaune, celui-ci doit être compris dans l'efpèce de jauniffe noire que décrivent les practiciens.

RECAPITULATION des Hommes du mois de Septembre 1758.

Il eft entré dans nôtre Hôpital pendant ce mois
               114 Soldats.
                63 Bourgeois.
Il y avoit dans la maifon   69 Convalefcens.
                 246

Dans la claffe des Guéris   185
Dans celle des Morts   18
Dans celle des Convalefcens   43
              246

Nom des Maladies.	Nomb. des Malades.	Guéris.	Morts.	Convalefcens	OBSERVATIONS.
Fièv. av. doul. au côté.	2	2	o	o	Une de ces malades cracha beaucoup du fang; & cette évacuation lui fut très falutaire.
Fièvres contin. putrid.	2	I	o	I	
Fièvres putrido-vermineufes.	2	2	o	o	Deux jeunes filles effuyèrent en même tems cette maladie; elles rendirent par haut & par bas quantité de vers. Les purgatifs, les anthelmintiques, les amers leur procurèrent la guérifon.
Fièvres contin.	4	2	o	2	
Fièvres interm.	3	2	o	I	
Dyffent.	7	4	2	I	L'une des deux dyffentériques qui font mortes étoit une jeune fille de 18 à 20 ans. Elle entra à l'Hôpital le 19e, il y avoit 7 à 8 jours qu'elle étoit malade, elle avoit une fièvre très forte, la bouche mauvaife, des envies de vomir, la langue blanche &c. Je lui fis prendre XV gr. hypecacuanha, après avoir fait précéder la faignée : elle vomit 7 à 8 vers vivans, & parut beaucoup foulagée; elle en rendit même quelques autres dans le cours de fa maladie ; tous les remèdes que nous employâmes pendant 5 à 6 jours, ne produifoient point encore l'effet défiré ; les déjections fanguinolentes étoient très fréquentes, malgré les narcotiques, & les anodyns. On fe laffa de cette méthode, &, pour arrêter le flux de fang, on fit prendre à la malade une tifane très adftringente à mon infçû ; on s'aplaudiffoit déjà du fuccès ; les felles n'étoient plus fi fréquentes, mais 24 heures après, la poitrine s'engorgea, le râle devint manifefte, & la malade fut enlevée. — L'autre étoit une femme étrangère qui avoit fouffert d'une longue route, & de la dyffenterie depuis quelque tems ; elle mourut peu de jours après fon entrée. — Une de celles qui eft au nombre des guéries fut apportée à l'Hôtel-Dieu dans un mauvais état, elle avoit groffe fièvre, le vifage rouge & allumé, les yeux égarés, elle étoit dans le délire. On nous rapporta qu'elle avoit arrêté une dyffenterie, qui la tourmentoit depuis quelques jours, en mangeant des forbes. Je lui fis faire une faignée du pied le même jour, je la réïterai par deux fois du bras le lendemain, j'ordonnai un *dilutum* de caffe dont elle prenoit un verre toutes les heures. Je lui fis appliquer des véficatoires aux jambes ; par ces fecours elle reprit connoiffance, la fièvre calma peu à peu, & elle fut bientôt en voye de guérifon.
Diarrhées.	3	2	I	o	Celle qui mourut de la diarrhée, étoit une vieille femme fort épuifée.

Nom des Maladies.	Nomb. des Malades.	Gué. ris.	Morts.	Convalescens.	OBSERVATIONS.
Teneímes.	I	I	O	O	
Inappetence.	I	I	O	O	
Hydrop.	3	I	I	I	Le ſyrop de nerprun produiſit un très bon effet dans la prémière de ces malades ; elle ſortit guérie avant la fin du mois ; elle avoit le ventre fort enflé, le viſage bouffi, un dégoût total, & une ſoif continuëlle. — Les apéritifs, les diurétiques achevèrent la cure que les purgatifs avoient ébauchée.
Phtiſies.	2	O	O	2	
Ereſyp.	2	2	O	O	
Apoplexies.	I	O	I	O	Je trouvai cette malade à toute extrêmité le prémier jour du mois, & elle mourut le lendemain.
Fluxions.	2	I	O	I	
Catarrhes.	3	2	O	I	
Tumeurs.	I	O	O	I	
Total	39	23	5	11	

RECAPITULATION des Femmes du mois
de Septembre 1758.

Il eſt entré pendant ce mois	39 Malades.
Dans la Claſſe des Guéries	23
Dans celle des Mortes	5
Et dans celle des Convaleſcentes	11
	39

Menſis SEPTEMBRIS 1758.

CLASSES.	GENERA.	ÆGRI.	SANATI.	MORTUI.	RESIDUI in alt. menſ.	
Febres.	Typhus	4	1	2	1	
	tritæop. vel amph.	23	14	2	7	
	Synochus	42	33	0	9	119
	quotid. 3tian. 4tan.	29	24	0	5	
	Ephem. extens.	21	21	0	0	
Phlegmaſiæ.	Pleuropn.	6	2	3	1	
	pleuritis putr.	9	6	1	2	
	Cynanche	7	6	0	1	35
	Rubeola	4	4	0	0	
	Eryſipelas.	7	7	0	0	
	Pſeudo-eryſip.	2	1	0	1	
Debilitates.	Apoplexia	2	0	2	0	3
	inappetentia.	1	1	0	0	
Dolores.	Rheumatiſmus	10	10	0	0	10
Anhelationes.	Aſthma	1	0	0	1	1
Fluxus.	Dyſſenteria	53	32	7	14	
	Diarrhæa	30	29	1	0	
	Catarrhus	13	10	0	3	102
	Hæmophtiſis	2	1	0	1	
	Hæmorrhag.	3	3	0	0	
	Teneſmus.	1	1	0	0	
Cachexiæ.	Phtiſeos	7	0	4	3	
	Hydrops	5	1	1	3	14
	Aurigo	2	1	0	1	
Vitia.	Tumores.	1	0	0	1	1
CLASSES 8	GENERA 25	ÆGRI 285	SANATI 208	MORTUI 23	RESIDUI 54	

Viri 246
Mulieres . . 39

TABLES

Octob. le	Baromètre. pouc. lign.	Therm. Mat. à 6 h. degr.	Therm. Soir à 2 h. degr.	Vents.	Etat du Ciel
1	27 - 8	$7\frac{1}{2}$	16	Nord. - - -	Beau tems ferein.
2		8	$16\frac{1}{2}$	N.+E.+ E. N. E.	Tems nuageux le matin. Le foir variable.
3		8	$16\frac{1}{4}$	Nord - Eft	Beau tems ferein.
4	27 - 11	$7\frac{1}{2}$	$14\frac{1}{2}$	Nord. - - -	Tems ferein, vent impetueux, tempête.
5	27 - 9	$6\frac{1}{2}$	19	Eft ✠ S. ✠ S.O.	Tems variable.
6		$11\frac{1}{2}$	$17\frac{1}{3}$	NE+E+NO+N.	Tems couvert, petite pluye... Le foir gros vent.
7		8	$16\frac{1}{2}$	Nord. - - -	Beau tems ferein.
8		10	$16\frac{2}{3}$	N.✠S.✠N-Ou.	Le mat. tems couvert , à 2. h. du foir petite pluye.
9		$8\frac{1}{3}$	$14\frac{1}{2}$	Nord. - - -	Beau tems ferein. Le foir brouillard.
10		$7\frac{1}{2}$	$16\frac{1}{2}$	Nord ✠ N- Ou	Le mat. tems couvert, à 8 h. petite pluye. à 10 h. beau & le refte jufqu'à 5 h. bourrafque goutt. de pluye.
11		11	$14\frac{1}{2}$	Nord - Oueft.	Beau tems ferein.
12		$7\frac{1}{2}$	$14\frac{1}{3}$	Nord. - -	Beau tems ferein.
13	27 - 11	8	17	Nord Eft. -	Idem.
14	10	$17\frac{3}{4}$		Nord. - - -	Idem.
15		$8\frac{1}{2}$	$14\frac{3}{4}$	Nord. ✠ N-Eft.	Idem.
16		$6\frac{1}{2}$	17	, Nord-Eft. -	Idem.
17		$10\frac{1}{2}$	14	Nord. - - -	Tems couvert.
18		9	$17\frac{1}{2}$	Eft✠ Sud✠ No.	Tems couvert, petite pluye, à 10 h. variable & le refte.
19		6	15	Nord - Eft	Beau tems ferein.
20	28 - 0	6	$16\frac{3}{4}$	Nord-Eft ✠ Eft.	Brouillard, à 8 h. beau & le refte.
21		$7\frac{1}{2}$	$16\frac{1}{2}$	Sud - Eft. . -	Le mat. nuageux, à 11 h. beau & le refte.
22		$9\frac{1}{2}$	$14\frac{1}{2}$	No. & Sud ✠ N.	Le mat. tems couvert, à midi beau & le refte.
23		$7\frac{1}{2}$	$17\frac{1}{4}$	N✠ N E ✠ E+O	Tems variable.
24		8	$16\frac{1}{2}$	Sud. ✠ Eft.	Nuageux le mat. variable le foir.
25		$6\frac{1}{2}$	$9\frac{3}{4}$	Nord. - - -	Beau tems ferein.
26		5	$9\frac{1}{4}$	Nord. - - -	Idem.
27		4	$9\frac{2}{3}$	Nord. - - -	Idem.
28	28 - 1	$5\frac{1}{4}$	$9\frac{1}{4}$	Nord. - - -	Tems couvert.
29		8	$10\frac{1}{2}$	Nord - Eft	Beau tems ferein.
30		2	7	Nord. - - -	Idem.
31	28 - 2	$3\frac{1}{2}$	11	Nord - Eft	Idem.

La plus grande chaleur marquée par le Thermomètre, pendant ce mois, a été de 19 degrés au-deffus du terme de la congelation de l'eau, & la moindre chaleur a été de 2 degrés au-deffus de ce même terme. La différence entre ces deux points eft de 17 degrés. La plus grande hauteur du mercure dans le Baromètre a été de 28 pouces 2 lignes, & fon plus grand abaiffement de 27 pouces 8 lign. La différence entre ces deux termes eft de 6 lignes.

Le vent a foufflé	Il y a eu
20 fois du Nord.	18 jours de tems ferein.
10 fois du Nord-Eft.	4 jours de pluye.
4 fois du Nord-Oueft.	3 jours de tems nuageux.
7 fois de l'Eft.	6 jours de tems variable.
1 fois de l'Eft-Nord-Eft.	3 jours de vent très fort.
5 fois du Sud.	2 jour de brouillards.
1 fois du Sud-Oueft.	7 jours de tems couvert.
1 fois de l'Oueft.	

RESULTAT du mois d'Octobre 1758.

Il eft entré pendant ce mois	57 Soldats dont	7 morts.
&	49 Bourgeois	6 morts.
Il y avoit dans la maifon du mois dernier	43 Convalefcens.	
Il eft entré	36 Femmes	6 morts.

TALBES

Nos.	Baromètre. pouc. lign.	Therm. Mat. à 7 h. degr.	Soir à 1 h. degr.	Vents.	Etat du Ciel.
le 1	28 - 4	4	$15\frac{1}{4}$	E-N-E.✚E.✚S.	Beau tems ferein , le vent très foible, le foir brouill.
2		$4\frac{1}{2}$	$16\frac{1}{2}$	No. ✚ Eft ✚ N.	Brouillard leger , beau tems.
3		5	16	Nord-Eft. --	Beau tems ferein.
4		6	$16\frac{1}{2}$	Eft-Nord-Eft	Idem.
5		$1\frac{3}{4}$	10	Eft-Nord-Eft.	Idem. Le foir leger brouillard. —
6	27 - 7	6	11	Eft ✚ Sud.	Tems couvert , petite pluye.
7		5	$11\frac{1}{3}$	Nord. - - -	Beau tems ferein.
8		$5\frac{1}{2}$	$11\frac{1}{4}$	Nord. - ~ -	Idem.
9		2	$8\frac{1}{3}$	Nord. - - -	Idem.
10		1	10	No. &S. ✚ No.	Tems couvert , petite pluye.
11		$4\frac{1}{2}$	10	Nord-Eft -	Beau tems ferein.
12		4	$4\frac{1}{2}$	Nord. - - -	Idem.
13		4	$12\frac{1}{2}$	Nord. - - -	Tems couvert , petite pluye.
14		$4\frac{1}{2}$	10	Nord ✚ Eft.	Le matin beau , à midi couvert & le refte.
15		4	$4\frac{1}{2}$	Nord. - - -	Beau tems ferein.
16	27 - 11	6	$10\frac{1}{2}$	N. &S. ✚ Eft.	Tems couvert le matin , à 3. h. pluye & le refte.
17		$11\frac{1}{2}$	$16\frac{1}{2}$	Nord ✚ Sud.	Variable.
18		9	$16\frac{1}{3}$	Sud. - - -	Variable.
19		10	$12\frac{1}{4}$	Sud-Eft. -	Couvert.
20		10	11	Sud. - - -	Couvert.
21		$10\frac{1}{4}$	$12\frac{1}{2}$	Sud. - - -	Pluye tout le jour.
22		9	$13\frac{1}{3}$	Sud. - ~ -	Variable.
23		$11\frac{2}{3}$	$12\frac{1}{3}$	Sud. - - -	Couvert.
24		10	$14\frac{1}{3}$	Sud. - - -	Couvert.
25		$11\frac{1}{4}$	$13\frac{1}{2}$	Sud. - ~ -	Pluye.
26		$11\frac{1}{4}$	$13\frac{1}{4}$	Sud. - - ~	Couvert.
27		$11\frac{1}{4}$	$12\frac{1}{3}$	Sud-Sud-Eft.	Pluye.
28		12	$12\frac{1}{3}$	Sud - Eft. -	Couvert.
29		$11\frac{1}{2}$	$12\frac{1}{3}$	Sud - Eft. ~	Couvert.
30	27 - 3	11	14	Sud-Sud-Eft.	Pluye.

La plus grande chaleur marquée par le Thermomètre, pendant ce mois, a été de 16 degrés & demi au-deffus du terme de la congelation de l'eau, & la moindre chaleur a été de 1 degré au-deffus de ce même terme. La différence entre ces deux points eft de 15 degrés & demi. La plus grande hauteur du mercure dans le Baromètre a été de 28 p. 4 l. & fon plus grand abaiffement de 27 p. 3 l. La différence entre ces deux termes eft d'un pouce 1 ligne.

Le vent a foufflé	{	13 fois du Nord. 2 fois du Nord-Eft. 3 fois de l'Eft-Nord-Eft. 5 fois de l'Eft. 13 fois du Sud. 2 fois du Sud-Sud-Eft. 3 fois du Sud-Eft.	Il y a eu	{	10 jours de tems ferein. 8 jours de pluye. 3 jours de brouillard. 4 jours de tems variable. 11 jours de tems couvert.

RESULTAT du mois de Novembre 1758.

Il eft entre pendant ce mois .... 59 Soldats   3 morts.
           41 Bourgeois 4 morts.

Il y avoit dans la maifon du mois dernier ... 23 Convalefcens.

Il eft entré ... 20 Femmes 1 morte.

TABLES

Déc. le	Baromètre (pouc. lign.)	Therm. Mat. à 7 h. (degr.)	Therm. Soir à 1 h. (degr.)	Vents.	État du Ciel.
1	27 - 5	8	12	Sud. - - -	Couvert.
2		9½	13	Sud. - - -	Couvert.
3		7½	11½	Sud-Sud-E. ✠ E.	Variable.
4	27 - 8	3	6⅔	Nord. - -	Le matin beau. Le tantôt tems gris.
5		4	9	Nord-Est. - -	Tems couvert.
6		9½	12¼	Est. - - - -	Pluye tout le jour.
7		7	12½	Nord & Est. -	Tems couvert.
8		7	10⅔	Sud & Nord. -	Pluye tout le jour.
9		5	8¾	Nord-Ouest. -	Le matin nuageux, à midi beau, le soir nuageux.
10		1	8½	Nord. - -	Beau tems serein.
11		3½	6	Nord. - -	Le matin beau, à 11 h. nuageux & le reste.
12		4	6	Nord. - -	Beau tems serein.
13		1½	5	Nord. - -	Idem.
14		[illegible]	3½	Nord. - -	Idem.
15		[illegible]	6¼	Nord. - -	Idem.
16		[illegible]	3½	No. ✠ No-Ou.	Le mat. beau, à 11 h. nuageux, à 2 h. tempête, tems couvert & le reste.
17		[illegible]	3¼	No. ✠ No-Est.	Le mat. nuageux, à 10 h. beau, à midi nuageux, à 3 h. neige en petite quantité, le soir couvert.
18		[illegible]	3	Nord-Est. -	Tems gris tout le jour.
19		[illegible]	2½	Nord-Est. -	Gelée blanche, tems gris.
20		[illegible]	2	Nord-Est. -	Idem.
21		[illegible]	1¼	Nord-Est. -	Idem.
22		4½	0	Nord-Est. -	Idem.
23		4½	½	Nord-Est. -	Idem.
24	27 - 11	5⅓	5⅔	Nord-Est. -	Idem.
25		3	4	N-E. ✠ O. ✠ S.	Le matin beau, à 11 h. nuageux & le reste.
26		[illegible]	5½	Nord. - -	Petite pluye presque tout le jour.
27	28 - 0	[illegible]	5½	Nord-Est. - -	Gelée blanche, à 9 h. beau tems serein & le reste.
28		[illegible]	5	Nord-Est. - -	Idem.
29		0	3	Nord-Est. - -	Tems gris.
30		½	2	Nord-Ouest. -	Petite pluye presque tout le jour.
31	27 - 9	2	3⅓	Sud. - - -	Pluye médiocre tout le jour.

La plus grande chaleur marquée par le Thermomètre, pendant ce mois, a été de 13 degrés au-dessus du terme de la congelation de l'eau, & la moindre chaleur a été de 5 degrés & un tiers au-dessous de ce même terme. La différence entre ces deux points est de 18 degrés & un tiers. La plus grande hauteur du mercure dans le Baromètre a été de 28 p. & son plus grand abaissement de 27 p. 5 l. La différence entre ces deux termes est de 7 l.

Le vent a soufflé
- 12 fois du Nord.
- 13 fois du Nord-Est.
- 3 fois du Nord-Ouest.
- 3 fois de l'Est.
- 1 fois du Sud-Sud-Est.
- 5 fois du Sud.
- 1 fois de l'Ouest.

Il y a eu
- 7 jours de tems serein.
- 5 jours de pluye.
- 1 jour de neige.
- 1 jour de grand vent tempête.
- 11 jours de tems couvert.
- 6 jours de tems variable.
- 8 jours de gelée blanche.

TABLES

1 7 5 8. Décembre.   SALLE DES HOMMES.   *Hôtel- Dieu de Nimes.*

Nom des Maladies.	Nomb. des Malades.	Guéris.	Morts.	Convalescens.	OBSERVATIONS.
Peripneum. putrid.	5	2	I	2	Je n'ai rien à ajouter à ce que j'ai dit dans les mois precédens. La caffe émétifée eft un très bon remède ; je n'en puis pas dire de même des fyrops béchiques , je foupçonne qu'ils ont été nuifibles à celui qui éft mort de cette maladie : il en bûvoit à tous les inftans ; on pourroit prefque dire qu'il s'en gorgeoit : ils empâterent fon gofier , & mirent obftacle à l'expectoration.
Fièvres putrid. a. doul. au côté.	9	4	2	3	
Fièvres malignes	4	2	I	I	Après les remèdes généraux , les véficatoires aux jambes m'ont paru produire un très bon effet. — J'en entretiens la fuppuration tout autant qu'il m'eft poffible. J'ai vû dans certaines occafions de facheufes fuites d'une confolidation trop précipitée de ces playes.
Fièvres putrid. fimpl.	1 2	6	2	4	La pluspart de ces maladies fe font terminées par des dépots critiques à l'oreille. Les malades fe plaignoient d'une douleur à la tête inquiétante des le premiers jours de l'invafion du mal , quelque fois même d'une douleur au gofier : dans le cours de la maladie la douleur fe fixoit à l'oreille, il s'y formoit un abfcés, & par la s'opéroit la guérifon. Nous avons perdu deux de ces malades , l'un d'eux avoit reffenti comme les autres la douleur à l'oreille , mecis elle ne fut pas vive, & il n'y eut aucune marque de dépot. Vers le 3me jour la poitrine s'engorgea, & il mourut après un râle de 5 a 6 h. L'autre n'eut aucune efpéce de douleur à l'oreille ; il perit dans un redoublement.
Fièvres continuës.	25	13	I	11	
Fièvrs ardent.	I	I	0	0	Le malade qui effuya cette fièvre ardente avoit plus de 60 ans , & contre l'ordinaire (car cette maladie eft facheufe pour les perfonnes avancées en âge) elle fe termina heureufement. Voici quels en étoient les caractères : le malade avoit le pouls fort & fréquent, le vifage rouge & allumé, il éprouvoit une chaleur intérieure dans le ventre , c'étoient fes propres termes ; la langue étoit féche, aride, & jaunâtre : cependant le malade n'éprouvoit point la foif in extinguible (caractére effentiel dans les auteurs). Il n'avoit point non plus d'infomnie : bien loin de là , il étoit plongé dans un fommeil léthargique ; il falloit continuellement l'éveiller pour lui faire prendre les remèdes, & pour le faire boire de la tifane rafraichiffante que je lui avois ordonnée. Ce malade fupporta très bien les faignées repetées que je fus obligé de lui prefcrire tant du bras que du pied : une diarrhée favorable parut le 4me jour , elle fut fecondée par les purgatifs réïterés , l'affection foporeufe fe diffipa , la fièvre calma , & le malade fe rétablit.
Fièvres interm.	13	9	0	4	De ces fièvres intermittentes , trois furent quaftes , huit tierces, & deux quotidiennes. Un de ceux qui eurent la fièvre quarte en fut guéri, fans avoir befoin d'employer aucun remède, par une diarrhée critique.

On

OBSERVATIONS.

Nom des Maladies.	Nomb. des Malades.	Guéris.	Morts.	Convalefcens.
Fièvres Ephém.	24	16	2	6
Pet. ver.	8	5	0	3
Angin.	3	2	0	1
Erefyp.	5	4	0	1
Phtifies.	9	2	3	4
Hæmop	4	3	0	1
Dyffent.	8	4	2	2
Diarrh.	10	7	0	3
Hydrop.	4	0	2	2
Douleurs rheumatifmales	10	6	0	4
Ophtal.	6	5	0	1
Catarrh.	4	2	0	2
Hernies.	2	2	0	0
Total	166	95	16	55

On apporta à l'Hôpital ces deux hommes moribonds ; je ne les ai vûs ni l'un, ni l'autre ; ils font entrés après ma vifite & font morts dans la nuit.

Un de ces deux dyffentériques avoit effuyé une maladie aiguë qui avoit menacé fes jours, il en rechapa, mais ne s'étant pas bien conduit dans fa convalefcence, il fut attaqué d'une dyffenterie violente qui l'enleva. — L'autre étoit un homme épuifé par une ancienne dyffenterie dont il fouffroit depuis plus de deux mois.

La diarrhée précéde fouvent la dyffenterie, ou, pour mieux dire, on voit prefque toûjours arriver que cette maladie negligée dégénere en l'autre. Nous en avons eu plufieurs exemples ce mois-ci, & jamais les diarrhées ne font fi fréquentes que lorfque la dyffenterie règne. — Trois de ces diarrhées ont été vermineufes. Les malades ont rendu plufieurs vers par le haut & par le bas.

Un de ces hydropiques avoit eu précédemment une fièvre continuë putride qui l'avoit conduit à une leucophlegmatie univerfelle ; fon ventre étoit prodigieux, trois jours avant fa mort, il s'y fit plufieurs crévaffes par où s'échappa une grande quantité d'eau, mais fans aucun foulagement pour le malade.

Un homme de 50 ans avoit depuis quelque tems des boutons galeux par tout le corps qui l'incommodoient beaucoup, il fe frotta fans aucune préparation avec un onguent qui dans trois jours fit difparoître les boutons, mais prefqu'auffitôt il fe fentit des douleurs vives aux poignets, & aux jambes. Ces douleurs augmentèrent de façon qu'il étoit hors d'état de fe remuër lorfqu'on nous l'apporta dans cette maifon ; m'étant informé de la caufe de ces douleurs, je crus ne pouvoir mieux foulager le malade qu'en excitant la tranfpiration par tous les moyens poffibles, & tachant de jetter dans la maffe des liqueurs une affés grande quantité de détrempe pour divifer & adoucir l'humeur galeufe qui avoit été repercutée intérieurement. — Après les remèdes généraux, le petit lait, auquel on ajoûtoit le fuc de cerfeuil, la tifane des bois fudorifiques, le lait de vache écrêmé & coupé avec la décoction de falfe-pareille, le guérirent.

RECAPITULATION des Hommes du mois de Décembre 1758.
Il eft entré dans nôtre Hôpital pendant ce mois . . . . 99 Soldats.
                                           30 Bourgeois.
Il y avoit du mois dernier . . . . 37 Convalefcens.
                                              166

Dans la claffe des Guéris 95
Dans celle des Morts 16
Dans celle des Convalefcens 55
                                               166

1758. Décembre.   SALLE DES FEMMES.   *Hôtel-Dieu de Nimes.*

Nom des Maladies.	Nomb. des Malades.	Guéris.	Morts.	Convalescens
Fièvres putrid.	2	1	0	1
Fièvres contin.	4	2	1	1
Fièvres interm.	2	2	0	0
Petites veroles.	2	2	0	0
Obstructions des visc. abd.	1	1	0	0
Hydrop.	1	0	0	1
Doul. rheumatism.	1	1	0	0
Ophtal.	1	0	0	1
Asthm.	2	0	2	0
Dyssent.	2	1	0	1
Total	**18**	**10**	**3**	**5**

OBSERVATIONS.

Ces deux asthmatiques étoient deux vieilles femmes dont l'une mourut subitement, & sans que nous l'eussions reconnuë plus mal ; & l'autre languissoit depuis longtems dans cette maison.

RECAPITULATION des Femmes du mois de Décembre 1758.

Il est entré pendant ce mois   18 Malades.

Dans la Classe des Guéries   10
Dans celle des Mortes   3
Et dans celle des Convalescentes   5
—————
18

Menſis DECEMBRIS 1758.

CLASSES.	GENERA.	ÆGRI.	SANATI.	MORTUI.	RESIDUI in alt. menſ.	
Febres.	Typhus	4	2	1	1	
	tritæop. & amph.	15	8	2	5	
	Synochus	29	15	2	12	} 87
	quotid. 3tian. 4tan.	15	11	0	4	
	Ephem. extens.	24	16	2	6	
Phlegmaſiæ.	Peripneum. putr.	5	2	1	2	
	Pleuritis putr.	9	4	2	3	
	Cynanche	3	2	0	1	} 32
	Variolæ	10	7	0	3	
	Eryſipelas	5	4	0	1	
Anhelationes.	Aſthma	2	0	2	0	} 2
Fluxus.	Dyſſenteria	10	5	2	3	
	Diarrhæa	10	7	0	3	} 28
	Hæmophtiſis	4	3	0	1	
	Catarrhus	4	2	0	2	
Cachexiæ.	Phtiſis	9	2	3	4	} 14
	Hydrops	5	0	2	3	
Vitia.	Enterocele	2	2	0	0	} 2
Dolores.	Rheumatiſmus	11	7	0	4	
	Hepatalg. ac Splen.	1	1	0	0	} 19
	Ophtalm.	7	5	0	2	

CLASSES	GENERA	ÆGRI	SANATI	MORTUI	RESIDUI
7	21	184 Viri . . . 166 Mulieres . . 18	105	19	60

TABLES

Janv. le	Baromètre pouc. lign.	Therm. Mat. à 7 h. degr.	Therm. Soir à 1 h. degr.	Vents.	Etat du Ciel.
1	27 - 10	$0\frac{1}{2}$	$3\frac{1}{2}$	Nord. - - -	Beau tems serein, le soir brouillard.
2	27 - 11	1	$9\frac{1}{2}$	No ✚ E. ✚ Ou.	Brouillard tout le jour très épais.
3	28 -	$3\frac{1}{2}$	$9\frac{1}{2}$	No. No. Ouest.	Brouillard le matin, variable le reste.
4	27 - 11	7	14	Ou. Nord-Ou.	Dans la nuit pluye, le matin beau, le soir variable.
5	27 - 10	5	$12\frac{1}{2}$	Idem. - - -	Brouillard le matin, très beau, tems serein à 9 h. & le reste.
6	27 - 10	$5\frac{1}{2}$	8	Nord-Ouest.	Brouill. le mat. à midi très beau & le reste.
7	28 - 1	$2\frac{1}{2}$	5	Nord. - - -	Tems serein, vent très fort, tempête.
8	28 - 3	$2\frac{1}{4}$	$9\frac{3}{4}$	Nord-Nord-E.	Beau tems serein, le soir leger brouillard.
9	28 - 2	$2\frac{1}{2}$	$9\frac{1}{4}$	Est-Nord-Est.	Le mat. leger brouill. à 10 h. beau & le reste.
10	28 - 2	$2\frac{1}{2}$	$11\frac{1}{2}$	No. ✚ No. Est.	Brouill. le mat. à 8 h. très beau & le reste.
11	28 - 1	$5\frac{1}{2}$	$11\frac{1}{2}$	Nord-Est. -	Idem.
12	28 -	$2\frac{1}{2}$	12	Est-Nord-Est.	Idem.
13	27 - 11	2	$11\frac{1}{2}$	Nord-Est. -	Idem.
14	28 -	5	$9\frac{1}{4}$	Nord-Est. -	Tems serein, vent très fort, tempête.
15	28 - $1\frac{1}{2}$	$2\frac{1}{2}$	$9\frac{1}{2}$	Nord. - - -	Beau tems serein, vent foible.
16	28 - 3	$1\frac{1}{2}$	$8\frac{1}{2}$	Nord-Est. -	Idem.
17	28 - 4	0	$9\frac{1}{4}$	Est-Nord-Est.	Idem.
18	28 - 3	0	9	Nord Est. -	Gelée blanche d'un pouce, très beau tems serein.
19	28 -	0	$7\frac{1}{2}$	Est-Nord-Est.	Idem.
20	27 - 10	2	8	No. No. Est. -	Le mat. beau. à midi couvert, le soir variable.
21	28 -	1	4	Nord. - - -	Dans la nuit gros vent, tempête, tems serein, vent fort.
22	28 - 2	1	$8\frac{1}{4}$	N. E. ✚ E. S. E.	Le mat. beau, le soir variable, à 8 h. pluye & dans la nuit pet. pluye.
23	28 - 4	5	$10\frac{3}{4}$	Est Sud-Est. -	Beau tout le jour.
24	28 - 3	5	11	Est ✚ Sud. ✚ Est.	Tems variable.
25	28 - 2	$4\frac{1}{2}$	$12\frac{1}{3}$	Sud-Est. - -	Le mat. brouill. très beau tems serein à 8 h. le soir brouill.
26	28 - 2	2	$11\frac{1}{2}$	Est. - - - -	Le mat. brouill. à 8 h. très beau tems serein, le soir brouillard.
27	28 - 2	$1\frac{1}{2}$	10	Nord. - - -	Gelée blanche, très beau tems serein.
28	28 - 1	3	$8\frac{1}{2}$	Nord. - - -	Tems variable.
29	28 - 2	0	$6\frac{1}{3}$	Nord. - - -	Gelée blanche, beau tems serein.
30	28 - 3	0	$6\frac{1}{3}$	Nord. - - -	Gelée blanche, idem.
31	28 - 1	0	10	Nord. - - -	Tems variable.

La plus grande chaleur marquée par le Thermomètre, pendant ce mois, a été de 14 degrés au-dessus du terme de la congelation de l'eau, & la moindre chaleur a été de 1 degré au-dessus de ce même terme. La différence entre ces deux points est de 13 degrés.

La plus grande hauteur du Mercure dans le Baromètre a été de 28 pouces 4 lignes, & son plus grand abaissement de 27 pouces 10 lignes. La différence entre ces deux termes est de 6 lignes.

Le vent a soufflé
- 11 fois du Nord.
- 2 fois du Nord-Nord-Est.
- 7 fois du Nord-Est.
- 1 fois du Nord-Nord-Ouest.
- 1 fois du Nord-Ouest.
- 4 fois de l'Est-Nord-Est.
- 4 fois de l'Est.
- 2 fois de l'Est-Sud-Est.
- 1 fois du Sud.
- 1 fois du Sud-Est.
- 1 fois de l'Ouest.
- 2 fois de l'Ouest-Nord-Ouest.
- 1 fois du Nord-Nord-Ouest.

Il y a eu
- 22 jours de tems serein.
- 1 jour & 2 nuits de pluye.
- 1 jour de tems couvert.
- 7 jours de tems variable.
- 13 jours de brouillards.
- 3 jours de gros vent, tempête.
- 7 jours de gelée.
- 4 jours de gelée blanche.

TABLES

Nom des Maladies.	Nomb. des Malades.	Guéris.	Morts.	Convalescens	OBSERVATIONS.
Peripn. putri. des.	7	4	2	1	Ces deux malades sont morts l'un le 7me, l'autre le 9me jour de la maladie. — Un 3me a rendu quantité de vers.
Fièvres putrido-malign	5	2	2	1	L'un de ces malades entra à l'Hôpital le 16me au soir ; on eut dit qu'il n'avoit point de fièvre, & qu'il n'étoit point malade ; il ne se plaignoit d'aucun mal, si ce n'est d'une legère pesanteur de téte, & d'un accablement général ; il y avoit 5 à 6 jours qu'il étoit dans cet état ; il fut saigné le même jour, & purgé le lendemain ; la purgation fit très bon effet. Je
Fièvres put. ver-mineus.	4	3	0	1	m'apperçus le 18me qu'il avoit un délire obscur, peu à peu le délire augmenta, & malgré tous les secours, trois jours après il mourut. —— L'autre resta plus long-tems dans la maison : il
Fièvres putrid. simples.	14	8	3	3	entra le 15me & mourut le 29. Il nous avoit donné quelqu'es-pérance. Le 26me il parut mieux. Le lendemain il entra dans l'agonie qui dura jusqu'au 29.
Fièvres put. a. d. au côté.	12	7	1	4	Jen'ai rien à ajouter à ce que j'ai dejà dit de cette maladie dans les mois précédens.
Fièvres contin.	37	25	0	12	C'est la maladie prédominante ce mois-ci : j'ai observé que les malades se plaignoient communément d'une douleur à la téte & à l'estomac ; quelques-uns avoient des éblouissemens, des vertiges, des nausées, des vomissemens, la bouche étoit pâteuse, la langue blanche. La fièvre pour l'ordinaire peu allu-mée, quoiqu'avec des redoublemens plus ou moins marqués, cedoit au traitement ordinaire dans 7 à 8 jours. Quelques-uns de ces malades reconnoissoient pour cause de leurs maladies le mauvais pain dont ils s'étoient nourris dans lequel il y avoit une grande quantité d'yvraïe.
Fièvres interm.	13	9	0	4	Sept de ces fièvres furent tierces & six quartes.
Fièvres éphém.	22	18	2	2	Je mets dans cette classe deux hommes qui sont morts sans qu'on reconnut en eux aucune maladie précédente bien ca-ractérisée.
Petites Verol.	10	6	1	3	Nous n'avons perdu qu'un seul de ces malades, encore est-ce par sa faute ; il a refusé presque constamment tous les remèdes. Je me trouve très bien de traiter la petite Vérole comme une espèce de fièvre maligne, & d'employer les remèdes les plus actifs pour arréter ou pour détruire les progrès de ce mal. J'em-ploye lorsqu'il le faut (malgré les préjugés vulgaires qui sont très puissans, & très répandus ici même parmi les gens de l'art) j'employe, dis-je, les saignées repetées au bras & au pied, les purgatifs réiterés, les émétiques même, lorsque le délire ou quelqu'autre accident le demande. *In extremis morbis extrema remedia.* La petite Verole est une maladie très facheuse, mais elle le devient encore plus par la méthode qu'on employe pour la traiter dans les commencemens. Je proscris dans ce tems, les cordiaux trop animés, les alexipharmaques, les échauffans, ces potions animées qu'on prétend être si nécessaires pour favo-

U

riser

Nom des Maladies.	Nomb. des Malades.	Guéris.	Morts.	Convalefcens	OBSERVATIONS.
					rifer l'éruption, la poudre de vipére dont on gorge pour lors les malades &c. — On fent affés qu'il faut qu'une main prudente adminiftre les remèdes, & dans telle occafion les medicamens, contre lefquels je viens de parler, peuvent être très néceffaires, & le font indifpenfablement ; mais ces occafions ne reviennent pas auffi fouvent qu'on fe l'imagine. J'aurai lieu de fournir la preuve de ce que j'avance par des exemples réiterés du fuccès de cette methode en continuant ces Tables.
Hæmopht.	5	5	0	0	On auroit pû dire d'un de ces malades qu'il avoit un vomiffement de fang, plutôt qu'une hæmophtifie ; en effet, il ne crachoit point le fang, mais il en vomiffoit plufieurs fois dans le jour des pleins baffins ; il fut faigné brufquement, jufques là que dans trois jours on lui fit onze ou douze faignées ; il prenoit de deux en deux heures du fuc dépuré d'ortie & de plantain, auquel on ajoutoit l'alun deux fois par jour. Le foir on lui donnoit un julep avec l'eau diftillée de rofes rouges & de plantain, le fang de dragon & le laudanum liquide. — Le vomiffement de fang fut arrêté par ces remèdes, & après avoir employé tous ceux qui parurent néceffaires pour calmer, adoucir, moderer la trop grande activité & l'acreté de fon fang, ce malade fortit à la fin du mois parfaitement guéri.
Erefyp.	2	1	0	1	
Ophtal.	9	5	1	3	
Dyffent.	14	12	0	2	
Diarrh.	3	2	0	1	
Gangréne.	1	0	1	0	
Phtifies.	8	1	5	2	Ces phtifiques étoient depuis long-tems malades ; il paroit que ce mois leur a été funefte.
Catarrhes.	6	5	1	0	Celui que je marque mort d'un catarrhe ne fe plaignoit que d'un rhûme qu'il avoit, difoit-il, negligé depuis quelques jours. Ce rhûme ayant dejà dégéneré en fluxion de poitrine, l'enleva le lendemain de fon entrée dans cette maifon.
Angines	5	4	0	1	Un de ces malades fut dans un extrême danger de périr ; il vint à l'Hôpital le 7me, il avoit une fièvre aiguë, le vifage rouge & allumé, les yeux ardens, une très grande difficulté d'avaler, & quelque-peu d'oppreffion. J'ordonnai les faignées réiterées, les gargarifmes fréquents, les topiques fur le col, les lavemens &c. Ces remèdes ne produifirent aucun effet, il ne ferma point l'œil de toute la nuit, & le lendemain il fut beaucoup plus mal ; la voix étoit refferrée (*clangofa.*) la parole entre-coupée, la difficulté d'avaler plus grande, la fuffocation imminente, huit faignées faites dans l'efpace de 30 heures du bras, & du pied, n'avoient pu calmer la violence des fymptômes ; bien loin de là, ils paroiffoient toujours plus effrayans, & faifoient craindre pour la vie du malade. J'avois vû dans les *Elemens de medecine practique de Mr. Bouillet &c.* qu'un grain de Kermes donné de quatre en quatre heures dans une pareille fituation avoit foulagé puiffamment un malade : voyant l'inutilité des remèdes employés jufqu'à lors, je préfcrivis celui-ci ; il produifit l'effet défiré. Au 5me grain que le malade prit, il fe fentit merveilleufement foulagé ; une legère moiteur fe répandit par tout fon corps, la fièvre calma, la déglutition devint plus aifée, & l'angine fut dans très peu de jours totalement diffipée. — Cette methode m'a réuffi depuis plus d'une fois, j'aurai foin de le faire remarquer dans l'occafion.
Dartres.	2	2	0	0	
Doul. rheumatifmal.	8	6	0	2	
Ictères.	5	4	0	1	
Hydrop.	4	2	1	1	
Total	196	131	20	45	

RECAPITULATION des Hommes du mois de Janv. 1759.

Il eft entré dans nôtre Hôpital pendant ce mois - - - Soldats - 104
                    Bourgeois 37
Il eft refté du mois dernier en convalefcence - - - - - - - - 55
                       156

Dans la Claffe des Guéris - - - - - 131
Dans celle des Morts - - - - - - 20
Dans celle des Convalefcens - - - - 45
          196

1759. Janvier.   SALLE DES FEMMES.   *Hôtel-Dieu de Nimes.*

Nom des Maladies.	Numb. des Malades.	Guéris.	Morts.	Cónvalefcens.
Peripn. putrid.	1	1	0	0
Fièvres putrid. malig.	1	0	1	0
Fièvres contin.	3	2	0	1
Fièvres interm.	2	2	0	0
Petites véroles.	3	1	1	1
Fièvres putrid.	2	1	1	0
Ophtal.	2	2	0	0
Phtifies	3	0	2	1
Afthm.	2	0	2	0
Dyffent.	1	1	0	0
Erefyp.	1	0	0	1
Diarrh.	1	1	0	0
Hydrop.	3	0	1	2
Suppr. d. mois.	1	1	0	0
Doul. rheumatifmales	1	1	0	0
Total	27	13	8	6

OBSERVATIONS.

J'ai mis en ufage les remèdes dont je parlois plus haut. Une jeune fille de 18 ans entra dans l'Hôpital avec une petite vérole confluente. Lorfque je la vis l'eruption etoit faite depuis quelques jours, & les puftules du vifage commençoient à fuppurer. Le lendemain les boutons fe dépriment, la fièvre eft très forte, le pouls vite & intermittent, les yeux égarés, la langue noirâtre ; bientôt le délire fe manifefte, tout annonce une trifte cataftrophe. Je préfcris fur le champ une tifane émétifée dont on lui fait prendre un verre toutes les heures, l'évacuation eft des plus abondantes, le délire ceffe, la fièvre fe rallentit, les puftules fe relèvent, & la malade parvient par ce fecours à une guérifon inefpérée. —— Une autre de ces malades ne fut point auffi heureufe, quoiqu'elle fut à peu-près dans le même cas, & qu'on employât les mêmes remèdes. Ils n'eurent point un pareil fuccès. Les boutons varioliques, étant rentrés lors de la fuppuration, la fièvre fecondaire s'étant allumée avec violence, la malade périt dans le délire & les mouvemens convulfifs.

RECAPITULATION des Femmes du mois de Janvier 1758.

Il eft entré dans nôtre Hôpital pendant ce mois - - - - - - - - - - - 22 Malades.
Il y avoit du mois dernier - - - - - - 5 Convalef.

         27

Dans la Claffe des Guéries - - 13
Dans celle des Mortes - - - - 8
Dans celle des Convalefcentes - 6

         27

Menſis JANUARII 1759.

CLASSES.	GENERA.	ÆGRI.	SANATI.	MORTUI.	RESIDUI in alt. menſ.	
Febres.	Typhod.	6	2	3	1	
	tritæoph. & amph.	20	12	4	4	
	Synochus	40	27	0	13	103
	quot. 3tiana, 4tana	15	11	0	4	
	Ephem. extens.	22	18	2	2	
Phlegma-ſiæ.	Pleuropneum.	8	5	2	1	
	Pleuritis putrid.	12	7	1	4	
	Variolæ.	13	7	2	4	44
	Eryſipelas.	6	5	0	1	
	Cynanche.	5	4	0	1	
Dolores.	Rheumatiſmus.	9	7	0	2	13
	Ophtalmia.	4	3	0	1	
Fluxus.	Dyſſenteria.	10	6	1	3	
	Diarrhæa.	15	13	0	2	
	Suppreſſ. Mens.	1	1	0	0	35
	Hæmophtiſis.	3	2	0	1	
	Catarrhus.	6	5	1	0	
Anhela-tiones.	Aſthma.	2	0	2	0	13
	Tuſſ. phtis.	11	1	7	3	
Cachexiæ	Hydrops.	7	2	2	3	12
	Aurigo.	5	4	0	1	
Vitia.	Herpet.	2	2	0	0	3
	Ulc. gangræn.	1	0	1	0	

CLASSES	GENERA	ÆGRI	SANATI	MORTUI	RESIDUI
7	23	223	144	28	51

Viri   196
Mulieres   27

TABLES

Févr. le	Baromètre. pouc. lign.	Therm. Mat. à 7 h. degr.	Therm. Soir à 1 h. degr.	Vents.	Etat du Ciel.
1	28 - -	1	12	Nord. - - -	Très beau tems ferein.
2	28 - 2	$4\frac{1}{2}$	$7\frac{1}{2}$	Nord. - - -	Beau le matin, nuageux par intervalles le refte du jour.
3	28 - 2	0	10	Nord. - - -	Tems ferein, vent très fort, tempête.
4	28 - 2	5	$9\frac{2}{3}$	Nord - Eft.	Idem.
5	28 - 2	4	$10\frac{1}{4}$	Nord - Eft.	Idem, le foir nuageux.
6	28 - 2	1	$11\frac{1}{2}$	Nord - Eft.	Tems ferein, vent médiocre.
7	28 - 1	$6\frac{1}{2}$	12	Nord. - - -	Tems ferein, le vent fe renforce, tempête.
8	28 - 2	$4\frac{1}{2}$	$9\frac{1}{2}$	Nord. - - -	Idem.
9	28 - 3	$2\frac{1}{2}$	12	Eft. - - - -	Tems couvert.
10	28 - 3	7	13	Eft+Sud.+Ou.	Tems variable.
11	28 - 3	2	$13\frac{1}{4}$	Nord. - - -	Gelée blanche, leger brouillard, à 10 h. très beau & le refte.
12	28 - 3	$2\frac{1}{2}$	14	Sud. - - -	Idem.
13	28 - 4	$4\frac{1}{2}$	10	Eft+Sud+Ou.	Nuageux par intervalles.
14	28 - 4	6	14	Idem. - - -	Idem.
15	28 - 4	4	$13\frac{3}{4}$	O.+S.+S-Eft.	Brouillard le mat. affés beau le refte du jour.
16	28 - 3	5	15	Sud. - - -	Le mat. couvert, le foir variable.
17	28 - 2	$3\frac{1}{2}$	14	E.+S.+N-O.	Tems variable.
18	28 - -	4	13	Nord. - - -	Le mat. beau, le foir à 3 h. menace d'orage.
19	28 - -	5	7	Nord. - - -	Le mat. couvert, le foir pluye.
20	28 - -	5	$12\frac{1}{2}$	Nord-Eft+Sud.	Petite pluye par intervalles.
21	27 - 11	7	9	Sud Eft + No.	Petite pluye continuelle tout le jour.
22	28 - -	3	14	Sud+N+Sud.	Tems variable.
23	27 - 8	6	9	Sud-Eft. - -	Le mat. couvert, à 11 h. pluye & le refte.
24	27 - 11	9	$9\frac{3}{4}$	Sud-Sud Eft.	Pluye continuëlle tout le jour & toute la nuit.
25	27 - 5	9	$13\frac{1}{2}$	Sud+N-N-Ou.	Le matin pluye d'orage, le foir tems variable.
26	27 - 5	8	16	Sud. - - -	Tems couvert le matin, le foir variable.
27	27 - 7	$7\frac{1}{2}$	$15\frac{1}{3}$	Nord-Eft+Sud.	Tems variable, dans la nuit pluye.
28	27 - 8	$8\frac{1}{2}$	$8\frac{1}{2}$	Sud + Nord.	Petite pluye prefque tout le jour.

La plus grande chaleur marquée par le Thermomètre, pendant ce mois, a été de 16 degrés au-deffus du terme de la congelation de l'eau, & la moindre chaleur a été de 0. La différence entre ces deux points eft de 16 degrés.

La plus grande hauteur du Mercure dans le Baromètre a été de 28 pouces 4 lign. & fon plus grand abaiffement de 27 pouces 5 lign. La différence entre ces 2 termes eft de 11 lignes.

Le vent a foufflé
- 11 fois du Nord.
- 5 fois du Nord-Eft.
- 1 fois du Nord-Nord Oueft.
- 1 fois du Nord-Oueft.
- 5 fois de l'Eft.
- 14 fois du Sud.
- 3 fois du Sud-Eft.
- 1 fois du Sud-Sud-Eft.
- 4 fois de l'Oueft.

Il y a eu
- 9 jours de tems ferein.
- 8 jours de pluye.
- 5 jours de tems couvert.
- 6 jours de tems variable.
- 2 jours de tems nuageux par intervalle.
- 3 jour de brouillards.
- 5 jours de gros vent tempête.
- 2 jours de gelée blanche.

RESULTAT du mois de Févr. 1759.

Il eft entré dans nôtre Hôpital pendant ce mois	53 Soldats dont	2 morts.
	35 Bourgeois	3 morts.
Il y avoit du mois dernier	45 Convalefcens	
Il eft entré	28 Femmes	5 mortes.

161

Mars.le	Baro-mètre.	Therm. Mat. à 6 h.	Therm. Soir à 2 h.	Vents.	Etat du Ciel.
	pouc. lign.	degr.	degr.		
1	27 - 7	4	12	N. + S. + N.	Le matin beau, à 10 h. pet. pluye, le soir couvert, variable.
2	27 - 8	7	13	Nord + Ouest.	Le matin beau, & le soir.
3	27 - 7	7	9½	Nord. - - -	Brouillard le mat. à 9 h. beau, le soir nuageux.
4	27 - 9	4	10¼	Nord. - - -	Tems serein.
5	27 - 8	4	11½	Nord. - - -	Tems couvert.
6	27 - 8	5½	12	Ouest-Nord-O.	Tems variable.
7	27 - 7	7	9	Nord. - - -	Pluye le mat. très forte, couvert le reste du jour.
8	27 - 6	2½	9½	Nord + Sud.	Beau tems serein, le soir Sud, dans la nuit pluye.
9	27 - 3	4	9½	Nord. - - -	Le mat. nuageux, vent très fort, tempête.
10	27 - 6	5	9	Nord. - - -	Tems serein, vent très fort.
11	27 - 4	5	4	Nord. - - -	Idem, le soir petite pluye.
12	27 - 10	3	9⅓	Nord. - - -	Tems serein, vent très fort, tempête.
13	28 - 1	2	11	Nord. - - -	Idem.
14	28 - 1	2½	11¼	Nord. - - -	Idem.
15	28 - 1	2½	13½	Nord. - - -	Idem.
16	28 - -	5	16	Nord + N.E.	Tems serein, vent médiocre déclinant à l'Est.
17	27 - 10	6	11½	Ouest. - - -	Tems couvert.
18	28 - -	4	9	Nord. - - -	Tems variable, vent très fort.
19	28 - -	2	8⅓	Nord. - - -	Idem.
20	27 10	3	13	S.S.O.+N+N.E.	Idem.
21	27 - 9	5	11	Nord. - - -	Tems serein, vent médiocre.
22	28 - -	4½	11	Nord. - - -	Très beau tems serein, vent très foible.
23	28 - -	4	11	Nord. - - -	Idem.
24	27 - 11	6	12½	Nord-Ouest.	Tems serein, le soir vent très fort; tempête.
25	27 - 10	4½	13	Nord. - - -	Idem.
26	28 - -	3	14	Nord-Est. -	Beau tems serein, vent médiocre déclin. à l'Est
27	28 - -	5	14½	Nord-Nord-Est	Idem.
28	27 - 11	5	16	Est-N.-E. + Sud.	Beau tems serein.
29	27 - 9	6	16	Sud. - - - -	Tems couvert.
30	27 - 7	3½	15½	Sud-Sud-Est. -	Tems couvert.
31	27 - 8	10	13	Sud-Est. - -	Petite pluve continuelle presque tout le jour.

La plus grande chaleur marquée par le Thermomètre, pendant ce mois, a été de 16 degrés au-dessus du terme de la congélation de l'eau, & la moindre chaleur a été de 2 degrés au-dessus de ce même terme. La différence entre ces deux points est de 14 degrés.

La plus grande hauteur du Mercure dans le Baromètre a été de 28 pouces 1 ligne, & son plus grand abaissement de 27 pouces 3 lignes. La différence entre ces deux termes est de 10 lignes.

Le vent a soufflé
{
23 fois du Nord.
1 fois du Nord-Nord-Est.
3 fois du Nord-Est.
1 fois du Nord Ouest.
1 fois de l'Est-Nord-Est.
4 fois du Sud.
1 fois du Sud Sud-Est.
1 fois du Sud-Est
1 fois du Sud-Sud-Ouest.
2 fois de l'Ouest
1 fois de l'Ouest-Nord-Ouest.
}

Il y a eu
{
17 jours de tems serein.
5 jours de pluye.
6 jours de tems couvert.
5 jours de tems variable.
2 jours de tems nuageux par interv.
1 jour de brouillard.
12 jours de gros vent.
}

TABLES

Avrille	Baromètre. pouc. lign.	Therm. Mat. à 5 h. degr	Therm. Soir. à 2 h. legr	Vents.	Etat du Ciel.
1	27 - 9	10	14$\frac{1}{3}$	No. ✚ S. ✚ Eſt.	Le matin couvert, le foir petite pluye.
2	27 - 9	10	11$\frac{1}{2}$	No Eſt ✚ Eſt.	Le matin variable, le foir pluye.
3	27 - 8	9	16	N. ✚ S. ✚ E. ✚ O.	Idem.
4	27 - 9	9	16	Eſt ✚ Sud. - -	Le mat. pluye, le foir variable.
5	27 - 10	9	9$\frac{1}{3}$	S. ✚ N. N. O.	Pluye preſque continuelle.
6	27 - 10	9	16	S. ✚ Ou. ✚ N.	Tems variable, à 3 h. quelque peu de grêle.
7	28 - -	6	13$\frac{1}{2}$	Nord. - - -	Beau tems ſerein.
8	28 - -	5	16$\frac{1}{2}$	No. ✚ S. ✚ Eſt.	Le mat. beau, le foir nuageux.
9	27 - 10	7	16$\frac{2}{3}$	Sud. - - - -	Beau tems ſerein, le foir un peu nuageux.
10	27 - 9$\frac{1}{2}$	10$\frac{1}{2}$	14$\frac{1}{3}$	Sud ✚ Oueſt.	Le matin pluye, le foir couvert.
11	27 - 9	9	19$\frac{1}{2}$	Nord ✚ Sud.	Le matin nuageux, le foir très couvert.
12	27 - 9	11	19$\frac{1}{2}$	Sud-Oueſt - -	Tems variable.
13	27 - 10	12	15	Sud-Oueſt. - -	Tems couvert.
14	27 - 9	10	21	Sud ✚ Oueſt.	Tems variable, le mat. beau, le foir nuageux.
15	27 - 5	12	15$\frac{1}{2}$	Sud ✚ Nord. -	Tems couvert.
16	27 - 7	6$\frac{1}{2}$	12	Nord. - - -	Beau tems ſerein.
17	27 - 10	4	12	Nord. - - -	Idem.
18	27 - 9	6	14	Nord. - - -	Le mat. beau, le foir nuageux, dans la nuit orage terrible vent tempête.
19	27 - 11	7	13	Nord. - - -	Beau tems ſerein, vent très fort.
20	28 - -	6	16	Nord Eſt. -	Beau tems ſerein, vent médiocre.
21	27 - 10	8$\frac{1}{2}$	18$\frac{1}{4}$	Nord. - - -	Idem.
22	27 - 9$\frac{1}{2}$	10	18$\frac{1}{3}$	N ✚ Eſt N. Eſt.	Beau tems ſerein.
23	27 - 9	8	19$\frac{3}{4}$	S-E. ✚ S. ✚ O.	Beau tems ſerein, le vent ſuit le foleil.
24	27 - 8	11	19$\frac{1}{2}$	Sud. - - - -	Idem.
25	27 - 8	9	19$\frac{1}{2}$	Sud. - - - -	Idem.
26	27 - 7	10	20	Sud - - - -	Le matin couvert, le foir variable.
27	27 - 6	11$\frac{1}{2}$	13	Sud. - - - -	Tems couvert, vent très fort.
28	27 - 7	6$\frac{1}{2}$	17$\frac{1}{2}$	Sud - - - -	Tems nuageux, variable, vent très fort.
29	27 - 4$\frac{1}{2}$	11	12	Eſt-Sud Eſt. -	Dans la nuit pet. pluye, le jour pluye très forte.
30	27 - 4	11$\frac{1}{2}$	14$\frac{1}{2}$	Sud-Sud Eſt. -	Dans la nuit pluye très forte, tout le jour & la nuit ſuivante.

La plus grande chaleur marquée par le Thermomètre, pendant ce mois, a été de 21 degrés au-deſſus du terme de la congelation de l'eau ; & la moindre chaleur a été de 5 degrés au-deſſus de ce même terme. La différence entre ces deux points eſt de 16 degrés.

La plus grande hauteur du Mercure dans le Baromètre a été de 28 pouces, & ſon plus grand abaiſſement de 27 pouces & 4 ligues. La différence entre ces deux points eſt de 8 lignes.

Le vent a ſouflé
- 13 fois du Nord.
- 2 fois du Nord-Eſt.
- 1 fois du Nord-Nord-Oueſt.
- 1 fois de l'Eſt-Nord-Eſt.
- 5 fois de l'Eſt.
- 1 fois de l'Eſt-Sud-Eſt.
- 17 fois du Sud
- 1 fois du Sud-Sud-Eſt.
- 1 fois du Sud-Eſt.
- 2 fois du Su l-Oueſt.
- 5 fois de l'Oueſt.

Il y a eu
- 11 jours de tems ſerein.
- 8 jours de pluye.
- 7 jours de tems couvert.
- 8 jours de tems variable.
- 5 jours de tems nuageux par interv.
- 1 jour de grêle.
- 3 jours de vent très fort, tempête.

TABLES

SALLE DES HOMMES.

Nom des Maladies.	Nomb. des Malades.	Guéris.	Morts	Convalescens
Fièvres putrides av. doul. au côté.	13	8	1	4
Fièvres malign.	4	1	1	2
Fièvres putrid.	9	6	2	1
Fièvres contin.	33	20	1	12
Fièvres interm.	12	9	0	3
Fièvres éphém.	28	21	0	7
Petites véroles.	10	6	2	2
Angin.	4	4	0	0
Erésip	6	6	0	0
Dartres.	2	2	0	0
Catarrh.	9	7	1	1
Hœmopht.	3	3	0	0
Hydropifies.	4	1	1	2
Phtifies.	7	3	2	2
Obftructions.	1	1	0	0
Total	145	98	11	36

SALLE DES FEMMES.

Nom des Maladies.	Nomb. des Malades.	Guéris.	Morts.	Convalescens.
Fièvres putrides	1	1	0	0
Fièvres contin.	3	2	0	1
Fièvres interm.	1	1	0	0
Petites véroles,	3	2	0	1
Phtifies.	2	1	1	0
Diarrh.	1	1	0	0
Catarrh.	3	3	0	0
Ictères.	1	1	0	0
Hydropifies.	2	1	0	1
Vomiffement.	2	0	0	2
Ophtalmies.	3	3	0	0
Paralyfies.	1	0	1	0
Total	23	16	2	5

OBSERVATIONS.

NB. Voyés pour les obfervations le mois fuivant. J'ai joint les unes avec les autres.

Dans la claffe des Guéris - 98
Dans celle des Morts - - 11
Dans celle des Convalefcens 36

145

RECAPITULATION des Hommes du mois de Mars 1759.

Il eft entré pendant ce mois 65 Soldats.

- - - - - - - - 44 Bourg.

Il y avoit du mois dernier 36 Conval.

145

RECAPITULATION des Femmes du mois de Mars 1759.

Il eft entré pendant ce mois 23 Malad.

Dans la claffe des Guéries 16

Dans celle des Mortes 2

Dans celle des Convalefc. 5

23

SUM-

Menfis MARTII 1759.

CLASSES.	GENERA.	ÆGRI.	SANATI.	MORTUI	RESIDUI in alt. menf.	
Febres.	Typhus.	4	1	1	2	
	Tritæop. & amph.	10	7	2	1	
	Synochus.	36	22	1	13	} 91
	Quotid. 3ana. 4a.	13	21	0	7	
	ephemer. extens.	28				
Phlegma-fiæ.	Pleuritis. putr.	13	8	1	4	
	Cynanche.	4	4	0	0	
	Eryfipelas.	6	6	0	0	} 36
	Variolæ.	13	8	2	3	
Dolores.	Ophtalmiæ	3	3	0	0	
	Hepatalgia	1	1	0	0	} 4
Anhela-tiones.	Tuffis phtifica.	9	4	3	2	
	Catarrhus.	12	10	1	1	} 21
Fluxus.	Hæmophtifis	3	3	0	0	
	Vomitus	2	0	0	2	} 6
	Diarrhæa.	1	1	0	0	
Debilitat.	Paralyfis	1	0	1	0	] 1
Cachexiæ.	Hydropes	6	2	1	3	
	Aurigo	1	1	0	0	} 7
Vitia.	Herpes	2	2	0	0	] 2
CLASSES. 8	GENERA 20	ÆGRI 168	SANATI. 114	MORTUI. 13	RESIDUI. 41	

Viri . . . 145
Mulieres 23
———
168

TABLES

Nom des Maladies.	Nomb. des Malades.	Guéris.	Morts.	Convalescens.	OBSERVATIONS.
Fièvres putrides av. douleur au côté.	7	4	1	2	Un de ces malades mourut dans une oppreſſion des plus violentes ſans que la ſaignée ni aucun autre remède put le ſoulager, il n'avoit point craché de ſang pendant le cours de la maladie. — Celui qui mourut le mois dernier de la même maladie avoit au contraire craché du ſang, & on pourroit abſolument l'inſcrire dans la claſſe des peripneumoniques, il en avoit preſque tous les caractères.
Fièvres putrido-maligu.	3	1	1	1	Le 1er de ces malades mourut le 20 du mois de Mars. Je ne puis par conſequent donner aucun détail de ſa maladie. — Un autre, avec le pouls & la chaleur naturelle, un abbatement général des forces, un grand aſſoupiſſément, avoit les ſignes les plus marqués de pourriture. Le traitement ordinaire fut ſuivi avec ſuccès. — La maladie des autres n'a rien offert de particulier.
Fièvres putrid.	6	3	1	2	Je ne ſçais ſi on n'auroit pas pû donner, à cette fièvre putride qui nous enleva le malade, le nom de fièvre maligne. C'etoit un homme de 60 ans qui en fut attaqué, il entra le 24 Mars dans l'Hôpital. Il étoit ſi foible qu'après lui avoir fait prendre quelques cordiaux pour ranimer ſon pouls, on eut peine à lui donner un minoratif des plus doux. Ce remède cependant fit pouſſer quelques ſelles ſans aucune cardialgie, mais après ſon action le malade tomba dans une eſpéce d'agonie avec un pouls intermittent & le râle, ce qui nous le fit regarder comme deſeſperé. Il revint néanmoins de cet état. Le 26me l'ayant trouvé un peu mieux, & jugeant l'indication des purgatifs marquée par l'inſpection de la langue, la fœtidité de l'haleine &c. J'ordonnai une tiſane faite avec les feuilles orientales & la racine de chien-dent, auxquels je joignis quelques grains de tartre noyés dans une grande quantité d'eau. Le malade fut beaucoup vuidé par ce remède, & fut plus tranquille le matin du 27me ; il eut le ſoir un redoublement conſidérable qui m'engagea à le purger le 28e avec une medécine ordinaire, malgré l'effet de ce remède il eut le ſoir du même jour un redoublement très fort dans lequel il mourut.
Fièvres contin.	27	22	0	5	Ces fièvres continues ont été les maladies prédominantes de ces deux mois, elles n'ont été ni facheuſes ni meurtrières, elles ont cedé dans peu de jours, & n'ont point exigé de methode particulière pour la cure. Le ſeul qui ſoit mort dans le mois dernier étoit un vieux homme de 75 ans qui périt le 9me de la maladie.
Fièvres intermittent.	8	6	0	2	Dix de ces fièvres furent quotidiennes, neuf tierces & une hebdomadaire. Le malade qui en fut attaqué avoit régulièrement la fièvre tous les huit jours, le reſte de la ſemaine il étoit parfaitement libre. Je fus témoin de quatre de ſes accès, j'avois preſque de la peine à me perſuader que cette fièvre eut ſon type ſi régulier. C'eſt la prémière fois que j'ai obſervé cette maladie ſingulière.
Fièvres ephém.	13	11	0	2	

Le

1759. Avril. SALLE DES HOMMES. *Hôtel-Dieu de Nîmes.*

Nom des Maladies	Nomb. des Malades.	Gué. ris.	Morts.	Convalescens.	OBSERVATIONS.
Petites véroles.	8	5	1	2	Le prémier qui nous eft mort de la petite vérole au mois dernier fut enlevé par la fièvre fecondaire qui dégénera en fièvre hectique. — Le 2me étoit un enfant de 10 ans qui vint à l'Hôpital avec une affés belle petite verole, mais avec le flux de fang ; Ce fymptome très fouvent funefte fut dans cette occafion un indice certain de la mort. — Le 3me mourut dans les prémiers jours de l'éruption. Parmi ceux qui en réchapèrent, nous pouvons compter trois hommes dejà d'un certain age. L'un avoit près de 40 ans, l'autre à peu-près 30, & le dernier 20.
Angin	3	3	0	0	J'ai eprouvé encore ce mois-ci la vertu du kermès mineral fur deux fujets qui s'en font très bien trouvés.
Dyffent.	3	1	1	1	Ces trois dyffentériques avoient tous la fièvre très forte, le pouls plein & dur, des naufées, des vomiffemens &c. ils fouffroient beaucoup des déjections fréquentes accompagnées de tranchées. Je me fuis fervi avec fuccès de l'ipecacuanha *præmiffis præmittendis* donnant tous les jours un julep avec l'eau diftillée de plantain & de rofes rouges, le fyrop de coins, & le laudanum liquide de Sydenham.
Diarrh.	2	2	0	0	
Catarrh.	7	6	1	0	Nous avons eu beaucoup de catarrhes pendant ces deux mois; quoiqu'il ne foit venu à l'Hôpital que peu de ces malades, cette maladie n'a pas été moins fréquente dans la ville; mais les pauvres communément ne font pas cas d'un rhume ; ils continuent malgré cette indifpofition leurs travaux ordinaires & ne viennent demander du fecours que lors qu'ils font totalement épuifés. C'eft ce que nous avons vû confirmer par l'exemple de deux hommes qui font morts à la fuite des fièvres catarrhales, dont ils auroient pu facilement guérir s'ils euffent employé dans les commencemens les remédes néceffaires.
Afthmes	2	2	0	0	
Phtifies.	6	1	3	2	Ces catarrhes negligés dont nous venons de parler font en partie la caufe prochaine des phtifies, & des fièvres hectiques. Auffi ne faut-il pas s'étonner fi ces maladies font fi fréquentes, & fi elles enlevent la plus grande partie de ceux qui en font atteints. Ce font prefque toûjours des corps extenués, des fujets cacochymes fur lefquels les remèdes les mieux indiqués, & les plus efficaces ne produifent aucun effet.
Doul. à la poitrine.	1	1	0	0	Un homme reçut un coup violent à la poitrine, il vint le lendemain à l'Hôpital. Il fe plaignoit d'une douleur fur le fternum qui l'empéchoit de refpirer, & qui augmentoit au moindre mouvement qu'il fit. Il n'avoit point de fièvre, & ne touffoit point. Je lui fis faire trois faignées coup fur coup dans les 24 heures. Après la derniere faignée il cracha du fang en abondance, & s'étant trouvé fort foulagé après cette évacuation, il fe rétablit peu à peu & fortit quelques jours après.
Scorbut	1	0	1	0	Un foldat Corfe mourut ayant les fymptomes d'un fcorbut confirmé : je penfe que c'etoit plûtôt une vérole fcorbutique. Il avoit depuis long-tems une fièvre lente qui le confumoit.
Chanc.	1	0	1	0	
Hydrop	4	1	1	2	Autre foldat dans le même cas ; les chancres le dévoroient, & il avoit au furplus une fièvre de pourriture qui l'enleva.
Fluxio.	2	2	0	0	
Total	104	71	12	21	

RECAPITULATION des Hommes du mois d'Avril 1759.

Il eft entré dans nôtre Hôpital pendant ce mois   37 Soldats.
                                             31 Bourgeois.
Il y avoit du mois dernier.   36 Convalefcens.

Dans la claffe des Guéris.   71
Dans celle des Morts.   12   104
Dans celle des Convalefcens.   21

                           104

Nom des Maladies.	Nomb. des Malades.	Gueris	Morts.	Convalescens
Fièvres putrid.	3	2	0	1
Fièvres contin.	9	7	0	2
Fièvres interm.	3	3	0	0
Dyssenteries.	1	1	0	0
Vomissemens.	2	2	0	0
Petites veroles.	5	3	1	1
Eresyp.	3	3	0	0
Catarrh.	4	3	0	1
Phtisies.	2	1	0	1
Hydrop.	3	0	1	2
Doul. rheum.	4	4	0	0
Total	39	29	2	8

OBSERVATIONS.

Une de ces malades rendit quantité de vers, & par là elle fut guérie d'un tiraillement douloureux qu'elle ressentoit dans l'estomac toutes les fois qu'elle avoit l'accès.

Cette femme avoit depuis long-tems la dyssenterie sans fièvre & sans des violentes tranchées, elle fut traitée par la méthode ordinaire, & dans peu de jours elle fut guérie, elle étoit entrée dans l'Hôpital le 16 de ce mois, elle en sortit le dernier jour.

Un de ces vomissemens étoit périodique, il revenoit tous les 15 jours, duroit pendant trois ou quatre fois 24 heures, disparoissoit ensuite pour revenir au tems marqué ; cette malade souffroit une suppression des règles depuis 5 à 6 mois : depuis cette époque elle se plaignoit du vomissement. Les aperitifs, les emmenagogues, les stomachiques &c. lui redonnèrent la santé en rétablissant le cours de l'évacuation supprimée. Je n'oubliai point de mettre en usage la saignée du pied, après que les remèdes eurent disposé les vaisseaux uterins à l'abord du sang. — L'autre malade avoit un vomissement continuël depuis quelques jours ; lorsqu'elle entra à l'Hôpital, elle se plaignoit d'une douleur fixe à l'orifice de l'estomac, elle étoit fort pâle, n'avoit point de fièvre, & nul appetit, elle avoit reçu un coup de pied dans cette partie. Après avoir employé les remèdes généraux, je la mis à l'usage des pilules faites avec la Therebentine de Chio, le Baume du Perou, les yeux d'écrevisses préparés, la terre sigillée, & la reglisse en poudre, je fis appliquer sur l'estomac un emplâtre d'Oxicroceum & de Mastich. — Ces remèdes calmèrent le vomissement & la douleur, lui redonnèrent l'appetit & les forces ; dans peu de jours elle se rétablit parfaitement.

RECAPITULATION des Femmes du mois d'Avril 1759.

Il est entré pendant ce mois dans nôtre Hôpital   34 Malades.

Il y avoit du mois dernier   5 Convalescentes.

     39

Dans la classe des Guéries   29

Dans celle des Mortes   2

Dans celle des Convalescentes   8

     39

SUM-

Menſis A P R I L I S. 1759.

CLASSES.	GENERA.	ÆGRI.	SANATI.	MORTUI.	RESIDUI. in alt. menſ.	
Febres.	Typhus	3	1	1	1	
	Tritæop. & amphi.	9	5	1	3	
	Synochus	36	29	0	7	}72
	Quotid. 3tan. 4tan.	11	9	0	2	
	Ephem. exten.	13	11	0	2	
Phlegma-ſiæ.	Pleuritis putr.	7	4	1	2	
	Cynanche	3	3	0	0	
	Variolæ	13	8	2	3	}28
	Eryſipelas.	3	3	0	0	
	Pſeudo Eryſipelas.	2	2	0	0	
Dolores.	Rheumatismus	4	4	0	0	}5
	Dol. pector.	1	1	0	0	
Anhela-tiones.	Aſthma	2	2	0	0	}13
	Catarrhus	11	9	1	1	
Fluxus.	Dyſſenteria.	4	2	1	1	
	Diarrhæa	2	2	0	0	}8
	Vomitus	2	2	0	0	
Cachexiæ.	Phtiſis	8	2	3	0	
	Hydrops	7	1	2	4	}16
	Scorbutus.	1	0	1	0	
Vitia.	Cancer	1	0	1	0	]1
CLASSES. 7	GENERA 21	ÆGRI 143	SANATI 100	MORTUI 14	RESIDUI 29	

Viri . . . 104
Mulieres 39
———
143

TABLES

May le	Baromètre pouc. lign	Therm. Mat. à 5 h. degr.	Therm. Soir à 2 h. degr.	Vents.	Etat du Ciel.
1	27 - 2	9	20	Nord ✠ Sud. -	Le matin beau, à midi nuageux variable.
2	27 - 4	10	13	O.S-O. ✠ N.	Le matin pluye, le soir variable.
3	27 - 5	7	$19\frac{1}{2}$	No. ✠ Est ✠ S.	Le matin beau. Le soir couvert.
4	27 - 7	9	$19\frac{1}{2}$	Nord ✠ Sud. -	Le mat. nuageux par int. à midi couvert & le reste.
5	27 - 6	13	$13\frac{1}{2}$	No. ✠ Est-S-Est.	Le mat. p. pluye, à midi couvert & le reste.
6	27 - 6	$11\frac{1}{2}$	22	Est-Sud-Est. -	Tems variable.
7	27 - 7	$11\frac{1}{2}$	$21\frac{1}{2}$	Sud. - - -	Idem.
8	27 - 7	10	21	Nord. - -	Beau tems serein.
9	27 - 6	12	$20\frac{1}{2}$	Sud. - - -	Tems couvert.
10	27 - 7	14	$19\frac{1}{2}$	Nord. - -	Tems variable, vent.
11	27 - 7	11	$18\frac{1}{2}$	Nord. - -	Idem.
12	27 - 8	11	21	Nord. - -	Idem.
13	27 - 9	12	$22\frac{1}{4}$	Nord. - -	Beau tems serein.
14	27 - 8	14	$26\frac{1}{4}$	Nord. - -	Idem.
15	27 - 8	13	$22\frac{1}{2}$	Nord. - -	Idem.
16	27 - 8	$12\frac{1}{2}$	$22\frac{1}{4}$	Nord. - -	Idem.
17	27 - 7	13	$23\frac{1}{2}$	Sud. - - -	Tems variable.
18	27 - 6	$13\frac{1}{2}$	20	Nord. - -	Tems variable.
19	27 - 9	$8\frac{1}{2}$	$16\frac{1}{4}$	Nord. - -	Beau tems serein.
20	27 - $9\frac{1}{4}$	$8\frac{1}{2}$	19	Nord. - -	Idem.
21	27 - 9	10	$20\frac{1}{2}$	Nord. - -	Idem.
22	27 - 8	10	22	Nord. - -	Tems variable.
23	27 - 8	10	$20\frac{1}{4}$	Nord. - -	Beau tems serein.
24	27 - 7	11	$23\frac{3}{4}$	Nord. - -	Idem.
25	27 - 7	12	24	Nord. - -	Idem.
26	27 - 6	13	23	Nord. - -	Tems variable.
27	27 - 5	14	$22\frac{1}{2}$	Nord. - -	Tems couvert.
28	27 - 5	13	25	Nord. - -	Tems variable.
29	27 - 4	15	$21\frac{1}{2}$	Sud - Ouest. -	Tems couvert.
30	27 - 5	12	21	Nord. - -	Tems variable.
31	27 - 4	$12\frac{1}{2}$	17	Sud. - - -	Tems couvert.

La plus grande chaleur marquée par le Thermomètre, pendant ce mois, a été de 26 degrés & 1 quart au-dessus du terme de la congelation de l'eau, & la moindre chaleur a été de 7 degré au-dessus de ce même terme. La différence entre ces deux points est de 19 & 1 quart degrés. La plus grande hauteur du mercure dans le Baromètre a été de 27 p. 9 l. & un quart, & son plus grand abaissement de 27 p. 2. l. La différence entre ces deux points est de 7 l. & un quart.

Le vent à souflé
- 25 fois du Nord.
- 1 fois de l'Est.
- 2 fois de l'Est-Sud-Est.
- 7 fois du Sud.
- 1 fois du Sud-Ouest.
- 1 fois de l'Ouest-Sud-Ou.

Il y a eu
- 11 jours de beau tems serein.
- 2 jours de pluye.
- 7 jours de tems couvert.
- 13 jours de tems variable.
- 2 jours de tems nuageux.
- 6 jours de vent très fort tempête.

RESULTAT du mois de May 1759.

Il est entré pendant ce mois dans nôtre Hôpital - - 57 Soldats dont 5 morts.
   64 Bourgeois 8 morts.
Il y avoit du mois dernier - - - - - - - - - - 21 Convalescens.
Il est entré - - - - - - - - - - - - - - 31 Femmes.   1 morte.

172   14

Juin	Baro-mètre. pouc. lign.	Therm. Mat. à 7 h. degr.	Therm. Soir à 3 h. degr.	Vents.	Etat du Ciel.
1	27 - 4	15	$20\frac{1}{2}$	Sud. - - -	Tems couvert.
2	27 - 3	15	$23\frac{1}{4}$	Sud. - - -	Tems variable.
3	27 - 6	11	$22\frac{2}{3}$	Sud. - - -	Tems variable.
4	27 - 7	10	$20\frac{1}{2}$	Oueft. - -	Idem.
5	27 - 7	11	$22\frac{1}{4}$	Oueft ✛ Nord.	Beau tems ferein.
6	27 - 7	13	19	Sud. - - -	Tems couvert, vent très fort.
7	27 - 6	15	$18\frac{1}{2}$	Sud. - - -	Le mat petite groffe pluye, le foir groffe pluye d'orage avec tonnerres & éclairs pendant 3 h. couvert.
8	27 - 8	13	18	N.+N-E+S.+N.	Tems variable.
9	27 - 8	13	22	Nord. - - -	Beau tems ferein.
10	27 - 6	15	26	Nord ✛ Sud.	Très beau tems ferein, le foir nuageux.
11	27 - 7	15	22	No. ✛ No. Ou.	Le mat. pet. pluye à 10 h. beau, à midi nuageux.
12	27 - 7	14	$23\frac{1}{2}$	Nord-Nord-Ou	Très beau tems ferein.
13	27 - 6	14	23	Sud✛O.✛Sud.	Le matin couvert, le foir petite pluye.
14	27 - 7	12	13	Nord-Eft. -	Pluye tout le jour a differentes reprifes.
15	27 - 9	10	16	Nord-Eft. -	Tems couvert, vent très fort.
16	27 - 9	12	$20\frac{1}{2}$	Nord. - - -	Beau tems ferein, vent très fort.
17	27 - 9	15	23	Nord. - - -	Beau tems ferein, vent très fort.
18	27 - 8	15	27	Nord-Eft✛Eft-	Beau tems ferein, vent moindre declin. à l'Eft.
19	27 - 7	17	31	Nord. - - -	Idem.
20	27 - 7	17	$30\frac{1}{2}$	Eft ✛ Sud. -	Idem, le foir nuageux.
21	27 - 7	$16\frac{1}{2}$	28	Sud. - - -	Beau tems ferein.
22	27 - 7	17	$22\frac{1}{2}$	Sud. - - -	Idem, dans la nuit orage, pluye, tonnerre, éclairs.
23	27 - 5	19	17	S.✛N.✛O.✛E.	Pluye d'orage très forte pendant quatre heures.
24	27 - 7	13	$20\frac{1}{2}$	Oueft ✛ Eft.	Toute la nuit & toute le jour pluye continuelle.
25	27 - 9	15	$21\frac{1}{2}$	Nord. - - -	Tems variable, vent très fort, tempête.
26	27 - 8	14	22	Nord. - - -	Beau tems ferein, même vent.
27	27 - 7	$14\frac{1}{2}$	27	Nord. ✛ Sud.	Beau tems ferein, vent foible.
28	27 - 7	15	23	Sud✛Eft✛No.	Le matin pet. pluye, le foir couvert.
29	27 - 7	$14\frac{1}{2}$	$25\frac{1}{2}$	O-S-O.✛N-O.	Le matin nuageux, à 5 h menace d'orage quelques goutes de pluye, tonnères, éclairs.
30	27 - 5	14	$16\frac{1}{4}$	N✛O✛NN-O.	Le matin couvert, le foir pet. pluye.

La plus grande chaleur marquée par le Thermométre, pendant ce mois, a été de 31 degrés au-deffus du terme de la congelation de l'eau, & la moindre chaleur a été de 10 degrés au-deffus de ce même terme. La différence entre ces deux points eft de 21 degrés.

La plus grande hauteur du Mercure dans le Baromètre a été de 27 pouces 9 lignes, & fon plus grand abaiffement de 27 pouces 3 lignes. La différence entre ces deux points eft de 6 lignes.

Le vent a foufié	
15 fois du Nord.	
4 fois du Nord-Eft.	
2 fois du Nord-Nord-Oueft.	
2 fois du Nord-Oueft.	
5 fois de l'Eft.	
15 fois du Sud.	
5 fois de l'Oueft.	
1 fois de l'Oueft-Sud-Oueft.	

Il y a eu	
13 jours de beau tems ferein.	
10 jours de pluye.	
7 jours de tems couvert.	
5 jours de tems variable.	
4 jours de tems nuageux.	
6 jours de vent très fort, tempête.	

RESULTAT du mois Juin 1759.

Il eft entré dans nôtre Hôpital pendant ce mois 110 Soldats dont 4 morts.

50 Bourgeois 10 morts.

Il y avoit du mois dernier - - - - - - - - - 24 Convalefcens.

Il eft entré - - - - - - - - - - - - - 38 Femmes 8 mortes.

222 22

TABLES

Juill. le	Baromètre. pouc. lign.	Therm. Mat. à 5 h. degr.	Therm. Soir à 3 h. degr.	Vents.	Etat du Ciel.
1	27 - 3	13	$20\frac{1}{2}$	No. ✠ Ou. ✠ N.	Le matin nuageux par interv. le soir menace d'orage.
2	27 - 5	$13\frac{1}{2}$	22	Nord. - - -	Beau le mat. vent fort, le soir nuageux par interv.
3	27 - 8	14	21	Nord. - - -	Beau tems serein, vent très fort, tempête.
4	27 - 9	$12\frac{1}{2}$	22	Nord-Est. -	Idem.
5	27 - 10	14	$23\frac{1}{2}$	Nord-Est. -	Idem, le soir le vent renforce.
6	27 - 8	14	24	Nord. - -	Idem.
7	27 - 8	16	30	Nord. - -	Beau tems serein, vent médiocre.
8	27 - 8	14	$28\frac{1}{2}$	Sud. - - -	Idem.
9	27 - 8	$14\frac{1}{2}$	29	Sud-Sud-Ouest.	Idem.
10	27 - 7	16	30	Sud. - - -	Idem.
11	27 - 6	15	$30\frac{1}{4}$	Sud-Sud-Ouest.	Idem.
12	27 - 5	16	$32\frac{1}{2}$	Sud. - - -	Idem.
13	27 - 6	$18\frac{1}{2}$	31	Sud. - - -	Idem.
14	27 - 4	18	$34\frac{1}{2}$	Est-Sud-Est. -	Idem.
15	27 - 3	19	33	Sud. - - -	Idem.
16	27 - 3	$20\frac{1}{4}$	31	Sud ✠ Ouest.	Brouillard le mat. à 7 h. beau, le soir couvert, dans la nuit orage, pluye, tonnerres, éclairs.
17	27 - 4	18	28	Nord. - -	Beau le matin, le soir nuageux par intervalles.
18	27 - 5	$17\frac{1}{2}$	$27\frac{1}{2}$	Nord. - -	Tems variable.
19	27 - 5	$16\frac{1}{2}$	28	Nord ✠ Sud.	Beau tems serein.
20	27 - 4	18	$33\frac{1}{2}$	Sud. - - -	Beau tems serein.
21	27 - 3	20	35	Sud. - - -	Igem.
22	27 - 4	20	34	Sud. - - -	Idem.
23	27 - 2	19	34	Sud. - - -	Idem, le soir nuages blancs.
24	27 - 2	$19\frac{1}{2}$	$31\frac{1}{2}$	Sud ✠ Ouest.	Beau tems serein.
25	27 - 1	19	$30\frac{1}{2}$	Sud. - - -	Idem.
26	27 - 1	20	$31\frac{1}{4}$	Sud. - - -	Brouillards le matin & le soir, beau le reste du jour.
27	27 - 3	$20\frac{1}{2}$	$23\frac{1}{2}$	N. ✠ S. ✠ O.	Le matin couvert, à 11 h. pluye a versé de 2 h. Le tantôt autre orage avec tonnerres, éclairs.
28	27 - 4	15	$20\frac{1}{2}$	Nord ✠ Ouest.	Tems variable.
29	27 - 4	15	$25\frac{1}{2}$	Nord. - -	Tems variable.
30	27 - 5	16	$25\frac{1}{2}$	Nord-Nord-Est	Beau tems serein.
31	27 - 3	$16\frac{1}{2}$	$28\frac{3}{4}$	Sud-Sud-Ouest.	Idem.

La plus grande chaleur marquée par le Thermomètre, pendant ce mois, a été de 35 degrés au-dessus du terme de la congelation de l'eau, & la moindre chaleur a été de 12 degrés & demi au-dessus de ce même terme. La différence entre ces deux points est de 22 degrés & demi. La plus grande hauteur du mercure dans le Baromètre a été de 27 pouces 10 lignes & son plus grand abaissement de 27 pouces 1 lignes. La différence entre ces deux points est de 9 lignes.

Le vent a soufflé
- 12 fois du Nord.
- 2 fois du Nord-Est.
- 1 fois du Nord-Nord-Ouest.
- 1 fois de l'Est-Sud-Est.
- 15 fois du Sud.
- 3 fois du Sud-Sud-Ouest.
- 5 fois de l'Ouest.

Il y a eu
- 22 jours de tems serein.
- 2 jours de pluye.
- 3 jours de tems couvert.
- 4 jours de tems nuageux.
- 5 jours de tems variable.
- 6 jours de vent très fort, tempête.
- 2 jours de brouillards.
- 2 jours de tonnerres, éclairs.

TABLES

1759. Juillet. *Hôtel-Dieu de Nîmes.*

SALLE DES HOMMES.

Nom des Maladies.	Nomb. des Malades.	Guéris.	Morts	Convalescens
Peripneum. putrid.	8	3	1	4
Fièvres putrido-malign	3	2	0	1
Fièvres putr. f.	20	13	2	5
Fièvres putrides av. doul. au côté.	10	7	0	3
Fièvres contin.	66	50	0	16
Fièvres interm.	14	10	0	4
Fièvres éphém.	34	29	0	5
Dyssent	59	43	4	12
Diarrh.	26	18	1	7
Petites véroles.	7	4	1	2
Eresip.	8	8	0	0
Catarrh.	14	9	0	5
Asthm.	2	2	0	0
Phtisies	3	0	1	2
Doul. rheum.	9	7	0	2
Jauniss.	3	3	0	0
Catal.	1	0	0	1
Charb.	1	1	0	0
Marafme.	2	0	2	0
Total	290	209	12	69

SALLE DES FEMMES.

Nom des Maladies.	Nomb. des Malades.	Guéris.	Morts.	Convalescens.
Fièvres c. putr.	5	3	0	2
Fièvres p. verm.	1	1	0	0
Fièvres contin.	12	8	0	4
Fièvres interm.	2	2	0	0
Petites véroles.	10	7	0	3
Dyssen-téries.	2	2	0	0
Phtifies.	3	2	0	1
Catar-rhes.	1	1	0	0
Ophtal-mies.	1	1	0	0
Hydro-pifies.	1	0	0	1
Asth-mes.	1	1	0	0
Char-bon.	1	0	1	0
Apople-xie. *V. pag. 164. l'article *Paralyf.*	1	0	0	1
Total	41	28	1	12

OBSERVATIONS.

NB. Voyés le mois suivant.

RESULTAT des Hommes du mois de Juillet 1759.

Il est entré pendant ce mois	208 Soldats.
	40 Bourg.
Il y avoit du mois dernier	42 Conval.
	290
Dans la classe des Guéris	209
Dans celle des Morts	12
Dans celle des Convalescens	69
	290

RESULTAT des Femmes du mois de Juillet 1759.

Il est entré pendant ce mois	41 Malad.
Dans la classe des Guéries	28
Dans celle des Mortes	1
Dans celle des Convalesc.	12
	41

Menſis JULII 1759.

CLASSES.	GENERA.	ÆGRI.	SANATI.	MORTUI.	RESIDUI in alt. menſ.	
Febres.	Typhus	3	2	0	1	
	tritæoph. & amph.	26	17	2	7	
	Synochus	78	58	0	20	157
	quotid. 3tian. 4tan.	16	12	0	4	
	Ephem. extens.	34	29	0	5	
Phlegmaſiæ.	Peripneum. putr.	8	3	1	4	
	Pleuritis putr.	10	7	0	3	
	Variolæ	17	11	1	5	43
	Eryſipelas	8	8	0	0	
Dolores.	Rheumatiſmus	9	7	0	2	
	Ophtalm.	1	1	0	0	10
Anhelationes.	Aſthma	3	3	0	0	
	Catarrhus	15	10	0	5	18
Debilitates.	Apoplexia	1	0	0	1	
	Catalepſis	1	0	0	1	2
Fluxus.	Dyſenteria	61	45	4	12	
	Diarrhæa	26	18	1	7	87
Cachexiæ.	Phtiſis	6	2	1	3	
	Maraſmus	2	0	2	0	
	Hydrops	1	0	0	1	12
	Aurigo	3	3	0	0	
Vitia.	Anthrax	2	1	1	0	

CLASSES	GENERA	ÆGRI	SANATI	MORTUI	RESIDUI
8	22	331	237	13	81

Viri . . . 290
Mulieres . . 41
331

TABLES

Août le	Baromètre (pouc. lign.)	Therm. Mat. à 5 h. (degr.)	Therm. Soir à 3 h. (degr.)	Vents.	Etat du Ciel.
1	27 . 4	$16\frac{1}{2}$	$27\frac{1}{4}$	No. ☩ No. Ou.	Beau tems serein.
2	27 . 5	17	$21\frac{1}{2}$	Nord. - -	Le matin couvert. Le soir menace d'orage.
3	27 . 5	$16\frac{1}{2}$	$23\frac{1}{2}$	Nord. - - -	Le mat. beau. Le soir nuageux par intervalles.
4	27 . 6	14	23	Nord. - - -	Beau tems serein. Vent très fort.
5	27 . 8	$13\frac{1}{2}$	28	Nord. - - -	Idem.
6	27 . 6	17	27	Nord - Ouest.	Idem. Vent foible.
7	27 . 6	19	25	Nord. - -	Idem. Vent très fort, tempête.
8	27 . 5	17	26	Nord. - - -	Idem.
9	27 . 3	$18\frac{1}{2}$	30	Nord. ☩ Ouest.	Beau tems serein. Le vent à tombé.
10	27 . 4	$17\frac{1}{2}$	$28\frac{1}{4}$	Sud. - - -	Idem.
11	27 . 3	18	$30\frac{1}{4}$	Nord. ☩ Sud.	Idem. Quelque brouillard le soir.
12	27 . 4	19	$30\frac{1}{2}$	Nord. - - -	Beau tems serein.
13	27 . 3	19	$30\frac{1}{2}$	Nord. - - -	Tems couvert.
14	27 . 3	$18\frac{1}{2}$	22	E-N-Est ☩ Sud.	Tems variable. Le soir petite pluye.
15	27 . 3	17	30	No. ☩ Sud ☩ N.	Il y a 2 vents tous deux foibles, à 2 h. jusqu'à 6 pluye
16	27 . 4	16	24	Nord-Est ☩ Est.	Tems variable.
17	27 . 6	$16\frac{1}{2}$	27	Nord. ☩ Est. -	Tems serein. Le soir à 5 h. menace d'orage.
18	27 . 5	16	27	N. ☩ Ou. ☩ No.	Nuageux par intervalles, à 5. h. petite pluye.
19	27 . 5	16	$23\frac{1}{2}$	Nord. - - -	Beau tems serein. Vent très fort.
20	27 . 5	$14\frac{1}{2}$	$22\frac{1}{2}$	Nord. - - -	Beau tems le matin. Le soir orage & dans la nuit.
21	27 . 3	16	24	N ☩ Est ☩ Sud.	Deux vents opposés. brouillard le matin, petite pluye dans le jour à differens intervalles.
22	27 . 3	17	$23\frac{1}{3}$	Sud-Sud-Ouest.	Tems couvert, petite pluye par intervalles.
23	27 . 6	$13\frac{1}{2}$	21	Nord - - -	Beau le mat. Le tantôt nuageux par intervalles.
24	27 . 6	$11\frac{1}{2}$	$25\frac{1}{2}$	Nord - - -	Beau tems serein.
25	27 . 4	14	18	Nord. ☩ Sud.	Le mat. p. pluye. Le soir pluye à verse & pend. la nuit
26	27 . 3	14	21	Nord. ☩ Sud.	Petite pluye le mat. Le soir variable.
27	27 . 3	$14\frac{1}{2}$	23	S. ☩ O. ☩ E. ☩ N.	Tems couvert, 2 vents dans l'atmosphère. Le tantôt orage, pluye, tonnères, éclairs.
28	27 . 5	$11\frac{1}{2}$	$21\frac{1}{2}$	Ouest. ☩ Nord	Tems variable.
29	27 . 6	$13\frac{1}{2}$	23	Nord- Ouest	Beau tems serein.
30	27 . 6	13	24	Nord Nord-Est	Idem.
31	27 . 6	13	22	Nord. - - -	Idem.

La plus grande chaleur marquée par le Thermomètre, pendant ce mois, a été de 30 degrés & demi au-dessus du terme de la congélation de l'eau, & la moindre chaleur a été de 11 degrés & demi au-dessus de ce même terme. La différence entre ces deux points est de 19 degrés. La plus grande hauteur du mercure dans le Baromètre a été de 27 pouces 8 lignes, & son plus grand abaissement de 27 pouces 3 lign. La différence entre ces deux points est de 5 lignes.

Le vent a soufflé		Il y a eu	
	26 fois du Nord.		16 jours de tems serein.
	1 fois du Nord-Nord-Est.		9 jours de pluye.
	1 fois du Nord-Est.		4 jours de tems couvert.
	3 fois du Nord-Ouest.		3 jours de nuageux par intervalles.
	4 fois de l'Est.		3 jours de tems variable.
	1 fois de l'Est-Nord-Est.		6 jours de vent très fort, tempête.
	8 fois du Sud.		2 jours de brouillards.
	1 fois du Sud-Sud-Ouest.		2 jours d'orages avec tonnerres, éclairs.
	4 fois de l'Ouest.		

TABLES

Nom des Maladies.	Nomb. des Malades.	Guéris.	Morts.	Convalescens.	OBSERVATIONS.
Peripneumonies putrid.	6	4	1	1	De quatorze malades que nous avons eu dans ces deux mois (Juillet & Août) attaqués de peripneumonies putrides, nous n'en avons perdu que deux ; dont l'un vint à l'Hôpital demander du secours lorsqu'il étoit dans un état totalement defespéré, & l'autre, malgré tous les remèdes, périt le onzième jour après son entrée. Les autres maladies de ce genre n'ont rien offert de particulier dans leur cours, si vous en exceptés une seule, qui fut terminée par des sueurs abondantes & critiques. Ces sueurs ayant commencé vers la fin du 7e jour à la suite d'un retour considérable, qui faisoit craindre pour le malade, durèrent jusques au 9e, & dissipèrent entièrement la fièvre, & tous les autres symptômes.
Fièvres putrido-malign	6	2	3	1	L'un de ces malades eut un dépôt dans les oreilles qui lui procura la guérison ; la suppuration abondante emportoit châque jour les matières qui auroient servi d'aliment à la fièvre : aussi la voyoit on sensiblement diminuër, & le malade se rétablissoit à vuë d'œil. — Dans trois sujets différens je me suis assés bien trouvé des véficatoires ; ils produisoient à peu près le même effet que le dépôt critique dont je viens de parler, avec cette différence, que la convalescence m'a paru plus longue dans ce dernier cas. Ces mêmes remèdes n'ont point eu un égal succès sur ceux qui sont morts de ces fièvres malignes : l'un de ceux-ci dans le tems de l'accroissement de sa maladie devint phrénétique & furieux ; le lendemain il tomba dans un sommeil léthargique, qui me fit prognostiquer une mort prochaine, quoique le pouls fut fort & vigoureux : il mourut effectivement le sur-lendemain. Il verifia l'aphorisme de Baglivi : *Malum si phrenitis mutetur in lethargum.* — Un autre, avant de mourir, eut tous les symptomes d'une catalepsie. — Une de ces fièvres malignes dégénéra en fièvre intermittente tierce. Le malade avoit passé plus de 30 jours dans un état fâcheux, il commençoit à se trouver beaucoup mieux, & prenoit quelques alimens, lorsque nous reconnumes qu'il avoit des accès de fièvre tierce, peu forts à la vérité, mais très réguliers. — Les fébrifuges terminèrent une cure que des remèdes plus actifs avoient heureusement commencée.
Fièvres put. av. douleur au côté.	11	8	0	3	
Fièvres putrid. simples.	21	15	1	5	
Fièvres putrid. vermin.	5	5	0	0	
Fièvres ardent.	2	2	0	0	Le 1er de ces malades avoit le pouls plein & fort, des naufées fréquentes, une douleur à l'estomac inquiétante (*le morsus stomachi*) une soif violente, une chaleur brûlante par tout le corps &c. Les remèdes usités en pareil cas eurent tout le succès possible, & dans 15 jours le malade fut rétabli. — Le 2d fut attaqué dès les prémiers jours de la maladie d'un *Coma Vigil* bien caractérisé : il avoit une propension au sommeil des plus fortes ; & il disoit ne pouvoir pas dormir ; il fermoit continuellement les yeux, & s'agitoit à tous les instans dans son lit ; il étoit d'une inquiétude sans égale ; il ne délira cependant jamais,

mais,

Nom des Maladies.	Nomb. des Malades.	Gué- ris.	Morts.	Con- vale- scens.	OBSERVATIONS.
					mais, quoique ſes yeux fuſſent étincelans, & ſon viſage allumé. — Les ſaignées fréquentes au bras & au pied, l'uſage réïtéré du tartre émetique pendant quelques jours, les véſicatoires aux oreilles, les tiſanes rafraichiſſantes & antiphlogiſtiques, les purgatifs en lavage, & fort étendus, les apozèmes délayans & acidulés &c. &c. eurent tout le ſuccès que nous pouvions en attendre.
Fièvres interm.	41	24	3	14	Les fièvres tierces ont été les dominantes pendant ce mois; les quartes furent en très petite quantité, nous n'en avons compté que cinq: les quotidiennes ont tenu le milieu quant au nombre entre les unes & les autres. — Nous avons perdu trois malades dont deux ſont morts *in algore febrili.* L'un depuis ſept ſemaines avoit la fièvre tierce, il périt au 2d accès qu'il eut dans l'Hôpital. — L'autre portoit un très mauvais viſage, il avoit des obſtructions conſidérables aux viſcères abdominaux, & commençoit d'être leucophlegmatique, lorſqu'il fut reçu dans la maiſon. — Le 3me avoit la fièvre quotidienne: il mourut dans une oppreſſion violente. — On pourroit, ſi je ne me trompe, inſérer ce dernier malade dans la claſſe des fièvres putrides *exacerbantes*; mais comme il y avoit certaines heures dans la journée, où il étoit totalement libre de fièvre, j'ai cru qu'il devoit, à cauſe de cette intermiſſion, être inſcrit dans cette dernière.
Fièvres contin.	58	45	0	13	Un ſoldat vint ſe préſenter à l'Hôtel-Dieu le 8e de ce mois, il nous dit que depuis quelques jours il avoit des vertiges fréquens, un étourdiſſement, une peſanteur à la tête, & une foibleſſe dans la vuë, il ne paroiſſoit point avoir la fièvre, la langue n'étoit point chargée, & l'eſtomac en bon état. Après une ſaignée & une purgation je lui fis appliquer des véſicatoires aux oreilles, ils mordirent peut-être un peu trop, car le lendemain il eut groſſe fièvre, & toute l'habitude du corps fut couverte de plaques rouges de differente grandeur. Il fut ſaigné trois fois ce jour là, & il bût abondamment d'une tiſane rafraichiſſante & légérement diurétique. Le lendemain matin ayant trouvé la langue couverte d'une craſſe jaunâtre, je lui fis donner deux verres de potion purgative, à quatre heures d'intervalle l'un de l'autre, compoſée avec les tamarinds, la manne, & la follicule de ſéné, dans une décoction de racines de chien-dent & d'oſeille. Le ſoir, ayant eu un violent retour de fièvre, il fut ſaigné au pied, la fièvre diminua, les plaques rouges diſparurent, il dormit tranquilement toute cette nuït; je continuai la diète, & les remèdes ci-deſſus préſcrits pendant les 3 ou 4 jours ſuivans, & tout fut terminé ſuivant les vœux du malade & les miens.
Fièvres ephém.	23	21	0	2	
Petites véroles.	6	5	0	1	J'ai ſuivi pour le traitement de cette maladie la méthode indiquée au mois de Janvier de cette année. Ce n'a point été ſans ſuccès, puiſque de 13 malades attaqués de petites véroles nous n'en avons perdu qu'un ſeul. — J'ai vû même un ſujet

B b

en

Nom des Maladies.	Nomb. des Malades.	Guéris.	Morts.	Convalescens.	OBSERVATIONS.
					en qui le flux de fang fe déclara dans le tems de la fuppuration. La petite vérole étoit confluente, & de très mauvaife qualité. Malgré ce fymptome, qui prefque toûjours eft mortel, le malade fe rétablit avec le fecours des purgatifs doux, des lavemens mucilagineux, des tifanes antiputrides, & du lait de vache qui termina la cure.
Dyffentéries.	54	38	6	10	Depuis que je fuis chargé du foin de cette maifon, je n'avois point encore vû tout à la fois un fi grand nombre de dyffentériques. Nous en avons eu dans ces deux mois 113 dont 10 font mort. Un de ceux-ci étoit âgé de 72 ans ; il mourut dans des foibleffes, après avoir fouffert pendant trois mois. --- Un autre avoit eu la fièvre tierce dont à peine il étoit guéri, lorfqu'il fut attaqué de la dyffentérie qui l'enleva dans peu de jours. --- Un troifième avoit effuyé précédemment une fièvre putrido-maligne dans cet Hôpital. Il n'en étoit point encore forti : la dyffentérie, s'emparant d'un corps déja épuifé, fut mortelle pour lui. --- Des autres fept, quatre n'ont rien offert de particulier, pendant leur maladie. --- Des trois autres, le 1r eut une enflûre œdémateufe aux jambes & aux cuiffes, avec une boufiffure au ventre, & prefque généralement à toute la furface de la peau. Le 2me rendit une quantité de vers prodigieufe: on en trouvoit tous les jours trois, quatre, cinq, dans les draps. J'ai vû moi-même après fa mort fon lit fourmiller de gros vers longs, tout vivans : il périt dans des douleurs de tranchées fi fortes qu'il en étoit tout en convulfion. --- Nous apperçumes trois ou quatre jours avant la mort du 3me des tâches gangreneufes aux jambes, aux cuiffes & au ventre : elles paroiffoient d'abord comme de petits points rouffâtres, qui peu-à-peu s'élargirent en prenant une couleur plus foncée, enfin elles devinrent, en très peu de tems, livides, noirâtres, & d'un afpect affreux. --- J'ai fuivi dans la cure de tous ces dyffentériques le même traitement que j'ai indiqué ci-deffus. L'effet en a été différent fuivant l'intenfité du mal, & le témpérament des malades. Quelques-uns ont été guéris par l'ufage feul de l'ipecacuanha continué pendant quelques jours. Dans d'autres fujets il falloit joindre à cette racine les fecours les plus actifs & les plus efficaces de l'art pour diminuer *la* violence du mal. --- J'ai obfervé fur 5 à 6 malades un très bon effet du fimarouba, qui ne m'avoit pas auffi-bien réuffi l'année dernière. --- Certains dyffentériques n'avoient du repos qu'au moyen des narcotiques : dès que l'effet du laudanum n'agiffoit plus, les déjections & les tranchées recommençoient avec plus de violence que jamais. J'ai été obligé de donner deux & même trois fois par jour les narcotiques, que je n'employois ordinairement que le foir, laiffant l'intervalle du matin pour faire place aux autres remèdes appropriés. --- J'ai obfervé que ceux de ces malades, qui mangeoient de la viande, furtout en quantité, guériffoient très difficilement. C'eft une faute qu'on ne peut corriger dans nôtre Hôtel-Dieu. On y nour-

Nom des Maladies.	Nomb. des Malades.	Guéris.	Morts.	Convalefcens
Dyffent				
Diar-rhées.	28	21	0	7
Erefyp.	2	2	0	0
Flexions	1	1	0	0
Phtifies.	5	1	1	3
Hæmop.	2	2	0	0
Catarrh.	8	8	0	0
Doul. rhûma.	6	5	0	1
Angin.	2	2	0	0
Total	287	211	15	61

OBSERVATIONS.

nourrit trop les malades. C'eft un abus très dangereux auquel il feroit bon de remédier. — J'ai recherché la caufe qui pouvoit avoir produit un fi grand nombre de dyffentéries, j'ai cru la reconnoître dans les mauvais alimens dont fe nourriffent les foldats & le peuple, qui font ceux qui rempliffent cette maifon. Ils mangent prefque tous les jours des choux, ils ne prennent pas le foin de les changer d'eau, & de les laiffer cuire fuffifamment ; ils mangent auffi beaucoup de mauvaifes falades, de fruits fouvent verds, toûjours de la plus mauvaife qualité, du mauvais poiffon falé pris fur le bord des étangs qui croupiffent dans la boüe, & même fouvent morts, faute d'eau dans les foffés des marais voifins : nourriture pernicieufe, & peut-être plus funefte qu'aucune autre. Joignés à toutes ces caufes l'ufage immoderé du vin pendant le tems de la chaleur la plus véhémente, les plus violens exercices, le travail le plus forcé, & prefque point, ou très peu de repos pendant la nuit. — Les foldats même ont été attaqués de cette maladie en beaucoop plus grand nombre que les bourgeois ; & dans la ville (fi vous en exceptés le dernier ordre des citoyens) nous n'avons eu que très peu de dyffentériques.

J'ai laiffé dans l'Hôpital à la fin de ce mois un foldat qui avoit une diarrhée colliquative depuis 21 mois (à ce qu'il difoit.) Je ne fçais quel a été fon fort. — Les autres diarrhées ne m'ont fourni aucune obfervation remarquable.

J'ai employé avec fuccès le kermès minéral fur un de ces deux malades. Après que j'eus fait faire deux faignées au bras, & deux autres au pied, je préfcrivis en gardant les précautions néceffaires cinq grains de kermès. Voyant enfuite que, malgré l'effet de ce remède, il y avoit beaucoup d'indices de mauvais fucs cachés dans l'eftomac : le malade commençant d'avaler avec un peu plus de facilité, je lui fis prendre une petite dofe de tartre ftibié foluble, qui fit un grand effet par l'expulfion de quantité de matieres vertes, & porracées. Après que je lui eus donné du repos, & lorfque j'eus employé les gargarifmes indiqués en pareil cas, je le purgeai deux fois, & il fortit de l'Hôpital en parfaite fanté.

RECAPITULATION des Hommes du mois d'Août 1759.
Il eft entré dans nôtre Hôpital pendant ce mois   165 Soldats.
                                                   53 Bourgeois.
Il y avoit du mois dernier   -   -   -   -   -   - 69 Convalefcens.
                                                  ———
                                                   287

Dans la claffe des Guéris   -   -   -   -   -   - 211
Dans celle des Morts   -   -   -   -   -   -   - 15
Dans celle des Convalefcens   -   -   -   -   -   61
                                                 ———
                                                 287

OBSERVATIONS.

Nom des Maladies.	Nomb. des Malades.	Guéris.	Morts.	Convalescens
Fièvres putrid.	7	5	0	2
Fièvres contin.	14	10	0	4
Fièvres interm	5	5	0	0
Petites véroles.	6	6	0	0
Angines	2	2	0	0
Dyssent.	9	6	2	1
Diarrh	4	4	0	0
Hydrop	5	2	2	1
Phtisies.	2	0	1	1
Paralysies.	1	0	0	1
Charb.	1	1	0	0
Total	56	41	5	10

Nous n'avons perdu aucune de nos malades, en suivant les règles de pratique établis- ci dessus ; cependant deux de ces petites véroles ont été confluentes malignes. — Une fille de 24 ans, d'un tempérament sanguin & colérique, fut dans un extrême danger lors de l'éruption, il fallut lui faire deux saignées au bras, & deux au pied : il fallut encore *l'émétiser* brusquement, & la purger plus d'une fois ; les boutons furent de l'éspèce discrete, & la maladie parcourut tous ses tems sans nous faire craindre aucun danger.

L'une de ces dyssentériques avoit eu précédemment la petite vérole : elle en étoit à peine guérie qu'elle fut attaquée de cette maladie qui l'enleva dans peu de jours. — L'autre (c'etoit une femme épuisée d'une dyssentérie ancienne) ne vint à l'Hôtel-Dieu que pour y mourir le sur - lendemain de son entrée.

Quelques jours avant sa mort, une de ces hydropiques urina du sang en abondance, sans douleur, & sans dysurie.

(Voyés au mois de Juillet l'article *apoplexie.* Cette note y répond. C'est la même malade.)
Une femme de 55 ans fut apportée à l'Hôtel-Dieu étant dans un accident d'apoplexie. Elle prit à différentes fois six onces de vin émétique, & quarante grains de nôtre tartre stibié dont la dose moyenne est de 8 gr. &c. &c. &c. Ces remèdes la retirèrent du sommeil apopleçtique, mais elle devint paralytique, & l'est encore à présent malgré tous les secours que nous avons employés jusqu'aujourd'hui.

Ayant vû périr le mois dernier une femme d'un charbon ; je tentai sur celle-ci un topique qu'on m'avoit donné pour un excellent fondant & suppuratif. Il réüssit parfaitement, la malade fut bientôt guérie. — Je ne manquerai pas d'en faire d'autres épreuves pour constater la validité de ce remède.

RECAPITULATION des Femmes du mois d'Août 1759.

Il est entré pendant ce mois - - 56 Malades.
Dans la Classe des Guéries   41
Dans celle des Mortes   5
Dans celle des Convalescentes   10
     56

CLASSES.	GENERA.	ÆGRI.	SANATI.	MORTUI.	RESIDUI in alt. menf.	
Febres.	Typhus.	6	2	3	1	
	tritæoph. & amph.	35	27	1	7	
	Synochus	72	55	0	17	182
	quot. 3tiana, 4tana	46	29	3	14	
	Ephem. extens.	23	21	0	2	
Phlegmafiæ.	Pleuropneum.	6	4	1	1	
	Pleuritis putrid.	11	8	0	3	
	Cynanche.	4	4	0	0	36
	Variolæ.	12	11	0	1	
	Eryfipelas.	2	2	0	0	
	Pfeudoeryfip.	1	1	0	0	
Anhelationes.	Catarrhus.	8	8	0	0	8
Dolores.	Rheumatis.	6	5	0	1	6
Debilitates.	Paralyfis.	1	0	0	1	1
Fluxus.	Dyfenteria.	63	44	8	11	
	Diarrhæa.	32	25	0	7	97
	Hæmoptyfis.	2	2	0	0	
Cachexiæ	Phtifis.	7	1	2	4	12
	Hydrops.	5	2	2	1	
Vitia.	Anthrax.	1	1	0	0	1
CLASSES 8	GENERA 20	ÆGRI 343	SANATI 252	MORTUI 20	RESIDUI 71	

Viri - - 287
Mulieres 56
———
343

Sept. le	Baromètre. pouc. lign.	Therm. Mat. à 5 h. degr.	Therm. Soir à 3 h. degr.	Vents.	Etat du Ciel.
1	27 - 6	12	$20\frac{1}{2}$	Nord. - - -	Beau tems ferein.
2	27 - 7	$10\frac{3}{4}$	$20\frac{3}{4}$	Nord ✠ Eſt.	Idem.
3	27 - 7	14	17	Eſt - Sud - Eſt.	Le matin beau , le foir petite pluye.
4	27 - 7	14	$25\frac{1}{2}$	Nord. - - -	Tems variable.
5	27 - 7	$13\frac{1}{2}$	25	Nord. - - -	Tems variable.
6	27 - 8	15	$28\frac{3}{4}$	Nord. - - -	Beau tems ferein.
7	27 - 8	17	30	N. ✠ N-E. ✠ S.	Idem.
8	27 - 6	$16\frac{1}{2}$	$29\frac{1}{2}$	Nord. - - -	Idem.
9	27 - 5	16	$28\frac{1}{2}$	Eſt ✠ Sud ✠ Ou.	Brouillard le matin, à 8 h. beau & le reſte.
10	27 - 6	16	$27\frac{1}{2}$	Eſt ✠ Ou. ✠ Sud.	Brouillard très fort, tems variable.
11	27 - 6	15	27	Nord ✠ Sud.	Brouillard le matin & le foir, beau le reſte du jour.
12	27 - 5	$15\frac{1}{2}$	29	Nord - Eſt -	Idem.
13	27 - 6	$15\frac{1}{2}$	$27\frac{1}{2}$	Nord - Nord - E	Tems variable.
14	27 - 6	15	29	Sud. - - -	Brouillard le matin, nuageux par intervalles.
15	27 - 6	16	$27\frac{1}{2}$	Sud - Sud - Eſt.	Brouillard le matin, tems variable.
16	27 - 7	$16\frac{1}{2}$	$19\frac{1}{2}$	Nord - - -	Petite pluye tout le jour.
17	27 - 7	$12\frac{1}{2}$	26	N-E. ✠ E. ✠ S.	Tems variable.
18	27 - 6	15	$26\frac{1}{2}$	Sud. - - -	Brouillard , tems variable.
19	27 - 5	15	27	Sud. - - -	Brouillard le matin, très beau tems le reſte du jour.
20	27 - 4	14	$23\frac{1}{2}$	Nord. - - -	Beau tems ferein.
21	27 - 2	15	$22\frac{1}{2}$	Sud - Sud - Eſt.	Tems couvert.
22	27 - 2	15	17	S. ✠ No. ✠ S.	Deux vents dans l'atmofph. pluye tout le jour.
23	27 - 3	$12\frac{1}{2}$	$22\frac{1}{2}$	Nord ✠ Sud.	Nuageux par intervalles.
24	27 - 5	$9\frac{3}{4}$	$18\frac{1}{2}$	Nord. - - -	Le mat. beau, le foir couvert menace d'orage.
25	27 - 6	8	18	Nord. - - -	Beau tems ferein.
26	27 - 6	10	19	Nord. - - -	Idem.
27	27 - 6	10	19	Nord ✠ Sud.	Idem.
28	27 - 7	11	$21\frac{1}{4}$	Sud ✠ Eſt.	Le mat. brouillard, à 10 h. couvert, le foir orage, pluye.
29	27 - 7	$11\frac{1}{2}$	$18\frac{1}{2}$	No. ✠ No. Ou.	Pluye à differens intervalles.
30	27 - 7	$10\frac{1}{2}$	20	Nord. - - -	Beau tems ferein.

La plus grande chaleur marquée par le Thermomètre, pendant ce mois, a été de 30 degrés , & la moindre chaleur a été de 8 degrés au-deſſus de ce même terme. La différence entre ces deux points eſt de 22 degrés. La plus grande hauteur du mercure dans le Baromètre a été de 27 pouces 8 lignes, & fon plus grand abaiſſement de 27 pouces 2 lignes. La différence entre ces deux points eſt de 6 lignes.

	Le vent a foufflé	Il y a eu
	18 fois du Nord.	10 jours de tems ferein.
	1 fois du Nord-Nord-Eſt.	5 jours de pluye.
	3 fois du Nord-Eſt.	3 jours de tems couvert.
	1 fois du Nord-Oueſt.	2 jours de tems nuageux.
	5 fois de l'Eſt.	7 jours de tems variable.
	1 fois de l'Eſt-Sud-Eſt.	9 jours de brouillard.
	13 fois du Sud.	2 jours orages ou menaces d'orages.
	2 fois du Sud-Sud-Eſt.	
	2 fois de l'Oueſt.	

RESULTAT du mois de Septembre 1759.

Il eſt entré pendant ce mois dans nôtre Hôpital	99 Soldats dont 8 morts.
	23 Bourgeois 2 morts.
Il y avoit du mois dernier	61 Convaleſcens.
Il eſt entré	35 Femmes 5 mortes.

218   15

Octob. le	Baro-mètre. pouc. lign.	Therm. Mat à 6 h. degr.	Therm. Soir à 2 h. degr.	Vents.	Etat du Ciel.
1	27 - 7	11	22	Nord. . . .	Beau tems serein.
2	27 - 8	14	20	N. ✠ N E. ✠ E.	Le mat. couvert, le soir nuageux par intervalles.
3	27 - 9	10	22	Nord ✠ Est.	Beau tems serein.
4	27 - 7	15	17	Nord. Est. .	Le mat couvert, très petite pluye par intervallés.
5	27 - 8	13	$18\frac{1}{2}$	Nord. . . .	Beau tems serein.
6	27 - 9	11	19	Nord. . . .	Idem.
7	27 - 10	11	$20\frac{1}{4}$	Nord. . . .	Idem.
8	27 - 11	11	$22\frac{1}{2}$	Est ✠ Sud. . .	Idem.
9	27 - 11	9	$22\frac{1}{2}$	Sud.	Brouillard le mat. & le soir, beau le reste du jour.
10	27 - 11	8	$21\frac{1}{2}$	Sud ✠ Ouest.	Idem.
11	27 - 9	10	$19\frac{1}{2}$	Sud.	Tems couvert.
12	27 - 8	13	22	Sud ✠ Nord.	Tems variable.
13	27 - 6	$15\frac{1}{2}$	21	Nord-Nord-E.	Tems couvert.
14	27 - 5	13	17	Nord ✠ Sud.	Tems variable.
15	27 - 6	$7\frac{1}{2}$	17	Sud.	Beau le mat. le soir variable.
16	27 - 9	8	$16\frac{1}{2}$	Nord ✠ Sud.	Très beau tems serein.
17	27 - 9	$7\frac{1}{2}$	$19\frac{1}{4}$	Nord ✠ Est.	Idem.
18	27 - 6	9	$21\frac{1}{4}$	Sud.	Tems variable.
19	27 - 6	$11\frac{1}{2}$	21	Sud.	Tems couvert.
20	27 - 7	$10\frac{1}{2}$	$17\frac{1}{2}$	Nord ✠ Sud.	Tems couvert.
21	27 - 7	10	18	S-S-E. ✠ N-E.	Le mat. pluye, le soir variable.
22	27 - 8	9	$19\frac{1}{2}$	Nord. . . .	Beau tems serein.
23	27 - 7	$9\frac{1}{2}$	$17\frac{1}{2}$	Nord. . . .	Idem.
24	27 - 9	$11\frac{1}{2}$	17	Nord ✠ Sud.	Le mat. brouillard, le soir couvert.
25	27 - 7	$11\frac{1}{2}$	15	Sud.	Dans la nuit pluye très considérable, tems couvert.
26	27 - 7	9	17	Nord. . . .	Tems serein.
27	27 - 7	8	14	Nord ✠ Sud.	Tems couvert.
28	27 - 3	$14\frac{1}{4}$	19	Sud ✠ Est.	Le mat. couvert, pluye par intervalles.
29	27 - 8	$9\frac{1}{2}$	19	Nord. . . .	Tems variable.
30	27 - 9	11	18	N.+E-S-E+N-E	Tems variable.
31	27 - 8	$10\frac{1}{2}$	15	Nord. . . .	Beau tems serein.

La plus grande chaleur marquée par le Thermomètre pendant ce mois, a été de 22 degrés & demi au-dessus du terme de la congelation de l'eau, & la moindre chaleur a été de 7 degrés & demi au-dessus de ce même terme. La différence entre ces deux points est de 15 degrés. La plus grande hauteur du Mercure dans le Baromètre a été de 27 pouces 11 lignes, & son plus grand abaissement de 27 pouces 3 lignes. La différence entre ces deux points est de 8 lignes.

Le vent a soufflé
- 19 fois du Nord.
- 1 fois du Nord-Nord-Est.
- 4 fois du Nord-Est.
- 5 fois de l'Est.
- 1 fois de l'Est-Sud-Est.
- 15 fois du Sud.
- 1 fois du Sud-Sud-Est.
- 1 fois de l'Ouest.

Il y a eu
- 12 jours de tems serein.
- 4 jours de pluye.
- 10 jours de tems couvert.
- 1 jour de tems nuageux.
- 3 jours de tems variable.
- 3 jours de brouillards.

RESULTAT du mois d'Octobre 1759.

Il est entré dans nôtre Hôpital pendant ce mois . . 102 Soldats, dont 7 morts.
Il y avoit du mois dernier . . . . 83 Bourgeois, . . 7 morts.
Il est entré . . . . 44 Convalescens.
44 Femmes . . . 7 mortes.

273 21

Nov. le	Baro-mètre. pouc. lign.	Therm. Mat. à 7 h. degr.	Therm. Soir. à 1 h. degr	Vents.	Etat du Ciel.
1	27 - 10	5	9½	Nord. - - -	Beau tems ſerein, vent très fort, tempête.
2	28 - 3	4	9½	Nord ☩ Eſt.	Tems variable.
3	28 - 3	8	13	Eſt ☩ Nord-Ou.	Tems couvert le matin Le ſoir variable.
4	28 - 2	4	12	Nord. - - -	Le mat. leger brouill. Beau tems ſerein.
5	28 - -	4	12	Nord. - - -	Gelée blanche. Tems ſerein.
6	27 - 10	2½	12½	Nord. - - -	Le mat. gelée blanche, à 3 h. du ſoir gros tems, à 7 h. neige fonduë, pet. pluye.
7	27 - 9	5½	10½	Nord. - - -	Beau tems ſerein. Vent fort.
8	27 - 7	5	12	Nord. - - -	Tems variable.
9	27 - 10	3	11	N ☩ Eſt N.Eſt.	Tems ſerein.
10	27 - 10	4	12	N. ☩ Eſt N.Eſt.	Le mat. couvert. Le tantôt petite pluye.
11	27 - 8	7	12	Nord. - - -	Le mat. beau. Le ſoir nuageux variable.
12	27 - 9	5	7	Nord. - - -	Petite pluye tout le jour.
13	27 - 8	7	11½	Nord. ☩ Oueſt.	Beau tems ſerein.
14	27 - 10	3	7½	N. ☩ O. N. O.	Le matin beau. Le ſoir couvert.
15	27 - 10	1½	7¼	Nord. - - -	Beau tems ſerein. Le ſoir variable.
16	27 - 11	1½	7	Nord. - - -	Beau tems ſerein.
17	28 - -	1	5½	Nord. - - -	Idem.
18	27 - 11	1	5	Nord. - - -	Idem. Gelée blanche très forte.
19	27 - 9	1½	7	Nord-Eſt. -	Idem.
20	27 - 6	0	4½	Nord. - -	Tems couvert.
21	27 - 9	2½	8¼	Nord. - -	Tems variable.
22	27 - 8	0	8	Nord. - -	Gelée blanche très beau tems ſerein.
23	27 - 8	2	7½	Nord. - -	Le mat. couvert. Le ſoir petite pluye.
24	28 - 1	0	6	Nord. - -	Gelée blanche. Tems variable.
25	28 - 3	0	5⅔	Nord. - -	Gelée blanche. Tems ſerein.
26	28 - 3	1½	9	No. ☩ Nord-E.	Idem.
27	28 - 2	1½	11	Nord Eſt.	Idem.
28	28 - 1½	2	11½	Eſt. ☩ Eſt N-Eſt.	Gelée blance, tems ſerein. Le ſoir brouillard.
29	27 - 11	5	10½	Eſt - -	Brouillard epais. Tems variable.
30	27 - 11	6½	7	Nord - Eſt.	Tems couvert.

La plus grande chaleur marquée par le Thermomètre, pendant ce mois, a été de 13 degrés au-deſſus du terme de la congelation de l'eau ; & la moindre chaleur a été de 1 degré & demi au-deſſous de ce même terme. La diffé-rence entre ces deux points eſt de 14 degrés & demi.

La plus grande hauteur du Mercure dans le Baromètre a été de 28 pouces 3 lignes, & ſon plus grand abaiſſement de 27 pouces 6 lignes. La différence entre ces deux points eſt de 9 lignes.

Le vent a ſouflé
- 24 fois du Nord.
- 4 fois du Nord-Eſt.
- 4 fois de l'Eſt.
- 3 fois de l'Eſt-Nord-Eſt.
- 1 fois de l'Oueſt.
- 1 fois de l'Oueſt-Nord-Oueſt.
- 1 fois du Nord-Oueſt.

Il y a eu
- 16 jours de tems ſerein.
- 4 jours de pluye.
- 6 jours de tems couvert.
- 1 jour de nuageux.
- 8 jours de tems variable.
- 3 jours de brouillards.
- 10 jours de gelée blanche.
- 2 jours de gros vent.

TABLES

OBSERVATIONS.

Nom des Maladies.	Nomb. des Malades.	Guéris.	Morts.	Convalescens.
Fièvres put. av. douleur au côté.	17	11	2	4

Nous avons perdu deux de ces malades. L'un mourut fubitement & nous échappa lorfque nous penfions qu'il étoit mieux. Il fouffroit vivement d'une douleur aux deux côtés de la poitrine. Il prit un julep narcotique l'avant-veille de la mort dont il avoit ufé plus d'une fois dans le cours de fa maladie, paffa une très bonne nuit, & le lendemain il fe trouva (difoit-il) tout-à-fait bien. Son pouls en effet étoit fouple & affés libre, la douleur au côté avoit totalement cedé, le vifage & les yeux paroiffoient naturels : il repofa tranquillement la nuit fuivante, & fur le matin on le trouva mort. — L'autre eut le râle avec une agonie fort longue. —— Ni l'un ni l'autre ne crachèrent de fang, ils ne parurent pas même fort tourmentés de la toux - - J'aurois defiré l'ouverture de ces cadavres, ainfi que de bien d'autres, mais la difficulté de l'obtenir m'empêcha de le demander.

Nom des Maladies.	Nomb. des Malades.	Guéris.	Morts.	Convalescens.
Fièvres putrid. malig.	4	1	2	1

Un de ces malades étant dans le délire, trouva fous fa main un couteau, dont il fe perça la gorge du côté droit. Il vécut cinq à fix jours après cet accident, refufant les remèdes & le bouillon, & ne prenant que de l'eau qu'on voyoit fortir par la playe à mefure qu'il l'avaloit. —— L'autre mourut le 9me du mois ; fa maladie avoit commencé dans le mois d'Octobre. Il parut un charbon au vifage qui fut fymptomatique, & qui devança de quelques heures fa mort. Le malade périt le même jour de l'apparition de cet anthrax dans une cardialgie.

Nom des Maladies.	Nomb. des Malades.	Guéris.	Morts.	Convalescens.
Fièvres putrid. fimples.	14	8	2	4
Fièvres put. vermineuf.	5	5	0	0
Fièvres contin.	47	39	1	7
Fièvres éphém.	17	17	0	0
Fièvres interm.	65	53	0	12

Les fièvres intermittentes ont été en très grand nombre pendant ce mois. Douze malades effuyèrent la fièvre quarte, vingt-deux la fièvre tierce, les autres eurent des accès plus ou moins réguliers tous les jours. — Je fuis dans l'ufage de tenir les fébricitans à une diète très exacte ; je ne leur fais donner que du bouillon clair de quatre en quatre heures, jufqu'à ce que l'accès ait difparu, & je ne leur donne enfuite des alimens qu'en très petite quantité. —— Nous nous fommes fervi ce mois-ci d'une opiate fébrifuge qui nous a parfaitement bien réuffi. Elle eft ainfi compofée :

℞ cortic. peruvian. in pulv. tenuiff. redact. ʒ1. fal. abfynth. ℈1. fal. centaur. & ammon á gr. xii. C. f. q. fyrup. de abfynth. m. f. op. pro una dofi.

D d

Nous

Nom des Maladies.	Nomb des Malades.	Guéris.	Morts.	Convalescens.	OBSERVATIONS.
					Nous faifons prendre deux jours de fuite trois prifes de cette opiate à quatre heures de diftance l'une de l'autre ; les cinq jours fuivans deux prifes , une le matin , & l'autre le foir, & pendant toute la femaine d'après une prife feulement le matin à jeun. Lorfque les accès font inveterés ou lorfqu'ils font occafionnés par des obftructions aux vifcères du bas-ventre, nous employons d'autres methodes curatives.
Petites Vérol.	4	3	0	1	Deux de ces malades n'ont eu que la petite Vérole volante. Les fymptomes de cette maladie paroiffoient à peu près les mêmes que ceux d'une véritable petite Vérole , mais toûjours avec moins d'intenfité , & de durée. Les boutons étoient prominens avec une pointe à l'extremité : ils étoient remplis d'une feriofité claire & lymphatique. Tous les tems de la maladie ont été beaucoup plutôt terminés. —— Je ne fuis pas furpris qu'on ait fouvent confondu la petite Vérole volante avec la véritable petite Vérole : il n'y a pas une grande différence entre l'une & l'autre ; & pour fi peu qu'on foit prévenu, ou mal inftruit , il eft aifé de s'y laiffer furprendre. —— Un foldat de 24 à 25 ans vint à l'Hôpital le 2me de ce mois ; il fe plaignoit d'être depuis trois jours malade , il avoit des laffitudes fpontanées , des douleurs vives à toutes les articulations , des naufées , des vertiges , & la fièvre très forte ; le pouls étoit plein & tendu , la tête pefante &c. —— Il fut faigné deux fois le même jour , il prit le 3me un leger émétique, qui fit bien fon effet : cependant les douleurs aux articles & les fignes de pourriture fubfiftoient toûjours : il prit le 4me deux verres de potion purgative aiguifée de vingt goutes de fyrop de Glaubert. Cette purgation lui procura des évacuations très abondantes, le foir il fut calme, il dormit affés pendant la nuit, & à fon réveil il fut couvert des boutons d'une petite Vérole très confluente, qui malgré fon abondance, & fa mauvaife qualité, parvint à une louable fuppuration , fans aucun facheux accident, fi ce n'eft une enflûre du *fcrotum*, qui parut le 16me & qui fut diffipée par l'application des linges trempés dans l'eau-de-vie camphrée, qu'on renouvelloit trois fois par jour.
Dyffent.	21	15	1	5	Celui qui eft mort de la dyffentérie étoit un homme qui depuis quatre mois fouffroit cruellement de cette maladie. Lorfqu'il fe préfenta à nous, il étoit dans un état prefque défefperé. —— L'ipecacuanha nous a produit d'auffi bons effets, que dans les mois précédens. —— Un de ceux que j'infcris dans la claffe des convalefcens étoit bien éloigné de la guérifon à la fin du mois, il étoit menacé d'une fièvre lente, il en avoit déjà les fymptômes les plus apparens.
Diarrh.	8	8	0	0	
Jauniff.	3	2	0	1	

Après

1759. Novembre. SALLE DES HOMMES. *Hôtel-Dieu de Nîmes.*

Nom des Maladies.	Nomb. des Malades.	Guéris	Morts.	Convalescens	OBSERVATIONS.
Hydrop.	3	2	0	1	Après un cours de ventre invétéré un de ces malades tomba dans une leucophlegmatie confidérable : il fut beaucoup foulagé par l'ufage des apozémes legèrement apéritifs, & diurétiques : il fortit en voye de guérifon. —— Un autre véritablement afcitique voulut effayer un remède qu'on lui avoit donné comme admirable. Il confiftoit en une opiate compofée avec l'aloës, la gomme gutte, le jalap, l'acier, & l'extrait de genièvre. Il fut puiffamment évacué par le haut & par le bas. Malgré ces évacuations qui l'avoient réduit prefque aux abois, il ne fe trouva pas mieux, & il abandonna bientôt fon remède.
Obftructions.	2	2	0	0	Ces deux malades avoient des obftructions à la rate, & au foye, à la fuite des fiévres intermittentes. Ils ont été guéris par l'ufage continué des apozémes apéritifs & ftomachiques qu'on avoit foin de rendre purgatifs de trois en trois jours.
Phtifies.	7	1	5	1	Un de ces phtifiques fut apporté mourant dans notre Hôpital ; il expira quelques heures après y être entré.
Doul. rheum.	3	2	0	1	
Fluxio.	3	3	0	0	
Total	223	172	13	38	

R E S U L T A T des Hommes du mois de
Novembre 1759.

Il eft entré dans nôtre Hôpital pendant
ce mois - - - - - - - - - - 109 Soldats.
- - - - - - - - - - - - - - 72 Bourgeois.
Il y avoit du mois dernier - - - - - 42 Convalefc.

223

Dans la Claffe des Guéris - - 172
Dans celle des Morts - - - 13
Dans celle des Convalefcens - 38

223

Une

1759. Novembre.   SALLE DES FEMMES.   *Hôtel-Dieu de Nîmes.*

Nom des Maladies.	Nomb. des Malades.	Guéris.	Morts.	Convalescens.
Fièvres putrides av. doul. au côté.	3	2	0	1
Fièvres putrides simples.	4	2	2	0
Fièvres putrido-malign.	3	1	2	0
Fièvres contin.	7	4	2	1
Fièvres interm.	6	5	0	1
Fièvres éphém.	2	1	0	1
Hydr.	3	0	2	1
Dyssent.	2	2	0	0
Pertes de sang.	1	1	0	0
Phtisies.	3	0	3	0
Melancholie-Hypochond.	1	0	0	1
Asthm.	2	0	1	1
Cataracte.	1	0	0	1
Total	38	18	12	8

OBSERVATIONS.

Une de ces malades ayant essuyé chez elle pendant huit jours une fièvre putride vint mourir à l'Hôpital; elle ne fut point en état de supporter aucun remède.

Le 6e de ce mois une fille d'environ 30 ans fut apportée à l'Hôtel-Dieu à cause d'une chûte qu'elle avoit faite. Elle fut saignée trois fois le même jour, & deux fois le lendemain; on la saigna encore deux fois au pied dans le cours de la maladie. Elle avoit perdu la connoissance dès le moment de sa chûte; elle étoit dans un délire affreux, criant presque nuit & jour, elle resta dans cet état cruel jusques au 18 qu'elle mourut, sans qu'aucun remède put lui être d'aucun secours, & sans qu'on eut pu appercevoir aucune contusion ni aucun coup, à la tête, ni ailleurs. — On me refusa l'ouverture du cadavre, quelque instance que je fisse pour l'obtenir. — Dans un pareil cas n'auroit-on pas dû tenter l'application d'une couronne de trépan? je le proposai, & l'eus fort désiré. — Au reste j'ai inscrit dans la classe des fièvres cette malade, parce que ceux qui l'ont vue avec moi ont pensé que tous les symptômes de cette maladie dépendoient essentiellement d'une fièvre maligne. — J'avouë que je ne serois pas tout-à-fait de cet avis.

Une de ces hydropiques avoit eu dès sa plus tendre jeunesse les pâles couleurs: aussi portoit elle habituellement un teint bazané, qui dénotoit un fond d'obstructions dans les viscères du bas-ventre. Elle avoit été plusieurs fois attaquée d'enflûres aux extrémités inférieures. Ces menaces d'hydropisie avoient cedé aux traitemens methodiques indiqués en pareil cas; jusqu'à ce que sa rate eut acquis un volume prodigieux, & une dureté véritablement skirreuse. — Elle traina des jours languissans pendant quatre ou cinq mois, & prit beaucoup de remèdes infructueusement. Le 1er de ce mois elle s'aperçut que les tegumens de l'abdomen s'étoient ouverts: elle commença dès lors de se flater d'une entière guérison, parce que l'enflûre du ventre avoit sur le champ diminué; vaine esperance. Malgré l'évacuation spontanée des eaux, elle s'affoiblit peu-à-peu jusques au 3me qu'elle mourut. — Il est inutile de repeter ici ce que j'ai dit tant de fois. L'ouverture de ce Cadavre me fut refusée.

Celle qui est morte asthmatique pendant ce mois étoit une vieille femme depuis très longtems attaquée de cette maladie.

Cette malade fut operée par Mr. . . . . suivant la methode de Mr. Daviel. Le crystallin fut enlevé, l'operation fut promptement faite sur les deux yeux devant un grand nombre d'assistans, qui certainement ne virent rien de la manœuvre par la précaution que prit l'artiste de se placer bien audevant de la malade. Malgré toute sorte de soins, d'attentions, & de remèdes, cette malade souffrit cruellement d'une violente fluxion aux yeux, & des élancemens très vifs dans la tête. On la saigna, & on la purgea plusieurs fois, on lui fit appliquer des larges vesicatoires, des collyres de toute espèce, des eaux ophtalmiques merveilleuses, suivant les propres termes de celui qui l'avoit operée, sous la direction de qui tout fut administré, & qui devoit certainement lui redonner la vûë. Enfin, après deux mois de souffrances, l'operateur étant parti, elle sortit de l'Hôtel-Dieu, n'y voyant que très foiblement de l'œil droit, & point du tout de l'œil gauche.

RECAPITULATION des Femmes du mois de Nov. 1759.
Il est entré dans nôtre Hôpital pendant ce mois - - - 38 Malades.
     Dans la Classe des Guéries - - - - - - 18
     Dans celle des Mortes - - - - - - 12
     Dans celle des Convalescentes - - - - 8
                38

SUM.

CLASSES.	GENERA.	ÆGRI.	SANATI.	MORTUI	RESIDUI in alt menf.	
Febres.	Typhus.	7	2	4	1	
	Tritæop. & amph.	23	15	4	4	
	Synochus.	54	43	3	8	174
	Quotid. 3ana. 4a.	71	58	0	13	
	Ephemer. extens.	19	18	0	1	
Phlegma-fiæ.	Pleuritis. putr.	20	13	2	5	
	Variolæ.	4	3	0	1	27
	Pfeudo. Eryfip.	3	3	0	0	
Dolores.	Rheumatifm.	3	2	0	1	5
	Hepatalgia	2	2	0	0	
Anhela-tiones.	Afthma.	2	0	1	1	2
Vefaniæ.	Delir. melancho-licum.	1	0	0	1	1
Debilitat.	Amaurofis.	1	0	0	1	1
Fluxus.	Dyffenteria.	23	17	1	5	
	Diarrhæa.	8	8	0	0	38
	Menorrhag.	1	1	0	0	
Cachexiæ.	Phtifis.	10	1	8	1	
	Hydrops	6	2	2	2	19
	Aurigo	3	2	0	1	
CLASSES 8	**GENERA 19**	**ÆGRI 261**	**SANATI 190**	**MORTUI 25**	**RESIDUI 46**	

Viri . . . 223
Mulieres   38
————
261

E e   TABLES

Déc. le	Baromètre (pouc. lign.)	Therm. Mat. à 7 h. (degr.)	Therm. Soir à 1 h. (degr.)	Vents.	Etat du Ciel.
1	27 - 11	$1\frac{1}{2}$	$3\frac{2}{3}$	Nord. - - -	Tems couvert. Vent très fort.
2	27 - 10	2	5	Nord. - - -	Idem.
3	27 - 6	0	$7\frac{1}{3}$	Nord. - - -	Le mat. tems serein. Le soir variable.
4	27 - 7	$3\frac{1}{2}$	8	Nord † Est.	Tems couvert, petite pluye par intervalles.
5	27 - 5	7	10	Sud - Sud - Est.	Tems couvert. Le soir tonnerres.
6	27 - 7	$5\frac{1}{3}$	$12\frac{1}{3}$	Nord † Est.	Beau tems serein, le soir variable.
7	27 - 7	9	$14\frac{1}{4}$	Est - - - -	Tems variable, dans la nuit pluye.
8	27 - 6	4	$9\frac{1}{2}$	Est - Sud - Est.	Idem.
9	27 - 8	$2\frac{1}{2}$	$7\frac{1}{3}$	Nord. - - -	Beau tems serein. Le soir brouillard.
10	27 - 8	$0\frac{1}{2}$	$4\frac{1}{2}$	Nord. - - -	Beau tems serein.
11	27 - 8	5	$7\frac{1}{3}$	Nord-Nord-Est.	Tems serein. Le soir couvert, petite pluye.
12	27 - 5	7	$9\frac{1}{2}$	Nord-Nord-Est.	Pluye dans la nuit & tout le jour.
13	27 - 7	$8\frac{1}{2}$	11	Est - - - -	Tems couvert, pluye par intervalles.
14	27 - 6	$7\frac{1}{2}$	7	Est-Sud-Est.	Le matin couvert, pluye par intervalles.
15	27 - 4	$8\frac{1}{2}$	11	Nord † No-Est.	Pluye dans la nuit & tout le jour.
16	27 - 6	$5\frac{1}{4}$	$9\frac{1}{4}$	N.N.E. † E S E.	Tems couvert. Brouillard.
17	27 - 9	7	$8\frac{1}{2}$	N. † Est-Su. Est.	Le matin brouillard. Le soir petite pluye.
18	27 - 8	$7\frac{1}{4}$	$9\frac{3}{4}$	Est-N-E † S. Est.	Tems couvert, dans la nuit pluye.
19	27 - 6	$7\frac{1}{2}$	$9\frac{1}{2}$	Est - - -	Idem.
20	27 - 7	7	$10\frac{1}{3}$	Est - - -	Idem.
21	27 - 7	$4\frac{1}{2}$	9	Est-No. Est.	Tems couvert, petite pluye par intervalles.
22	27 - 5	$1\frac{1}{2}$	8	Nord. - - -	Beau tems serein.
23	27 - 5	$5\frac{1}{2}$	$7\frac{1}{4}$	No-No. Est.	Idem.
24	27 - 8	5	11	Nord. - - -	Le matin petite pluye. Le soir tems couvert.
25	27 - 9	4	12	Nord. - - -	Tems variable.
26	27 - 9	7	$9\frac{1}{2}$	Nord-Est. -	Brouill. le mat. & le soir, très beau le reste du jour.
27	27 - 9	$1\frac{1}{2}$	$7\frac{1}{2}$	Nord. - - -	Dans la nuit pluye. Beau tems serein.
28	27 - 6	$4\frac{1}{2}$	8	Nord-Est. -	Tems couvert, brouillard, tems variable.
29	27 - 8	6	$8\frac{1}{2}$	Est-Sud Est. -	Pluye presque tout le jour & toute la nuit.
30	27 - 9	$5\frac{1}{2}$	$11\frac{1}{2}$	Nord Ou. † S.	Idem.
31	27 - 9	7	$9\frac{3}{4}$	S. † O † NN O.	Le mat. pluye. Le soir, beau tems variable.

La plus grande chaleur marquée par le Thermomètre, pendant ce mois, a été de 14 degrés & un quart au-dessus du terme de la congelation de l'eau, & la moindre chaleur a été d'un demi degré au-dessous de ce même terme. La différence entre ces deux points est de 15 degrés & un quart.

La plus grande hauteur du Mercure dans le Baromètre a été de 27 pouces 11 lignes, & son plus grand abaissement de 27 pouces 4 lignes. La différence entre ces deux points est de 7 lignes.

Le vent a soufflé :
- 13 fois du Nord.
- 4 fois du Nord-Nord-Est.
- 3 fois du Nord-Est.
- 1 fois du Nord-Nord-Ouest.
- 1 fois du Nord-Ouest.
- 6 fois de l'Est.
- 5 fois de l'Est-Sud-Est.
- 2 fois de l'Est-Nord-Est.
- 2 fois du Sud.
- 1 fois du Sud-Sud-Est.
- 1 fois du Sud-Est.
- 1 fois de l'Ouest.

Il y a eu :
- 8 jours de tems serein.
- 17 jours de pluye.
- 13 jours de tems couvert.
- 7 jours de tems variable.
- 4 jours de brouillards.
- 3 jours de vent très fort.

RESULTAT du mois de Décembre 1759.

Il est entré dans nôtre Hôpital pendant ce mois	78 Soldats dont	11 morts.
&	48 Bourgeois	9 morts.
Il y avoit dans la maison du mois dernier	38 Convalescens.	
Il est entré	27 Femmes	3 mortes.
	191	**23**

Janv. le	Baromètre pouc. lign.	Therm. Mat. à 7 h. degr.	Therm. Soir à 1 h. degr.	Vents.	Etat du Ciel.
1	27 - 8	7	10½	Sud. - - -	Brouillard le mat. le foir petite pluye & dans la nuit.
2	27 - 4	6½	10	Nord. - -	Tems variable.
3	27 - 6	2½	7⅓	Nord. - -	Beau tems ferein.
4	27 - 10	2	7¼	Nord. - -	Le matin beau, à midi couvert & le reste du jour.
5	27 - 9	4	6	Nord ✚ Sud. -	Le mat. couvert, le foir petite pluye.
6	27 - 10	2	10	Nord-Ouest.	Tems variable.
7	27 - 7	5	8	Sud. - - -	Pluye tout le jour & dans la nuit affés forte.
8	27 - 9	½	0	Nord. - -	Pluye tout le jour, dans la nuit neige.
9	27 - 9	0	1½	Nord-Est. - -	Le matin tems variable, le foir tems couvert.
10	27 - 8	0	2	Nord-Est. - -	Nuageux par intervalles.
11	27 - 9	0	0	Nord-Est. - -	Tems couvert.
12	27 - 10	0	1½	Nord-Est. - -	Tems couvert.
13	27 - 9	0	3¼	Nord-Est. - -	Beau tems ferein.
14	27 - 8	0	6	Ouest ✚ Nord.	Idem.
15	27 - 10	0	2¼	Nord. - -	Idem.
16	28 - 1	0	2	Nord. - -	Idem.
17	28 - 1	3¼	4	Nord-Est. - -	Idem.
18	28 - 3	0	1½	Nord-Est. - -	Idem.
19	28 - 2	0	2	Nord-Est. - -	Idem.
20	28 - 2½	4½	3½	Nord-Est. - -	Idem.
21	28 - 4	0	8½	Est-Nord-Est.	Idem.
22	28 - 2	3½	5	Nord. - -	Brouillard le matin, à midi beau & le reste.
23	28 - -	1½	10	No.✚O.✚No.	Tems variable.
24	27 - 11	3	12	Nord-Ouest. -	Brouillard, à midi beau, le foir couvert, variable.
25	27 - 9	6	14	Sud. - - -	Idem.
26	27 - 10	3	12	Nord ✚ Ouest.	Tems variable.
27	27 - 9	3½	11	Ou.No.Ouest.	Tems variable.
28	27 - 7	6½	14½	Ou.No.Ouest.	Idem.
29	27 - 7	6½	13⅔	Nord ✚ Ouest.	Idem.
30	27 - 10	5	11½	Nord. - -	Beau tems ferein.
31	28 - 1	1¾	0	Nord. - -	Idem.

La plus grande chaleur marquée par le Thermomètre, pendant ce mois, a été de 14 degrés au-deſſus du terme de la congelation de l'eau, & la moindre chaleur a été de 5 degrés au-deſſous de ce même terme. La différence entre ces deux points eſt de 19 degrés. La plus grande hauteur du mercure dans le Baromètre a été de 28 p. 3 l. & ſon plus grand abaiſſement de 27 p. 4. l. La différence entre ces deux points eſt de 11 lignes.

Le vent à soufflé
- 15 fois du Nord.
- 9 fois du Nord-Est.
- 2 fois du Nord-Ouest.
- 1 fois de l'Est-Nord-Est.
- 4 fois du Sud.
- 4 fois de l'Ouest.
- 2 fois de l'Ouest-Nord-Ou.

Il y a eu
- 12 jours de tems ferein.
- 4 jours de pluye.
- 7 jours de tems couvert.
- 1 jour de neige.
- 1 jour de nuageux.
- 13 jours de tems variable.
- 4 jours de brouillards.
- 15 jours de forte gelée.

Nom des Maladies.	Nomb. des Malades.	Gué-ris.	Morts.	Convale-fcens.
Peripn.	5	3	0	2
Fièvres putr. av. douleur au côté.	16	12	*1	3
Fièvres putrido-malig.	6	2	3	1
Fièvres putrido-vermineufes.	9	7	0	.
Fièvres putrides fimples	18	13	1	4
Fièvres contin.	30	26	0	4
Fièvres intermittentes.	24	19	0	5
Fièvres éphèmeres.	20	17	1	2
Dyffent	7	4	1	2
Diarrh.	13	9	*1	3
Petites véroles	3	3	0	0
Petites véroles volant.	1	1	0	0
Catarrh	10	8	0	2
Afthm.	2	0	1	1

OBSERVATIONS.

* Le feul malade qui pendant ce mois fuccomba à ces fièvres putrides, fut un homme d'environ 40 ans, qui avoit effuyé précédemment une dyffenterie cruelle. A peine étoit il rechapé de cette prémière indifpofition qu'il contracta la 2de. Il vint à l'Hôpital le 25 Janvier, malade depuis 3 ou 4 jours. Il nous parut au prémier coup d'œil dans un très mauvais état : il avoit une oppreffion forte, une douleur vive au côté, la bouche pâteufe, la langue chargée, le vifage pâle, le pouls petit, ferré, & concentré ; il ne pouvoit ni touffer, ni cracher. Il ufa des boiffons chaudes pectorales, bechiques ; il prit des purgatifs, des anodyns &c. tous les fecours lui furent adminiftrés inutilement. Il fut toujours de plus mal en plus mal jufques au 28 qu'il mourut.

Un de ces malades étoit dans un délire fort guai. Il rioit, chantoit, & faifoit tous fes efforts pour danfer ; il n'eut aucune efpèce d'agonie, & fut enlevé fubitement. ---- Un autre perdit la parole trois jours avant fa mort, faifant des figues pour fe faire entendre : peu après il fut faifi de violentes convulfions qui précédèrent un véritable *Tetanos*, dans lequel il expira malgré les faignées repetées, les émétiques, les anti-fpasmodiques, les veficatoires, & tous les autres remèdes indiqués en pareil cas. ---- Le troifième fut la victime de l'*impéritie* d'un garçon chirurgien, jeune homme fans expérience, qui par une meprife impardonable fit dans le même jour trois fortes faignées à ce malade : il en fut tellement épuifé que deux jours après il périt. ---- Ceux qui rechapèrent de ces fièvres malignes n'eurent aucun dépot critique, les évacuations par les felles leur furent profitables. C'eft par cette voye qu'ils furent dégagés des humeurs putrides qui croupiffoient dans l'eftomac, & les prémières voyes. Cet état de *putridité* fe manifeftoit en eux par la noirceur des dents, par l'apreté & la féchereffe de la langue, par une efpèce de corde qu'on y voyoit dans le milieu, & par une croute brune noirâtre qui a recouvroit.

Un jeune homme de 14 ou 15 ans malade depuis plufieurs jours fut reçu à l'Hôtel-Dieu le 3e de ce mois. Il étoit fi mal que peu d'heures après il entra dans l'agonie, ne voulut rien prendre, & mourut le lendemain. ---- Deux autres effuyèrent pendant huit à dix jours tous les fymptomes d'une fièvre putride, qui ayant degéneré vers cette époque en fièvre intermittente, fut terminée fans danger.

C'eft la maladie dominante de ce mois ; elle n'a point été facheufe. Quelques-uns de ces malades fe plaignoient beaucoup de la toux. On pourroit regarder leur état comme une difpofition catarrhale compliquée avec une legere fièvre de pourriture, fans qu'il y eut des fymtomes facheux, -- Nous avons eu fix foldats qui fortants de l'Hôpital Royal de Montpellier furent faifis en arrivant ici de cette maladie : ils avoient fouffert en chemin un froid cuifant, qui fut la principale caufe de leur mal ; ils furent bientôt rétablis par les remèdes ordinaires.

Treize de ces malades ont eu les fièvres tierces, deux les fièvres quartes, & neuf les quotidiennes. ---- Le plus grand nombre étoit malade depuis la fin de l'été. Ils vérifioient l'aphorifme d'Hipp. *Febres autumnales aut diuturnæ aut mortales.* ---- Un de ceux-ci avoit la fièvre fubintrante : à peine fortoit il d'un accès qu'il entroit dans un autre. Plufieurs auteurs rangent cette fièvre avec les continues ; il m'a paru qu'on devoit l'inférer plutôt dans la claffe des intermittentes quotidiennes, avec lefquelles elle a plus d'affinité à caufe du tems d'intermiffion, quelque court qu'il puiffe être, qu'on obferve toujours dans cette maladie.

Je ne fçais de quelle maladie eft mort un homme qu'on nous préfenta le 29me de ce mois. Il étoit agonifant, & il avoit deja perdu la parole. Ceux qui l'apportèrent ne purent nous inftruire d'aucune particularité fur fon compte : il mourut quelques heures après fon entrée. C'eft ce qui m'a engagé à le placer dans cet article.

Un foldat de 36 ans eft le feul qui foit mort de cette maladie. Il étoit attaqué depuis quelque tems d'un flux dyffentérique qui le tourmentoit beaucoup ; il prit pour s'en délivrer à la follicitation d'un de fes amis quelque remède adftringent : il parut effectivement que ce remède avoit réuffi ; les dejections s'arrétèrent ; mais à mefure que le ventre fe refferroit, la poitrine devenoit de plus en plus gênée. Ce malade fut reçu à l'Hôpital le 25me & il mourut le 28me. Pendant ces trois jours, malgré tous les foins poffibles l'oppreffion, les anxietés & les fuffocations furent extrêmes.

* Depuis plus de deux mois ce malade avoit une diarrhée colliquative qui l'enleva le 12me du courant.

Le

Janvier 1760.   SALLE DES HOMMES.   *Hôtel-Dieu de Nimes.*

Nom des Maladies.	Nomb. des Malades.	Guéris.	Morts.	Convalescens.
Phtisies	8	2	3	3
Hydrop.	6	2	1	3
Obstru-ctions.	1	1	0	0
Vomis-semens	2	2	0	0
Douleu rheuma-tifmal.	2	2	0	0
Jaunis-ses.	4	2	* 1	1
Jambes gelées.	1	0	1	0
Ophtal-mies.	4	3	0	1
Chûtes, contuf.	3	3	0	0
Total	195	138	15	41

OBSERVATIONS.

J'ai toujours observé que le crachement de sang chez les phtisiques étoit de très mauvais augure. —— Un de ceux-ci cracha du sang presque couleur de rose le 12me ; il en cracha encore le 14me, & le 18me il mourut.

Les deux hydropiques qui ont été guéris se sont très bien trouvés des apozèmes faits avec les racines majeures apéritives, les feuilles de *Berlie*, l'écorce moyenne de sureau, le sel admirable de Glauber, & le nitre purifié, entremêlant de deux en deux ou de trois en trois jours les purgatifs hydragogues. —— L'un d'eux étoit dans l'Hôpital depuis la fin du mois d'Octobre dernier, il avoit été à toute extremité dans le commencement du mois de Novembre. Ces remèdes l'ont totalement desenflé, & il est sorti guéri, à ce qu'il paroit, radicalement.

* Cet ictérique entra dans l'Hôpital le 11me du mois. Il étoit malade depuis quelque tems. Toute l'habitude du corps étoit jaune jusques au blanc des yeux, sa langue étoit recouverte d'une croute de la même couleur ; il avoit la fièvre continuë avec des redoublemens ; sa peau étoit séche, & aride. —— Malgré tous les secours possibles il mourut le 20me. Pendant le cours de la maladie la couleur jaune de la peau dégénera peu à peu en couleur verte, de façon que les derniers jours de sa vie ce malade étoit pour ainsi dire affreux à voir.

Un berger avoit essuyé un froid violent en faisant un voyage, & marchant tout un jour dans la neige jusqu'au jarret. Il entra le 21 à l'Hôpital se plaignant de grandes douleurs qu'il ressentoit, disoit il, dans la moëlle des os des jambes. Il avoit des phlyctènes, & des taches livides tout le long du tibia. —— On le saigna deux fois, & je ne sçais quel est le traitement que lui fit le chirurgien, qui dans cette maison est maître despotique des maladies chirurgicales. Tout ce que je puis dire, c'est que ce pauvre misérable mourut le 25me ayant les jambes gangrenées, & tous les doigts des pieds sphacelés.

RÉCAPITULATION des Hommes du mois de Janvier 1760.

Il est entré pendant ce mois dans nôtre Hôpital   106 Soldats.
       55 Bourgeois.
Il y avoit du mois dernier   34 Convalescens.
       ———
       195

Dans la classe des Guéris   138
Dans celle des Morts   15
Dans celle des Convalescens.   42
       ———
       195

SALLE DES FEMMES.

Nom des Maladies.	Nomb. des Malades.	Guéris.	Morts.	Convalescens.
Fièvres putrides à doul. au côté.	6	3	* 1	2
Fièvres putrides malig.	2	1	0	1
Fièvres putrides simples.	4	2	1	1
Fièvres contin.	7	4	1	2
Fièvres interm.	3	2	0	1
Fièvres éphem.	3	3	0	0
Diarrh.	2	2	0	0
Erésyp.	5	4	0	1
Perte de sang.	1	1	0	0
Hydrop.	3	0	2	1
Catalep-sie.	1	1	0	0
Tumeur à la mamelle.	1	1	0	0
Douleu. rheuma.	4	4	0	0
Chancr.	1	1	0	0
Opstal.	1	1	0	0
Total	44	31	5	8

*Cette malade ne resta que onze jours dans l'Hôpital ; la douleur qu'elle ressentoit au côté gauche étoit très vive. Je ne pus obtenir de ceux qui la soignoient qu'on lui fît prendre des narcotiques pour lui procurer un peu de repos : elle fut extrêmement purgée parce que ne se contentant point des medécines que je lui prescrivois, on lui en donnoit d'autres à mon insçu. Elle mourut le 15me de sa maladie.

Une de ces malades avoit la fièvre quarte depuis le mois d'Octobre ; elle étoit épuisée & déjà toute bouffie lorsqu'elle vint a l'Hôpital. Les febrifuges fixèrent bien la fièvre, mais l'enflure fit des progrès & l'enleva vers le milieu du mois suivant.

Les apozèmes décrits ci-dessus n'ont produit aucun bon effet sur ces hydropiques, non plus que les autres remèdes les plus recommandés dans cette maladie.

Une fille de 25 ans fut apportée à nôtre Hôtel-Dieu étant dans un véritable accident de catalépsie. —— J'aurai occasion de parler au-long de cette malade dans la suite.

Cette fille reçut un coup violent à la mammelle gauche ; les douleurs furent si vives qu'elles excitèrent la fièvre. Il s'éleva une tumeur à l'endroit qui avoit été blessé, qui s'abscéda au bout de 20 jours. —— La malade sortit à la fin du mois en parfaite santé.

Depuis cinq ans une femme portoit un ulcère chancreux à la main, qui lui avoit rongé toute cette partie, & avoit produit un délabrement affreux. Il n'y eut point d'autre moyen d'arrêter les progrès d'une mortification gangræneuse si considérable, qu'en lui faisant l'amputation vers le milieu de l'avantbras. Cette opération fut faite avec beaucoup de dextérité, & la malade s'en retourna dans son pays avec une main coupée, mais du reste en assés bonne santé.

RÉCAPITULATION des Femmes du mois de Janvier 1760.

Il est entré dans nôtre Hôpital pendant ce mois   41 Femmes.
Il y en avoit de Convalescentes du mois dernier   3
       ———
       44

Dans la Classe des Guéries.   31
Dans celle des Mortes   5
Dans celle des Convalescentes   8
       ———
       44

Menſis JANUARII 1760.

CLASSES.	GENERA.	ÆGRI.	SANATI.	MORTUI.	RESIDUI. in alt. menſ.	
Febres.	Typhus	8	3	3	2	
	Tritæoph. & amph.	31	22	2	7	
	Synochus	37	30	1	6	} 126
	Quotid. 3tian. 4tan.	27	21	0	6	
	Ephem. extens.	23	20	1	2	
Phlegma-ſiæ.	Pleuropneumon.	5	3	0	2	
	Pleuritis putr.	22	15	2	5	} 36
	Variolæ	4	4	0	0	
	Eryſipelas.	5	4	0	1	
Dolores.	Rheumatismus	6	6	0	0	
	Ophtalmi.	5	4	0	1	} 12
	Splenalgi.	1	1	0	0	
Anhela-tiones.	Aſthma	2	0	1	1	} 12
	Catarrhus	10	8	0	2	
Debilitat.	Catalepſis	1	1	0	0	] 1
Fluxus.	Menorrhagi.	1	1	0	0	
	Dyſſenteria.	7	4	1	2	} 25
	Diarrhæa	15	11	1	3	
	Vomitus	2	2	0	0	
Cachexiæ.	Phtiſis	8	2	3	3	
	Hydrops	9	2	3	4	} 21
	Aurigo.	4	2	1	1	
Vitia.	Cancer	1	1	0	0	
	Tumores.	1	1	0	0	} 6
	Gangræna.	1	0	1	0	
	Contuſ. Vulnera.	3	3	0	0	
CLASSES 8	GENERA 26	ÆGRI 239	SANATI 171	MORTUI 20	RESIDUI 46	

Viri --- 195
Mulieres - 44
239

TABLES

Févr. le	Baro-mètre.	Therm. Mat. à 7 h.	Therm. Soir à 1 h.	Vents.	Etat du Ciel.
	pouc. lign.	degr.	degr.		
1	27 - 11	5½	13½	Nord-Oueſt.	Tems variable.
2	27 - 9	5	9	Nord. - - -	Beau le matin, le ſoir nuageux.
3	27 - 10	4	9	Nord. - - -	Le mat. pet. pluye, verglas, le reſte nuageux.
4	27 - 10	2	6½	Nord. - - -	Beau tems ſerein.
5	27 - 10	1½	4⅓	Nord. - - -	Idem.
6	27 - 9	¾	5	Nord. ✠ Eſt.	Tems variable.
7	27 - 11	2½	7½	Eſt-No. E. ✠ E.	Tems couvert.
8	28 - 2	4	9	Nord Eſt. -	Tems couvert.
9	28 - 3	1	11½	Nord. - - -	Beau tems ſerein, gelée blanche.
10	28 - 3	4	13	Nord. - - -	Brouillard le mat. & le ſoir, beau le reſte du jour.
11	28 - 4	4	13	Nord. - - -	Idem.
12	28 - 5	1½	13½	Nord. - - -	Idem.
13	28 - 5	4	13½	Oueſt. - ✠	Idem.
14	28 - 2	7	15	Oueſt ✠ Nord.	Le matin beau, le ſoir nuageux.
15	28 - 1	4½	12½	Nord. - - -	Tems variable.
16	27 - 10	7	16	Oú. Nord-Ou.	Idem.
17	27 - 7	3	6¼	Oueſt. - -	Beau le matin, le ſoir nuageux.
18	27 - 7	2	9½	Nord. - - -	Petite pluye tout le jour.
19	27 - 9	5½	14	Nord. - - -	Tems ſerein.
20	27 - 5	5½	9⅓	Sud ✠ Oueſt.	Le matin couvert, à midi beau & le reſte.
21	27 - 5	4	8	Oueſt-No. Ou.	Idem, variable.
22	27 - 11		5⅔	Nord. - -	Beau tems ſerein.
23	28 - 1½		11	Nord. - -	Idem.
24	28 - 1½	4	11	Nord ✠ Sud.	Le mat. brouillard, à midi beau & le reſte.
25	27 - 10	2	7½	Ou. Nord-Ou.	Beau tems ſerein.
26	27 - 9	½	10	Nord. - -	Le mat. couvert, à midi beau & le reſte.
27	27 - 9	3	9	Nord. - -	Tems nuageux.
28	27 - 8	3½	7	Nord. - -	Idem.
29	27 - 9	1½	12½	Nord. - -	Tems nuageux, vent très fort, tempête.

La plus grande chaleur marquée par le Thermomètre, pendant ce mois, a été de 16 degrés au-deſſus du terme de la congelation de l'eau, & la moindre chaleur a été de 4 degrés au-deſſous de ce même terme. La différence entre ces deux points eſt de 20 degrés.

La plus grande hauteur du Mercure dans le Baromètre a été de 28 pouces 5 lignes, & ſon plus grand abaiſſement de 27 pouces 5 lignes.   La différence entre ces deux points eſt d'un pouce.

Le vent a ſouflé		Il y a eu	
20 fois du Nord.		7 jours de tems ſerein.	
1 fois du Nord-Eſt.		7 jours de beau.	
1 fois du Nord-Oueſt.		2 jours de pluye.	
2 fois de l'Eſt.		5 jours de tems couvert.	
1 fois de l'Eſt-Nord-Eſt.		7 jours de tems nuageux.	
1 fois du Sud.		7 jours de tems variable.	
4 fois de l'Oueſt.		1 jour de verglas.	
3 fois de l'Oueſt-Nord-Oueſt.		5 jours de brouillards.	
		4 jours de gelée	
		1 jour de vent très fort, tempête.	

RESULTAT du mois de Févr. 1760.

Il eſt entré dans nôtre Hôpital pendant ce mois   41 Soldats dont 4 morts.
                                                    45 Bourgeois   4 morts.
Il y avoit du mois dernier - - - - - - - -   39 Convaleſcens.
Il eſt entré - - - - - - - - - - - - -   34 Femme   3 mortes.
                                                    ___   ___
                                                    159   11

Mars, le	Baro-mètre. pouc. lign.	Therm. Mat. à 6 h. degr.	Therm. Soir à 2 h. degr.	Vents.	Etat du Ciel.
1	27 - 10	2	$7\frac{2}{3}$	Nord. - -	Beau tems ferein, vent très fort, tempête.
2	27 - 10	1	10	Nord. - -	Beau tems ferein, vent moins fort.
3	27 - 8	1	$7\frac{1}{2}$	Nord. - - -	Idem.
4	27 - 6	$1\frac{1}{2}$	$9\frac{1}{4}$	Nord. - - -	Idem, le foir quelque peu de neige.
5	27 - 10	$1\frac{1}{2}$	10	Nord. - -	Idem, vent moins fort.
6	28 - -	1	12	N-E.✠E.✠S.✠O.	Le mat. beau, le foir nuageux.
7	28 - 11	1	12	Nord. - -	Tems variable.
8	28 - -	$4\frac{1}{3}$	$13\frac{1}{2}$	Nord. - -	Beau tems ferein, gelée blanche.
9	27 - 11	4	$15\frac{2}{3}$	Nord ✠ Sud.	Nuageux par intervalles.
10	27 - 11	$4\frac{3}{4}$	$12\frac{1}{2}$	Nord. - - -	Beau tems ferein.
11	27 - $11\frac{1}{2}$	$3\frac{1}{2}$	$15\frac{1}{2}$	N-E.✠E.✠S-O.	Le mat. beau, le foir nuageux.
12	27 - 11	$5\frac{1}{2}$	17	Sud. - - -	Idem.
13	28 - -	8	15	Sud . Oueft. -	Le matin couvert, le foir petite pluye.
14	27 - 11	7	20	Oueft. - - -	Beau tems ferein.
15	27 - 10	10	$17\frac{3}{4}$	Nord. - - -	Le matin nuageux, le foir affés beau.
16	27 - 9	7	$16\frac{1}{2}$	Nord. - - -	Nuageux tout le jour.
17	27 - 8	8	$14\frac{1}{2}$	Nord. - - -	Idem.
18	27 - 6	10	$14\frac{1}{2}$	Nord-Nord Eft	Beau tems ferein, vent très fort, tempête.
19	27 - 6	$3\frac{1}{2}$	$11\frac{1}{3}$	Nord-Eft. -	Idem.
20	27 - 10	$2\frac{1}{2}$	$13\frac{1}{2}$	Nord-Eft. -	Idem, vent moindre le foir.
21	27 - 7	7	$14\frac{1}{2}$	Nord. - - -	Beau tems ferein, à midi couvert, le foir pet. pluye.
22	27 - 9	$5\frac{1}{2}$	12	Nord. - - -	Beau tems ferein.
23	27 - 8	4	$11\frac{1}{2}$	Nord. - - -	Idem.
24	27 - 9	4	$10\frac{1}{2}$	Nord. - - -	Idem.
25	27 - 9	$2\frac{1}{2}$	$13\frac{1}{2}$	Nord ✠ N.Eft.	Le mat. beau, à midi couvert, le foir pet. pluye.
26	27 - 9	4	11	Nord. - - -	Nuageux tout le jour.
27	27 - 8	2	$10\frac{1}{4}$	Nord Eft. -	Beau tems ferein.
28	27 - 9	6	11	Nord. - - -	Tems couvert, à midi beau, le foir nuageux, vent très fort.
29	27 - 10	$3\frac{1}{2}$	$11\frac{1}{2}$	Nord. - - -	Beau tems ferein, vent très fort.
30	27 - 11	4	$16\frac{1}{2}$	Sud. - - -	Idem, le foir vent foible.
31	27 - 10	$4\frac{1}{2}$	$17\frac{1}{4}$	Sud-Sud-Eft.	Nuageux par intervalles.

La plus grande chaleur marquée par le Thermomètre, pendant ce mois, a été de 20 degrés au-deffus du terme de la congelation de l'eau, & la moindre chaleur de 1 degré au-deffus de ce même terme. La différence entre ces deux points eft de 19 degrés. La plus grande hauteur du mercure dans le Baromètre a été de 28 pouces 1 ligne & fon plus grand abaiffement de 27 pouces 6 lignes. La différence entre ces deux termes eft de 7 lignes.

Le vent a fouflé
- 20 fois du Nord.
- 1 fois du Nord-Nord-Eft.
- 6 fois du Nord-Eft.
- 2 fois de l'Eft.
- 4 fois du Sud.
- 1 fois du Sud-Sud-Eft.
- 2 fois de l'Oueft.
- 2 fois du Sud-Oueft.

Il y a eu
- 18 jours de tems ferein.
- 4 jours de beau.
- 3 jours de petite pluye.
- 4 jours de tems couvert.
- 10 jours de tems nuageux.
- 6 jours de tems variable.
- 1 jour de neige.
- 3 jours de vent très fort.

TABLES

Nom des Maladies.	Nomb. des Malades.	Gué- ris.	Morts.	Con- vale- fcens.	OBSERVATIONS.
Peri- pneu- monies.	6	2	1	3	Un de ces malades contracta une peripneumonie en route le 29me du mois dernier ; il eut tout le jour le vent contraire, & pour marcher il fut obligé de forcer continuellement. Le lendemain il se sentit tout brisé, & le sur-lendemain 2me du mois il vint à l'Hôpital se plaignant d'une douleur vive au côté gauche, ressentant, disoit-il, un poids sur la poitrine qui le gênoit considérablement, ayant beaucoup de difficulté de respirer, sans être cependant pressé par la toux. — Il avoit au surplus la bouche amère, & la langue recouverte d'un sédiment blanchâtre. Le pouls étoit assés mol, quoique fort. Il fut saigné quatre fois assés brusquement, il but très copieusement d'une tisane bechique, & dans l'espace de 9 à 10 jours, avec le secours des purgatifs doux il fut parfaitement rétabli. —— Celui qui mourut de cette maladie eut d'abord une fièvre putrido-vermineuse, de laquelle il guérit ; mais avant de sortir de l'Hôtel-Dieu il fut attaqué d'une veritable peripneumonie qui l'enleva. ---- *Reliquiæ morborum morbos pariunt.* ---- *Hippocr. aphot. sect.*
Fièvres putrido- malign.	2	1	1	0	Le 3me du mois on nous apporta à l'Hôtel-Dieu un homme de 40 à 45 ans dans un délire phrénétique ; on nous dit qu'il y avoit déjà quelque tems qu'il étoit malade, que depuis trois ou quatre jours il se plaignoit d'une douleur très vive à l'oreille, & que depuis environ 24 heures il déliroit. Je lui fis faire une saignée au-pied, le pouls répondant très-bien, & paroissant dur, & tendu. On lui en fit une seconde du bras. Il fut mis à l'usage d'une eau légèrement émétisée &c. Tous les remèdes furent inutiles ; il mourut le sur-lendemain de son entrée. ---- Peu après sa mort on s'apperçut qu'il découloit du pus des narines, & de l'oreille affectée.
Fièvres putrides av. doul. au côté.	4	2	0	2	
Fièvres contin. putrid.	5	4	0	1	
Fièvres contin. simples.	18	12	0	6	
Fièvres inter- mittent.	16	12	0	4	Dix de ces fébricitans eurent les fièvres quotidiennes, & six les fièvres tierces. Parmi ceux-ci étoit un homme qui tous les jours depuis trois mois avoit son accès très régulièrement. Il fut guéri avant la fin du mois par les remèdes ordinaires, & en observant une diette sévère.
Fièvres éphém.	7	4	2	1	On nous apporta le 19me un homme à la dernière agonie sans connoissance, sans sentiment ; ayant perdu la parole, & la vuë ; deux heures après il acheva de vivre, & nous ne pûmes avoir aucune information sur son état précédent. ---- Un autre ne pouvoit point s'exprimer lorsque je le vis, il trembloit d'une force étonante, il étoit glacé, & son pouls se perdoit sous les doigts. On le rechaufa à l'aide des cordiaux, & dès que le pouls commença à se rélever, j'ignore par quel ordre, on lui fit une saignée, qui le replongea bientôt dans son prémier état d'où rien ne fut capable de le retirer.
Dyssent.	2	1	0	1	Dans une de ces dyssenteries, quoique très ancienne, l'ipecacuanha à fait beaucoup de bien. Nous en avons usé en suivant la methode décrite ci-dessus. L'autre malade n'avoit point à proprement parler une véritable dyssenterie. C'etoit un jeune homme d'un tempérament sanguin, il fut attaqué des douleurs aux entrailles (c'est ainsi qu'il s'exprima en nous parlant) mais en même tems qu'il rendoit de sang par les selles, il en vomissoit en assés grande quantité. ---- Les saignées réiterées, les rafraichissants, & les diapnoïques arrétèrent bientôt de si dangereuses évacuations.
Diarrh.	5	4	0	1	
Phtisies.	8	1	3	4	De ces trois morts deux étoient des anciens phtisiques qui languissoient depuis long-tems dans cette maison. Le 3me entra le 21, & mourut le 23, il avoit la face *hippocratique*, l'oppression & la toux violente, la diarrhée, le pouls très foible, & les jambes enflées.
Catarrh.	27	18	0	9	C'est ici la maladie prédominante. Elle n'a point été meurtière, quoique certains catarrhes ayent paru sous un aspect un peu dangereux. J'en ai observé trois espèces différentes. On distinguoit la première par la bénignité des symptomes ; dans la 3me ils étoient très facheux ; la 2me tenoit le milieu entre les deux autres. Les catarrhes de la 1ere espèce se faisoient aisément reconnoitre par l'enchifrènement, la perte de l'odorat, un leger mal de tête ; mais la fièvre n'étoit point de la partie ; dans la 2de espèce, outre tous les symptomes dont nous venons de parler, les malades se plaignoient du mal à la gorge, accompagné d'un gonflement de la plus-part des glandes salivaires, la tête étoit pésante, engourdie, avec douleur aux sinus frontaux & sourciliers, les yeux humides, nebuleux, larmoyans même dans certains

OBSERVATIONS.

sujets, la fièvre paroissoit, avec perte de goût & d'appetit, mais moins vivement que dans les catarrhes de la troisième espèce. Dans ceux-ci la fièvre étoit très forte, le pouls plein & tendu, la toux séche, quinteuse, & même convulsive, suivie quelquefois d'un sislement aigu. La poitrine, disoient les malades, se fendoit aussi-bien que le dessus de la tête. Ce dernier symptome a subsisté long-tems dans quelques sujets; l'oppression, une espèce même de suffocation se joignoit aux autres accidens. Ce n'étoit cependant que dans un petit nombre de malades. — La 1ere espèce de ces catarrhes n'exigeoit pas un traitement en forme. Certains menagemens suffisoient, & pourvu que les malades eussent soin d'eviter les impressions de l'air, de se couvrir la tête &c. ils étoient dans peu delivrés de cette indisposition; mais s'ils negligeoient le soin de leur santé, ils tomboient bientôt dans un état plus facheux: quelquefois sans qu'ils s'en aperçûssent, & sans passer pour ainsi dire par les catarrhes de la 2de espèce, ils étoient attaqués de ceux de la 3me, qui dans leur plus grande force empruntoient certains caractères des peripneumonies, & qui par eux-mêmes exigeoient les secours les plus actifs & les plus efficaces. — Les saignées réiterées, les doux purgatifs, les bechiques, les narcotiques, les calmans &c. tout devoit être mis en usage pour le soulagement de ces malades. — La toux duroit encore quelque tems après que tous les autres symptomes avoient cesté, & c'est toujours sa marche ordinaire dans toutes les maladies où elle se fait sentir. — Les infusions de fleurs de tussilage, de pied-de-chat, de coquelicot &c. ont très bien réussi dans ces catarrhes; j'observois seulement de les faire prendre aux malades aussi chaudes & brulantes qu'il leur étoit possible; Suivant en cela le conseil de Baglivi qui dit expressément (cap. 9. de p euri. § 1.) *fervida hæc liquorum exhibitio est mihi in secretis pro dissolvendis pertinacibus visciditatibus. Vidi enim ægrotos insigni strangulatione fere livescentes brevissime liberatos per frequentes haustus decocti pectoralis nimium calide sorbillati.*

Nom des Maladies.	Nomb. des Malades.	Guéris.	Morts.	Convalescens
Angines.	3	2	0	1
Erésyp.	3	3	0	0
Fluxions scorbut.	1	0	0	1
Ophtalmies.	1	1	0	0
Ulcères.	1	1	0	0
Doul. rheumatismales	8	6	0	2
Hydropisies.	4	1	0	3
Total	121	75	7	39

Ophtalmies. — Cette ophtalmie étoit accidentelle; elle venoit d'un coup reçu dans l'œil. Elle n'eut point de mauvaises suites, & fut bientôt gueric par les remèdes ordinaires.

Doul. rheumatismales. — Un de ces malades avoit une douleur rheumatismale au bras pour laquelle il avoit essayé vainement tous les remèdes; quelque soin qu'il eut de couvrir cette partie malgré les embrocations spiritueuses, les frictions, les bains de vapeur, il y ressentoit toujours un froid & un engourdissement douloureux. On lui conseilla de mettre son bras dans le sang d'un bœuf nouvellement égorgé, & de recevoir même sur cette partie le sang à mesure qu'il fortiroit de l'animal. Il suivit cet avis pendant quelques jours, & s'en trouva si bien qu'il sortit de l'Hôtel-Dieu avant la fin du mois, parfaitement guéri.

Hydropisies. — J'avois lû quelque part qu'en faisant des frictions avec des flanelles imbibées d'huile d'olive chaude, on avoit guéri des hydropiques. Je suivis cette methode, & j'avouerai ici que quelque soin que j'aye pris pour la faire réussir, je n'ai pu y parvenir. Je laissai ce malade en quittant l'Hôpital dans un très mauvais état. Un autre hydropique n'étoit pas mieux quoiqu'il se sentit beaucoup soulagé par l'évacuation des eaux qui se faisoient jour par diverses crévasses de la peau du-bas ventre. Ils périrent tous les deux dans la suite aussi-bien qu'un troisième à qui je conseillai inutilement la paracentèse depuis le 1er du mois. Elle fut faite dans le mois suivant, mais trop tard sans doute, puisque le malade ne survécut que trois jours à l'opération.

RECAPITULATION des Hommes du mois de Mars 1760.

Il est entré pendant ce mois dans nôtre Hôpital 53 Soldats.
· · · · · · · · · 49 Bourgeois.
Il y avoit du mois dernier · · · 19 Convalesc.
                           121

Dans la classe des Guéris   75
Dans celle des Morts   7
Dans celle des Convalescens   39
                     121

1760 Mars.   SALLE DES FEMMES.   *Hôtel-Dieu de Nimes.*

OBSERVATIONS.

Nom des Maladies.	Nomb. des Malades.	Guéris.	Morts.	Convalescens.	OBSERVATIONS.
Peripneumonies.	4	0	3	1	J'ai laissé une seule de ces malades en convalescence. Des trois autres l'une après une fièvre vermineuse fut attaquée d'une peripneumonie qui l'enleva dans 7 jours. Les deux autres ne restèrent à l'Hôpital que deux ou trois jours. Lorsque je commençai à les voir, elles étoient déjà en très mauvais état.
Fièvres contin. putrid.	3	2	0	1	
Fièvres contin. simples.	5	3	1	1	Le 25me de ce mois une vieille femme malade depuis trois mois vint se présenter à l'Hôtel-Dieu; elle étoit dans un degré d'épuisement & de foiblesse qui ne laissoit presqu'aucune espérance pour elle, d'autant mieux que la fièvre qu'elle avoit eu à différentes reprises avoit reparu depuis 7 à 8 jours avec beaucoup de vivacité: aussi ne résista t'elle pas long-tems à ses efforts, elle mourut le 29me.
Fièvres interm.	1	1	0	0	
Phtisies.	1	0	0	1	Des bouillons faits avec le mou de veau, les febestes, les amandes, la pulmonaire, la bourrache, & le pied-de-chat ont paru faire quelque bien à cette phtifique. — J'ignore quel a été son sort, je l'ai laissée à la fin de ce mois dans un état beaucoup moins facheux que celui où elle avoit été auparavant.
Catarr.	6	5	0	1	
Hæmoptyf.	1	1	0	0	Une jeune fille reçut un coup violent à la poitrine. Elle fut dans le même moment saisie d'une douleur très vive avec crachement de sang. — Les saignées ne furent point negligées aussi-bien que les adoucissans, & les balsamiques. — Les remèdes produisirent l'effet que nous en attendions.
Ophtalmies.	6	4	0	2	
Petites Vérol.	1	0	0	1	Cette petite vérole fut de l'espèce bénigne. Je ne fus point témoin des symptomes qui précédèrent l'éruption. Il y avoit cinq jours que les pustules avoient paru lorsque la malade fut reçuë à l'Hôtel-Dieu. C'étoit une fille de 25 à 30 ans, les boutons suppuroient déjà. La maladie parcourut sa période aussi-bien que la dessication sans aucun facheux accident, & sans presqu'aucune fièvre secondaire.
Eréfyp.	4	3	0	1	J'ai déjà dit que je n'approuvois point l'application des topiques sur les éréfypeles. J'eus ce mois-ci une nouvelle preuve de leurs mauvais effets. Une femme qui depuis 4 ou 5 jours avoit une eréfypele à la jambe y appliquoit des linges trempés dans l'oxicrat. L'eréfypele qui selon toute apparence se feroit terminé par la voye de la résolution s'abscéda, vint à suppuration, & prolongea une maladie qui auroit été beaucoup plutôt terminée sans cet accident.
Doul. rheumatism.	1	1	0	0	
Hydrop.	3	1	1	1	
Playes.	1	1	0	0	Une femme reçut un coup de pistolet presque à bout touchant qui lui fracassa la main. Elle guérit par les soins de Mr. Mitier chirurgien Major de cette maison sans qu'il fut besoin d'aucune operation, quoique les os du metacarpe eussent presque tous souffert.
Total	37	21	5	11	

RECAPITULATION des Femmes du mois de Mars 1760.

Il est entré pendant ce mois dans nôtre Hôpital   37 Malades

     Dans la Classe des Guéries   21
     Dans celle des Mortes   5
     Dans celle des Convalescentes   11
                         37

Menfis MARTII 1760.

CLASSES.	GENERA.	ÆGRI.	SANATI.	MORTUI.	RESIDUI in alt. menf.	
Febres.	Typhus	2	1	1	0	
	tritæoph. & amph.	8	6	0	2	
	Synochus	23	15	1	7	57
	quotid. 3 tian. 4 tan.	17	13	0	4	
	Ephem. extens.	7	4	2	1	
Phlegma-fiæ.	Peripneum.	10	2	4	4	
	Pleuritis putr.	4	2	0	2	
	Cynanche.	3	2	0	1	25
	Eryfipelas	7	6	0	1	
	Variolæ	1	0	0	1	
Dolores.	Rheumatifmus	9	7	0	2	16
	Ophtalm.	7	5	0	2	
Anhela-tiones.	Catarrhus	33	23	0	10	33
Fluxus.	Hæmoptyfis.	1	1	0	0	
	Dyfenteria	2	1	0	1	8
	Diarrhæa	5	4	0	1	
Cachexiæ.	Phtifis	9	1	3	5	
	Hydrops	7	2	1	4	17
	Scorbutus	1	0	0	1	
Vitia.	Ulcera	1	1	0	0	2
	Vulnus	1	1	0	0	

CLASSES	GENERA	ÆGRI	SANATI	MORTUI	RESIDUI
7	21	158	97	12	49

Viri . . . 121
Mulieres . 37
158

TABLES

Avril	Baro-mètre.	Therm. Mat. à 6 h.	Therm. Soir. à 2 h.	Vents.	Etat du Ciel.
	pouc. lign.	degr.	degr.		
1	27 - 7	5	$19\frac{1}{4}$	Sud-Oueſt. -	Nuageux par intervalles.
2	27 - 8	6	$16\frac{2}{3}$	Nord. - - -	Tems ſerein.
3	27 - 11	$6\frac{1}{2}$	20	Sud. - - -	Idem.
4	28 - -	6	$19\frac{1}{2}$	Nord. - - -	Idem.
5	28 - -	9	22	Nord-Nord-Eſt	Idem.
6	27 - 10	6	23	N.✠E.✠S.✠O.	Idem.
7	27 - 9	8	19	Nord-Oueſt.	Nuageux par intervalles.
8	27 - 10	10	$19\frac{1}{2}$	Nord Eſt. - -	Beau tems ſerein.
9	27 - 10	$10\frac{1}{2}$	$22\frac{1}{2}$	Nord-Eſt. - -	Idem.
10	27 - 11	11	23	Nord-Eſt. - -	Idem.
11	27 - 9	$12\frac{1}{2}$	$24\frac{1}{2}$	Idem. - - -	Idem.
12	27 - 7	15	$23\frac{1}{2}$	Nord-Eſt✠Sud.	Tems ſerein, vent très-fort, tempête.
13	27 - 8	12	22	Sud. - - -	Idem.
14	27 - 7	$9\frac{1}{2}$	21	Sud-Oueſt. -	Le mat. beau, le ſoir menace d'orage.
15	27 - 6	12	20	Nord. - - -	Beau tems ſerein.
16	27 - 6	$6\frac{1}{2}$	$13\frac{3}{4}$	Idem. - - -	Tems nuageux, vent très fort, tempête.
17	27 - 9	$7\frac{1}{2}$	$17\frac{1}{2}$	Idem. - - -	Beau tems ſerein, vent très fort.
18	27 - 9	$10\frac{1}{2}$	$17\frac{1}{2}$	Idem. - - -	Idem.
19	27 - 8	13	$26\frac{1}{4}$	Idem. - - -	Idem, vent très foible.
20	27 - 8	10	23	Sud. - - -	Beau tems ſerein.
21	27 - 8	13	$24\frac{1}{2}$	Eſt ✠ Sud. -	Tems variable.
22	27 - 7	$12\frac{1}{2}$	$21\frac{1}{2}$	Sud. - - -	Tems variable, brouillard le ſoir.
23	27 - 8	12	17	Sud. - - -	Tems variable, quelques gouttes de pluye.
24	27 - 8	11	19	Sud ✠ Nord.	Tems couvert, le ſoir petite pluye & dans la nuit.
25	27 - 6	11	$16\frac{1}{2}$	Nord ✠ Sud.	Pluye très-forte continuëlle pendant 9 heures.
26	27 - 5	10	18	Nord. - - -	Tems couvert, petite pluye par intervalles.
27	27 - 5	10	$17\frac{2}{3}$	N ✠ S. ✠ Ou.	Tems couvert, petite pluye par interv.
28	27 - 6	$10\frac{1}{2}$	23	No. ✠ O. ✠ S.	Le mat. couvert, le ſoir variable pet. pluye.
29	27 - 6	10	22	Sud. - - -	Tems variable, pet. pluye par interv.
30	27 - 6	$12\frac{1}{2}$	$21\frac{1}{2}$	S. ✠ Ou.✠No.	Le matin nuageux, le ſoir menace d'orage.

La plus grande chaleur marquée par le Thermomètre, pendant ce mois, a été de 26 degrés & 1 quart au-deſſus du terme de la congélation de l'eau, & la moindre chaleur de 5 degrés au-deſſus de ce même terme. La différence entre ces deux points eſt de 21 degrés & un quart.

La plus grande hauteur du Mercure dans le Baromètre a été de 28 pouces, & ſon plus grand abaiſſement de 27 pouces 5 lignes. La différence entre ces deux termes eſt de 7 lignes.

Le vent a ſouflé	Il y a eu
14 fois du Nord.	16 jours de tems ſerein.
1 fois du Nord-Nord-Eſt.	7 jours de pluye.
5 fois du Nord-Eſt.	2 jours de menace d'orage.
1 fois du Nord-Oueſt.	4 jours de tems couvert.
2 fois de l'Eſt.	4 jours de tems nuageux.
14 fois du Sud.	6 jours de tems variable.
2 fois du Sud-Oueſt.	1 jour de brouillard.
4 fois de l'Oueſt.	6 jours de vent très-fort, tempête.

RESULTAT du mois d'Avril 1760.

Il eſt entré pendant ce mois dans nôtre Hôpital	56 Soldats	dont 2 morts.
	79 Bourgeois	7 morts.
Il y avoit du mois dernier	39 Convaleſcens	
Il eſt entré	53 Femmes	3 mortes.

Mai, le	Baro-mètre.	Therm. Mat. à 6 h.	Soir à 2 h.	Vents.	Etat du Ciel.
	pouc. lign.	d. gr.	degr.		
1	27 . 6	9	19	Nord - - -	Beau tems ferein.
2	27 . 7	9½	23	Nord. ✠ Sud.	Idem.
3	27 . 7	11	22	Sud. - - -	Nuageux par intervalles.
4	27 . 6	12	16	Sud. - - -	Le matin couvert, petite pluye par intervalles.
5	27 . 5	13	22	Sud. - - -	Idem.
6	27 . 5	13½	16	Sud ✠ Nord.	Pluye presque continuelle tout le jour & la nuit.
7	27 . 5	13	15	E. ✠ N-E. ✠ S.	Idem.
8	27 . 6	13	21½	Nord. ✠ Sud.	Nuageux le matin, petite pluye le foir.
9	27 . 7	13	19	Sud. - - -	Tems couvert, pluye par intervalles.
10	27 . 7	8½	19	Sud ✠ Ouest.	Beau tems ferein.
11	27 . 7	12½	17½	Nord. - - -	Tems variable.
12	27 . 8	10	17	Nord. - - -	Beau tems ferein.
13	27 . 7	11	17¼	Nord. - - -	Le mat. nuageux, à midi pet. pluye, le foir vent très fort, tempête.
14	27 . 8	11	20½	Nord. - - -	Beau tems ferein, vent fort.
15	27 . 9	11	21½	Nord. - - -	Beau tems ferein, vent foible.
16	27 . 9	12	23	Nord. - -	Idem.
17	27 . 7	11½	25	Nord. - - -	Idem.
18	27 . 5	13½	25½	Nord. - -	Idem.
19	27 . 6	13½	19½	Nord. - -	Idem.
20	27 . 7	9	19	Nord. ✠ Sud.	Idem.
21	27 . 7	9	21	Sud. - - -	Idem.
22	27 . 7	11	17	No ✠ No. Est.	Pluye dans la nuit, le mat. conv. le foir variable.
23	27 . 7	8	16	Nord. - - -	Beau tems ferein.
24	27 . 3	8	20	Nord. ✠ Sud.	Le mat. beau, à midi couvert & le refte.
25	27 . 4	11	16	Sud. - - -	Le mat. couvert, à 10 h. pluye affés forte tout le jour.
26	27 . 6	12	18½	Sud. - - -	Tems couvert, vent très fort, tempête.
27	27 . 7	12	20	Ouest. - -	Tems couvert, pluye par intervalles.
28	27 . 7	10	21½	Nord ✠ Ouest.	Beau tems ferein.
29	27 . 7	10	23	Nord. - - -	Idem.
30	27 . 8	14	26	Nord ✠ Ouest.	Idem.
31	27 . 7	16½	27	Sud. - - -	Idem.

La plus grande chaleur marquée par le Thermomètre, pendant ce mois, a été de 27 degrés au-deffus du terme de la congelation de l'eau, & la moindre chaleur a été de 8 degrés au-deffus de ce même terme. La différence entre ces deux points eft de 19 degrés. La plus grande hauteur du mercure dans le Baromètre a été de 27 pouces 9 lignes, & fon plus grand abaiffement de 27 pouces 3 lign. La différence entre ces deux termes eft de 6 lignes.

Le vent a foufflé { 20 fois du Nord. / 2 fois du Nord-Eft. / 1 fois de l'Eft. / 15 fois du Sud. / 4 fois de l'Oueft.

Il y a eu { 17 jours de tems ferein. / 9 jours de pluye. / 8 jours de tems couvert. / 3 jours de tems nuageux. / 3 jours de tems variable. / 3 jours de vent très fort.

Nom des Maladies.	Nomb des Malades.	Guéris.	Morts.	Convalescens
Fièvres putrido-malign	7	5	1	1
Fièvres put. av. douleur au côté.	13	10	0	3
Fièvres putrid. vermin.	8	8	0	0
Fièvres putrid. simples.	17	13	0	4
Fièvres ardent.	3	3	0	0
Fièvres contin.	41	32	2	7
Fièvres interm.	27	22	0	5
Fièvres éphém.	14	12	2	0
Dyssent.	1	1	0	0
Diarrh.	2	2	0	0
Angines	4	3	0	1
Erésyp.	6	6	0	0
Phtisies.	6	1	2	3
Hydrop.	5	1	1	3

OBSERVATIONS.

Le délire phrénétique qui accompagne très-souvent les fièvres malignes, devient quelquefois si fort que malgré les liens dont on se sert pour contenir les malades, ils font des efforts si violens avec des cris aigus qu'on ne sçait comment y remédier. —— Un de ces malades fut dans une pareille situation ; c'étoit le 5eme jour de sa maladie. Ceux qui prenoient soin de lui pendant mon abscence lui firent prendre un Narcotique qui le plongea dans un sommeil profond qui dura 14 ou 15 heures, après lequel il se trouva dans son assiette ordinaire, raisonant de fort bon sens, & dans peu de jours il fut en état de sortir. —— Je me souviens d'avoir vû un autre exemple de l'effet des narcotiques pareil à celui-ci. —— Un jeune homme de 25 à 30 ans eut une fièvre maligne des plus considérables, il fut saigné au bras & au pied très amplement, il fut fortement évacué, souffrit l'application des véficatoires sans aucun soulagement, il étoit dans un délire si furieux qu'étant allé un matin pour le voir, je le trouvai prêt à sauter par la fenétre d'un second étage nud en chemise. Ses parens, des mains de qui il s'étoit échapé, me supplièrent en grace de lui donner quelque remède pour le tranquiliser ; je craignois que l'effet n'en fut pas heureux : cependant après avoir examiné son état, je crus devoir céder à leurs demandes. Je lui fis prendre sur le champ un julep narcotique, qui lui procura un sommeil de 26 heures, pendant lequel j'ordonnai de lui faire avaler de tems en tems quelques cueillerées de bon vin. Après ce sommeil le malade recouvra son bon sens, fut totalement libre de fièvre, & se trouva si bien que le même jour il s'habilla & descendit à sa boutique : il ne fit plus aucun remède, prit des alimens qui ne l'incommodèrent point & se rétablit parfaitement.

Il parut dans deux de ces malades des éruptions pourprées dès les prémiers jours. Les taches étoient d'un beau rouge, & de la grandeur d'une lentille. Ces exanthèmes disparurent bientôt, & ne revinrent plus.

Plusieurs de ces malades eurent des sueurs abondantes qui décidèrent la maladie. —— Ceux qui font morts étoient deux hommes vieux qui ne reçurent aucun soulagement des remèdes les mieux indiqués. —— Cette maladie n'est pas ordinairement mortelle.

Nous avons eu quatorze fièvres quotidiennes, douze tierces, une seule quarte.

Je suis toûjours l'ordre que j'ai annoncé ci-devant. Je comprends dans cet article tous ceux qui meurent dans l'Hôpital dont je ne puis scavoir la maladie. —— Un de ceux-ci par exemple vint se prélenter le 14e de ce mois ; je ne le vis point, je sçus seulement qu'en le dépouillant de ses habits il étoit mort. —— Le 2d nous fut apporté mort. C'étoit un soldat qu'on avoit trouvé dans un fossé, où à peine y avoit il un demi pied d'eau, il étoit couché sur le visage, & je pris garde que les cheveux du sommet de la tête n'avoient point été mouillés.

Deux de ces érésypèles parurent au visage. On peut presque toûjours les regarder pour lors plutôt comme symptômes essentiels de fièvre putride, que comme des maladies prémières.

On peut reconnoître que les phtisiques font dans le dernier degré de leurs maladies lorsqu'ils vomissent du sang, qu'ils ont de fréquentes défaillances, qu'ils délirent, que la diarrhée est forte, & les déjections verdâtres &c. J'ai observé dans quelques sujets que les déjections étoient vermineuses peu avant leur mort, & que certains autres dormoient les yeux entre-ouverts. —— Je tacherai dans la suite de confirmer ou de détruire par des expériences repetées ces observations.

Celui qui est mort devoit être hydropique de poitrine, ou du moins dût il mourir d'un épanchement dans la poitrine, il avoit une si violente oppression suivie d'une toux sêche, opiniâtre, & il fut enlevé si subitement, que je ne scaurois avoir d'autre idée sur sa maladie, quoiqu'il eut les extrémités inférieures, & le ventre même œdemateux. —— Si les ouvertures de cadavre se faisoient plus facilement dans cette maison ; je n'aurois pas manqué d'éclaircir mes soupçons.

Nous

Nom des Maladies.	Nomb. des Malades.	Guéris.	Morts.	Convalescens.
Hémér.	2	2	0	0
Asthm.	2	1	0	1
Doul. rhum.	6	6	0	0
Total	164	128	8	28

OBSERVATIONS.

Nous avons eu deux véritables héméralopes, tous deux soldats de milice ; l'un du bataillon d'Artois ; l'autre de celui d'Autun. Le 1er outre les remèdes généraux, les saignées, l'émétique, les véficatoires a eu besoin d'ufer pendant longtems des apéritifs pour enlever & déraciner cette maladie, dont les retours étoient fréquens.

RECAPITULATION des Hommes du mois de Mai 1760.

Il eft entré dans nôtre Hôpital pendant ce mois   60 Soldats.

Il y avoit du mois dernier - - - - 66 Bourgeois.

                                   38 Convalefcens.

                                   164

Dans la claffe des Guéris - - - - - 128

Dans celle des Morts - - - - - 8

Dans celle des Convalefcens - - - - 28

                                   164

SALLE DES FEMMES.

Nom des Maladies.	Nomb. des Malades.	Guéris.	Morts.	Convalescens.
Fièvres putrides av. doul. au côté	3	1	1	1
Fièvres putrido-malign	2	1	0	1.
Fièvres putrido vermin.	2	1	0	1
Fièvres c. putr.	5	3	1	1
Fièvres contin. fimples.	10	8	0	2
Fièvres interm.	4	4	0	0
Fièvres ephém.	4	0	4	0
Erefyp	5	4	0	1
Dyffent	1	1	0	0
Maladie noire.	1	1	0	0

Une femme de près de 50 ans vint à l'Hôtel-Dieu le 27 ; il y avoit plufieurs jours qu'elle étoit malade ; elle fe plaignoit d'une douleur au côté droit vers les côtes flotantes, la fièvre étoit forte avec des retours marqués par des friffons. — Elle ne reçut aucun foulagement des remèdes que nous employâmes, le fur-lendemain elle mourut.

Je vis pour la prémière fois le 4e de ce mois une fille de 18 à 20 ans qui avoit une fièvre aiguë, la bouche mauvaife, fans naufées, fe plaignant de douleurs à la tête, & à l'eftomac ; le pouls étoit tendu & plein, le vifage rouge, l'une des jouës étoit alternativement plus rouge que l'autre, elle fut faignée le même jour deux fois copieufement, & purgée le lendemain 5e. L'ayant trouvée plus tranquille après l'effet du purgatif, je la laiffai repofer ; le 6e elle eut le foir un rétour confidérable, & fut faignée pour la 3ème fois. Le 7e elle prit deux verres de tifane aiguifée de 20 gouttes de fyrop de Glaubert : Cette purgation l'évacua beaucoup, cependant elle ne fe fe trouva pas mieux ; la douleur à la tête & à l'eftomac perfiftoit auffi forte qu'auparavant : comme la fievre paroiffoit tombée, & que le pouls étoit plus fouple, je jugeai à propos de fufpendre les purgations, & de voir comment la malade fe trouveroit le lendemain. Tout à coup cette fille ne put plus parler en aucune façon ; elle faifoit des fignes pour fe faire entendre, marquoit avec la main le fiège du mal à l'eftomac, & à la gorge. La fièvre étoit forte, le vifage allumé, le pouls étoit redevenu roide & tendu, la malade dans une agitation extrême & continuelle fembloit devoir éprouver dans peu des mouvemens convulfifs : elle avoit une oppreffion violente, avec une grande difficulté de refpirer ; on eut dit qu'elle alloit étouffer ; je jugeai que ces derniers accidens dépendoient plutôt d'un vice de l'eftomac que de la poitrine, c'eft ce qui m'engagea à lui préfcrire fur le champ une potion avec le vin émétique, l'eau de lys, & l'eau naffe, elle n'eut pas plutôt pris ce remède, qu'elle vomit avec des efforts confidérables un ver de 3 pieds de long, vivant, tout couvert, & pour ainfi dire hériffé de petits poils. A peine eut elle rejetté cet infecte, qu'elle parla, & que tous les fymptômes ceffèrent.

On nous apporta deux de ces femmes avec le râle, & les deux autres moururent fans que je les euffe vuës.

Le vomiffement & les déjections des matières noires, poiffeufes, gluantes, très fœtides, accompagnées de défaillances avec le pouls petit, lent, affés reglé, fans fièvre du moins fort apparente, caractérifoient cette maladie. — Les acides ont parfaitement bien réuffi, & une eau de caffe à terminé la cure. Ce n'eft pas le feul exemple que je puis citer en faveur de cette methode ; j'en apporterai d'autres preuves dans la fuite.

Une

Nom des Maladies.	Nomb. des Malades.	Guéris.	Morts.	Convalescens.
Suppression des mois.	2	I	I	o
Phtifies.	2	o	2	o
Hydrop.	3	o	2	I
Paralyf.	I	o	o	I
Total	45	25	11	9

OBSERVATIONS.

Une fille de 16 à 17 ans avoit fes règles, lorsqu'elle fit une chûte dans l'eau, d'où on la retira froide & toute tremblante, fans qu'elle eut reçu aucun mal; mais la peur fut fi extrême, que dans le moment fes mois furent fupprimés. Peu de tems après elle reffentit des douleurs vives dans le bas-ventre qui, augmentant de jour en jour, le lui firent enfler prodigieufement: il refonnoit comme un tambour; les mains & les pieds devinrent bientôt œdemateux, le vifage décoloré, les lèvres livides, la refpiration gênée &c. Après avoir langui quelque tems dans un fi trifte état, cette malade mourut vers la fin de ce mois.

RECAPITULATION des femmes du mois de Mai 1760.

Il eft entré pendant ce mois   45 Malades.

Dans la claffe des Guéries   25
Dans celle des Mortes   11
Et dans celle des Convalefcentes   9
                 45

CLASSES.	GENERA.	ÆGRI.	SANATI.	MORTUI.	RESIDUI in alt. menf.
Febres.	Typhus	9	6	1	2
	tritæop. & amph.	35	28	1	6
	Synochus	51	40	2	9 } 144
	quotid. 3a. 4a.	31	26	0	5
	ephemer. extens.	18	12	6	0
Phlegma-fiæ.	Pleurit. putr.	16	11	1	4
	Cynanche	4	3	0	1 } 31
	Eryfipelas	11	10	0	1
Dolores.	Rheumatifmus	6	6	0	0] 6
Debilita-tes.	Paralyfis	1	0	0	1 } 3
	Hemeralopia	2	2	0	0
Fluxus.	Suppreff. Menf.	2	1	1	0
	Dyffenteria	2	2	0	0 } 7
	Morbus Niger	1	1	0	0
	Diarrhœa	2	2	0	0
Cachexiæ.	Phtifis	8	1	4	3 } 16
	Hydrops	8	1	3	4
Anhela-tiones.	Afthma	2	1	0	1] 2

CLASSES	GENERA	ÆGRI	SANATI	MORTUI	RESIDUI
7	18	209	153	19	37

Viri . . 164
Mulier. . 45
209

Juin, le	Baromètre. pouc. lign.	Therm. Mat. 6 h. degr	Therm. Soir. à 2 h. degr.	Vents.	Etat du Ciel.
1	27 - 7	14	$26\frac{1}{4}$	Sud-Ouest - -	Tems nuageux, le soir brouillard.
2	27 - 7	13	25	Nord + Sud. -	Beau tems serein.
3	27 - 7	16	27	Nord + Sud.	Beau le matin, le soir nuageux par interv.
4	27 - 6	$13\frac{1}{2}$	28	Sud + Ouest.	Tems couvert.
5	27 - 7	15	$18\frac{1}{2}$	E.-N-E + No.	Beau tems serein.
6	27 - 6	$13\frac{1}{2}$	23	Nord- + Est. -	Idem.
7	27 - 5	$13\frac{1}{2}$	$24\frac{2}{3}$	Nord. - - -	Assés beau, nuageux par intervalles.
8	27 - 6	13	25	Nord. - - -	Beau tems serein.
9	27 - 5	14	$28\frac{1}{3}$	N. + E. + S. + O.	Nuageux par intervalles.
10	27 - 6	15	$28\frac{1}{4}$	Sud. - - - -	Beau tems serein.
11	27 - 5	14	27	Sud-Sud-Ouest	Idem.
12	27 - 4	16	28	Sud. - - - -	Idem.
13	27 - 2	16	$27\frac{1}{2}$	Sud- + Ouest.	Tems variable.
14	27 - 3	$16\frac{1}{2}$	$24\frac{1}{2}$	S. O. + S. S. E.	Idem.
15	27 - 3	13	24	N. + O. + Sud.	Tems variable, le soir petite pluye.
16	27 - 4	$12\frac{1}{2}$	$24\frac{3}{4}$	Nord. - - -	Beau tems serein.
17	27 - 5	$13\frac{1}{2}$	$24\frac{1}{2}$	N. + O. + No.	Le matin nuageux, le soir beau.
18	27 - 6	12	23	Nord-Ouest. -	Beau tems serein.
19	27 - 7	$14\frac{1}{2}$	$20\frac{1}{2}$	Sud. - - - -	Le matin couvert, à 8 h. pluye & le reste du jour.
20	27 - 6	11	$23\frac{1}{4}$	Nord. - - -	Beau tems quoique nuageux.
21	27 - 6	12	25	Nord. - - -	Beau tems serein.
22	27 - 5	16	$24\frac{1}{2}$	Sud. - - - -	Le matin couvert, le soir orage considérable, pluye, tonnerre, éclairs.
23	27 - 3	$12\frac{1}{2}$	$23\frac{1}{2}$	Sud- + N. + O.	Pluye dans la nuit, le jour beau.
24	27 - 4	14	22	O. + N. + Ou.	Tems variable, fort nuageux, le soir pluye & dans la nuit.
25	27 - 4	$14\frac{1}{2}$	23	Ouest + Nord.	Le mat. pluye, tonnerres, le tantôt beau.
26	27 - 4	$12\frac{1}{2}$	$28\frac{1}{2}$	Nord-Ouest -	Nuageux par intervalles, le soir variable.
27	27 - 5	$13\frac{1}{2}$	23	Sud - - - -	Tems couvert, le soir & pendant la nuit orage, pluye.
28	27 - 4	14	21	N. + O. + No.	Le mat. beau, à midi menace d'orage, le soir beau.
29	27 - 6	13	$24\frac{1}{2}$	Nord. - - -	Beau tems serein.
30	27 - 8	15	25	Nord. - - -	Idem.

La plus grande chaleur marquée par le Thermomètre, pendant ce mois, a été de 28 degrés & demi au-dessus du terme de la congelation de l'eau ; & la moindre chaleur de 11 degrés au-dessus de ce même terme. La différence entre ces deux points est de 17 degrés & demi.

La plus grande hauteur du Mercure dans le Baromètre a été de 27 pouces, 8 lignes ; & son plus grand abaissement de 27 pouces, 2 lignes. La différence entre ces deux termes est de 6 lignes.

Le vent a souflé
- 20 fois du Nord.
- 2 fois du Nord-Ouest.
- 2 fois de l'Est.
- 1 fois de l'Est-Nord-Est.
- 12 fois du Sud.
- 1 fois du Sud-Sud-Est.
- 1 fois du Sud-Sud-Ouest.
- 2 fois du Sud-Ouest.
- 10 fois de l'Ouest.

Il y a eu - - -
- 12 jours de tems serein.
- 6 jours de beau.
- 7 jours de pluye.
- 4 jours de tems couvert.
- 8 jours de tems nuageux.
- 6 jours de tems variable.
- 1 jour de brouillard.
- 3 jours d'orage, pluye, tonn. écl.
- 1 jour de menace d'orage.

RESULTAT du mois de Juin 1760.

Il est entré dans nôtre Hôpital pendant ce mois	114 Soldats dont	0 mort.
	57 Bourgeois	4 morts.
Il y avoit du mois dernier	28 Convalescens.	
Il est entré	33 Femmes	3 mortes.

Juill. le	Baro-mètre. pouc. lign.	Therm. Mat. à 5 h. degr.	Therm. Soir. à 3 h. degr.	Vents.	Etat du Ciel.
1	27 - 6	15	27	Nord. - - -	Beau tems ſerein.
2	28 - 6	16	$29\frac{1}{4}$	Nord. - - -	Idem.
3	27 - 5	18	29	Oueſt. - - -	Le matin nuageux à 3 h. menace d'orage, tonnerres, éclairs, à 7 h. beau.
4	27 • 6	$16\frac{1}{2}$	30	Nord-Eſt. ✠ S.	Tems couvert, nuageux par intervalles.
5	27 - 6	17	27	Sud. - - - -	Tems couvert, à midi beau & le reſte.
6	27 - 6	$16\frac{1}{2}$	$21\frac{1}{2}$	Nord-Eſt ✠ N.	Petite pluye le matin, le ſoir aſſés beau.
7	27 - 5	$15\frac{1}{2}$	$28\frac{1}{2}$	Nord. - - -	Beau tems ſerein.
8	27 - 6	16	26	Nord. - - -	Beau tems ſerein, le ſoir vent très fort.
9	27 - 6	$15\frac{1}{2}$	23	Nord. - - -	Idem.
10	27 - 5	14	24	Nord. - - -	Idem.
11	27 - 4	$14\frac{1}{2}$	25	Nord. - - -	Beau tems ſerein, vent foible, le ſoir très fort.
12	27 - 6	13	$19\frac{1}{2}$	Nord. - - -	Beau tems ſerein, à midi nuageux, & le reſte du jour vent très fort, tempête.
13	27 - 6	$13\frac{1}{2}$	22	Nord. - - -	Beau tems ſerein, vent très fort.
14	27 - 6	$13\frac{1}{2}$	$25\frac{1}{2}$	Nord. - - -	Beau tems ſerein, vent médiocre.
15	27 - 5	$15\frac{1}{2}$	$28\frac{1}{4}$	Nord. - - -	Beau tems ſerein, vent très foible.
16	27 - 4	$16\frac{1}{2}$	29	Sud. - - - -	Beau tems ſerein, le ſoir menace d'orage.
17	27 - 6	$16\frac{1}{2}$	31	Nord. - - -	Beau tems ſerein.
18	27 - 6	$16\frac{1}{2}$	31^{5}	Eſt ✠ Sud. -	Idem.
19	27 - 4	16	31	Eſt ✠ Sud. -	Idem.
20	27 - 3	$15\frac{1}{2}$	$31\frac{1}{2}$	Sud-Oueſt. - -	Le matin beau tems ſerein, le ſoir nuageux.
21	27 - 3	$20\frac{1}{2}$	31	Nord. - - -	Beau tems ſerein.
22	27 - 2	19	28	Nord. - - -	Idem.
23	27 - 3	16	29	Nord. - - -	Idem.
24	27 - 4	16	$22\frac{1}{2}$	Nord. - - -	Idem.
25	27 - 4	$12\frac{1}{2}$	22	Nord. - - -	Idem, vent très fort.
26	27 - 4	$12\frac{1}{2}$	$21\frac{1}{2}$	Nord. - - -	Le matin beau, à midi nuageux & le reſte du jour, vent très fort.
27	27 - 6	$12\frac{1}{2}$	$19\frac{1}{2}$	Nord. - - -	Tems couvert, quelques gouttes de pluye par intervalles, vent très fort.
28	27 - 7	$10\frac{1}{2}$	$22\frac{1}{2}$	Nord. - - -	Beau tems ſerein.
29	27 - 7	13	27	Nord. - - -	Idem.
30	27 - 4	13	$26\frac{1}{2}$	Sud. - - - -	Nuageux tout le jour par intervalles.
31	27 - 2	14	$21\frac{1}{2}$	Nord. - - -	Beau tems ſerein.

La plus grande chaleur marquée par le Thermomètre, pendant ce mois, a été de 31 degrés & demi au-deſſus du terme de la congelation de l'eau; & la moindre chaleur a été de dix degrés & demi au-deſſus de ce même terme. La différence entre ces deux points eſt de 21 degrés.

La plus grande hauteur du Mercure dans le Baromètre a été de 27 pouces, 6 lignes, & ſon plus grand abaiſſement de 27 pouces, 2 lignes. La différence entre ces deux termes eſt de 4 lignes.

Le vent a ſouflé
- 23 fois du Nord.
- 2 fois du Nord-Eſt.
- 2 fois de l'Eſt.
- 6 fois du Sud.
- 1 fois du Sud-Oueſt.
- 1 fois de l'Oueſt.

Il y a eu
- 24 jours de tems ſerein.
- 3 jours de beau.
- 2 jours de petite pluye.
- 3 jours de tems couvert.
- 6 jours de tems nuageux.
- 9 jours de vent très fort.
- 2 jours de menace d'orage.
- 2 jours de tems variable.

TABLES

Nom des Maladies.	Nomb. des Malades.	Gué- ris.	Morts.	Conva- lef cens
Perinn. putrid.	4	3	0	1
Fièvres putrides avec douleur au côté.	11	9	1	1
Fièvres putrido- mali- gnes.	12	7	1	4

OBSERVATIONS.

Le troifième de ce mois un malade, qui depuis quelque tems ufoit de la tifane fudorifique à caufe d'une ancienne fciatique, fe plaignit tout à coup d'une vive douleur au côté gauche, avec difficulté de refpirer ; il avoit une fièvre aiguë & le pouls plein, dur & tendu ; il fut faigné deux fois, & purgé tout autant ; il prit des Narcotiques ; on lui fit diverfes embrocations. La douleur & la fièvre parurent calmer. — Le huitième il eut un retour de fièvre très-fort, pendant lequel la douleur au côté fut fi vive, qu'on fut obligé de lui ouvrir la faphène. On lui donna enfuite une potion narcotique ; la nuit fut affés calme. Le lendemain il fut beaucoup évacué par deux verres de tifane roïale. Le foir il parut très-mal. Le pouls déprimé, les lèvres tremblantes, l'oppreffion extréme. Comme la bouche étoit toûjours fort mauvaife & que le malade défiroit un purgatif pour lui ôter (difoit-il) le goût infuportable qu'il y reffentoit : on lui fit ufer dans le cours de la journée d'une eau de caffe. Ce fut fans aucun foulagement ; les anxietés augmentèrent, l'oppreffion redoubla, le pouls devint intermittent, & la mort ne tarda point à nous enlever le malade.

Un autre étoit depuis 4 ou 5 jours malade lorfqu'il fe préfenta à l'Hôpital ; il avoit une fièvre putride exacerbante, & il fe plaignit d'une douleur au côté gauche trois travers de doigts au-deffous du téton. Les fignes de pourriture fe manifeftoient en lui par des naufées fréquentes, des retours amers, la langue jaunâtre &c. On lui fit, le 6e, une copieufe faignée ; le lendemain il prit XV gr. ipecacuanha. Ce leger vomitif fit affés d'effet ; cependant la fièvre, la douleur, & l'oppreffion fubfiftant toûjours, on réïtera fur le foir la faignée. Le 8e il fut purgé en deux verres. Cette purgation l'évacua beaucoup ; il fe trouva foulagé ; il s'aperçut qu'à l'endroit affecté par la douleur il y avoit une grande plaque rouge de la grandeur de la main, avec quelques veffies, ayant tellement l'apparence d'une brûlure que je crus moi-même qu'on l'avoit brûlé en lui appliquant des linges chauds. Le malade cependant m'affura le contraire ; dès ce moment l'oppreffion, la douleur & la fièvre calmèrent ; il fut mis, peu à peu, à l'ufage des alimens, & il fe trouvoit affés bien, lorfqu'au bout de 8 à 10 jours la fièvre fe ralluma avec des retours quotidiens ; il parut une tumeur à l'hypochondre gauche avec douleur, chaleur, rougeur, pulfation. On y appliqua des fomentations émollientes ; la tumeur difparut au bout de quelques jours, & le malade tomba dans une fièvre ectique qui l'enleva le 11 du mois fuivant.

Un foldat de 26 à 27 ans entra le 4e à l'Hôtel-Dieu. C'étoit le 6e de fa maladie ; il avoit le pouls plein & fort, groffe fièvre, douleur à la tête, & une grande difficulté d'avaler.

A ces

Nom des Maladies.	Nomb. les Malades.	Guéris.	Morts.	Convalescens.	OBSERVATIONS.
					A ces symptômes se joignoient les signes les plus marqués de pourriture. Comme on ne lui avoit fait aucun remède depuis que sa maladie avoit commencé, je lui ordonnai deux saignées, à quatre heures de distance l'une de l'autre, & une copieuse boisson de la tisane d'orge décrite ci-dessus. Le lendemain il fut encore saigné, & il prit deux verres de tisane cathartico-émétique. Le 6e il se trouva au mieux, plus de mal au gosier, ni de difficulté d'avaler, presque plus de mal à la tête, & une grande diminution de la fièvre. Le 7e les choses changèrent de face : Le pouls devint convulsif, & très-foible, un leger délire commença de se montrer, la langue devint cordée &c. Je lui préscrivis une limonade émétisée dont il bûvoit un verre de deux en deux heures. Ce remède le vuida beaucoup. Nonobstant ces évacuations le retour du soir fut violent, la langue & les dents se couvrirent d'une croute noire. Le malade étoit dans un anéantissement total. On soutint les forces avec une potion cordiale & antiseptique. Le 9e on continua le même remède, le retour fut moins fort, il sembloit que le malade étoit moins mal. Le 10e il eut, dans les 24 heures, deux retours marqués tous les deux par des froids, & un leger tremblotement. On donna, à plusieurs reprises, une forte infusion de Kinkina. Le 11e le malade fut assés tranquile ; mais le soir le retour fut très-fort. Le 12e, sans que le malade eut eu précédemment ni toux, ni oppression, il se plaignit tout à coup d'une douleur vive au côté droit. On lui fit prendre
Fièvres putrides vermineuses.	6	6	0	0	une infusion bechique avec la manne. La douleur diminua assés sensiblement, mais l'oppression augmenta d'un moment à l'autre, jusques au 14e qu'il mourut. Deux de ces malades ont usé avec succès des narcotiques dans le cours de leurs maladies.
Fièvres exanthemat.	5	3	2	0	Un jeune soldat fut reçu à l'Hôtel-Dieu le 21e ; il avoit le pouls petit, foible, inégal, la respiration laborieuse, des défaillances fréquentes, un affaissement, & une langueur extrême ; il paroissoit autour de son cou de petites tâches d'un rouge brun tirant même sur le noir, quelques-unes étoient violettes, d'autres plus rouges, en très-grande quantité. On pensa d'abord que ces exanthèmes étoient des morsures de puces ; elles en avoient assés l'apparence ; mais l'état de foiblesse, les anxietés, la respiration génée & laborieuse, le caractère du visage, des yeux, celui du pouls n'étoient point équivoques. Je jugeai que ce malade approchoit de sa fin ; je ne me trompai point. Il mourut le lendemain dans des lypothimies continuelles. Un autre avoit essuyé dans cette Maison de Charité une fièvre continuë remittente &c. (V. la suite dans le Mém. sur quelques maladies exanthemat. dans les *Acta Helvet* Vol. V. p.289–304) Les trois autres malades eurent plus ou moins de tâches pourprées, mais leurs maladies ne furent point si facheuses que celles que je viens de décrire. . . .

Les

Nom des Maladies.	Nomb. des Malades.	Guéris.	Morts.	Convalescens.	OBSERVATIONS.
					Les purgatifs aigrelets ont presque toûjours produit un bon effet. — Les véficatoires m'ont réüffi plus d'une fois dans des cas extrêmement dangereux. J'aurai occasion de le faire obferver dans la fuite.
Fièvres contin. putrides.	28	21	1	6	Je fus furpris de la mort inopinée d'un de ces malades; il étoit entré à l'Hôtel-Dieu le 24e; il avoit 7 à 8 jours, à ce qu'il nous dit, une fièvre continuë putride avec redoublemens: il fe plaignit d'une legère douleur à l'eftomac, & il portoit fur la langue des indices de pourriture; il fut purgé le 15e avec deux verres de tifane aiguifés; il fut affés évacué. Le 26e il fut repurgé avec un minoratif; aucun fymptôme mortel ne paroiffant point, & fans qu'on s'aperçut d'aucune agonie, le foir du même jour le malade mourut. — Je fis procéder le lendemain à l'ouverture du cadavre, nous ne fumes pas fatisfaits de nos recherches. Ayant fouillé la poitrine & le ventre, nous ne trouvâmes point de caufe apparente de mort dans ces deux cavités. A la prémière infpection de l'abdomen, l'eftomac nous parut fort diftendu, nous l'ouvrîmes, & nous le trouvâmes plein de vin, fans aucune mélange d'alimens. — Ce malade feroit-il mort d'une yvreffe? La foibleffe, dans laquelle fa maladie l'avoit reduit, ne lui auroit-elle pas permis de foutenir l'effet d'un pot de vin qu'on avoit aperté en cachette de dehors, & qu'on nous dit qu'il avoit bû tout d'un trait? après quoi s'étant retourné dans fon lit, il avoit paru dormir, & on l'avoit trouvé mort lorfqu'on s'étoit approché pour le reveiller.
Fièvres contin. fimples.	156	142	2	12	Quoique ces maladies ayent règné épidémiquement parmi les foldats, nous ne les avons pas vuës s'établir dans la ville; elles n'étoient ni longues ni fâcheufes. Deux feuls malades en font morts. L'un, déja plus que fexagenaire, voulut toûjours manger, & refufa conftamment les remèdes. L'autre fut enlevé prefque fubitement par un accident d'épilepfie, maladie à laquelle nous fçumes, après fa mort, qu'il étoit fujet depuis long-tems. — Les fymptômes ordinaires étoient ceux d'une fièvre continuë avec des legers retours tous les foirs, le mal de tête, la bouche amère, la langue blanche, & des naufées fréquentes; joignés à tout cela des laffitudes fpontanées, des inquiétudes, quelquefois même des douleurs vagues aux côtés, & dans les reins. Ces douleurs étoient rares; elles difparoiffoient, & revenoient fans caufe manifefte. — Les remèdes dont nous nous fommes fervis dans les commencemens, après avoir fuffifamment defempli les vaiffeaux, étoient d'abord une dofe legère d'émétique, qui communement réüffiffoit au mieux. Comme les naufées étoient fréquentes, nous avons cru devoir commencer par là le traitement; en fuivant l'avis d'HYPPOCRATE (aphof. 22. fect. 1. anut. foës. interp.) *quæ educere oportet, quò maxime vergunt, eo ducito, per loca convenientia.* Par l'effet de l'émétique quelques malades ont rejetté une quantité confidérable de

Nom des Maladies.	Nomb. des Malades.	Guéris.	Morts.	Convalefccns.	OBSERVATIONS.
					de matière verte, d'autres de matière jaunâtre, quelques-uns des vers ; c'eft le plus petit nombre. On les purgeoit enfuite plus ou moins, fuivant l'exigence des cas, & après leur avoir fait prendre des bouillons amers, altérants, & un peu apéritifs, ils revenoient bientôt en parfaite fanté.
Fièvres intermitt.	60	52	0	8	Vingt-huit de ces fièvres ont été tierces, trois doubles-tierces, 5 quartes, 17 quotidiennes, & 7 erratiques. Un de ces fébricitans, dont la fièvre étoit tierce, tomboit à chaque accès dans un fommeil profond ; dès que la chaleur commençoit à s'établir ; il avoit un véritable *Coma fomnolentum* ; il fut puiffamment évacué avant d'employer les fébrifuges qui firent enfuite tout l'effet qu'on pouvoit attendre d'eux. Parmi tous ces malades il y en avoit un qui, depuis deux ans, avoit les fièvres d'accès ; un autre les gardoit depuis 14 mois.
Fièvres éphem.	23	21	2	0	Je comprend toûjours dans cet article les malades qui font morts dans l'Hôpital fans que je les aye vûs ; tels font les deux qui font notés ici. L'un entra le 3e. Après ma vifite on le faigna fur le champ & on le purgea le même jour ; il mourut fubitement la nuit fuivante. On ne fit aucun remède à l'autre ; il étoit moribond lorfqu'on nous l'apporta ; auffi ne refta-t-il que deux heures vivant.
Ophtalmies.	2	2	0	0	L'ophtalmie d'un de ces malades venoit des coups qu'il avoit reçu fur un grand-chemin, où il avoit été volé. Les faignées repetées calmèrent cette inflammation auffi-bien que les douleurs qu'il reffentoit à la tête. Des collyres faits avec la tuthie, l'eau-rofe, l'eau de fénouil & de plantain terminèrent la cure.
Erefyp.	4	4	0	0	
Angines.	3	3	0	0	
Dyffenteries.	24	18	1	5	Parmi ces dyffentériques étoit un enfant de 8 a 9 ans qui avoit depuis plus de trois femaines une violente dyffentérie. Il étoit dans un état defefperé lorfqu'on nous l'apporta fouffrant les douleurs les plus vives, émacié, & prefque fans pouls ; il ne refta que huit jours dans cette maifon, au bout defquels il mourut fans qu'aucun remède put calmer fes douleurs, ni modérer les déjeétions qui devinrent de plus en plus fréquentes.
Diarrhées.	22	18	1	3	
Colique hépatique.	1	1	0	0	Cette maladie étoit caraétérifée par une douleur fixe à la région du foye, à l'hypochondre droit, s'étendant jufqu'au deffous du creux de l'eftomac, qui revenoit de tems à autre plus ou moins vivement, avec fièvre continuë, amertume à la bouche, dégoût, vomiffement, couleur bafanée du vifage & de toute l'habitude du corps. Le malade qui étoit âgé d'environ 40 ans, & qui paroiffoit affés robufte, fut d'abord faigné deux fois du bras ; il prit beaucoup d'huile d'amendes douces, des lavemens émolliens, des purgatifs doux, ufa des calmans, des anodyns, employa des fomentations, les onétions &c. Voyant l'inutilité des remèdes, & l'opiniâtreté des douleurs qui, quoique la fièvre eut cedé, étoient toûjours auffi violentes, je me déterminai à préfcrire l'ipecacuan-

Nom des Maladies.	Nomb. des Malades.	Guéris.	Morts.	Convalescens	OBSERVATIONS.
Colique hépatique.					cacuanha à dofe moyenne. Ce remède réüffit au-delà de toute efpérance. Le malade vomit peu ; mais les fecouffes du vomiffement détachèrent des calculs biliaires qu'il rendit par les felles : j'ai rendu (me dit-il le lendemain) des matiè-res dures comme la pierre, & depuis je fuis fort foulagé. Mr. MADIER (Doct. Med. de Montpellier, qui étoit ce jour là préfent à ma vifite) & moi nous l'exhortâmes à continuer les remèdes dont il avoit éncore befoin, quoique fa colique eut cedé, & nous lui recommandâmes d'obferver plus attentive-ment fes déjections & de nous les montrer. Il prit le même jour un verre de dilutum de caffe, un lavement avec l'urine chaude & récente, & le foir une potion huileufe ; il fut beau-coup évacué, & chaque fois qu'il alloit à la felle, on apperçe-voit dans le baffin plufieurs pierres à peu près de la grof-feur d'une lentille, d'un jaune verd, affés friables, & qui s'é-crafoient facilement fous le pied. Ces évacuations furent très-falutaires à ce malade ; il recouvra bientôt la fanté. Sa
Colique néphrétique.	I	ó	o	I	jauniffe difparut, l'amertume de la bouche fe diffipa ; la foif ne fe fit plus fentir ; il foutint très-bien l'ufage des legers apéritifs pendant une quinzaine de jours, & fa colique ne reparoiffant plus, il fortit à la fin du mois en très-bon état.
Piffem. de fang.	I	I	o	o	Un foldat vint fe préfenter à l'Hôpital le 10e de ce mois ; il s'étoit aperçu la veille que fes urines étoient rouges & fan-
Hæmop.	2	2	o	o	glantes ; il fut faigné plufieurs fois coup fur coup ; il prit des tifanes rafraichiffantes, des émulfions acidulées &c. Les eaux
Phtifies.	7	2	I	4	minerales d'Yeufet terminèrent la cure.
Ictères.	3	2	I*	o	* Cet homme étoit âgé de 66 ans, il portoit depuis long-tems un vifage jaune & bourfouflé, il n'avoit point de fièvre, le pouls étoit bien règlé, petit & lent. On reconnoiffoit au tact que le foye n'étoit pas dans fon état naturel ; on fen-toit de la réfiftance fous la main. Le malade n'avoit du tout point d'appetit, la bouche amère, la langue jaunâtre, la toux par intervalles affés forte, avec difficulté de refpirer & des déjections peu fréquentes, mais quelquefois fanguino-lentes. Les remèdes les mieux indiqués furent envain em-
Petites veroles.	I	I	o	o	ployés. Le malade mourut le 30e. Il étoit entré le 9e. Trois ou quatre jours avant fa mort je m'apperçus d'un épanche-ment dans le bas-ventre marqué par une fluctuation fenfible. — Il eft furprenant que la fièvre n'ait point paru dans le cours de cette maladie.
Apople-xies.		o	I	o	Le 11e fur le foir un foldat rentra yvre au quartier. On le laiffa cuver fon vin le lendemain 12e & la nuit fuivante. Voyant qu'il ne s'éveilloit point, on nous l'aporta le 13e à l'Hôtel-Dieu ; je reconnus fur le champ fa maladie pour une yvreffe apoplectique, *apopl. temulenta ex ebrietate*, (Nofol. meth. claff. VI. p. 452.) Je le fis faigner du bras & du pied ; je lui fis injecter des clyftères acres & piquants avec l'eau bénite trouble, le tabac &c. je lui préfcrivis des potions émeti-

Nom des Maladies.	Nomb. des Malades.	Guéris.	Morts.	Convalescens
Douleurs rhûmatismales	10	10	o	o
Flux. scorbutiques.	1	1	o	o
Hydropisies.	4	2*	o	2
Tum. chûtes, playes &c.	12	12	o	o
Total	404	343	14	47

OBSERVATIONS.

émétiques, & émetico-cathartiques; rien ne put le retirer du profond assoupissement où il étoit. Le 14e je lui fis appliquer plusieurs ventouses scarifiées; il parut sentir la douleur & se reveiller pour se plaindre; cependant il retomba bientôt après dans son prémier état, & mourut le 15e. ....
Je me souviens d'avoir vû un autre homme qui faisoit ses delices de la boisson du vin & de l'eau de vie, & qui, après avoir resisté à trois ou quatre accidens pareils, succomba à la fin; il avoit perdu quelque tems auparavant en grande partie la raison & la mémoire, il étoit tout hebeté, ouvroit de grands yeux dont le regard étoit fixe, il balbutioit plûtôt qu'il ne parloit, & se soutenoit à peine sur ses jambes à cause d'un tremblement habituël de tous ses membres.

   * Ces deux malades avoient une leucophlegmatie universelle; à la suite des fièvres intermittentes mal traitées les fébrifuges, les diuretiques, les purgatifs, & les apéritifs furent employés avec succès. — Un 3e étoit ascitique; je le laissai à la fin du mois très mal, aussi-bien que le 4e. qui avoit essuyé précedemment une diarrhée opiniâtre qu'il avoit fort negligée, & qui l'avoit jetté dans le plus triste état.

RECAPITULATION des Hommes du mois de Juillet 1760.

Il est entré pendant ce mois dans nôtre Hôpital 278 Soldats.

Il y avoit du mois de Juin   75 Bourgeois.   51 Convalesc.

      404

Dans la classe des Guéris   343
Dans celle des Morts   14
Dans celle des Convalescens   47

      404

OBSERVATIONS.

Nom des Maladies.	Nomb. des Malades.	Guéris.	Morts.	Convalescens
Fièvres putrid. malign.	3	o	2	1
Fièvres putrides simples.	9	6	1	2
Fièvres putrides vermin.	1	o	1	o
Fièv. int. tierces.	4	4	o	o
Trembl.	1	1	o	o
Erefyp.	1	1	o	o
Ophtal.	2	1	o	1
Dyffen-teries.	1	o	o	1
Diar-rhées.	1	1	o	o
Paffion hyftéri-que.	1	o	1	o
Hydrop.	1	o	1	o
Catalep. * C'eft la même malade du mois préced.	1	1	o	o
Paralyf.	1	o	o	1
Doul. rhûma-tifmal.	4	4	o	o
Catarrb.	1	1	o	o
Rachit. noüeure	1	o	o	1
Suppref-fion des mois.	1	1	o	o
Charbon	1	1	o	o
Fièvres contin.	11	7	o	4
Phtifies.	3	1	2	o
Total	49	30	8	11

L'une de ces deux malades étoit une jeune fille de 18 ans qui, ayant negligé dans les commencemens de fa maladie les remèdes dont elle auroit eu befoin, mourut le fur-lendemain de fon entrée.

J'appelle ainfi la maladie qu'eut une femme groffe de 7 à 8 mois qui rendit plufieurs vers par le haut & par le bas, & qui mourut fans doute plûtôt des coups qu'elle avoit reçu fur le ventre & par tout le corps, que de fa maladie.

Le 20e de ce mois une femme de 25 à 30 ans fe préfenta à l'Hôpital. Elle nous dit que depuis 4 ou 5 jours elle étoit malade, elle avoit la fièvre avec un pouls plein & dur, des tremble-mens convulfifs agitoient tout fon corps ; elle avoit peine à par-ler & à fe remuer ; fa tête étoit lourde, pefante, fa langue pâ-teufe, & fa bouche mauvaife. . . . Les faignées repetées du bras & du pied, les purgatifs cathartico-émétiques firent un très-bon effet. Des apozèmes ftomachiques apéritifs & legèrement purgatifs terminèrent la cure. . . . *Tremor à faburra vid. No-folog. meth. de* SAUVAGES *Claff. IV. pag.* 57.

Une femme d'environ 40 ans vient à l'Hôtel-Dieu le 2 de ce mois. Elle n'a point d'appetit, fait des vents, reffent un gon-flement à la gorge & à l'eftomac, fans aucune apparence de fiè-vre. Elle eft purgée à deux reprifes avec des minoratifs qui la vüident beaucoup, mais qui ne lui redonnent point l'appetit. On lui fait prendre une opiate ftomachique compofée avec la conferve d'enula campana, l'opiate Salomonis & quelques grains de rhubarbe en poudre. Après en avoir ufé pendant 3 matins, la malade fe plaint d'une dyffenterie avec des tranchées vives, & des déjections fréquentes ; je lui préfcris une potion huileu-fe & narcotique avec l'huile d'amendes douces, l'eau de lys, l'eau de pavot rouge & fix gouttes de laudanum liquide de Sy-denham. Elle prend cette potion le 22e à l'heure ordinaire du repos, & on la trouva morte le lendemain. . . . Je ne fçais que penfer d'un pareil accident. L'apoticaire me protefte n'avoir exactement mis à la potion que fix gouttes de laudanum, fuivant mon ordonnance. Quelqu'irritable que foit le genre nerveux dans les hyftériques ; quelque vive que foit ou que puiffe être là fenfation que les narcotiques produifent quelque fois : on n'a jamais vû un pareil effet d'une auffi petite dofe. Je puis même affürer que, depuis ce tems-là, j'ai donné jufqu'à 20 gouttes de laudanum liquide de Sydenham à des hyftériques qui ne s'en font pas mal trouvées.

Une de ces phtifiques étoit une petite fille de 7 à 8 ans qui mourut dans un deffèchement total après avoir effuyé une ma-ladie aiguë.

RÉCAPITULATION des femmes du mois de Juillet 1760.
Il eft entré pendant ce mois   39 Femmes.
Il y avoit du mois dernier   10 Convalefcentes.

49

Dans la claffe des Guéries 30
Dans celle des Mortes 8
Dans celle des Convalefcentes . . 11

49

Mensis JULII 1760.

CLASSES.	GENERA.	ÆGRI.	SANATI.	MORTUI.	RESIDUI. in alt. mens.
Febres.	Typhus	15	7	3	5
	tritæoph. & amph.	44	33	3	8
	Synochus	167	149	2	16 } 313
	intermittens	64	56	0	8
	ephemer. extens.	23	21	2	0
Phlegmasiæ.	Purpura	5	3	2	0
	Pleurit. putr.	11	9	1	1
	Peripneumon.	4	3	0	1
	Cynanche	3	3	0	0
	Nephritis	1	0	0	1 } 30
	Variolæ	1	1	0	0
	Erysipelas	5	5	0	0
Dolores.	Ophtalmia	4	3	0	1
	Hepatal. Calculosa	1	1	0	0
	Rheumatismus	14	14	0	0 } 20
	Catarrhus	1	1	0	0
Vesaniæ.	Hysteria hypo.	1	0	1	0] 1
Spasmi.	Tremor	1	1	0	0] 1
Debilitates.	Paralysis	1	0	0	1
	Catalepsis	1	1	0	0 } 3
	Apoplexia	1	0	1	0
Fluxus.	Dyssenteria	25	18	1	6
	Diarrhæa	23	19	1	3
	Hæmaturia	1	1	0	0 } 52
	Hæmoptysis	2	2	0	0
	Suppress. Mens.	1	1	0	0
Cachexiæ.	Rachitis	1	0	0	1
	Phtisis	10	3	3	4
	Aurigo	3	2	1	0 } 20
	Hydrops	5	2	1	2
	Scorbutus	1	1	0	0
Vitia.	Anthrax	1	1	0	0 } 13
	Vulnera	12	12	0	0
CLASSES 9	**GENERA** 33	**ÆGRI** 453	**SANATI** 373	**MORTUI** 22	**RESIDUI** 58

Viri . . 404
Mulier. . 49
453

Août	Baromètre. pouc. lign.	Therm. Mat. à 5 h. degr.	Therm. Soir. à 3 h. degr.	Vents.	Etat du Ciel.
1	27 - 2	19	$25\frac{1}{2}$	Sud. - - -	Tems nuageux, vent très-fort.
2	27 - 3	14	$22\frac{1}{2}$	No. ✠ Sud ✠ O.	Le matin beau, à midi menace d'orage, quelques tonnerres, le soir nuageux, variable.
3	27 - 6	15	28	Nord. - - -	Beau tems serein.
4	27 - 4	$16\frac{1}{2}$	26	Sud. - - -	Le matin couvert, le soir nuageux.
5	27 - 3	$16\frac{1}{2}$	$24\frac{1}{2}$	N. ✠ E. ✠ S ✠ O.	Beau tems serein.
6	27 - 5	$13\frac{1}{2}$	27	No. ✠ Est ✠ O.	Le matin brouillard, très beau le reste du jour.
7	27 - 6	$13\frac{1}{2}$	$30\frac{1}{2}$	Est ✠ Ouest -	Le matin brouillard, le soir nuageux, dans la nuit orage, pluye, tonnerres, éclairs.
8	27 - 5	15	30	Est ✠ Ouest -	Beau tems serein.
9	27 - 5	15	30	Nord. - - -	Nuageux par intervalles.
10	27 - 5	17	$24\frac{1}{2}$	Nord. - - -	Beau tems serein, vent très fort, tempête.
11	27 - 5	15	24	Nord. - - -	Idem.
12	27 - 6	16	28	Nord. - - -	Idem.
13	27 - 5	$17\frac{1}{2}$	$30\frac{1}{2}$	Nord. - - -	Beau tems serein, vent médiocre.
14	27 - 3	$17\frac{1}{2}$	24	Nord. - - -	Idem.
15	27 - 2	13	$22\frac{1}{4}$	Nord. - - -	Idem, le soir point de vent.
16	27 - 4	$12\frac{1}{2}$	23	Nord. - - -	Idem.
17	27 - 4	15	17	Nord. - - -	Pluye tout le jour avec tonnerres, éclairs.
18	27 - 4	$11\frac{1}{2}$	20	Nord. - - -	Beau tems serein.
19	27 - 4	$11\frac{1}{2}$	$24\frac{1}{2}$	Est ✠ Sud. -	Le matin tems variable, le soir pluye forte & dans la nuit.
20	27 - 5	14	25	Nord-Ouest. -	Le matin variable, le soir nuageux.
21	27 - 5	14	$26\frac{1}{2}$	Est ✠ Sud ✠ O.	Beau le matin, le soir nuageux.
22	27 - 6	$14\frac{1}{2}$	$25\frac{1}{2}$	Nord- ✠ Ouest.	Beau tems serein.
23	27 - 6	$14\frac{1}{2}$	27	Sud. - - -	Beau le matin, le soir nuageux.
24	27 - 5	$16\frac{1}{2}$	28	Nord. - - -	Beau tems serein.
25	27 - 4	19	15	Sud. - - -	Pendant la nuit & tout le jour grosse pluye avec tonnerres, éclairs.
26	27 - 5	$10\frac{1}{2}$	$19\frac{1}{2}$	Nord. - - -	Beau tems serein.
27	27 - 7	$9\frac{1}{2}$	$19\frac{1}{3}$	Nord. - - -	Beau tems serein.
28	27 - 8	$9\frac{1}{2}$	19	Nord-Est. - -	Beau tems serein, vent très fort.
29	27 - 8	$9\frac{1}{2}$	$20\frac{1}{2}$	Nord-Est. - -	Idem.
30	27 - 8	12	22	Nord-Est. - -	Idem.
31	27 - 9	12	21	Nord-Est. - -	Idem.

La plus grande chaleur marquée par le Thermomètre, pendant ce mois, a été de 30 degrés & demi au-dessus du terme de la congelation de l'eau, & la moindre chaleur a été de 9 degrés & demi au-dessus de ce même terme. La différence entre ces deux points est de 21 degrés.

La plus grande hauteur du Mercure dans le Baromètre a été de 27 pouces, 9 lignes, & son plus grand abbaissement de 27 pouces, 2 lignes. La différence entre ces deux termes est de 7 lignes.

Le vent a souflé
- 8 fois du Nord.
- 4 fois du Nord-Est.
- 1 fois du Nord-Ouest.
- 6 fois de l'Est.
- 8 fois du Sud.
- 7 fois de l'Ouest.

Il y a eu -
- 9 jours de tems serein.
- 3 jours de beau.
- 4 jours de pluye.
- 1 jour de tems couvert.
- 7 jours de tems nuageux.
- 8 jours de vent très fort.
- 4 jours d'orage avec tonn. éclairs.
- 3 jours de tems variable.
- 2 jours de brouillards.

RESULTAT du mois d'Août 1760.

Il est entré pendant ce mois dans nôtre Hôpital 126 Soldats, dont 3 morts.
83 Bourgeois 6 morts.
Il y avoit du mois de Juillet 47 Convalescens.
Il est entré 55 Femmes 3 mortes.

Sept. le	Baro- mètre. pouc. lign.	Therm. Mat. à 5 h. degr.	Therm. Soir à 3 h. degr.	Vents.	Etat du Ciel.
1	27 - 9	12	24	Nord. - - -	Beau tems ferein, vent très fort.
2	27 - 9	13½	24½	Nord. - - -	Idem.
3	27 - 9	12½	22½	Nord. - - -	Idem.
4	27 - 9	13½	22½	Nord-Eft. -	Idem.
5	27 - 7	12	24	Nord-Eft. -	Beau le mat. le foir nuageux.
6	27 - 8	14½	24	Eft ✠ Sud. -	Tems nuageux.
7	27 - 9	13½	22½	Sud. - - -	Brouillard le matin, beau le refte du jour.
8	27 - 9	11¼	13½	Sud. - - -	Beau tems, leger brouillard.
9	27 - 8	11¼	24	Sud. - -	Idem.
10	27 - 8	10	24	Sud-Oueft. -	Idem.
11	27 - 7	11	23	Sud. - - -	Idem.
12	27 - 7	13	16	Sud-Ou.✠ Sud.	Le mat. brouillard, à midi pluye, le foir couvert.
13	27 - 7	14	16½	Eft. - - - -	Pluye continuëlle tout le jour & toute la nuit.
14	27 - 5	19½	19	Nord.✠ Sud.	Le mat. couvert, à 2 h. pluye & le refte du jour & de la nuit.
15	27 - 6	12	21	Nord. - - -	Beau tems ferein.
16	27 - 7	12	23	N. ✠ Eft. ✠ S.	Le mat. brouillard, nuageux par intervalles.
17	27 - 6	13½	23	Sud. - - -	Le mat. brouillard, le foir couvert.
18	27 - 4	15½	17½	Sud. - - -	Le mat. tems couvert, pet. pluye le jour & la nuit.
19	27 - 5	12½	21½	Nord. ✠ Oueft.	Le mat. beau, à midi menace d'orage, le foir beau.
20	27 - 7	12½	22	Oueft. - - -	Beau tems ferein, le foir pluye & dans la nuit.
21	27 - 4	14½	18½	Nord. - - -	Tems couvert, petite pluye prefque tout le jour.
22	27 - 5	9½	21½	Nord. ✠ Sud.	Le matin beau, à 10 h. nuageux & le refte variable.
23	27 - 4	16½	23	Sud. - - -	Pluye dans la nuit, couvert tout le jour, gros vent & quelque peu de pluye.
24	27 - 5	13½	19	Sud. - - -	Tems couvert, vent très fort.
25	27 - 7	12	22	Nord. - - -	Beau tems ferein.
26	27 - 6	12	22	Oueft. - -	Nuageux par intervalles.
27	27 - 7	15	22½	Sud. - - -	Tems variable.
28	27 - 6	16½	21	Sud. - - -	Tems couvert.
29	27 - 6	16	20	Sud. - - -	Tems couvert, pet. pluye par intervalles.
30	27 - 8	11½	20	Nord. - - -	Tems couvert petite pluye dans le jour, & dans la nuit pluye très forte.

La plus grande chaleur marquée par le Thermomètre, pendant ce mois, a été de 24 degrés & demi au-deſſus du terme de la congelation de l'eau, & la moindre chaleur a été de 9 degrés & demi au-deſſus de ce même terme. La différence entre ces deux points eſt de 15 degrés.

La plus grande hauteur du Mercure dans le Baromètre a été de 27 pouces 9 lignes; & ſon plus grand abbaiſſement de 27 pouces 4 lignes. La différence entre ces deux termes eſt de 5 lignes.

Le vent a fouflé
{
11 fois du Nord.
2 fois du Nord-Eft.
3 fois de l'Eft.
16 fois du Sud.
2 fois du Sud-Oueft.
3 fois de l'Oueft.
}

Il y a eu
{
7 jours de tems ferein.
8 jours de beau.
9 jours de pluye.
10 jours de tems couvert.
5 jours de tems nuageux.
6 jours de vent très fort.
1 jour de menace d'orage.
4 jours de tems variable.
8 jours de brouillards.
}

TABLES

Nom des Maladies.	Nomb. des Malades.	Guéris.	Morts.	Convalescens.	OBSERVATIONS.
Fièvres putrido-malign.	5	1	3	1	Un de ces malades mourut le 9e de sa maladie dans une espèce d'affection comateuse; il avoit un érésypèle charboneux au visage qui lui occasionna le délire, & qui fut le prélude de sa mort.
Fièvres putrides avec douleur au côté.	6	4	1*	1	*Quelques momens avant que de mourir ce malade avoit encore le pouls bon & fort, toussoit beaucoup, expectoroit peu, s'agitoit continuëllement, & déliroit de tems en tems. — Un autre de ces malades paroissoit avoir un épanchement dans la poitrine. On s'aperçut vers le 13e de sa maladie que ses mains étoient enflées, la gauche encore plus que la droite.
Fièvres vermineuses.	3	3	0	0	Il étoit fort oppressé, & respiroit difficilement. L'expectoration s'établit tout à coup, les bechiques la favorisèrent, la poitrine se dégagea, les mains se défenflèrent, & le malade guérit.
Fièvres putrides simples.	18	12	2	4	Nous avons perdu un de ces malades par sa faute : il avoit essuyé une fièvre putride de près de trois semaines, il étoit déja libre de fièvre, & se trouvoit fort bien. On commençoit à lui donner des alimens. Comme on le menageoit beaucoup dans la crainte d'une rechûte, on lui donnoit peu à manger. Cette modique quantité de nourriture ne le satisfaisant point il se fit apporter en cachette du pain, des raisins & des pavies : il dévora les fruits avec avidité & quelques heures après il se trouva mal. La fièvre le reprit, les coliques d'estomac, les syncopes, les cardialgies ne le quittèrent plus, & il expira le lendemain.
Fièvres contin.	63	49	1	13	Ces maladies n'étoient point facheuses; une saburre abondante dans les prémières voyes les produisoit. Les malades avoient communément des envies de vomir fréquentes, ils avoient la bouche mauvaise & un grand accablement. Les émétiques, les purgatifs seuls ou associés ensemble furent les seuls remèdes dont on eut besoin de se servir dans le traitement. Le seul qui est noté dans la classe des morts, entra à l'Hôtel-Dieu le 19me; il se plaignoit d'une legère douleur à la tête, sans toux, sans oppression, le pouls étoit petit & très vite; il fut saigné ce jour-là & purgé le lendemain. Le 20e il ne prit aucun remède, fut à la diette, & le soir on n'apperçut point de retour. Le 21e il se plaignit d'un violent mal de
Fièvres hectiq.	4	0	2	2	gorge. J'examinai le gosier & je n'apperçus ni rougeur ni gonflement. Je préscrivis les saignées repetées & un gargarisme. On jugea pas à propos d'en exécuter qu'une partie de mon ordonnance, on saigna une fois seulement le malade. Le mal de gorge augmente, le hocquet paroit, le malade sent des nausées, fait des efforts pour vomir, rend 3 ou 4 gros crachets de sanie purulente, & est étouffé dans l'instant. — N'étoit-ce point un abscès dans l'œsophage ou dans le commencement de la trachée artère qui l'a suffoqué?
Fièvres intermitt.	71	49	0	22	Parmi ces fièvres intermittentes il y a eu 24 fièvres quotidiennes, 38 fièvres tierces, 5 fièvres quartes, & 4 qu'on peut apeller erratiques dont le type n'étoit point reglé. Quelques-

ques-

Nom des Maladies.	Nomb. des Malades.	Guéris.	Morts.	Convalescens.	OBSERVATIONS.
					ques-uns de ces malades essuyèrent d'abord une fièvre continuë putride qui dégénera en fièvre quotidienne. La maladie de certains autres se termina par des accès de fièvre-tierce. — Un de ces malades avoit une grande confiance à l'infusion de tanaise : je lui permis d'en user après avoir été bien purgé ; mais la vertu fébrifuge de cette plante n'empêcha pas la fièvre de revenir. Il fallut avoir recours au kinkina mêlé avec les sels, qui eut tout le succès possible. Nous sommes dans l'usage d'employer pour les accès de fièvre l'opiate avec les sels dont j'ai déja parlé plus haut ; nous nous servons aussi du kinkina mêlé avec parties égales d'agaric de chêne, lorsqu'il y a indication marquée à l'évacuation par les selles. Le remède suivant fait aussi de très bons effets : j'ai vû par ce moyen détruire les fièvres intermittentes les plus invétérées.

℞. Kinkin. in pulv. tenuiss. redact. ℥I. mell. optim. nar
　　bonens. ℥ß. syrup. flor. pers. ℥II. infund. in vin. alb.
　　generos. ℔I. m. f. 3 doses quarta qualibet hora sum.

On a soin de bien remuer la bouteille avant de verser la liqueur, afin qu'on puisse donner chaque fois au malade une certaine quantité de cette écorce qui va toûjours se reposer au fond. . . . Un soldat avoit des accès de fièvre de 48 heures qui ne lui laissoient pas 5 à 6 heures d'intervalle. La 2e prise de tartre émétique que je lui donnai, la 1re n'ayant pas produit un grand effet, lui fit rendre trois gros vers vivants, & lui donna quelques heures de plus d'intermission. Nous en profitâmes pour placer un purgatif, que nous réïterâmes plus d'une fois. Enfin ce malade ayant été suffisamment évacué, les fébrifuges le guérirent. — Un vieux homme de soixante & quelques années avoit par tout le corps des exanthèmes miliaires d'un rouge très vif, toutes les fois qu'il étoit dans la chaleur de l'accès. — Un autre avoit dans le même tems une espèce d'érésypèle général ou de fièvre scarlatine. — Je me rappelle à cette occasion une Dame qui, toutes les fois qu'elle a la fièvre, par quelle cause qu'elle soit produite, a les bras, les jambes, les cuisses, & le col couverts de gros boutons relevés de 3 ou 4 lignes sur la peau, grands comme des deniers, blancs dans le milieu, avec un cercle pourpre tout au tour. Ces boutons sont accompagnés d'une démangeaison considérable ; ils disparoissent avec la fièvre.

Nom des Maladies.	Nomb. des Malades.	Guéris.	Morts.	Convalescens.	OBSERVATIONS.
Fièvres éphem.	10	7	1*	2	* Cet homme étoit à l'agonie lorsqu'il fut reçu à l'Hôpital. Il avoit perdu la parole, & son pouls s'éclipsoit sous le doigt. On nous dit qu'il y avoit plus de deux mois qu'il étoit malade, mais on ne sçut point articuler quelle étoit sa maladie. Il mourut le lendemain.
Phrénes.	1	1	0	0	Le 9e du mois on nous apporta un soldat de 25 à 30 ans. On nous dit qu'il avoit fait des efforts de travail exposé à la plus grande ardeur du soleil ; que depuis deux ou trois jours

il

1760. Septembre. SALLE DES HOMMES. Hôtel-Dieu de Nismes.

Nom des Maladies.	Nomb. des Malades.	Guéris.	Morts.	Convalescens.
Nephrit.	2	1	0	1
Cynanche.	2	2	0	0
Erefyp.	3	3	0	0
Petites véroles.	1	0	0	1
Dyffenteries.	12	10	0	2
Diarrh.	8	7	1	0
Doul. rhumatismal.	6	5	0	1
Catarrh.	3	3	0	0
Fluxions	2	2	0	0
Ictères.	2	2	0	0
Incontinence d'urine.	1	1	0	0

OBSERVATIONS.

il se plaignoit d'un mal de tête considérable, & qu'il étoit fort assoupi. Voici l'état dans lequel je trouvai ce malade : Ses yeux étoient comme larmoyants, son regard fixe, son visage pâle, ses lèvres livides, ses cheveux hérifés fur la tête, fa langue & ses dents noires, son pouls dur & tendu ; ne parlant point du tout, agité de mouvemens convulfifs à la bouche & aux mains. Il fut faigné plufieurs fois du bras & du pied ; on lui fit boire abondamment d'une eau émétifée. On lui appliqua deux larges véficatoires au molet des jambes &c. Il reprit la connoiffance : on le purgea enfuite à diverfes reprifes : on le fit ufer d'une tifane rafraichiffante, antiphlogiftique & legèrement diurétique. Enfin les moyens qu'on employa furent fi fructueux, qu'en peu de jours il fut parfaitement rétabli.

J'ai remarqué que les dyffenteries produites par la fuppreffion de la tranfpiration étoient beaucoup plûtôt guéries que celles qu'une autre caufe fomentoit. J'en ai vû quatre exemples dans ce mois. —— Les faignées étoient bien indiquées ; la cane, la manne, les tamarinds procuroient la liberté du ventre fans tranchées, & la thériaque mêlée avec le diafcordium excitoient des legères moiteurs pendant le fommeil, qui terminoient la maladie. — Un de ceux que j'ai marqué convalefcent mourut dans les prémiers jours du mois d'Octobre. Il étoit d'une maigreur affreufe lorfqu'il fut reçu dans cette maifon ; il venoit de l'Hôpital de Montpellier, où il avoit effuyé une longue maladie, à la fuite de laquelle la dyffenterie s'étoit établie. Il crut qu'en changeant de lieu, fa maladie fe diffiperoit. Il ne put fe trainer que jufques ici, & la dyffenterie, continuant toûjours malgré tous les remèdes poffibles, il mourut atrophié.

Le Catholicum de la framboifière, avec quelques grains de poudre hydragogue, la tifane de marruble blanc & de chélidoine, ont diffipé ces jauniffes.

Le nommé Jofeph Mo..... entra à l'Hôpital le 1er du mois de Septembre. Il y avoit fept femaines qu'il étoit malade. Sa maladie avoit commencé par une dyfurie qui, ayant été traitée par je ne fçais quelle méthode, avoit dégénéré en incontinence d'urines. Cet homme, âgé d'environ 40 ans, étoit d'un tempérament bilieux & fanguin ; il paroiffoit robufte, & affès bien conftitué ; il n'avoit point de fièvre, mais il reffentoit une grande féchereffe à la bouche ; il avoit toûjours foif, n'avoit point d'appetit, & paffoit des nuits fort inquiètes. Son ventre, furtout vers la région hypogaftrique, étoit dur, tendu & douloureux au toucher ; les urines s'écouloient involontairement, & fans douleur. Après avoir fait précéder quelques doux purgatifs, l'avoir fait ufer d'une tifane rafraichiffante & diurétique, lui avoir fait appliquer fur le bas-ventre des fomentations d'abord émollientes, puis refolutives & adftrin-

gentes,

Nom des Maladies.	Nomb. des Malades.	Guéris.	Morts.	Convalescens	OBSERVATIONS.
					gentes, lui avoir fait faire des onctions avec l'huile de scorpions & de laurier &c. Je lui préscrivis l'opiate suivante qui acheva la guérison d'une maladie qu'on regardoit déja comme incurable. R͞. Conserv. symphit. major. & rosar. rubrar. ã ℥β corall. rubror. pp. & trochisc. de karabe ã ℈II. terr. sigillat. catechu, & sang. dracon. ã ℈Iβ c. s. q. syrup. de ros. siccis m. f. s. a. opiata. Dosis ℈I. sumat æger mane & sero.
Phtisies.	5	2	2	1	L'un des deux phtisiques qui sont morts pendant ce mois étoit un homme de quarante ans, qui languissoit depuis longtems dans cette maison, & qui avoit passé par tous les degrés d'une phtisie confirmée. — L'autre entra à l'Hôtel-Dieu le 12e. C'étoit un Sergent du Régiment de Cambys, âgé d'une trentaine d'années ; il nous dit, qu'il y avoit deux mois qu'il étoit malade, que son mal avoit été occasionné par une lourde chûte, qu'il fit pardevant sur une grosse pierre, qu'il se donna un coup à la poitrine ; que depuis ce tems-là, il y avoit toûjours ressenti une douleur plus ou moins vive, qu'il avoit craché du sang en abondance, & que, voyant que son mal empiroit malgré tous les remèdes qu'il avoit employés, il s'étoit déterminé à venir nous demander du secours. Je trouvai ce malade dans un très mauvais état. La douleur à la poitrine subsistoit, il crachoit véritablement du pus, & ses crachats, a ce qu'il disoit, étoient doux comme du miel ; ses jambes étoient œdemateuses, & ses pieds fort enflés. Il étoit vivement oppressé, il avoit une petite fièvre qui redoubloit tous les soirs, dont les retours étoient marqués par un froid assés considérable &c. Il ne resta que 8 jours à l'Hôtel-Dieu. Il mourut le 20e.
Hydropisies.	5	4	0	1	Nos hydropiques n'ont pas été mal traités ce mois-ci. Aucun n'est mort ; quatre ont été gueris en apparence radicalement ; il est vrai, que c'étoit plûtôt des leucophlegmaties que des ascites. Un seul en étoit véritablement menacé. Il avoit, outre les enflûres des extrémités, le ventre fort tendu, & les urines peu abondantes ; l'hypochondre gauche étoit gonflé & douloureux : on ressentoit en le pressant les obstructions formées à la râte. Je me suis servi avec quelque succès du remède suivant. R͞. Scammon. pulv. gr. X antimon. crud. croc. mart. cum sulphur. parat. & jalap. pulv. ã gr. V. c. s. q. Syr. de rhamno cathartico m. f. Boli plures.
Playes, abscès, ulcères.	7	5	0	2	Les malades usoient en même tems d'une tisane faite avec la racine de squine & de persil, l'anonis, la scolopendre, la reglisse, à laquelle on ajoûtoit le sel polychreste de seignette.
Total	240	173	13	54	

RECAPITULATION des Hommes du mois de Septembre 1760.

Il est entré pendant ce mois dans nôtre Hôpital   89 Soldats.

- - - - - - - - - - - - - - - 110 Bourgeois.

- - - - - - - - - - - - - 41 Convalesc. du mois d'Août.

                                                        240

Dans la classe des Gueris   173
Dans celle des Morts   13
Dans celle des Convalescens   54

                                       240

1760. Septembre. SALLE DES FEMMES. *Hôtel-Dieu de Nîmes.*

Nom des Maladies	Nomb. des Malades.	Guéris.	Morts	Convaleſcens.
Fièv. putrid. av. douleur au côté.	2	1	0	1
Fièvres putrido-maliġn.	2	1	0	1
Fièvre ardente.	1	1	0	0
Fièvres cont. putr.	4	3	0	1
Fièvres put. vermineuſ.	1	1	0	0
Fièvres contin.	13	10	0	3
Fièv. intermitt.	9	7	0	2
Eréſyp.	2	2	0	0
ophtalm	1	0	0	1
Dyſſent.	1	1	0	0
Diarrh.	1	1	0	0
Doul. rhûmatiſmal.	2	1	0	1
Hydrop.	4	2	1	1
Phtiſies.	1	1	0	0
Hæmophtiſies.	1	0	0	1

OBSERVATIONS.

Ces deux malades reſſentoient au-deſſous des fauſſes-côtes une douleur qui n'étoit accompagnée ni de toux ni d'oppreſ-ſion. . . . . Les ſignes de pourriture n'étoient point équivoques. . . . . Les purgatifs étendus dans un grand lavage eurent tout le ſuccès poſſible.

On nous apporta le 22e de ce mois une jeune fille de 13 à 14 ans qu'on nous dit être malade depuis trois ou quatre jours. Elle perdoit connoiſſance pluſieurs fois dans la journée. Son pouls étoit vif, dur, & précipité. Elle s'agitoit dans ſon lit, avoit des convulſions fréquentes, dans leſquelles elle tournoit en tout ſens ſes pieds & ſes mains, renverſoit ſa téte en arrière, crioit, hurloit même, & ne pouvoit reſter dans la même place. Pour lors ſes yeux, lorsque les mouvemens convulſifs n'empêchoient pas de les examiner, paroiſſoient brillants, ſon viſage étoit aſſés coloré, ſa reſpiration courte & génée ; ſa bouche pleine de ſalive, laiſſoit échaper de l'écume à la commiſſure des lèvres ; elle grinçoit des dents. Je lui fis ouvrir la veine deux fois. Je lui fis prendre à cuillerées une potion émétique & anthelmintique, entremêlant de tems en tems quelques priſes d'huile d'amandes douces & du ſuc de limon. Je ſoupçonnois que les vers étoient la cauſe de cette maladie. Je ne me trompois point. La malade rendit une douzaine de vers vivans par la bouche, tous les ſymptomes diſparurent, & dans peu de jours la maladie fut terminée.

C'eſt la maladie dominante parmi les femmes. Elle n'a point eu de mauvaiſes ſuites.

Parmi ces fièvres intermittentes on comptoit 5 fièvres tierces, 3 quotidiennes, & 1 quarte. Le remède avec le Kina, le vin blanc &c. décrit à l'article des hommes, fit un grand effet ſur la malade qui avoit la fièvre quarte. Il y avoit déja deux mois qu'elle éprouvoit des accès très réguliers ; rien ne pouvoit la délivrer de cette maladie. Elle avoit pris pendant trois fois la camomille avec la crême de tartre, le Kinkina avec les ſels : l'accès reparoiſſoit toûjours. Enfin après avoir employé le remède dont j'ai parlé, ils ne revinrent plus, & la malade ſe rétablit.

Une de ces malades avoit les accès de fièvre tierce ; ils furent ſuivis de douleurs rhûmatiſmales goûteuſes, qui ne cédèrent qu'aux toniques actifs mêlés avec les ſudorifiques.

Une de ces hydropiſies étoit la ſuite d'une maladie aiguë. Elle fut guérie par les apozèmes (No.   ) Une autre étoit produite par des obſtructions invéterées aux viſcères abdominaux. La malade, qui en étoit attaquée, reſta en convaleſcence à la fin du mois. . . . . Celle qui ſuccomba à cette maladie étoit à l'Hôpital depuis le commencement du mois dernier. Je ne puis donner ſon hiſtoire, je ne l'ai vûe que peu de jours, & en très mauvais état.

Nom des Maladies.	Nomb. des Malades.	Guéris.	Morts.	Convalefcens
Ankilo-fes.	I	I	0	0

OBSERVATIONS.

La malade qui fait le fujet de cette obfervation éprouvoit depuis plus d'un an une fuppreffion de fes règles. Peu à peu elle avoit reffenti un engourdiffement douloureux au genou, qui dégénère en véritable ankilofe. Les martiaux, les emmenagogues, les apéritifs, les purgatifs diffipèrent cette maladie.

Total	46	33	I	12

RECAPITULATION des Femmes du mois de Septembre 1760.

Il eft entré pendant ce mois dans nôtre Hôpital . . . . 32 Femmes.

Il y avoit du mois dernier . . . 14 Convalefcent.

46

Dans la claffe des Guéries 33
Dans celle des Mortes I
Et dans celle des Convalefc. 12

46

TABLES

Mensis SEPTEMBRIS 1760.

CLASSES.	GENERA.	ÆGRI.	SANATI.	MORTUI.	RESIDUI in alt. mens.
Febres.	Typhus	7	2	3	2
	Tritæoph. & Amph.	27	20	2	5
	Synochus	76	59	1	16
	intermittens	80	56	0	24
	Hectica	4	0	2	2
	ephemer. extens.	10	7	1	2 }204
Phlegma-siæ.	Pleurit. putr.	8	5	1	2
	Phrenitis	1	1	0	0
	Erysipelas	5	5	0	0
	Nephritis	2	1	0	1
	Cynanche	2	2	0	0
	Variolæ	1	0	0	1 }19
Dolores.	Ophtalmia	1	0	0	1
	Rheumatismus	8	6	0	2
	Catarrhus	3	3	0	0 }12
Fluxus.	Dyssenteria	13	11	0	2
	Diarrhæa	9	9	0	0
	Hæmophtysis	1	0	0	1
	Enuresis	1	1	0	0 }24
Cachexiæ.	Phtisis	6	3	8	8
	Hydrops	9	6	1	2
	Aurigo	2	2	0	0 }17
Vitia.	Ankilosis	1	1	0	0
	Vulnera	7	5	0	2
	Pseudoerysip.	2	2	0	0 }10
CLASSES 6	GENERA 19	ÆGRI 286	SANATI 207	MORTUI 13	RESIDUI 66

Viri . . 240
Mulier. . 46
286

TABLES

Octo. le	Baromètre. pouc. lign.	Therm. Mat. à 6 h. degr.	Therm. Soir. à 2 h. degr.	Vents.	Etat du Ciel.
1	27 - 9	$10\frac{1}{2}$	22	Nord. - - -	Beau tems serein.
2	27 - 9	$11\frac{1}{2}$	23	Nord. - - -	Brouillard le matin, beau dans le jour.
3	27 - 9	$11\frac{1}{2}$	24	Nord. - - -	Idem.
4	27 - 7	13	24	Nord. - - -	Idem.
5	27 - 6	$12\frac{1}{2}$	24	Est-Nord-Est.	Beau tems serein.
6	27 - 7	$15\frac{1}{2}$	23	Est-Nord-Est.	Idem.
7	27 - 6	$12\frac{1}{2}$	$19\frac{1}{2}$	Nord. - - -	Idem.
8	27 - 7	$13\frac{1}{2}$	23	Nord. - - -	Beau tems serein.
9	27 - 6	$11\frac{1}{2}$	$23\frac{1}{2}$	Nord. - - -	Idem.
10	27 - 7	$12\frac{1}{2}$	$22\frac{1}{2}$	Nord. - - -	Idem.
11	27 - 7	$12\frac{1}{2}$	19	Nord. - - -	Idem, le soir nuageux.
12	27 - 7	$8\frac{1}{2}$	19	Nord-Est. - -	Couvert le matin, le soir beau.
13	27 - 7	10	21	Nord - Est ✠ S.	Couvert.
14	27 - 5	$9\frac{1}{3}$	$14\frac{1}{4}$	Nord. - - -	Le matin beau, le soir variable.
15	27 - 9	6	13	Nord. - - -	Beau tems serein.
16	28 - 0	$6\frac{1}{2}$	$12\frac{1}{2}$	Nord. - - -	Idem.
17	28 - 1	5	15	Nord. - - -	Idem.
18	27 -11	$6\frac{1}{2}$	$16\frac{1}{2}$	Nord. - - -	Idem.
19	27 -10	$8\frac{1}{2}$	$19\frac{1}{2}$	Nord-Nord-Est	Idem.
20	27 - 9	$12\frac{1}{2}$	18	Est-Sud-Est. -	Tems couvert, le soir variable.
21	27 - 8	10	14	Nord. - -	Beau tems serein.
22	27 - 6	$4\frac{1}{2}$	14	Nord. - -	Le matin variable, le soir beau.
23	27 - 3	7	13	Est - Sud - Est.	Couvert.
24	27 - 2	$9\frac{1}{2}$	12	Sud. - - -	Petite pluye tout le jour.
25	27 - 3	6	10	Nord. - - -	Le matin petite pluye, le soir couvert.
26	27 - 9	$3\frac{1}{2}$	11	Nord. - - -	Tems couvert, le soir variable.
27	27 - 7	6	14	Sud. - - -	Tems variable.
28	27 - 6	$9\frac{1}{2}$	13	Ouest - - -	Tems couvert.
29	27 - 8	4	$12\frac{1}{2}$	Nord-Nord-O.	Tems variable.
30	27 -10	4	11	Nord. - - -	Tems variable.
31	27 -10	$2\frac{1}{2}$	9	Nord. - - -	Beau tems serein.

La plus grande chaleur marquée par le Thermomètre, pendant ce mois, a été de 24 degrés au-dessus du terme de la congelation de l'eau, & la moindre chaleur a été de 2 degrés & demi au-dessus de ce même terme. La différence entre ces deux points est de 21 degrés & demi.

La plus grande hauteur du Mercure dans le Baromètre a été de 28 pouces, 1 ligne, & son plus grand abaissement de 27 pouces, 2 lignes. La différence entre ces deux termes est de 11 lignes.

Le vent a souflé
- 20 fois du Nord.
- 2 fois du Nord-Est.
- 1 fois du Nord-Nord-Est.
- 1 fois du Nord-Nord-Ouest.
- 2 fois de l'Est-Nord-Est.
- 3 fois du Sud.
- 1 fois de l'Ouest.
- 2 fois de l'Est-Sud-Est.

Il y a eu -
- 15 jours de tems serein.
- 6 jours de beau.
- 2 jours de petite pluye.
- 7 jours de tems couvert.
- 1 jour de tems nuageux.
- 3 jours de brouillards.
- 7 jours de tems variable.

RESULTAT du mois d'Octobre 1760.

Il est entré pendant ce mois dans nôtre Hôpital   67 Soldats, dont 4 morts.

     89 Bourgeois   11 morts.

Il y avoit du mois de Septembre   33 Convalescens.

Il est entré   41 Femmes   6 mortes.

     230   21

Nov. le	Baro-mètre. pouc. lign.	Therm. Mat. à 7 h. degr.	Therm. Soir à 1 h. degr.	Vents.	Etat du Ciel.
1	27 - 11	2	$8\frac{1}{2}$	Nord. - - -	Gelée blanche, beau tems ferein.
2	28 - 0	0	$9\frac{1}{2}$	Nord. ✠ Oueft.	Beau tems ferein.
3	27 - 11	$1\frac{1}{2}$	13	Sud. - - -	Tems couvert.
4	27 - 11	7	14	Nord. - - -	Beau tems ferein.
5	27 - 11	7	12	Nord. - - -	Idem.
6	27 - 11	$2\frac{1}{2}$	$9\frac{3}{4}$	Nord-Eft. -	Idem.
7	27 - 10	7	$10\frac{1}{2}$	Eft - - - -	Le mat. couvert, le foir pet. pluye & dans la nuit.
8	27 - 7	9	$9\frac{1}{2}$	Eft - - - -	Pluye continuëlle tout le jour & toute la nuit.
9	27 - 5	12	$14\frac{1}{2}$	Sud. - - -	Pluye tout le jour & toute la nuit.
10	27 - 2	9	$12\frac{1}{4}$	Sud- ✠ N. ✠ O.	Le mat. pluye, à 10 h. couvert, le foir pluye.
11	27 - 0	8	12	Sud. - - -	Le mat. nuageux, le foir pluye forte avec grêle, tonnerres, éclairs.
12	27 - 2	$9\frac{1}{2}$	$13\frac{1}{2}$	Sud. - - -	Beau tems ferein, dans la nuit pluye.
13	27 - 6	10	$10\frac{1}{2}$	Sud. - - -	Le mat. couvert, à midi pet. pluye & la nuit.
14	27 - 8	11	13	Sud- ✠ Eft. -	Pluye prefque tout le jour & toute la nuit.
15	27 - 7	$11\frac{1}{2}$	$14\frac{1}{2}$	S. ✠ S. O. ✠ O.	Pluye jufqu'à midi, tems couvert le refte.
16	27 - 8	$8\frac{1}{2}$	11	Nord. - - -	Le mat. couvert, le foir beau.
17	27 - 10	4	$10\frac{1}{2}$	Nord. - - -	Beau tems ferein.
18	27 - 11	$4\frac{1}{2}$	11	Nord- ✠ N. Eft.	Beau tems ferein.
19	27 - 11	6	$11\frac{1}{2}$	Nord-Eft. -	Le mat. brouillard, le refte nuageux.
20	27 - 10	$4\frac{1}{2}$	$12\frac{1}{4}$	Nord. - - -	Beau tems ferein, le foir brouillard.
21	27 - 10	4	13	Nord. - - -	Idem.
22	27 - 8	9	9	Nord. - - -	Nuageux par intervalles.
23	27 - 10	3	7	Nord. - - -	Beau tems ferein, vent très fort.
24	28 - 0	$2\frac{1}{2}$	6	Nord. - - -	Idem.
25	28 - 0	$3\frac{1}{2}$	8	Nord-Eft. -	Idem, le foir vent foible.
26	28 - 1	$5\frac{1}{2}$	$11\frac{3}{4}$	Nord. - - -	Nuageux par intervalles, dans la nuit pet. pluye.
27	27 - 10	$4\frac{1}{2}$	$11\frac{1}{2}$	Nord. - - -	Nuageux, vent fort.
28	27 - 10	5	10	Nord. - - -	Idem.
29	27 - 11	4	12	Nord. - - -	Le matin couvert, à midi beau & le refte.
30	28 - 1	6	11	Nord-Eft. -	Tems nuageux.

La plus grande chaleur marquée par le Thermomètre, pendant ce mois, a été de 14 degrés & demi au-deffus du terme de la congelation de l'eau, & la moindre chaleur a été au terme de 0. La différence entre ces deux points eft de 14 degrés & demi.

La plus grande hauteur du Mercure dans le Baromètre a été de 28 pouces 1 ligne; & fon plus grand abaiffement de 27 pouces. La différence entre ces deux termes eft d'un pouce, 1 ligne.

Le vent a foufflé		Il y a eu	
17 fois du Nord.		13 jours de tems ferein.	
5 fois du Nord-Eft.		2 jours de beau.	
3 fois de l'Eft.		8 jours de pluye.	
8 fois du Sud.		7 jours de tems couvert.	
1 fois du Sud-Oueft.		7 jours de tems nuageux.	
3 fois de l'Oueft.		5 jours de vent très fort.	
		2 jours de tems variable.	
		3 jours de brouillards.	

TABLES

Nom des Maladies.	Nomb. des Malades.	Guéris.	Morts.	Convalescens
Fièvres putrido-malign.	6	2	I	3
Fièvres putrides avec douleur au côté	9	7	0	2
Fièvres putrido-vermineuses.	3	3	0	0
Fièvres contin. putrid.	10	6	2	2
Fièvres contin. simples.	34	28	0	6
Fièvres intermitt.	29	24	0	5
Fièvres hectiq.	4	0	2	2

OBSERVATIONS.

J'ai obfervé, que pour l'ordinaire les fièvres vermineufes putrides n'étoient pas mortelles. Les fignes qui accompagnent ces maladies font les anxietés, les lypothimies fréquentes fans caufe manifefte, le pouls reftant affés bon. Joignés encore à cela des rougeurs au vifage qui paroiffent tantôt à une joüe, tantôt à une autre, fuivies quelques momens après d'une grande pâleur, quelquefois des fueurs autour du col &c. Les meilleurs anthelmintiques dans ces oceafions font les purgatifs & les cathartico-émétiques.

Un de ces malades fut faigné à mon infçu, lorfque le pouls paroiffoit critique, & que l'intermittence étoit jointe au rebondiffement. Cette faignée lui ôta fes forces, il n'eut point de crife, tomba dans une longue agonie, & mourut le fur-lendemain. . . . Un autre eut une rechûte qui fut marquée par un froid violent. . . . Les fièvres étoient accompagnées des fignes de pourriture, la langue des malades étoit recouverte d'une croute blanche, grifâtre, & rarement brune. Elle étoit humide, & la bouche étoit plûtôt amère qu'aigre. Les redoublemens étoient quotidiens, un froid plus ou moins violent ne manquoit pas de les annoncer.

Ces maladies, comme dans le mois de Septembre, furent les plus fréquentes. Je regarde la caufe qui les produit comme étant la même que celle qui occafionne les fièvres putrides, mais à un moindre degré. Leur cours ordinaire eft de deux femaines ; elles s'étendent tout au plus jufqu'au 20 jour.

Il y a eu parmi ces fièvres intermittentes, 10 quotidiennes, 12 tierces, & 7 quartes. . . . Un de ces malades effuya d'abord une hémitritrée bien caractérifée. Les retours revenoient tous les foirs, mais alternativement, l'un plus fort que l'autre. Ils étoient précédés d'un froid qui duroit demi-heure dans le fort redoublement. La chaleur s'établiffoit enfuite peu à peu & ne fe terminoit qu'à la pointe du jour. Cette maladie changea de nature. Le malade dans l'intermiffion fut totalement libre de fièvre, & les retours devinrent des véritables accès, qui reparoiffoient regulièrement de deux jours l'un. Cette transmutation arrive affés fouvent dans les maladies putrides ; quelquefois les fièvres intermittentes dégénèrent en fièvres continuës, & celles-ci en intermittentes. . . . Après que les purgatifs ont nétoyé les prémières voyes, les fébrifuges font indiqués & ils produifent communement de bons effets. . . . Parmi les fièvres quartes guéries, on doit compter un foldat, qui en étoit attaqué depuis dix-huit mois. . . . Le remède avec les fleurs de camomille, & la crême de tartre a blanch. ce mois-ci, l'effet du Kina avec le vin blanc a été plus heureux.   Je

Nom des Maladies.	Nomb. des Malades.	Guéris.	Morts.	Convalescens.	OBSERVATIONS.
Fièvres éphémères.	6	4	2	o	Je n'ai pas fait la visite pendant quatre jours de ce mois. Dans cet intervalle deux malades sont entrés dans l'Hôpital, & ils sont morts je ne sçais de quelle maladie, personne n'a pû m'en instruire.
Petites véroles.	4	1	1	2	Celui qui est mort de la petite vérole étoit un soldat âgé d'environ 40 ans, qui se présenta à l'Hôtel-Dieu le 12e : il se plaignoit d'un grand mal de tête ; il avoit grosse fièvre, & les signes ordinaires de pourriture. Je le fis saigner une fois du bras, & une fois du pied, il fut purgé & émétisé. Le 14e l'on apperçut sur toute l'habitude du corps des boutons, qu'on prit d'abord pour une éruption galeuse ; tant les boutons étoient petits, serrés, & abondans. Le lendemain (15) on ne pouvoit méconnoitre la nature des boutons ; ils furent décidés varioliques. Le malade usa d'une tisane rafraichissante & tant soit peu antiseptique. Le 16e il se plaignoit beaucoup de son gosier ; on lui fit des gargarismes. Les pustules s'étoient jointes ensemble, & formoient une espèce de croute sur le visage & les mains. Le 18e il parut que le ptyalisme vouloit s'établir. Le 19e le malade étant dans un danger imminent de suffocation fut purgé avec un minoratif. Le remède fit un très-bon effet, il parut fort soulagé. Le 20e je discontinuai de le voir, & le 24e je le trouvai mort. On m'a dit qu'il avoit eu une hémorragie par le fondement si considérable, qu'on l'avoit trouvé, pour ainsi dire, noyé dans son sang. . . . Nous fumes plus heureux dans un autre malade quoiqu'à peu près du même âge que celui-ci, & quoique la maladie fût de même nature. Il entra à l'Hôpital le 10e ; il y avoit, nous dit-il, 4 ou 5 jours qu'il étoit indisposé. Après les remèdes ordinaires, saignées purgations, émétique &c. on vit paroître une petite vérole très-confluente. Le 7e de la maladie la tête & le visage enflèrent beaucoup. Les jours suivans l'enflure augmenta sans ptyalisme ; mais la suppuration des pustules fut si abondante que le pus perçant les draps, les matelas en furent tachés. Il s'établit ensuite une forte suppuration aux jambes qui dura long-tems & qui termina heureusement la maladie. . . . Le 3e étoit un enfant dont la maladie n'offrit rien de particulier. . . Le 4e quoiqu'adulte âgé de plus de 25 ans ne fut pas maltraité de cette cruëlle maladie.
Esquinancie.	1	1	o	o	Ce malade avoit une fièvre aiguë avec douleur à la tête, la bouche très-mauvaise, la langue chargée. Il étoit tourmenté par de fréquentes nausées ; la toux, l'oppression, la difficulté d'avaler, une salive trop épaisse, gluante, & comme filandreuse l'incommodoit beaucoup. Je lui fis prendre, après avoir fait quelques saignées, une prise de tartre émétique qui le soulagea merveilleusement en lui faisant rendre une quantité de glaires & de pituite visqueuse. Par ce moyen son gosier devint libre, la déglutition fut plus aisée, la fièvre calma & avec 2 ou 3 purgations le malade fut guéri. (*Nabbol. met. cyn. synoch. p.* 485. *class. III.*)
Erésyp.	1	1	o	o	
Doul. rhumatismales	5	3	o	2	

Pp　　　　　　　　Cet

Nom des Maladies.	Nomb des Malades.	Guéris.	Morts	Convalescens.
Asthmes	1	0	1	0
Dyssent.	3	3	0	0
Diarrhées.	4	2	0	2
Hemop	1	1	0	0
Hydropisies.	4	1	1	2
Phtisies.	5	1	1	3
Scorbut.	1	0	0	1
Obstr. des Visc.	1	1	0	0
Marasm	1	0	1	0
Playes, abscès, ulcères, cont. &c	9	7	0	2
Total	142	96	12	34

OBSERVATIONS.

Cet asthmatique mourut presque subitement le 15e. Nous l'avions reconnu un peu plus malade la veille. La difficulté de respirer qu'il avoit ordinairement avoit fort augmenté, & le pouls étoit intermittent.

Il y avoit trois mois que cet hydropique étoit dans la maison. C'étoit un ascite qui résista aux remèdes les mieux indiqués.

Je laissai à la fin du mois ce scorbutique en assés bon état.

Le dégoût, l'inappétence, le cours de ventre conduisirent ce septuagenaire dans le marasme qui l'enleva.

RECAPITULATION des Hommes du mois de Novembre 1760.

Il est entré ce mois-ci dans nôtre Hôpital   51 Soldats.
- - - - - - - - 59 Bourgeois.
Il y avoit du mois d'Octobre   - - 32 Convalescens.

    142

Dans la classe des Guéris   96
Dans celle des Morts   12
Dans celle des Convalesc.   34

    142

Nom des Maladies.	Nomb des Malades.	Guéris.	Morts.	Convalescens.
Fièv. putrid. avec doul. au côté.	3	1	1	1
Fièvres contin. putrid.	4	2	1	1
Fièvres contin. simples.	6	4	0	2
Fièv. intermit.	7	6	0	1
Fièvres éphém.	1	0	1	0
Hydrop.	5	1	2	2
Petite vérole.	1	1	0	0
Esquinancie.	1	1	0	0
Doul. rhûmatismales	3	3	0	0
Paralyf.	1	0	0	1
Fauffe couche.	1	1	0	0
Diarrhée.	1	0	1	0
Phtifies.	1	0	1	0
Ifchurie	1	1	0	0
Total	36	21	7	8

OBSERVATIONS.

Celle qui mourut de cette maladie avoit foixante & quelques années. On auroit pû caractérifer fa maladie de péripneumonie putride (abfolument parlant) elle cracha du fang, mais en petite quantité. La douleur au côté étoit affés vive, l'oppreffiou peu forte, les fignes de pourriture évidens, & les retours de fièvre marqués chaque jour par un froid. Elle mourut le 5e de la maladie.

Quatre de ces fièvres étoient quotidiennes, deux tierces & une quarte.

On apporta cette femme expirante, je n'eus le tems ni de fçavoir quelle étoit fa maladie, ni depuis combien de jours elle étoit malade.

Une de ces hydropiques eut des crevaffes aux jambes par où les eaux s'écouloient très-abondamment. Comme cette évacuation la foulageoit, elle en auguroit bien, pour moi, n'ayant encore vû aucun malade en qui cette évacuation ait été falutaire, je préfageai fa mort qui arriva quelques jours après. On m'a cependant cité dans cette maifon deux hydropiques guéris par ce moyen. Si je fuis affés heureux que d'être témoin d'un fait pareil, j'en obferverai avec foin toutes les circonftances pour les mettre à profit en pareille occafion. ... On fit la paracentèfe à l'autre hydropique qui ne furvécut que de 7 à 8 jours à l'opération.... Celle que j'ai marquée guérie fortit en effet en voye de guérifon après avoir effuyé la paracentèfe. C'eft la 1e hydropique que j'ai vû furvivre à cette opération, parce que fouvent on la fait trop tard, & que les malades épuifés ne peuvent point fe rétablir ; il eft encore très-difficile que les vaiffeaux lymphatiques qui fourniffent la férofité qui s'épanche dans la cavité du bas-ventre, foient bien confolidés ou ayent acquis tout le reffort dont ils auroient befoin.

RECAPITULATION des Femmes du mois
de Novembre 1760.

Il eft entré dans nôtre Hôpital pendant ce mois 25 Femmes.
Il y avoit du mois d'Octobre.   11 Conval.
         36

Dans la claffe des Guéries   21
Dans celle des Mortes   7
Dans celle des Convalefcentes   8
         36

SUM-

SUMMA TABULÆ NOSOLOGICÆ

Mensis NOVEMBRIS 1760.

CLASSES.	GENERA.	ÆGRI.	SANATI.	MORTUI.	RESIDUI in alt. mens.	
Febres.	Typhus	6	2	1	3	
	Tritæoph. & Amph.	17	11	3	3	
	Synochus	40	32	0	8	110
	intermittens	36	30	0	6	
	Hectica	4	0	2	2	
	ephemer. exten.	7	4	3	0	
Phlegmaſiæ.	Pleurit. putr.	12	8	1	3	
	Variolæ	5	2	1	2	20
	Cynanche	2	2	0	0	
	Eryſipelas	1	1	0	0	
Dolores.	Rheumatiſmus	8	6	0	2	8
Anhelat.	Aſthma	1	0	1	0	1
Fluxus.	Dyſenteria	3	3	0	0	
	Diarrhæa	5	2	1	2	10
	Hæmoptyſis	1	1	0	0	
	Abortus	1	1	0	0	
Debilitat.	Paralyſis	1	0	0	1	1
Cachexiæ.	Phtiſis	6	1	2	3	
	Hydrops	9	2	3	4	
	Scorbutus	1	0	0	1	19
	Atrophia	1	0	1	0	
	Obſtr. viſc. abd.	1	1	0	0	
	Iſchuria	1	1	0	0	
Vitia.	Vulnera Tumores &c.	9	7	0	2	9
CLASSES 8	**GENERA** 25	**ÆGRI** 178	**SANATI** 117	**MORTUI** 19	**RESIDUI** 42	

Viri . . 142
Muliers . 36
178

Déc. le	Baromètre. pouc. lign.	Therm. Mat. à 7 h. degr.	Therm. Soir. à 1 h. degr.	Vents.	Etat du Ciel.
1	28 - 2	$4\frac{1}{2}$	10	Nord. - - -	Beau tems ferein.
2	28 - $\frac{1}{2}$	2	$9\frac{1}{4}$	Nord-Oueft.	Idem.
3	28 - 0	3	$11\frac{1}{2}$	Nord-Oueft.	Idem.
4	27 - 10	$3\frac{1}{2}$	$12\frac{1}{4}$	Nord. - - -	Brouillard le matin, beau le refte du jour.
5	27 - 4	8	$11\frac{1}{4}$	N.O+O+NN O	Tems couvert.
6	27 - 8	$1\frac{1}{2}$	6	Nord. - - -	Tems ferein , vent très-fort tempête.
7	28 - 1	$1\frac{1}{2}$	$4\frac{3}{4}$	Nord. - - -	Idem.
8	27 - 10	2	$4\frac{3}{4}$	Nord. - - -	Dans la nuit pluye , & tout le jour petit pluye.
9	28 - 0	0	10	Nord - ✠ Eft.	Gelée blanche, beau tems ferein.
10	27 - 11	$4\frac{1}{2}$	12	Nord. - - -	Beau tems ferein.
11	28 - 0	$4\frac{1}{2}$	8	Nord. - - -	Idem.
12	27 - 11	$2\frac{1}{2}$	7	Nord. - - -	Gelée blanche, beau tems ferein.
13	27 - 11	4	$9\frac{1}{2}$	Nord-Eft. - -	Le matin brouillard, beau le refte du jour.
14	27 - 10	$1\frac{1}{2}$	10	Nord. - - -	Idem.
15	28 - 0	$1\frac{1}{2}$	9	Nord. - - -	Idem.
16	28 - 1	$2\frac{1}{2}$	9	Nord. - - -	Gelée blanche , beau tems ferein.
17	28 - 0	$2\frac{1}{2}$	$8\frac{1}{2}$	Nord-Eft. - -	Brouillard le matin , beau le refte du jour.
18	28 - 0	$1\frac{1}{2}$	9	Nord- ✠ No. Eft	Tems couvert brouillard le mat. & le foir.
19	28 - $\frac{1}{2}$	5	13	Nord. - - -	Brouillard, beau le refte du jour.
20	28 - 0	5	$13\frac{1}{2}$	N.E. ✠ O. ✠ N.	Tems variable.
21	27 - 11	6	$12\frac{1}{2}$	O. de vent. -	Beau tems ferein.
22	27 - $10\frac{1}{2}$	7	$11\frac{3}{4}$	Nord. - - -	Idem.
23	28 - 1	6	11	Nord. - - -	Idem.
24	28 - 1	$2\frac{1}{2}$	10	O. - - -	Brouillard le matin, beau le refte du jour.
25	28 - 2	6	11	O. - - -	Idem.
26	28 - 2	1	5	Eft - - -	Gelée blanche, brouillard tout le jour fort épais.
27	28 - 1	$\frac{0}{\frac{1}{2}}$	$6\frac{1}{2}$	Eft - - -	Gelée blanche, à midi beau & le refte.
28	27 - 11	5	8	N. E. ✠ E. ✠ S.	Le matin couvert, à 8 heur. pluye & le refte.
29	27 - 9	$8\frac{1}{2}$	10	Sud. - - -	Pluye dans la nuit très-forte & tout le jour.
30	27 - 10	$7\frac{1}{2}$	$11\frac{1}{2}$	Sud. - - -	Idem.
31	27 - 9	$8\frac{1}{4}$	$11\frac{1}{4}$	Sud. - - -	Pluye jufqu'à midi , le foir couvert.

La plus grande chaleur marquée par le Thermomètre, pendant ce mois, a été de 13 degrés & demi au-deffus du terme de la congélation de l'eau , & la moindre chaleur a été de demi degrés au-deffus de ce même terme. La différence entre ces deux points eft de 13 degrés.

La plus grande hauteur du Mercure dans le Baromètre a été de 28 pouces , 2 lignes , & fon plus grand abaiffement de 27 pouces, 4 lignes. La différence entre ces deux termes eft de 10 lignes.

Le vent a fouflé :
- 17 fois du Nord.
- 5 fois du Nord-Eft.
- 1 fois du Nord-Nord-Oueft.
- 3 fois du Nord-Oueft.
- 4 fois de l'Eft.
- 4 fois du Sud.
- 2 fois de l'Oueft.

Il y a eu :
- 13 jours de tems ferein.
- 9 jours de beau.
- 5 jours de pluye.
- 4 jours de tems couvert.
- 8 jours de brouillards.
- 2 jours de vent très-fort.
- 5 jours de gelée blanche.
- 2 jours de brouillards.

RESULTAT du mois de Décembre 1760.

Il eft entré pendant ce mois dans nôtre Hôpital   35 Soldats , dont 5 morts.

   56 Bourgeois   12 morts.

Il y avoit du mois de Novembre   29 Convalefcens.

Il eft entré   34 Femmes   5 mortes.

Total   -   154   22

Janv. le	Baro-mètre. pouc. lign.	Therm. Mat. à 7 h. degr.	Therm. Soir 11 h. degr.	Vents.	Etat du Ciel.
1	27 - 8	4	8	Nord. - - -	Beau tems, le ſoir nuageux par intervalles.
2	27 - 7	8	13	Nord. - - -	Beau tems ſerein,
3	27 - 11	5	11	Nord. - - -	Idem.
4	28 - 2	5	12	Nord. - - -	Le matin leger brouillard, beau le reſte du jour.
5	28 - 2	4	12	Eſt-Sud-E. ✛ N.	Idem.
6	28 - 1	3	10	Nord. - - -	Beau tems ſerein.
7	28 - 0	3	7	Nord. - - -	Idem.
8	28 - 2	12	$8\frac{1}{2}$	Nord. - - -	Le mat. tems couvert, à midi beau & le reſte,
9	28 - 3	$\frac{1}{2}$	$9\frac{1}{2}$	Nord. - - -	Le mat. brouillard, beau le reſte.
10	28 - 3	0	8	Nord. - - -	Gêlée blanche, beau tems ſerein.
11	28 - 2	0	8	Nord. - - -	Idem.
12	28 - 0	0	5	Nord. - - -	Beau tems ſerein, vent très-fort, tempête.
13	28 - 4	0	2	Nord. - - -	Idem.
14	28 - 2	$1\frac{1}{2}$	6	Nord. - - -	Beau tems ſerein, vent médiocre.
15	28 - 4	$1\frac{1}{2}$	$5\frac{3}{4}$	Nord. - - -	Idem, vent foible.
16	28 - 4	$2\frac{1}{2}$	$6\frac{1}{3}$	Nord ✛ N. E.	Gelée blanche, beau tems ſerein.
17	27 - 11	1	5	Nord-Eſt ✛ N.	Le matin brouillard, à midi nuageux & le reſte du jour, vent très-fort.
18	28 - 1	0	2	Nord-Nord- Eſt	Beau tems ſerein, vent très fort.
19	28 - 4	$4\frac{3}{4}$	0	Idem. - - -	Idem.
20	28 - 2	0	$\frac{1}{4}$	Idem. - - -	Beau tems ſerein, vent très-foible.
21	28 - 2	0	6	Nord-Eſt ✛ S.	Brouillard le matin & le ſoir, beau le reſte du jour.
22	28 - 3	0	7	Sud. - - -	Tems couvert, dans la nuit pluye.
23	28 - 3	$1\frac{1}{2}$	$5\frac{1}{4}$	Nord. - - -	Le mat. couvert, à midi pluye & le reſte du jour.
24	28 - 3	2	5	Nord. - - -	Petite pluye dans la nuit & tout le jour.
25	28 - 3	$2\frac{1}{2}$	8	O. - - -	Tems couvert.
26	28 - 2	0	9	Nord ✛ E. S. E.	Beau tems ſerein.
27	28 - 3	$5\frac{1}{2}$	11	Eſt ✛ Sud. -	Tems couvert, brouillard le ſoir.
28	28 - 2	$4\frac{1}{2}$	$9\frac{1}{2}$	Eſt-Nord-Eſt.	Tems couvert.
29	28 - 2	$2\frac{1}{4}$	$9\frac{1}{2}$	Nord. - - -	Le mat. brouillard, à 10 h. beau & le reſte.
30	28 - 3	0	10	Nord. - - -	Beau tems ſerein, leger brouillard le ſoir.
31	28 - 5	$\frac{1}{2}$	10	Nord. - - -	Gelée blanche, beau tems ſerein.

La plus grande chaleur marquée par le Thermomètre, pendant ce mois, a été de 13 degrés au-deſſus du terme de la congélation de l'eau, & la moindre chaleur a été de 6 degrés au-deſſous de ce même terme. La différence entre ces deux points eſt de 19 degrés.

La plus grande hauteur du Mercure dans le Baromètre a été de 28 pouces 5 lignes, & ſon plus grand abaiſſement de 27 pouces 7 lignes. La différence entre ces deux termes eſt de 10 lignes.

Le vent a ſouflé
- 23 fois du Nord.
- 3 fois du Nord-Nord-Eſt.
- 2 fois du Nord-Eſt.
- 2 fois de l'Eſt.
- 1 fois de l'Eſt-Nord-Eſt.
- 2 fois de l'Eſt-Sud Eſt.
- 3 fois du Sud.

Il y a eu
- 13 jours de tems ſerein.
- 7 jours de beau.
- 3 jours de pluye.
- 6 jours de tems couvert.
- 2 jours de tems nuageux.
- 8 jours de brouillards.
- 4 jours de gelée blanche.
- 5 jours de vent très-fort.

TABLES

Nom des Maladies.	Nomb des Malades.	Guéris.	Morts.	Convalescens.
Fièvres putrido-malign.	6	4	I	I
Fièvres putrides avec douleur au côté.	4	I	2	I
Fièvres pourprées.	I	O	I	O
Fièvres putrides vermineufes.	3	2	O	I

OBSERVATIONS.

Un enfant de 9 à 10 ans nous fut amené le 2e de ce mois. Il y avoit déja 5 jours qu'il étoit malade. Son pouls étoit fort & véhément. Il avoit de fréquentes naufées, la bouche amère, la langue noirâtre. Il fe plaignoit d'une vive douleur au cardia. Il fut faigné fur le champ, & purgé le lendemain. Le 3e il commença à délirer, & ne voulut abfolument rien prendre que de l'eau: il fallut fe contenter de mettre dans fon pot à l'eau quelques grains de tartre émétique foluble. Ce remède l'évacua beaucoup & par le haut & par le bas. Le 4e il fut à peu près dans le même état; fon pouls paroifloit moins fébrile, auffi-bien que le 5e. Le délire augmenta le 6e, les convulfions à la tête, à la bouche, aux yeux, & par tout le corps fe déclarèrent, & ne ceffèrent de le tourmenter jufqu'au 7e dans la nuit qu'il expira.

Un jeune homme d'environ 30 ans malade depuis 7 à 8 jours vint fe préfenter à l'Hôpital le 5e de ce mois. Il fe plaignoit d'une douleur au côté droit qui s'étendoit depuis les fauffes côtes jufques à l'épaule. Il étoit vivement oppreffé, touffoit beaucoup, fans cracher en aucune façon, avoit les yeux vifs, les jouës fort rouges, le pouls petit prefque foible & extrêmement vite, & les fignes les plus évidens de pourriture dans les prémières voyes. Il fut faigné deux fois dans les prémières vingt-quatre heures. On lui fit boire abondamment d'une tifane bechique & pectorale, auffi chaude qu'il pouvoit la fupporter, on le mit enfuite à l'ufage de la Caffe émétifée. Les crachats s'établirent; ils étoient d'abord verdâtres; ils devinrent enfuite blancs, mais toûjours très-gluants, & vifqueux. Le malade avoit la plus grande difficulté de les expectorer, & il paroiffoit même peu foulagé par cette évacuation. Il fut affés régulièrement plus malade de deux jours l'un; il eut continuellement l'oppreffion qui à chaque retour augmentoit même fenfiblement, il ne pouvoit à la fin refpirer lorfqu'il étoit couché. Il mourut le 18e & les rougeurs du vifage l'accompagnèrent jufqu'à ce moment.... L'autre qui fuccomba à la même maladie avoit effuyé précédemment les fièvres tierces pendant près de quatré mois. Il étoit trop épuifé par la prémière maladie, qui lui avoit laiffé des obftructions aux vifcères abdominaux, pour réfifter aux efforts de la feconde. Auffi mourut-il le 3e jour de fon entrée.

Lorfque ce malade fut reçu à l'Hôpital il étoit au 10e jour de fa maladie. Il avoit le pouls dur, tendu, & prefque convulfif, fes yeux étoient étincelans, & le blanc étoit d'un rouge vif. Il étoit couvert d'exanthèmes violets très-petits; il fe plaignoit du mal à la gorge & d'engourdiffement de tout le corps. Autour de fon front parurent, le lendemain de fon entrée, des boutons femblables à des verruës. Il mourut fans delire, & fans mouvemens convulfifs.

Un

Nom des Maladies.	Nomb. des Malades.	Guéris.	Morts.	Convalescens.	OBSERVATIONS.
Fièvres contin. putrides	10	6	1	3	Un de ces malades fut guéri par une hémorragie du nez, qui survint le 7e de sa maladie & qui dura près de 10 heures. . . . La sueur qui sortoit du corps d'un autre malade exhaloit une odeur si fœtide qu'on ne pouvoit presque s'en approcher. Cette transpiration lui fut salutaire, & les remèdes ordinaires indiqués en pareil cas ayant produit un bon effet, il fut heureusement guéri. . . . Celui qui est noté à l'article des morts me surprit. Je ne m'attendois pas à une mort si promte. Les trois cavités ne paroissoient nullement menacées. Le malade n'avoit aucun mauvais symptôme. Il toussoit bien quelque peu ; mais c'étoit sans oppression & sans douleur. Cependant la nuit du 15e de sa maladie on l'entendit prier Dieu à haute voix pendant quelque tems. Il se leva sur les 3 heures du matin pour aller aux latrines, & on le trouva mort sur le siège.
Fièvres contin. simples.	20	18	0	2	Cinq de ces fièvres ont été occasionnées par une suppression de transpiration. Les malades s'étant exposés au froid dans le tems que leur corps étoit tout en chaleur. Quelques-uns de ceux-là ont ressenti des douleurs au ventre, d'autres des douleurs vagues aux extrémités. Tous ont eu des anxiétés, des inquiétudes, des abbatemens &c.
Fièvres hectiq.	2	1	0	1	
Fièvres éphém.	3	3	0	0	
Fièvres interm.	22	16	0	6	Les fièvres intermittentes ont été la maladie prédominante de ce mois ; 5 de ces malades ont eu les fièvres quotidiennes, onze les fièvres tierces, & 6 les fièvres quartes.
Péripn. putrides	3	2	0	1	La douleur gravative à la poitrine, la fièvre aiguë, le pouls pour l'ordinaire assés mol, la toux, &c. caractérisoient cette maladie. Le traitement que j'ai indiqué dans les mois précédens a bien réussi. . . . Un de ces malades fut guéri par une sueur critique qui lui survint le 7e jour de sa maladie.
Petites véroles.	4	3	0	1	
Erésyp.	9	7	1	1	On avoit appliqué sur le visage d'un homme qui avoit une érésypèle, des linges trempés dans l'eau de vie. L'érésypèle s'encrouta, la peau se durcit, elle devint écailleuse & le malade fut fort heureux d'en être quitte pour une difformité passagère. . . . Les érésypèles qui produisent des phlyctœnes noires sont de très-mauvais augure ; il n'en est pas de même des enflûres de la tête, des bras, & de la poitrine, lorsque le pouls reste bon, & que le malade n'est point opprèssé. . . . Les émétiques dans ces fièvres érésypélateuses sont bien indiqués, les vésicatoires réüssissent aussi, lorsqu'il faut inciser les humeurs visqueuses qui comme de la glu empâtent le sang, & lorsqu'on ne craint point une trop grande inflammation. . . . Celui de ces malades qui est noté à l'article des morts avoit une érésypèle au bras qui vint à suppuration ; la gangrene s'y établit, & aucun remède ne pouvant arrêter les progrès de la mortification, il périt.

Le

Nom des Maladies.	Nomb. des Malades.	Guéris.	Morts.	Convalescens
Épilepf. convulfive.	1	0	1	0
Doul. rhûmatismal.	5	5	0	0
Coliq.	2	1	1	0

OBSERVATIONS.

Le 9e de ce mois un homme fe préfenta à l'Hôpital fe plaignant d'une courbature. Il n'avoit point de fièvre, & fa langue ne me parut point chargée d'aucun mauvais fédiment. Comme ce malade fe plaignoit de n'avoir pas appetit, je lui préfcrivis pour le lendemain une médecine ordinaire ; il la prit, & fut affés bien évacué. Nous ne reconnumes rien d'extraordinaire en lui, cependant le foir du même jour, il eut comme un véritable accident d'épilepfie ; il tomba par terre, perdit connoiffance, s'agita tout le corps, grinça des dents, écuma, hurla même très fort, & il mourut. . . . Cet homme étoit peut-être fujet au mal caduc ; & fon accès s'eft terminé par une véritable apoplexie. . . . C'eft affés ordinairement la fin des épileptiques, mais il me paroit furprenant qu'il ait eu dans cette dernière attaque des mouvemens convulfifs fi forts.

Un de ces malades (c'étoit un jeune enfant) fouffroit de vives douleurs de colique. Il n'avoit ni diarrhée, ni fièvre. Des potions huileufes, & legèrement narcotiques, des lavemens anodyns & carminatifs calmèrent les douleurs ; la purgation termina la cure. . . . L'autre malade eut un fort bien différent. Il entra à l'Hôpital le 10e de ce mois, (c'étoit un famedi matin) il fe plaint de douleurs vives dans le ventre qui l'ont pris, dit-il, depuis quelques jours, & qui ont augmenté peu à peu jufques à un point infuportable. Il a les yeux comme égarés, il n'a point de fièvre, le pouls eft petit, concentré, mais très-bien réglé, la couleur du vifage pâle, un peu bazanée, la langue n'eft point chargée, il n'y a nul indice de pourriture ; on diroit qu'il délire de tems en tems, fes difcours ne font pas fuivis. On attribue ce dernier fymptôme à la violence des douleurs, on le rechauffe, car il étoit glacé en arrivant. On lui fait prendre à grandes dofes de l'huile d'amandes douces, on lui donne quelques cueillerées de vin. Il eft foulagé par ces remèdes. Il paffe la nuit affés tranquilement, fe relève le lendemain matin, entend la meffe debout, ou à genoux, fans paroître fouffrir en aucune manière. Il fe couche tout habillé fur le ventre aux pieds de fon lit, & il meurt fans faire aucun mouvement. Surpris de cette mort imprévue, je fais procéder à l'ouverture du cadavre. Voici quel étoit fon état intérieur.

Nous trouvames le bas-ventre méteorifé ; le mefentère & furtout l'épiploon gorgés ; celui-ci avoit partout l'épaiffeur d'un doigt : toutes les glandes qui le compofent étoient pleines de pus, à mefure qu'on les preffoit on le voyoit ruiffeler de tous côtés. La partie qui fe trouve fous la grande courbure de l'eftomac étoit fphacelée : le côté adhérent à la râte étoit dur & calleux comme du gros cuir, le fcalpel n'y pouvoit point percer encore moins ouvrir les glandes qui étoient skirreufes, & comme pétrifiées. . . . Le foye & la râte étoient en bon état, rien n'étoit altéré dans la fubftance de ces vifcères. . . . Les inteftins bourfouflés à un point ex-

R r

ceffif

Nom des Maladies.	Nomb. des Malades.	Guéris.	Morts.	Convalescens.	OBSERVATIONS.
					cellif étoient dans un état de phlogofe confidérable ; leurs vaiffeaux, dont le diamètre étoit prefque double, paroiffoient injectés avec force. Ceux du jejunum plus que les autres étant plus voifins du fiège de l'inflammation. . . . L'eftomac étoit diftendu & gonflé comme un balon, ayant été ouvert nous en vîmes fortir avec étonnement hûit vers vivans de la longueur d'un pied, dont le plus petit étoit gros comme le tuyau d'une plume à écrire, ils nageoient dans plus d'une pinte de matières verdâtres d'une odeur infoutenable. . . . Le colum dans tout fon trajet étoit d'une petiteffe fans égale. Il reffembloit aux inteftins grêles des autres fujets. . . . La poitrine & le cœur étoient dans leur état naturel. . . . Nous ne procedames point à l'ouverture du crâne. . . . Au refte on nous dit que cet homme n'avoit point paru précédemment malade ; auffi n'étoit-il point emmaigri, & fes mufcles étoient dans toute leur vigueur.
Catarrhes.	14	12	o	2	Ces catarrhes ont été prefque tous des vrayes coqueluches. La toux quinteufe avec fifflement (*cum ejulatu*), la douleur à la tête, à la poitrine, aux épaules, les rougeurs au vifage, le larmoyement &c. étoient les principaux fymptômes. — La fièvre n'a pas toûjours été de la partie, quelquefois cependant les malades l'ont euë affés vivement.
Hemorrhagies.	1	1	0	0	
Dyffenteries.	1	o	o	1	J'ai mis ce malade au nombre des convalefcens quoiqu'il fut dans un très-mauvais état à la fin du mois. Sa maladie étoit un flux de fang, fans beaucoup de douleurs : quelquefois même les déjections quoique fréquentes & fanguinolentes fe faifoient librement. Une petite fièvre lente le minoit fourdement, & il étoit lorsque je le quittai dans le dernier degré du marasme. Il mourut vers le commencement du mois de Février. On avoit envain employé tous les remèdes poffibles fans pouvoir arrêter les progrès du mal, & tarir la fource de ces évacuations fanguinolentes. On lui avoit fait prendre plufieurs fois l'ipecacuanha, le fimarouba, & tous les remèdes les mieux fameux. On lui avoit donné des crèmes d'orge, d'avoine, du ris, & du lait pour toute nourriture. On lui avoit injecté des lavemens adouciffans, huileux, adftringens, mucilagineux ; on avoit fait plus encore ; on l'avoit mis à l'ufage d'une tifane adftringente, & on lui donnoit deux fois par jour une opiate ftomachique narcotique , & adftringente &c. tout fut inutile, & le malade épuifé fuccomba fous les efforts de la maladie.
Diarrhées.	3	3	o	o	
Angin.	2	2	0	o	
Afthm.	1	1	0	o	
Phtifies.	5	1	1	3	
Hémerulopies	2	2	o	o	Je n'ai rien à ajoûter à la défcription de cette maladie qu'a donné Mr. FOURNIER, Médecin des Hôpitaux de Montpellier, on la trouve dans le journal de Médecine Tome 4 page 176 & Tome 5 page 102. J'ai fuivi le plan de curation qui y eft indiqué. Il a parfaitement bien réuffi. J'ai obfervé comme ce Savant praticien la dilatation de la pupille.
Skirre au foye.	1	o	o	1	Ce foldat étoit depuis long-tems malade lorsqu'il vînt fe préfenter à l'Hôpital, il avoit une tenfion douloureufe au bas-ventre

Nom des Maladies.	Nomb. les Malades.	Guéris.	Morts	Convalescens.	OBSERVATIONS.
Jaunisses.	1	1	0	0	ventre avec une petite tumeur du côté droit. Il étoit d'un jaune verd ; il avoit beaucoup d'oppression surtout lorsqu'il se couchoit sur le côté gauche, sur lequel il ne pouvoit rester un seul instant, une toux séche, une soif importune, & le ventre fort serré. Joignés à cela un œdême aux pieds & une petite fièvre lente dont les retours réguliers tous les soirs étoient marqués par une rougeur aux jouës. .... Les tisanes, & les apozèmes incisifs, délayans, & aperitifs, le petit lait kalibé avec les cloportes, le syrop de cinq racines, le suc des plantes chicoracées &c. tout fut inutile. Il mourut le 3e du mois suivant.
Obstruct. à la rate.	1	1	0	0	Les signes de cette maladie étoient l'enflûre, la tension, la douleur de l'hypochondre gauche, la jaunisse, l'oppression, la difficulté de respirer lorsque le malade étoit couché sur l'un des côtés, augmentant lorsqu'il se couchoit sur le côté droit, le pouls vite & fort &c. &c. parmi la longue suite des remèdes, dont ce malade a usé, celui qui a paru lui faire le plus du bien étoit composé de la façon suivante.
Playes, contusions, ulcères.	15	13	0	2	℞. Syrup magistral. diuret. ℥I decoct. radic. maj. aperit. & folior. orient. ℥II sal. admirab. Glaub. ʒI milleped. pp. & rhei elect. pulv. ã ℈I m. f. syr. mane sumend. J'eus la satisfaction de voir ce malade sortir de l'Hôpital en fort bonne santé avant la fin du mois.
Total	142	106	9	27	

RECAPITULATION des Hommes du mois
de Janvier 1761.

Il est entré dans nôtre Hôpital pendant ce mois

- - - - - - 36 Soldats.
- - - - - - 76 Bourgeois.

Il y avoit du mois de Décembre   30 Convalescens.

                142

Nom des Maladies.	Nomb. des Malades.	Guéris.	Morts.	Convalescens	OBSERVATIONS.
Fièvres putrido-malign.	3	1	2	0	Une de ces malades vomit pendant les deux derniers jours de sa vie, à plusieurs reprises, de la bile verte d'une acreté si considérable, que la langue & le palais en furent écorchés & les dents agacées. .... L'autre mourut après 38 jours de maladie. Elle avoit rendu par la bouche dans le cours de sa maladie des matières noires & comme stercoreuses.
Fièvres contin. putrid.	6	4	0	2	
Fièvres exanth.	2	2	0	0	
Fièvres putrido-vermineuses.	1	0	0	1	Cette malade essuya une maladie de plus de 20 jours. Dans cet intervalle elle rendit une quantité de vers très-considérable par le haut & par le bas. J'ai entendu dire à un Savant de mes amis que les sueurs autour du col, qui survenoient aux malades attaqués des fièvres putrides, étoient un signe infaillible de la présence des vers. Cette malade m'en a fourni la preuve complette. Toutes les fois que dans ses redoublemens elle avoit ces sueurs particulières, elle rendoit des lumbrics par le vomissement. On voyoit ses jouës tantôt l'une, tantôt l'autre se couvrir d'une rougeur foncée, bientôt l'hémorrhagie du nez, ou du moins quelques gouttes de sang se faisoient appercevoir ; c'étoient-là les avantcoureurs de l'apparition des vers. .... Cette malade n'a jamais éprouvé des cardialgies, ni des foiblesses dans tout le cours de sa maladie. Elle ressentoit à leur place des tranchées fréquentes dans le ventre, & une ardeur d'urine qui a persisté longtems, & qui n'a cedé qu'aux diurétiques réïterés. .... Les tisanes catarthico-émetiques ont eu les plus grands succès.
Fièvres putrides avec douleur au côté.	2	1	1	0	Lorsque le délire avec les mouvemens convulsifs se joignent aux autres symptômes de cette maladie, on peut regarder les malades comme desesperés. .... J'ai souvent vû cette observation confirmée par l'expérience. .... Voyés Hippocr. in prorrheticis Cap.
Fièvres contin. simples.	12	10	0	2	
Fièv. intermitt.	7	5	0	2	Quatre de ces fièvres ont été tierces, 2 quotidiennes, une seule quarte.
Fièvres éphém.	1	0	1	0	Je marque selon mon usage dans cet article les malades ou que je n'ai point vûës du tout ou que je n'ai pas vûës assés de tems pour découvrir leurs maladies. Telle étoit cette femme que je ne vis qu'une seule fois à l'agonie.
Erésyp.	1	1	0	0	
Ophtal.	2	2	0	0	
Asthm.	1	0	1	0	C'étoit une vieille femme malade depuis très-long tems.
Catarrh.	5	4	0	1	Je n'ai rien à ajoûter à ce que j'ai dit de ces catarrhes à l'article des hommes de ce mois.
Flux.	1	1	0	0	
Catalepsies.	1	1	0	0	J'ai parlé ci-dessus de cette cataleptique. Elle eut pendant ce mois une legère attaque de la même indisposition.

J'ai

Nom des Maladies.	Nomb. des Malades.	Guéris.	Morts.	Convalescens.
Hydrop.	3	0	2	1
Doul. rhûmatismal.	1	1	0	0
Paralyf.	2	0	0	2
Phtifies.	2	0	1	1
Playes, ulcéres.	2	2	0	0
Total	55	34	8	13

OBSERVATIONS.

J'ai laiffé une de ces hydropiques en affés bon état. Il paroiffoit du moins qu'elle étoit en voye de guérifon. Le reméde fuivant parut lui procurer le plus grand foulagement.

Prenés quatre onces de cendres de genet, faites les bouillir pendant environ demi-heure dans un pot d'eau de fontaine. Paffés enfuite cette leffive à travers le papier gris, & que la malade en boive à grandes dofes.

Celle-ci prenoit au moins un pot de cette leffive dans les vingt-quatre heures. Ce reméde pouffoit par les urines, & l'enflûre fe diffipa par cette voye.

RECAPITULATION des femmes du mois de Janvier 1761.

Il eft entré dans nôtre Hôpital pendant ce mois
- - - - - - 42 Femmes.
Il y avoit du mois dernier - - 13 Convalefcent.

55

Dans la claffe des Guéries   34
Dans celle des Mortes   8
Et dans celle des Convalefc.   13

55

SUMMA TABULÆ NOSOLOGICÆ
Mensis JANUARII 1761.

CLASSES.	GENERA.	ÆGRI.	SANATI.	MORTUI.	RESIDUI in alt. mens.	
Febres.	Typhus	9	5	3	1	
	Tritæoph. & Amph.	20	12	1	7	
	Synochus	32	28	0	4	96
	intermittens	29	21	0	8	
	Hectica	2	1	0	1	
	ephemer. extens.	4	3	1	0	
Phlegma-siæ.	Purpura	3	2	1	0	
	Pleurit. putr.	6	2	3	1	
	Cynanche	2	2	0	0	28
	Erysipelas	10	8	1	1	
	Variolæ	4	3	0	1	
	Peripn. putr.	3	2	0	1	
Anhelat.	Asthma	2	1	1	0	21
	Catarrhus	19	16	0	3	
Debilitat.	Amblyop. crepus.	2	2	0	0	
	Catalepsis	1	1	0	0	5
	Paralysis	2	0	0	2	
Spasmi.	Epileps. convuls.	1	0	1	0	1
Dolores.	Ophtalmia	2	2	0	0	
	Rheumatismus	6	6	0	0	10
	Colica	2	1	1	0	
Fluxus.	Hæmorragia	1	1	0	0	
	Dysenteria	1	0	0	1	5
	Diarrhæa	3	3	0	0	
Cachexiæ.	Phtisis	7	1	2	4	
	Splenalg. Skirro	2	1	0	1	13
	Aurigo	1	1	0	0	
	Hydrops	3	0	2	1	
Vitia.	Pseudo erythema	1	1	0	0	18
	Vulnera ulcera	17	15	0	2	
CLASSES	**GENERA**	**ÆGRI**	**SANATI**	**MORTUI**	**RESIDUI**	
9	**39**	**197**	**141**	**17**	**18**	

Viri . . 142
Mulieres . 55
197

Févr. le	Baromètre. pouc. lign.		Therm. Mat. à 7 h. degr.	Therm. Soir à 1 h. degr.	Vents.	Etat du Ciel.
1	28 - 6		1	8	Nord - Eſt. -	Tems couvert.
2	28 - 5		1	11	Nord. - - -	Beau tems ſerein.
3	28 - 2		4	$11\frac{1}{3}$	Nord. - - -	Idem.
4	28 - -		$7\frac{1}{2}$	11	Nord. - - -	Idem, vent très fort, tempête.
5	28 - 2		$1\frac{1}{2}$	6	Nord. - - -	Idem.
6	28 - 3		1	6	Nord ✛ Nord-E.	Idem.
7	28 -10		$3\frac{1}{2}$	10	Nord. - - -	Tems nuageux par intervalles, vent toûjours très-fort.
8	28 - 1		$6\frac{1}{2}$	14	Nord ✛ Nord-E	Beau tems ſerein, vent foible.
9	28 - 1		3	$10\frac{1}{4}$	Nord. - - -	Idem.
10	28 - -		3	10	Nord. - - -	Tems nuageux par intervalles.
11	27 - 9		$6\frac{1}{4}$	$13\frac{3}{4}$	Nord. - - -	Beau tems ſerein.
12	27 -11		7	7	Nord - Eſt.	Le matin brouillard, à midi beau & le reſte.
13	27 -10		$2\frac{1}{2}$	$13\frac{2}{3}$	Nord-Eſt ✛ N.O	Idem.
14	27 - 11		$4\frac{1}{2}$	14	Nord. - - -	Tems couvert le matin, à midi beau & le reſte.
15	27 -11		6	$15\frac{1}{4}$	Oueſt. Nord-O.	Idem.
16	28 - -		7	$11\frac{1}{4}$	Eſt. - - - -	Le matin couvert, petite pluye tout le jour.
17	28 - -		$7\frac{1}{2}$	11	Eſt ✛ Sud. - -	Pluye dans la nuit & preſque tout le jour.
18	27 -11		8	$9\frac{1}{2}$	Sud. - - -	Le mat. couvert, à midi beau & le reſte.
19	27 -11		$5\frac{1}{2}$	$11\frac{1}{2}$	Eſt-Nord - Eſt.	Le mat. leger brouillard, à midi beau & le reſte.
20	28 - 1		3	$11\frac{1}{4}$	Nord. - -	Beau tems ſerein.
21	28 - 2		$5\frac{1}{2}$	16	Nord-Oueſt.	Idem.
22	28 - 1		7	16	Nord. - -	Idem, le ſoir brouillard.
23	28 - 1		7	15	Nord ✛ Sud.	Beau tems ſerein, vent très fort, tempête.
24	28 - 3		1	5	Nord-Eſt.	Idem.
25	28 - 2		3	7	Nord-Eſt.	Idem, le ſoir vent médiocre.
26	28 - 1		5	12	Nord. - -	Idem, vent très foible.
27	28 - $\frac{1}{2}$		6	13	Nord. - -	Beau tems ſerein.
28	28 - $\frac{1}{2}$		9	$16\frac{1}{2}$	Sud. - - -	

La plus grande chaleur marquée par le Thermomètre, pendant ce mois, a été de 16 degrés & demi au-deſſus du terme de la congelation de l'eau, & la moindre chaleur a été d'un degré au-deſſus de ce même terme. La différence entre ces deux points eſt de 15 degrés & demi.

La plus grande hauteur du Mercure dans le Baromètre a été de 28 pouces 10 lign. & ſon plus grand abaiſſement de 27 pouces 9 lign. La différence entre ces deux termes eſt d'un pouce 1 ligne.

Le vent a ſouflé		Il y a eu	
16 fois du Nord.		17 jours de tems ſerein.	
7 fois du Nord-Eſt.		6 jours de beau.	
2 fois du Nord-Oueſt.		2 jours de pluye.	
2 fois de l'Eſt.		5 jours de tems couvert.	
1 fois de l'Eſt-Nord-Eſt.		2 jours de tems nuageux.	
4 fois du Sud.		4 jours de brouillards.	
1 fois de l'Oueſt-Nord-Oueſt.		8 jours de vent très fort.	

RESULTAT du mois de Févr. 1761.

Il eſt entré pendant ce mois dans nôtre Hôpital	35 Soldats dont	3 morts.	
	66 Bourgeois	12 morts.	
Il y avoit du mois de Janvier	11 Convaleſcens		
Il eſt entré	23 Femmes	3 mortes.	
Total	139	18.	

TABLES

Mars le	Baro-mètre. pouc. lign.	Therm. Mat. à 6 h. degr.	Therm. Soir à 2 h. degr.	Vents.	Etat du Ciel.
1	28 - $\frac{1}{2}$	4	$14\frac{3}{4}$	Nord. - - -	Nuageux par intervalles.
2	28 - 0	7	$15\frac{1}{2}$	N. ✚ E. ✚ S. ✚ O.	Tems variable.
3	28 - 1	6	14	Nord. - - -	Le mat. couvert, à 10 h. beau, le soir variable.
4	27 -11	6	18	Nord- ✚ Est.	Beau tems serein.
5	27 -11	$7\frac{1}{2}$	19	Nord. - - -	Brouillard le matin, à 11 heures beau & le reste.
6	28 - 0	7	$12\frac{1}{2}$	Nord. - - -	Beau tems serein.
7	27 - 11	$4\frac{1}{2}$	15	Nord ✚ Sud.	Tems couvert.
8	27 - 8	$4\frac{1}{2}$	15	Nord- ✚ Est.	Le mat. beau , le soir nuageux.
9	27 - 5	$7\frac{1}{2}$	$12\frac{1}{2}$	Sud. - - -	Tems couvert, dans la nuit pluye.
10	27 - 3	$6\frac{1}{2}$	8	Sud. - - -	Pluye très-considérable tout le jour & toute la nuit.
11	27 - 4	6	9	Sud ✚ Est ✚ S.	Tems couvert , à midi pluye très-forte le jour & la nuit.
12	27 - 8	$8\frac{1}{2}$	11	Sud ✚ Nord.	Pluye continuelle tout le jour & toute la nuit.
13	27 - 7	7	9	Nord. - - -	Pluye tout le jour.
14	27 - 8	$4\frac{1}{2}$	$11\frac{3}{4}$	Nord-Est. -	Tems variable, tantôt pluye, tantôt beau.
15	27 - 8	6	10	Nord. - - -	Beau tems serein.
16	27 -10	7	$10\frac{1}{2}$	Est- N- E. +E. +S.	Pluye par intervalles tout le jour & toute la nuit.
17	27 -11	$6\frac{1}{2}$	$15\frac{1}{4}$	N.N.O. ✚ E. ✚ S	Le matin beau, dans le jour nuageux, le soir pluye.
18	27 -10	4	16	Idem. - -	Le mat. beau, à midi couvert, le soir pluye.
19	27 -11	6	$16\frac{1}{2}$	Nord ✚ O. ✚ S.	Idem.
20	28 - 0	$6\frac{1}{2}$	11	Nord- ✚ Sud.	Pluye continuelle.
21	28 - 2	4	13	Nord. - - -	Beau tems serein.
22	28 - 2	4	13	Nord. - - -	Idem.
23	28 - 1	6	$15\frac{1}{2}$	Nord. - - -	Idem.
24	28 - 0	7	17	N.E. ✚ S. ✚ N.	Idem.
25	28 - 0	$6\frac{1}{2}$	$16\frac{3}{4}$	Est ✚ Sud- Ou.	Idem.
26	28 - 0	$7\frac{1}{2}$	$11\frac{1}{4}$	Est-Sud-Est. -	Tems couvert.
27	28 - 0	$6\frac{1}{2}$	16	Est-Sud-Est. -	Nuageux par intervalles.
28	27 -11	5	$14\frac{1}{4}$	Est Nord-Est. -	Le matin brouillard, à midi vent d'orage, le soir pluye & dans la nuit.
29	27 -11	$4\frac{1}{2}$	11	Nord. - - -	Le mat. pluye, à midi beau & le reste.
30	28 - 0	$4\frac{1}{2}$	$13\frac{3}{4}$	Nord-Est ✚ Est.	Nuageux par intervalles , le soir beau.
31	28 - 0	4	16	Est ✚ Sud-Est.	Le matin brouillard, à 10 h. beau & le reste.

La plus grande chaleur marquée par le Thermomètre, pendant ce mois, a été de 19 degrés au-dessus du terme de la congélation de l'eau, & la moindre chaleur a été de 4 degrés au-dessus de ce même terme. La différence entre ces deux points est de 15 degrés.

La plus grande hauteur du Mercure dans le Baromètre a été de 28 pouces 2 lignes, & son plus grand abaissement de 27 pouces 3 lignes. La différence entre ces deux termes est de 11 lignes.

Le vent a soufflé :
- 18 fois du Nord.
- 2 fois du Nord-Nord-Ouest.
- 3 fois du Nord-Est.
- 10 fois de l'Est.
- 2 fois de l'Est-Nord-Est.
- 2 fois de l'Est-Sud-Est.
- 13 fois du Sud.
- 1 fois du Sud-Est.
- 1 fois du Sud-Ouest.
- 2 fois de l'Ouest.

Il y a eu :
- 8 jours de tems serein.
- 10 jours de beau.
- 12 jours de pluye.
- 6 jours de tems couvert.
- 5 jours de tems nuageux.
- 6 jours de tems variable.
- 2 jours de brouillards.
- 1 jour de vent très-fort, orage.

TABLES

OBSERVATIONS.

Nom des Maladies.	Nomb. des Malades.	Guéris.	Morts.	Convalescens.
Fièvres putrid malign.	5	3	1	1
Fièvres exanthémateuf.	4	4	0	0
Fièvres hectiq.	1	1	0	0
Fièvres putrido-vermineufes.	4	4	0	0
Fièvres putrides avec douleur au côté.	10	7	0	3

Quoiqu'un de ces malades eut eu dans deux redoublemens un treffaillement des tendons, des yeux ardens, un délire affreux avec perte totale de connoiffance; il fe tira néanmoins d'affaire très-heureufement. La faignée du pied dégagea le cerveau qui paroiffoit violemment menacé, & les remèdes ordinaires en pareil cas eurent un bon fuccès. . . . Un autre qui avoit une fi vive douleur à la tête qu'il y reffentoit à chaque inftant des coups pareils à ceux d'un marteau, qui demandoit toûjours fi le volume de fa tête n'avoit pas augmenté; car il lui fembloit, difoit-il, qu'elle étoit du double plus groffe qu'à l'ordinaire, eut une fueur critique le 17me jour de la maladie qui le dégagea entièrement. . . . Un troifième avoit le pouls exactement conforme à celui d'un homme en bonne fanté. On y trouvoit feulement quelque legère différence tous les foirs pendant le redoublement. Du refte le malade ne fe plaignoit d'aucune douleur, il avoit appetit, & il demandoit avec inftance des alimens. Cet état en impofa aux perfonnes qui avoient foin de lui; on lui donna à manger, ce qui décida la maladie. Il entra le même foir dans un délire convulfif, avec des cris & des mouvemens très violens. Il avoit les dents fermées, la machoire contractée, & ne vouloit rien prendre. L'eau émétifée qu'on lui faifoit avaler forcément pour boiffon ordinaire, les faignées repetées, & les véficatoires le retirèrent de cette trifte fituation. . . . . Celui qui mourut avoit à peu près les mêmes fymptômes que celui dont je viens de parler, mais les indices de pourriture étoient plus manifeftes. Tous les fecours furent inutiles. Il mourut le 13me jour de fa maladie.

Les fueurs autour du col ont encore été dans un de ces malades le fymptôme caractériftique des vers, & ont confirmé ce que j'avois dit précédemment.

J'ai obfervé dans ces maladies que les douleurs étoient communément affés vagues, & que l'oppreffion ni la toux n'étoient pas violentes. C'eft ce qui les diftingue des fluxions de poitrine. Un foldat âgé d'environ 25 ans vint fe préfenter à l'Hôtel-Dieu le 15e de ce mois, il fe plaignoit d'une douleur au côté gauché qui l'avoit pris la veille; il avoit le pouls mol, quoique bien fièvreux, & la langue chargée, mais un fymptôme particulier, dont il fe plaignoit, étoit une perte totale de la vuë de l'œil droit, dont il nous dit s'être aperçu quelques jours avant que de tomber malade. J'examinai avec foin cet organe, il me parut dans fon état naturel à la referve d'un larmoyement continuël. Je préfcrivis à ce malade

Tt

lade

Nom des Maladies.	Nomb. des Malades.	Guéris.	Morts.	Convalescens	OBSERVATIONS.
					lade les remèdes que la fièvre putride paroiſſoit indiquer , & je vis avec plaiſir qu'à meſure que la fièvre diminuoit, l'aveuglement ſe diſſipoit. Ce malade ſortit guéri à la fin du mois. — J'ai vû dans un autre le pouls d'une viteſſe extrême. C'étoit ſon pouls naturel, tous les ſymptômes de la maladie diſparurent, & il fallut mettre ce malade au régime des convaleſcens, quoique ſon pouls parut fébrile au ſuprême degré, il ſortit en bonne ſanté , & les pulſations étoient auſſi précipitées.
Fièvres contin. putrides	15	12	1	2	Un de ces malades eut une hémorrhagie du nez qui ne contribua pas peu à ſa guériſon. Elle fut annoncée par le pouls rebondiſſant. (On en trouvera le détail dans la lettre ſur différens pouls critiques ci-après page 290). Un autre fut guéri par d'abondantes ſueurs, il avoit eſſuyé la pluye pendant un jour entier ; la ſuppreſſion de la tranſpiration avoit été la cauſe de ſa maladie; le rétabliſſement de cette évacuation la fit diſparoître. . . . Un troiſième étoit ſur le déclin de ſa maladie, & depuis trois ou quatre jours nous le trouvions aſſés bien, lorſque nous nous aperçûmes qu'il étoit de nouveau plus malade ; la fièvre venoit par bouffées, & nous commencions de craindre pour lui. Nous apprimes pour lors qu'on lui apportoit des alimens en cachette, dont il ſe gorgeoit pendant la nuit. On lui ſurprit deux livres de raiſins ſecs, avec un pain preſqu'entier cachés ſous ſon chevet. La diette exacte, à laquelle nous le remimes, & quelques purgatifs réitérés terminèrent la maladie.
Fièvres contin. ſimples.	32	26	0	6	C'eſt la maladie prédominante de ce mois. Elle n'a point été facheuſe. Aucun malade n'y a ſuccombé.
Fièvres interm.	18	13	0	5	Dix de ces fièvres ont été tierces , trois quartes , & cinq quotidiennes.
Fièvres éphém.	4	2	2	0	Le 12e de ce mois on apporta à l'Hôpital après ma viſite un vieux homme mourant. Je ne le vis point, il expira avant que je revinſſe. . . . J'ai inſeré dans cet article un autre homme mort, parce que je n'ai pas eu des notions claires ſur ſa maladie. Voici tout ce que j'en ai ſçu. Le 25e à 9 heures du ſoir un homme tomba dans l'égout des latrines de nôtre Hôpital qu'on avoit laiſſé ouvert imprudemment. Il étoit dans ce cloaque enſéveli dans l'ordure juſqu'au col, & il ne lui fut jamais poſſible de s'en dégager. Il cria, il apella du ſecours, on l'entendit enfin , & on le retira quelques heures après ſa chûte. On le lava, on le nettoya, & on le coucha après lui avoir fait prendre un bouillon. Je le vis le lendemain ſur les huit heures. Il me dit qu'il n'avoit pas pû dormir un ſeul inſtant, mais que rien ne l'incommodoit. Son pouls me parut tranquille, & parfaitement naturel. Sur les cinq heures du ſoir il tomba dans un ſommeil léthargique, il eut une eſpèce de râle avec ronflement pendant quelques momens, & il mourut. . . . L'exhalaiſon putride, l'odeur forte de ces latrines auroit-elle pu ſeule lui cauſer la mort ? mais

Nom des Maladies.	Nomb. des Malades.	Guéris.	Morts.	Convalescens
Hémoptyf.	2	1	1	0
Cynanc.	2	2	0	0
Eréfyp.	3	3	0	0
Doul. rhûmatifmales	9	7	0	2
Catarrh.	8	6	0	2
Afthmes	2	0	1	1
Phtifies.	7	2	2	3
Dyfuries	1	1	0	0
Hydropifies.	3	1	1	1
Dyffent.	1	1	0	0
Diarrh.	1		1	0	0
Jauniffes.	2	1	0	1
Obftructions au foye.	3	2	0	1

OBSERVATIONS.

mais tous les jours ceux, qui par état fe deftinent à nettoyer les lieux publics, font expofés plus long-tems & plus fouvent à d'auffi pénétrantes exhalaifons. Seroit-ce la chûte, la commotion, la peur ? je l'ignore & je laiffe cette énigme à deviner.

Un de ces hémoptyfiques mourut fubitement aux latrines le 3me jour de fon entrée dans cette maifon. Il crachoit du fang en abondance, étoit fort oppreffé, avoit le pouls foible & mal reglé. Il prétendoit que la caufe de fon mal étoit un effort violent qu'il avoit fait en foulevant un fardeau. La date de cet effort étoit ancienne, il la faifoit remonter jufqu'à huit mois.

Je trouvai ces trois hydropiques dans l'Hôpital le 11 jour de ma vifite. Ils étoient venus les uns & les autres dans le courant du mois précédent. Le 11 avoit une fimple leucophlegmatie que les remèdes ordinaires, & furtout le petit kalibé avec les cloportes diffipèrent entièrement par la voye des urines. . . . Les deux autres étoient en fort mauvais état. L'un avoit un afcite décidé qu'accompagnoit la toux, l'enrouement, les douleurs au bas-ventre, la foif, la chaleur, une efpèce de fièvre lente. L'autre paroiffoit moins mal puifqu'il ne fouffroit point de douleurs, & que les fymptômes de fa maladie n'étoient pas fi graves ; cependant, quoiqu'il ufât des mêmes remèdes que fon compagnon, il périt le 22e de ce mois après avoir refté quatre jours à l'agonie. Je laiffai l'autre convalefcent, & en très-bon état. Il fortit même vers le milieu du mois d'Avril parfaitement guéri. Les Apozèmes compofés No. X. pag. 50 eurent prefque tout l'honneur de cette cure.

L'élevation de l'hypochondre droit, la tenfion, la dureté de cette partie, l'effouflement, la difficulté de fe coucher fur le côté oppofé caractérifoient dans un de ces malades l'obftruction skirreufe du foye. Quoique la tumeur fut groffe comme la tête d'un petit enfant, on pouvoit la preffer fans que le malade

Nom des Maladies.	Nomb. des Malades.	Guéris.	Morts.	Convalescens	OBSERVATIONS.
					lade en reffentit de douleur. Il étoit fans fièvre, fans aucun figne de pourriture, il avoit bonne couleur, & le vifage même étoit fort rouge; mais un vomiffement habituël accompagnoit cette maladie. Il étoit prefque périodique, il revenoit de deux jours l'un. A tous ces fymptômes fe joignirent encore le dégoût, la conftipation, les vomiffemens plus fréquens, & furtout le hôquet, qui tourmenta cruëllement nôtre malade pendant quelque jours. Malgré tous ces fymptômes effrayans, après deux faignées préliminaires, le fuc des plantes chicoracées, les tifanes diurétiques, nitreufes, les legers martiaux, entremêlés de purgatifs doux le rétablirent. Il fortit de l'Hôtel-Dieu le 17e du mois de Mai en affés bonne fanté; quoique la groffeur de l'hypochondre fut à peu près dans le même état, néanmoins elle ne l'incommodoit pas, & il pouvoit faire toutes fes fonctions avec aifance. . . . Les deux autres malades n'avoient que de legères obftructions, que les remèdes ordinaires diffipèrent promptement.
Véroles	3	3	0	0	Ces trois foldats fortoient de l'Hôpital Royal S. Louïs de Montpellier. Ils reftèrent dans le nôtre quelques jours feulement pour fe repofer.
Playes, abfcès, ulcères, cont. &c	14	9	0	5	Un foldat d'environ 25 ans reçut un coup d'épée pénétrant au côté droit de la poitrine, entre la 3e & la 4e vraye-côte. Cette playe fut fuivie d'une bouffiffure générale de tout le corps, furtout du vifage & des mains. Je craignois pour ce malade voyant la toux, le crachement de fang, & cette bouffiffure qui lui donnoit un air cachectique. Cependant il fut guéri par le traitement le plus fimple, en très-peu de tems, & il fut en état de partir avec fon Régiment vers la fin du mois. C'eft un cas pareil à celui dont il eft parlé dans la *Nofologia method.* de Mr. de SAUVAGES, voyés Tome 3. part. 2. pag. 293. *pneumatofis à vulnere.*
Total	154	110	9	35	

RECAPITULATION des Hommes du mois de Mars 1761.

Il eft entré dans nôtre Hôpital pendant ce mois

  -   -   -   -   -   - 74 Soldats.

  -   -   -   -   -   - 63 Bourgeois.

Il y avoit du mois de Février - - 17 Convalefcens

                           154

Dans la claffe des Guéris 110
Dans celle des Morts   9
Dans celle des Convalefc. 35

                 154

TABLES

1761. Mars. SALLE DES FEMMES. *Hôtel-Dieu de Nîmes.*

Nom des Maladies.	Nomb. des Malades.	Guéris.	Morts.	Convalescens.	OBSERVATIONS.
Fièvres putrido-malign.	2	0	1	1	Une de ces malades, après avoir été très-mal, & lorsqu'on commençoit à desespérer d'elle, eut le visage, les pieds, & les mains enflées. Cette bouffissure se termina par une surdité & une toux suivie d'une abondante expectoration de crachats cuits. Cette double crise lui fut très-salutaire. La maladie fut par là jugée favorablement.
Fièvres contin. putrid.	7	5	1	1	J'observai sur une de ces malades le pouls des règles, sans le connoître bien distinctement. C'étoit une fille de 20 ans que cette évacuation soulagea beaucoup. Elle avoit le pouls fort, plein, avec une espèce de rebondissement mêlé d'intermittence. Je ne discernai point d'abord le caractère de ce pouls. Ce ne fut qu'après que les règles eurent paru, que je reconnus que ce rithme en étoit le véritable signe.
Fièvres putrido-vermin.	3	2	0	1	
Fièvres contin. simples.	18	14	0	4	Parmi ces fièvres continuës se trouvèrent deux fièvres laiteuses. L'une & l'autre à la suite des couches. Elles n'ont rien offert de particulier.
Fiév. intermit.	6	5	0	1	
Colique hystérique.	1	0	0	1	J'ai parlé de cette fille au mois de Mars 1758. p. 110. Elle a eu ce mois-ci une attaque de la même colique, plus longue, & plus vive que les autres, avec complication de signes de pourriture. La méthode curative que j'ai indiquée à l'article cité m'a réüssi pareillement cette fois. Je me suis encore assûré que les purgatifs quelques doux qu'ils fussent renouvelloient les douleurs assoupies, lorsque le spasme des intestins n'étoit point entièrement calmé. J'ai été cependant obligé d'insister plus, que je n'avois fait précédemment, sur les évacuants, à cause de la présence des matières putrides, & j'ai terminé la cure par des bouillons alterés avec les racines de fraisier & d'asperges, les feuilles de chicorée amère & le cresson.
Angin.	1	1	0	0	
Ophtalmies.	1	1	0	0	
Vapeurs	1	1	0	0	
Flux.	3	3	0	0	
Catarrhes.	4	1	0	3	Ces catarrhes ont été de la même nature que ceux que j'ai décrits au mois de Janvier de cette année à l'article des hommes. . . . Dans deux de ces malades la toux étoit si forte, que je fus obligé d'avoir recours aux narcotiques pour la calmer. Ce qui me réüssit.
Hydrop.	1	0	0	1	On mit cette hydropique à l'usage de la lessive des cendres de genest, après avoir employé beaucoup d'autres remèdes. J'aurai occasion de parler de cette malade au mois de Mai prochain.

Une

Nom des Mala-dies.	Nomb. des Ma-lades.	Gué-ris.	Morts.	Con-valef-cens.	OBSERVATIONS.
Playes, ulcères contu-fions, &c.	5	4	0	1	Une fille avoit depuis huit mois un ulcère fcrophuleux au pied gauche.　On lui fit une faignée, & on lui donna une purgation.　On la mit enfuite à l'ufage du fyrop de chicorée compofé pendant neuf jours.　On la repurgea encore après. On lui fit prendre plufieurs autres remèdes pour purifier fon fang; des bouillons alterants, la panacée violette, le lait coupé avec les tiges de dulcamara &c.　On fe fervit extérieurement des mundificatifs, & des confolidans.　On ufa furtout des lotions avec le fel de Saturne diffous dans des liqueurs appropriées.　Ce fut avec le plus grand fuccès, puif-que dans l'efpace d'environ deux mois la malade fut parfai-tement rétablie.
Total	53	36	2	15	

RECAPITULATION des femmes du mois de Mars 1761.

Il eft entré pendant ce mois dans nôtre Hôpital
- - - - - - 40 Femmes.
Il y en avoit du mois de Février　-　13 de Convalefc.

53

Dans la claffe des Guéries　36
Dans celle des Mortes　2
Et dans celle des Convalefc.　15

53

CLASSES.	GENERA.	ÆGRI.	SANATI.	MORTUI.	RESIDUI in alt. menſ.	
Febres.	Typhus	7	3	2	2	
	Tritæoph. & Amph.	29	23	2	4	
	Synochus	50	40	0	10	115
	Hectica	1	1	0	0	
	intermittens	24	18	0	6	
	Ephemer. extenſ.	4	2	2	0	
Phlegma- fiæ.	Purpura	4	4	0	0	
	Pleurit. putr.	10	7	0	3	20
	Cynanche	3	3	0	0	
	Eryſipelas	3	3	0	0	
Spasmi.	Hyſteria	1	1	0	0	1
Anhelat.	Aſthma	2	0	1	1	14
	Catarrhus	12	7	0	5	
Dolores.	Ophthalmia	1	1	0	0	
	Rheumatiſmus	9	7	0	2	11
	Colica	1	0	0	1	
Fluxus.	Hemoptyſis	2	1	1	0	
	Dyſenteria	1	1	0	0	5
	Diarrhæa	1	1	0	0	
	Dyſuria	1	1	0	0	
Cachexiæ.	Phtiſis	7	2	2	3	
	Hepatalg. Skirr.	3	2	0	1	
	Aurigo	2	1	0	1	19
	Hydrops	4	1	1	2	
	Syphilis	3	3	0	0	
Vitia.	Pſeudo erythema	3	3	0	0	22
	Vulnera, ulcer. &c.	19	13	0	6	
CLASSES 8	**GENERA** 27	**ÆGRI** 207	**SANATI** 149	**MORTUI** 11	**RESIDUI** 47	

Viri . . 154
Mulieres . 53
207

TABLES

Avrille	Baromètre. pouc. lign.		Therm. Mat. à 6 h. degr.	Soir à 2 h. degr.	Vents.	Etat du Ciel.
1	28 - 0		$4\frac{1}{4}$	16	Eſt - - -	Beau tems ſerein.
2	28 - 1		$6\frac{1}{2}$	16	Nord ✚ Oueſt	Idem.
3	28 - 1		$6\frac{1}{2}$	18	Nord. - - -	Idem.
4	27 - 9		7	$14\frac{1}{2}$	Sud. - - - -	Beau tems ſerein , vent très-fort, tempête.
5	27 - 9		6	16	Sud. - - -	Nuageux par intervalles, vent très-fort.
6	27 - 9		7	15	Sud. - - -	Nuageux, le ſoir vent médiocre.
7	27 - 8		$7\frac{1}{2}$	$10\frac{1}{4}$	Sud. - - -	Tems couvert , vent très-foible.
8	27 - 1		8	7	Sud-Sud. Eſt. -	Pluye tout le jour.
9	27 - 4		5	13	Sud. - -	Tems variable , couvert par intervalles.
10	27 - 9		5	14	Nord. Eſt - -	Nuageux par intervalles.
11	27 - 9		4	14	Nord. - - -	Tems ſerein.
12	27 -10		$5\frac{1}{2}$	16	Nord. - - -	Idem.
13	27 -10		9	$11\frac{1}{4}$	Nord-N- Oueſt	Tems couvert.
14	27 -11		8	14	Nord. - - -	Tems variable.
15	27 -11$\frac{1}{2}$		7	$16\frac{1}{2}$	Nord. - - -	Beau tems ſerein.
16	27 -10		7	18	Nord. - - -	Idem.
17	27 - 9		9	23	Eſt. - - -	Idem.
18	27 - 8		8	$22\frac{1}{2}$	Sud. - -	Idem.
19	27 - 8		$8\frac{1}{4}$	19	Sud. - -	Idem.
20	27 - 7		$9\frac{1}{2}$	$7\frac{1}{2}$	Sud ✚ Nord.	Pluye continuelle tout le jour.
21	27 - 6		6	$15\frac{1}{4}$	Oueſt. -	Le mat. beau , le ſoir variable.
22	27 - 8		$8\frac{1}{2}$	17	Nord. - - -	Le matin variable , le ſoir couvert.
23	27 -10		10	16	Nord. - -	Tems couvert.
24	27 - 8		8	12	Nord. - -	Beau tems ſerein , vent très-fort.
25	27 - 9		5	14	Nord. - -	Pluye dans la nuit, couvert le matin, à midi beau.
26	27 - 9		7	18	Nord. - -	Beau tems ſerein.
27	27 - 7		$9\frac{1}{2}$	21	Nord. Eſt. -	Le matin nuageux, à midi beau, le ſoir orage, tonnerre, pluye, éclairs, grêle , &c.
28	27 - 7		$10\frac{1}{2}$	18	Sud. - -	Tems couvert , petite pluye par intervalles.
29	27 - 7		8	14	Nord. Eſt. -	Tems nuageux.
30	27 - 9		$6\frac{1}{2}$	17	Nord- ✚ Oueſt.	Beau tems ſerein.

La plus grande chaleur marquée par le Thermomètre, pendant ce mois, a été de 23 degrés au-deſſus du terme de la congélation de l'eau, & la moindre chaleur à été de 4 degrés au-deſſus de ce même terme. La différence entre ces deux points eſt de 19 degrés.

La plus grande hauteur du Mercure dans le Baromètre a été de 28 pouces 1 ligne, & ſon plus grand abaiſſement de 27 pouces 1 ligne. La différence entre ces deux termes eſt d'un pouce.

Le vent a ſouflé
- 14 fois du Nord.
- 3 fois du Nord-Eſt.
- 1 fois du Nord-Nord-Oueſt.
- 2 fois de l'Eſt.
- 9 fois du Sud.
- 1 fois du Sud-Sud-Eſt.
- 3 fois de l'Oueſt.

Il y a eu
- 14 jours de tems ſerein.
- 2 jours de beau.
- 5 jours de pluye.
- 7 jours de tems couvert.
- 5 jours de tems nuageux.
- 5 jours de tems variable.
- 3 jours de vent très-fort, tempête.
- 1 jour d'orage, tonnerres, grêle, &c.

RESULTAT du mois d'Avril 1761.

Il eſt entré dans nôtre Hôpital pendant ce mois - - - 58 Soldats, dont 1 mort.

60 Bourgeois,   9 morts.

Il y avoit du mois de Mars - - - - - - - - 35 Convaleſcens.

Il eſt entré - - - - - - - - - - - 33 Femmes, dont 3 mortes.

Il y en avoit de Convaleſcentes du mois de Mars   15

Mai le	Baromètre.	Therm. Mat. à 5 h.	Therm. Soir. à 3 h.	Vents.	Etat du Ciel.
	pouc. lign	degr.	degr.		
1	27 - 10	7½	21½	N.✠E.✠S.✠O.	Très-beau tems serein.
2	27 - 11	9½	20½	N.✠N.-Est✠E.	Idem.
3	27 - 10	10	24½	Nord Est. -	Idem.
4	27 - 10	10½	24	Sud. - -	Brouill. le matin, à 10 heures beau & le reste.
5	27 - 10	10	28	Sud-Sud-Ouest	Le mat. beau, à 3 h. du soir couvert, menace d'orage
6	27 - 10	14	22	Nord. - -	Beau tems serein, vent très-fort, tempête.
7	27 - 3	12½	21½	Nord. - - -	Idem.
8	27 - 8	12½	22½	Nord. - - -	Idem, le soir vent médiocre.
9	27 - 7	13½	17	Nord. - - -	Le mat. nuageux, le soir petite pluye.
10	27 - 7	10½	20	Nord. - - -	Beau tems serein.
11	27 - 6	11	19	Nord. - - -	Idem.
12	27 - 8	11	19¾	Nord ✠ N.-Est.	Idem.
13	27 - 9	12	22	Est ✠ Ouest.	Le mat. beau, à midi nuageux, le soir menace d'orage.
14	27 - 9	13	20	Nord ✠ E.✠N.	Idem.
15	27 - 8	13	21¼	Nord. - - -	Beau tems serein, vent très-fort.
16	27 - 7	13	24	Nord. - - -	Idem.
17	27 - 7	13	25	Nord ✠ Ouest.	Idem.
18	27 - 6	13	23¼	Est Sud Est. -	Nuageux par intervalles.
19	27 - 6	12½	22½	Sud. - -	Idem.
20	27 - 6	14	18¼	Sud. - -	Tems couvert.
21	27 - 6	14	19½	Sud. - -	Idem.
22	27 - 5	14	17	Sud. - -	Tems couvert, petite pluye.
23	27 - 6	13½	18	Sud. - -	Tems couvert.
24	27 - 5	14	19½	Sud. - -	Tems couvert, petite pluye.
25	27 - 5	14	14	N.✠E.S-E.✠S.	Pluye très-forte le matin, le soir petite pluye.
26	27 - 4½	12	14¾	Sud. - -	Le mat. pluye, dans le jour variable, le soir pluye.
27	27 - 5	11½	21	Est - -	Pluye dans la nuit & tout le jour.
28	27 - 6	12	22¾	E.✠O.✠O.-S.O.	Pluye presque continuelle tout le jour & toute la nuit.
29	27 - 5	14	18	Ouest- Sud-Ou.	Le matin nuageux. Le soir beau.
30	27 - 5	12	22	Sud. - -	Tems couvert. - Pluye par intervalles.
31	27 - 5	12½	20	Nord. - - -	Nuageux par intervalles.

La plus grande chaleur marquée par le Thermomètre, pendant ce mois, a été de 28 degrés au-dessus du terme de la congélation de l'eau ; & la moindre chaleur a été de 7 degrés & demi au-dessus de ce même terme. La différence entre ces deux points est de 20 degrés & demi.

La plus grande hauteur du Mercure dans le Baromètre a été de 27 pouces 11 lignes, & son plus grand abaissement de 27 pouces 3 lignes. La différence entre ces deux termes est de 8 lignes.

Le vent a soufflé
{
16 fois du Nord.
3 fois du Nord-Est.
6 fois de l'Est.
2 fois de l'Est-Sud-Est.
11 fois du Sud.
1 fois du Sud-Sud-Ouest.
4 fois de l'Ouest.
2 fois de l'Ouest-Sud-Est.
}

Il y a eu
{
12 jours de tems serein.
4 jours de beau.
8 jours de pluye.
7 jours de tems couvert.
7 jours de tems nuageux.
3 jours de tems variable.
5 jours de vent très-fort, tempête.
}

TABLES

OBSERVATIONS.

Nom des Maladies.	Nomb. des Malades.	Guéris.	Morts.	Convalescens	OBSERVATIONS.
Fièvres putrido-malign.	4	1	2	1	Un de ces malades mourut le 26e jour de sa maladie, après avoir donné quelqu'espérance de guérison. Dès le commencement il avoit paru dans un état très facheux, le pouls étoit inégal & serré, accompagné du délire & d'un tremblement des mains qui n'est jamais de bon augure. Vers le 21e il fut beaucoup mieux; le pouls plus calme, & la tête assés libre, le surlendemain il eut une vive oppression, un râle très fort qui ne fit qu'augmenter jusqu'à ce qu'il expira.
Fièvre ardent.	2	2	0	0	L'ardeur du soleil à laquelle ces deux malades avoient été exposés avoit produit cette maladie. — C'est ce que le peuple apelle des coups de soleil.
Fièvres contin. putrid.	20	13	3	4	L'un de ces malades mourut la nuit du 1er au 2d de ce mois, je ne puis par conséquent donner aucun détail de sa maladie.— Des deux autres l'un entra à l'Hôpital le 3e & mourut le 8e épuisé par les accès de fièvre qui depuis près de trois mois ne le quittoient pas; il ne put résister aux rédoublemens de la fièvre putride qui eut bientôt terminé ses jours, il se plaignoit continuellement d'une douleur gravative à la poitrine sans toux, sans crachement de sang, que rien néanmoins ne put soulager. L'autre étoit un vieux homme totalement épuisé, cassé de travaux & d'années; il vint se présenter à nous le 18e de ce mois; le lendemain il fut à l'agonie, & mourut dans la nuit.
Fièvres putrides av. doul. au côté.	5	3	0	2	
Fièvres contin. simples.	18	12	0	6	
Fièvres hectiq.	1	0	0	1	
Fièvres interm.	18	15	0	3	Douze de ces fièvres furent tierces, & six quotidiennes.
Fièvres éphém.	4	4	0	0	
Peripneum.	3	2	1	0	Ce peripneumonique mourut subitement le 27e jour de sa maladie, lorsqu'on le croyoit hors d'affaire. Une vomique ou un abscès, suite assés ordinaire de cette maladie, dût certainement nous l'avoir enlevé.
Angin.	4	2	0	2	Je me suis servi dans cette occasion du kermès mineral avec les plus grands succès. On avoit déja fait trois saignées du bras & deux du pied à ce malade qui paroissoit dans un très mauvais état. Il étoit pâle, & presque jaune, prodigieusement oppressé, ne pouvant ni parler, ni avaler, ayant le pouls petit quoique la fièvre fut très-forte, & la langue recouverte d'une croute blanche très visqueuse. Les gargarismes & les applications locales n'avoient point été négligées; malgré tout cela le mal empiroit toûjours, & la difficulté d'avaler subsistoit la même, tous les remèdes ayant été vainement employés. Je me déterminai pour lors à recourrir au kermès, je le fis prendre de la manière dont je l'ai indiqué précédemment. Au cinquième grain le malade avala beaucoup plus facilement qu'il n'avoit encore fait, il eut des moiteurs considérables, la sueur s'établit, la fièvre se dissipa, en un mot, ce remède lui sauva la vie.
Convulsions.	1	0	1	0	Le 14e de ce mois on apporta à l'Hôtel-Dieu un homme muët de naissance, ayant un pouls perdu, très-vite & très foible,

les

Nom des Maladies.	Nombre des Malades.	Guéris.	Morts.	Convalescens.
Eréfyp	5	5	0	0
Ophtal.	2	2	0	0
Doul. rhumat	10	8	0	2
Obftru ctions à la râte	1	1	0	0
Colique	3	2	0	1
Phtifies.	4	1	1	2
Hémop.	1	1	0	0
Dyffent	3	2	0	1
Diarrh.	2	2	0	0
Dartres.	2	1	0	1
Hydrop.	1	0	0	1
Flux.	4	4	0	0
Héméralopies	2	2	0	0
Véroles.	3	2	0	1
Suppuration du fcrot.	1	0	0	1
Playes &c.	3	3	0	0
Total	127	90	8	29

OBSERVATIONS.

les yeux hagards, le regard fixe, les dents ferrées par la contraction fpafmodique de la machoire, des mouvemens convulfifs au vifage, & aux extrêmités. On lui fit avaler par force quelques cuillerées d'une potion cordiale & émetique, il rendit prefqu'auffitôt fept à huit vers vivans, & peu après il expira. Je fis procéder le lendemain à l'ouverture du cadavre; on fouilla partout : la tête, la poitrine, l'eftomac, les vifcères du bas-ventre, tout fut en bon état ; on n'apperçut point de vers que j'avois foupçonnés être en partie la caufe de la mort. On ne vit aucun dérangement dans le tiffu des vifcères, & nous reftâmes incertains fur ce qui avoit occafionné une mort fi prompte — pour expliquer un pareil phénomène, il faut alors néceffairement récourir à un fang vicié qui aborde dans les différens mufcles du corps, & qui dérange leurs fonctions, à l'influx défordonné des efprits animaux, & à leur dépravation &c.

Je me fers avec quelque fuccés de l'eau Vegeto-Minerale de Mr. *Goulard* que je mêle avec parties égales de décoction de ciguë pour étuver les parties attaquées de dartres. Cela n'empêche pas que je ne mette en œuvre les remèdes internes indiqués en pareil cas.

J'ai guéri ces deux héméralopes par la méthode curative indiquée ci-deffus, dans les mois précédens. L'un d'eux fe plaignoit depuis un mois de cette maladie.

Ces trois malades font venus fe repofer en fortant de l'Hôpital Royal de Montpelier. Deux partirent trois ou quatre jours après leur entrée. Le 3eme n'étant pas en état de les fuivre, refta au nombre des convalefcens à la fin de ce mois.

C'eft encore ici une des victimes de cette eau corrofive dont j'ai déja parlé plus d'une fois, qu'on débite ouvertement ici comme le fpécifique de la gale. Ce malade s'en étant lavé, il lui furvint une inflammation confidérable au fcrotum qui vint en fuppuration, & qui le fit beaucoup fouffrir.

RESULTAT des Hommes du mois de
Mai 1761.

Il eft entré dans nôtre Hôpital pendant
ce mois - - - - - - - - - - - - 52 Soldats.
- - - - - - - - - - - - - - - - 60 Bourgeois.
Il y avoit du mois dernier - - - - - 15 Convalefc.

127

Dans la Claffe des Guéris - - 90
Dans celle des Morts - - - 8
Dans celle des Convalefcens - 29

127

TABLES

Nom des Maladies.	Nomb. des Malades.	Guéris.	Morts.	Convalescens	OBSERVATIONS.
Fièvres putrido-malign.	3	2	0	1	
Fièvres put. av. douleur au côté.	2	1	1	0	
Fièvres contin. putrid.	8	6	0	2	
Fièvres contin. simples.	11	9	0	2	C'est ici la maladie prédominante; elle n'a rien offert de particulier.
Fièvres putrido-laiteuses	2	2	0	0	
Fièvres interm.	5	4	0	1	
Fièvres hectiq.	1	1	0	0	
Epilepf. hyftériq.	1	0	0	1	Une fille de 25 à 30 ans eut une frayeur des plus violentes; fur le champ fes règles, qui couloient en abondance, furent fupprimées; peu après elle fut faifie d'une épilepfie uterine qui revenoit dans le tems du période ordinaire de fes évacuations. On l'avoit déja faignée & purgée plufieurs fois. On lui fit ufer des antihyftériques mélés avec les préparations de fuccin; on luifit prendre des apozèmes emménagogues & apéritifs; le tout fort inutilement. On lui donna enfin une opiate dans laquelle entroit le gui de chéne, la poudre de guttete, la racine de pivoine, & le fuccin, qu'on rendoit purgative de tems en tems avec quelques grains de jalap. Il parut à la fuite de ce dernier remède que les accidens furent moins fréquens. — Je perdis pendant quelque tems cette malade de vuë, elle fortît de l'Hôtel-Dieu, elle y revint au mois de Juillet fuivant; & j'en fairai mention en fon lieu.
Catarrh.	3	3	0	0	
Eréfyp.	3	3	0	0	
Rhúmat	4	4	0	0	
Phtifies	2	0	1	1	
Diarrh.	1	1	0	0	
Hydrop.	1	0	1	0	C'est ici la malade dont j'ai parlé au mois de Mars dernier, la leflive des cendres de geneft parut d'abord produire certains bons effets; cependant ce fuccès ne fe foutint point, & l'état de nôtre malade empira peu-à-peu, une toux fatiguante, & une diarrhée prefque continuëlle fe joignant à l'enflure, la conduifirent au tombeau.
Total	47	36	3	8	

RECAPITULATION des Femmes du mois de Mai 1761.

Il eft entré dans nôtre Hôpital pendant ce mois

- - - - - - - - - - - - - - 37 Femmes

Il y avoit du mois dernier   10 Convalefc.

       47

Dans la Claffe des Guéries   36
Dans celle des Mortes   3
Dans celle des Convalefcentes   8

       47

SUM-

Menſis MAJI 1761.

CLASSES.	GENERA.	ÆGRI.	SANATI.	MORTUI.	RESIDUI in alt. menſ.	
Febres.	Typhus.	7	3	2	2	
	tritæoph. & amph.	32	23	3	6	
	Synochus.	29	21	0	8	97
	Hectica.	2	1	0	1	
	Intermittens.	23	19	0	4	
	Ephem. extens.	4	4	0	0	
Phlegmafiæ.	Pleuritis putrid.	7	4	1	2	
	Peripneum.	3	2	1	0	22
	Cynanche.	4	2	0	2	
	Eryſipelas.	8	8	0	0	
Spaſmi.	Epilepſia.	1	0	0	1	2
	Convulſio.	1	0	1	0	
Anhelationes.	Catarrhus.	3	3	0	0	3
Dolores.	Ophtalmia.	2	2	0	0	
	Rheumatiſmus.	14	12	0	2	19
	Colica.	3	2	0	1	
Debilitates.	Hemeralopia.	2	2	0	0	2
Fluxus.	Hæmoptyſis.	1	1	0	0	
	Dyſenteria.	3	2	0	1	7
	Diarrhæa.	3	3	0	0	
Cachexiæ	Phtiſis.	6	1	2	3	
	Splenalgia.	1	1	0	0	12
	Hydrops.	2	0	1	1	
	Syphilis.	3	2	0	1	
Vitia.	Pſeudo-Eryth.	4	4	0	0	
	Herpes.	2	1	0	1	10
	Vulnera, ulc. &c.	4	3	0	1	
CLASSES 9	GENERA 27	ÆGRI 174	SANATI 126	MORTUI 11	RESIDUI 37	

Viri - - 127
Mulieres 47
174

TABLES

Juin le	Baro-mètre. pouc. lign.	Therm. Mat. à 5 h. degr.	Therm. Soir à 3 h. degr.	Vents.	Etat du Ciel.
1	27 - 7	$10\frac{1}{2}$	19	Ouest-Nord-O.	Beau le matin, le soir nuageux.
2	27 - 7	$11\frac{1}{2}$	16	Ouest. - - -	Le mat. couvert, pet. pluye, à midi beau & le reste.
3	27 - 8	$11\frac{1}{2}$	$21\frac{1}{2}$	Nord + Ouest.	Le mat. beau, à midi couvert, le soir pluye d'orage.
4	27 - 7	11	$22\frac{1}{4}$	Nord. - - -	Beau tems serein.
5	27 - 7	$12\frac{x}{4}$	$25\frac{1}{4}$	N.+O.+N-O+OSO	Nuageux par intervalles.
6	27 - 6	13	$25\frac{1}{2}$	Nord+O.+ S.	Le matin leger brouillard, à 6 heures beau, à 2 h. du soir orage, pluye, tonnerres, éclairs.
7	27 - 6	13	24	Nord. - - -	Beau tems serein.
8	27 - 6	$13\frac{1}{2}$	$25\frac{2}{3}$	Nord + O.+ S.	Le mat. nuageux, le soir orage, pet. pluye, tonnerres &c.
9	27 - 6	14	$26\frac{1}{2}$	Nord+Est + S.	Le mat. beau, à midi nuageux, le soir orage, pet. pluye.
10	27 - 6	14	$27\frac{1}{2}$	Sud. - - -	Beau tems le matin, le soir petite pluye.
11	27 - 6	16	$27\frac{1}{2}$	S.+N.+O.+N.	Le mat. beau, à midi nuageux, le soir orage, pet. pluye.
12	27 - 4	14	$24\frac{1}{2}$	Nord + O.+S.	Idem.
13	27 - 3	$13\frac{1}{2}$	$13\frac{1}{2}$	Nord + N-O.	Petite pluye dans la nuit & tout le jour.
14	27 - 4	$12\frac{1}{3}$	22	Nord +O.+N.	Beau le matin, à midi menace d'orage, le soir grosse pluye.
15	27 - 5	$10\frac{1}{4}$	20	N. + Sud + O.	Beau le matin, à midi menace d'orage, le soir un peu de pluye.
16	27 - 7	12	$23\frac{1}{2}$	N-E. + Est +S.	Le mat. beau, à midi couvert, le soir grosse pluye.
17	27 - 6	$11\frac{1}{4}$	20	N-E.+N.+N.O.	Pluye pendant la nuit, tout le jour variable, le soir pluye.
18	27 - 6	$11\frac{1}{2}$	21	N+O.+E.N+O.	Tems variable, quelque peu de pluye.
19	27 - 6	13	23	O.+N.O.+N.	Tems variable, le soir pluye d'orage.
20	27 - 7	$13\frac{1}{4}$	$23\frac{1}{4}$	Nord. - - -	Beau tems serein.
21	27 - 9	$14\frac{1}{2}$	26	Nord. - - -	Idem.
22	27 - 8	15	30	Nord + Sud-O.	Idem.
23	27 - 7	16	$29\frac{1}{4}$	Sud. - - -	Idem, le soir brouillard.
24	27 - 8	16	$29\frac{3}{4}$	Sud. - - -	Beau tems serein.
25	27 - 7	$17\frac{1}{4}$	$29\frac{1}{4}$	Sud-Ouest. -	Tems couvert, à midi beau & le reste.
26	27 - 5	$16\frac{1}{2}$	30	Sud. - - -	Nuageux.
27	27 - 5	$17\frac{1}{4}$	28	Sud. - - -	Nuageux par intervalles.
28	27 - 5	17	25	O.+ N +N.O.	Le mat. orage, pluye forte, le soir variable.
29	27 - 5	$16\frac{1}{2}$	27	Nord. - -	Le matin tems serein, à 2 heures menace d'orage.
30	27 - 4	$16\frac{1}{2}$	25	Nord. - -	Tems nuageux.

La plus grande chaleur marquée par le Thermomètre, pendant ce mois, a été de 30 degrés au-dessus du terme de la congélation de l'eau, & la moindre chaleur a été de 10 degrés & demi au-dessus de ce même terme. La différence entre ces deux points est de 19 degrés & demi.

La plus grande hauteur du Mercure dans le Baromètre a été de 27 pouces 9 lignes, & son plus grand abaissement de 27 pouces 3 lign. La différence entre ces deux termes est de 6 lignes.

Le vent a soufflé
- 24 fois du Nord.
- 2 fois du Nord-Est.
- 5 fois du Nord-Ouest.
- 3 fois de l'Est.
- 12 fois du Sud.
- 13 fois de l'Ouest.
- 1 fois de l'Ouest-Nord-Ouest.
- 1 fois de l'Ouest-Sud-Ouest.
- 2 fois de Sud-Ouest.

Il y a eu
- 7 jours de tems serein.
- 12 jours de beau.
- 15 jours de pluye.
- 4 jours de tems couvert.
- 9 jours de tems nuageux.
- 5 jours de tems variable.
- 2 jours de brouillards.
- 2 jours d'orages avec tonnerres, éclairs.

RESULTAT du mois de Juin 1761.

Il est entré dans nôtre Hôpital pendant ce mois	66 Soldats dont 2 morts.	
	67 Bourgeois	4 morts.
Il y avoit du mois de Mai	29 Convalescens	
Il est entré	45 Femmes	2 mortes.
Il y en avoit du mois de Mai	8 Convalescentes.	
Total	216	8

Juillet le	Baro-mètre. pouc. lign.	Therm. Mat. à 5 h. degr.	Therm. Soir à 3 h. degr.	Vents.	Etat du Ciel.
1	27 - 3	16	27	Nord ✠ Ouest.	Beau tems serein.
2	27 - 4	16	29½	Nord ✠ S. ✠ O.	Idem.
3	27 - 5	17	23	Nord. - -	Le matin beau, à 11 heures orage, pluye, tonnerres, éclairs.
4	27 - 6	16	25	Nord. - -	Nuageux par intervalles.
5	27 - 7	13	21	Nord. - -	Beau tems serein , vent très-fort.
6	27 - 6	13	26	Est ✠ Sud ✠ O.	Idem.
7	27 - 6	13½	27	Nord. - -	Idem.
8	27 - 5	14	28	Nord. - -	Brouillard le mat. à 9 heures beau & le reste.
9	27 - 6	14½	26	Sud ✠ Ouest.	Beau tems serein.
10	27 - 4	16½	32	Est ✠ Sud. - -	Idem.
11	27 - 6	17	33	Ouest ✠ Sud.	Idem.
12	27 - 6	18	29	Nord. - -	Tems couvert le matin quelques gouttes de pluye, à midi beau & le reste du jour.
13	27 - 5	18	31	Nord. - -	Nuageux par intervalles.
14	27 - 5	18½	27	Nord. - -	Beau tems serein.
15	27 - 5	18⅓	27	Nord ✠ Est.	Idem, vent très-fort.
16	27 - 6	18	28	Nord. - -	Idem, le soir presque point de vent.
17	27 - 6	18	29	Nord ✠ Sud.	Idem.
18	27 - 4	18	32	Nord. - -	Idem.
19	27 - 4	19½	29½	Nord. - -	Idem.
20	27 - 4	19½	30	Nord. - -	Idem.
21	27 - 4	19½	30	Nord ✠ Est. -	Idem.
22	27 - 4	20	32½	Sud. - - -	Brouillard le matin & le soir, beau le reste du jour.
23	27 - 5	19½	25	Nord. - -	Beau tems serein, vent très-fort.
24	27 - 5	17	28	Nord. - -	Idem.
25	27 - 4	20	32¾	Nord. - -	Idem.
26	27 - 6	22	31¼	Nord. - -	Idem.
27	27 - 6	19	28	Nord. - -	Idem.
28	27 - 7	18	30¾	Est. - - -	Idem.
29	27 - 6	18	31½	Est. - - -	Idem.
30	27 - 6	18¾	29½	Nord ✠ Est. -	Beau tems serein , vent foible.
31	27 - 6	15½	27	Nord. - -	Le matin couvert , à 10 heures beau & le reste.

La plus grande chaleur marquée par le Thermomètre, pendant ce mois, a été de 33 degrés au-dessus du terme de la congélation de l'eau , & la moindre chaleur a été de 13 degrés au-dessus de ce même terme. La différence entre ces deux points est de 20 degrés.

La plus grande hauteur du mercure dans le Baromètre a été de 27 pouces 7 lignes, & son plus grand abaissement de 27 pouces 3. lignes. La différence entre ces deux termes est de 4 lignes.

Le vent a soufié { 24 fois du Nord. / 7 fois de l'Est. / 7 fois du Sud. / 5 fois de l'Ouest.

Il y a eu { 24 jours de tems serein. / 5 jours de beau. / 2 jours de pluye. / 2 jours de tems couvert. / 2 jours de tems nuageux. / 3 jours de tems variable. / 2 jours de brouillards. / 1 jour d'orage. / 11 jours de vent très-fort.

TABLES

Nom des Maladies.	Nomb. des Malades.	Guéris.	Morts.	Convalescens.	OBSERVATIONS.
Fièvres putrido-malign.	6	2	1	3	
Fièvres contin. putrid.	17	13	0	4	
Fièvres contin. simples.	114	102	0	12	
Fièvres putrido-vermineuses.	7	6	0	1	
Fièv. intermitt.	28	26	0	2	
Fièvres exanth.	4	4	0	0	
Fièvres ardent.	3	3	0	0	
Fièvres hectiq.	2	1	1	0	
Fièvres putrides a. doul. au côté.	12	11	0	1	
Fièvres éphém.	19	19	0	0	
Apopl.	1	0	1	0	
Esquinancées.	5	4	1	0	

OBSERVATIONS.

Les soubresauts des tendons, le pouls dur & vacillant, les mouvemens convulsifs annoncèrent dans un de ces malades la mort prochaine. — Le quinquina pris en substance & en infusion fit un très bon effet sur un autre, qui avoit été agonisant près de deux fois vingt quatre heures.

Je me suis apperçu que presque toutes les années nous avions des fièvres continuës qui règnoient comme épidémiquement surtout parmi les soldats ; elles sont quelquefois vermineuses ; d'autres fois elles sont simplement continuës, sans aucun symptôme facheux. Les vomissemens, les nausées affectoient ordinairement ces malades, le mal à la tête étoit assés constant, quelques-uns avoient la diarrhée & des coliques d'estomac. — Les purgatifs & les cathartico-émétiques étoient indiqués, ils ont communément réussi.

Parmi ceux qui ont été attaqués des fièvres intermittentes nous avons eu un homme d'environ 40 ans, qui en étoit tourmenté depuis dix mois. Il eut d'abord la fièvre tierce, elle dégénera en quotidienne regulière, elle finit en revenant encore tierce. Ce malade paroissoit avoir la poitrine affectée, il toussoit beaucoup, & se plaignoit d'une ardeur & d'une sécheresse au gosier très inquiétante. Après les remèdes ordinaires, le quinquina mêlé avec le miel, & le syrop de fleurs de péchers fit le meilleur effet.

Celui qui mourut de cette maladie avoit depuis quatre mois une diarrhée que rien ne pouvoit arrêter. Lorsque nous le reçumes à l'Hôpital, il étoit déja dans la fièvre hectique. La maigreur, l'abatement des forces, l'épuisement augmentant de jour en jour nous l'enlevèrent le 20e jour après son entrée.

Un homme qui depuis longtems étoit sujet à l'épilepsie eut un véritable accident d'apoplexie avec un râle très-fort, sommeil profond, perte totale de sentiment & de mouvement. — Les émétiques, les vésicatoires, les purgatifs, les ventouses &c. ne purent le réveiller de ce sommeil lethargique dans lequel il expira.

Le 4e de ce mois on amena à l'Hôtel-Dieu un homme qui depuis neuf jours se plaignoit d'un violent mal de gorge. Il avoit le pouls petit & fréquent, la langue chargée d'un sédiment blanc, la bouche mauvaise, & tout le fonds de la gorge dans un état vraiment inflammatoire, il ronfloit prodigieusement avec un sifflement si aigu toutes les fois qu'il respiroit, qu'on eut dit à chaque instant qu'il alloit étouffer. On lui fit d'abord quatre saignées du bras & une du pied, qui ne changèrent rien à son état. Il usoit des gargarismes adoucissans, répercussifs, & détersifs. On appliquoit sur son col les topiques les plus accrédités ; le tout inutilement, je lui fis prendre le kermès mineral qui dans plusieurs occasions précédentes m'avoit parfaitement bien réussi, mais ce fut sans succès. Je me determinai le lendemain voyant l'inefficacité de tous ces remèdes à lui donner trois prises de tartre

Nom des Maladies.	Nomb. des Malades.	Guéris.	Morts.	Convalescens.
Douleu. rhumatifmal.	10	8	o	2
Catarrh.	4	4	o	o
Hæmop	2	2	o	o
Paralyf	1	o	o	1
Jaunif.	3		o	1
Afthm.	2	1	1	o

OBSERVATIONS.

tre émétique à des intervalles égaux. La 1re & la 2de dofe ne firent pas grand chofe. La 3e opéra beaucoup mieux; elle fit rendre au malade une quantité de matières muqueufes fort épaiffes, & des eaux verdâtres; il fe trouva un peu foulagé par cette évacuation, & il repofa quelques heures affés tranquile- mant, ce qu'il n'avoit pas fait depuis plufieurs jours. Je revins pour lors une feconde fois au kermès, & comme je crus m'ap- percevoir, que la bouche du malade exhaloit une mauvaife odeur, & que j'y découvris quelques points gangreneux, je pré- fcrivis une potion avec l'efprit volatil de corne de cerf, le fuc de limon, les eaux cordiales & alexitères, en y ajoutant un peu de camphre. En même tems on donnoit par petites cuille- rées le Looch blanc du *Cod. Parif.* Le malade eut pour lors quelques fueurs froides, le pouls reftant bon, & les pulfations égales. Il avaloit avec moins de peine. Il vouloit dans cet état manger une foupe; c'étoit le 7e à 10 heures du matin; j'eus beau m'y oppofer lui faifant appercevoir le danger où il étoit. Mes raifons furent inutiles; il fatisfit fon appetit, une heure après il entra dans l'agonie, l'oppreffion & le râle augmentè- rent, à 2 heures après midi il expira. — Un autre de ces mala- des cracha beaucoup de pus, & fut guéri par cette expectora- tion. Celui-ci étoit fujét aux efquinancies: je l'avois déja vû une autre fois attaqué de la même maladie, qui fe termina de même par la fuppuration.

Il y avoit déja quelque tems qu'un de ces malades fouffroit des douleurs rhumatifmales vagues, lorfque je le vis pour la prémière fois. Il fe plaignoit d'un piffement de fang qui s'étoit joint à fes douleurs ordinaires. Il fut faigné deux fois, & but abondamment d'une tifane émulfionnée. Tous les foirs il prenoit un calmant. Ces remèdes arrêtèrent le piffement de fang, qui ne revint plus pendant tout le cours de la maladie. Le malade rendoit feulement de tems en tems des filamens blancs dans les urines; mais les douleurs rhumatifmales fubfiftoient toûjours avec la même intenfité. Pour lors, après avoir fuffifamment évacué les prémières voyes, je le mis à l'ufage du lait coupé avec la racine fraiche de bardane. Au bout de deux femaines qu'il en eut ufé, fes douleurs diminuèrent, le fommeil revint natu- rellement, les articulations des extrémités fupérieures & infé- rieures qui paroiffoient ankilofées fe dégorgèrent, & reprirent leurs fonctions. Enfin j'eus la fatisfaction de voir, dans l'efpace de deux mois, ce malade reprendre fes occupations ordinaires, jouiffant d'une parfaite fanté. — Ce n'eft pas la feule fois que j'ai vû ce remède produire des guérifons inattenduës.

Je trouvai un de ces deux afthmatiques dans l'Hôtel-Dieu le 1er jour de ma vifite. Il y avoit longues années qu'il étoit ma- lade. Je m'apperçus dès le 7e que fes mains étoient œdemateu- fes, que les anxietés & l'oppreffion avoient redoublé, & que le vifage étoit un peu livide. — Malgré tous les remèdes, qui

Z z

furent

OBSERVATIONS.

Nom des Maladies	Nomb. les Malades.	Guéris.	Morts.	Convalescens.
Dyssent	10	5	0	5
Diarrh.	13	12	0	1
Eresyp.	6	6	0	0
Phtisies.	4	0	2	2
Ophtal.	2	1	0	1
Véroles.	4	3	0	1
Hœmorrhag.	2	2	0	0
Pissem. de sang.	1	1	0	0
Hydrop.	3	1	0	2
Chûtes, playes contus. ulc. &c.	24	19	0	5

furent employés, le mal fit des progrès. Le 18e le pouls étoit petit & très vite, les mains beaucoup plus enflées, le visage d'un rouge foncé. Le malade ne pouvoit respirer qu'assis ou tout au plus à demi couché sur le côté gauche. Le lendemain tous les symptômes que je viens de décrire étant les mêmes, le délire se manifesta, & l'oppression devint extrême. Le 2e il fut sans connoissance, sans sentiment, & le 21e il mourut.

LOMMIUS a eu raison de dire que dans cette maladie il étoit mal-aisé de déterminer le dernier moment de la vie, & que souvent les malades meurent en parlant. *Satis anceps*, dit-il, *fallaxque in hoc morbo novissimus vitæ articulus . . . . peritque æger . . . . ipso loquente,* JODOC. LOMMIUS *observ. medicin. l. 2. p. 135.* C'est ce qui arriva à un de ces phtisiques : il y avoit 7 à 8 mois qu'il étoit malade. On ne pouvoit plus rien espérer de lui. La toux fréquente, les crachats purulens, la fièvre lente, les frissons irréguliers, les sueurs autour du cou & sur la poitrine, la diarrhée &c. nous présageoient une mort prochaine. Je m'apperçus que ce malade avoit les dents & les gencives noirâtres, comme celles d'un scorbutique, cinq à six jours avant que de mourir. Dans le tems qu'il demandoit à un des infirmiers de l'aider pour quelque besoin, il expira. Un autre phtisique mourut à peu près de même le 4e jour de son entrée dans cette maison.

Quelques saignées repétées, des tisanes rafraichissantes, & une diette antiphlogistique firent disparoitre cette maladie qui avoit attaqué un homme à la fleur de son âge.

J'ai vu plusieurs fois des malades enflés presque subitement de tout le corps, pour avoir été exposés en dormant, surtout pendant la nuit, à l'humidité de l'air. Un de ceux-ci nous en fournit la preuve. Il avoit resté dans un cachot fort humide pendant quelques jours ; il en sortit véritablement anasarque. Quelques potions purgatives, des frictions séches, une tisane diuretique dissipèrent bientôt cette enflûre passagère. — Des deux autres ascitiques l'un étoit en assés mauvais état, l'autre paroissoit en voye de guérison à la fin du mois. — Les apéritifs, les hydragogues, les toniques, les fondans faisoient en lui les meilleurs effets lorsque je le perdis de vuë.

Le dernier jour du mois de Juillet on apporta à l'Hôpital un homme qui avoit roulé une montée, & qui par cette chûte avoit perdu la connoissance, étoit dans un assoupissement léthargique, & rendoit du sang par l'oreille droite. On appercevoit une contusion à l'occipital, le pouls étoit fort & tendu,

Nom des Maladies.	Nomb. des Malades.	Guéris.	Morts.	Convalefcens	OBSERVATIONS.
					tendu , le vifage rouge & allumé. Je préfcrivis la faignée re-petée de deux en deux, ou de quatre en quacre heures, autant que la fituation du malade l'exigeroit. On jugea à propos trois jours après de lui appliquer une couronne de trépan, parce qu'on apperçut une félure à la partie inférieure de l'os parietal droit, près la future lambdoïde. On vuida beaucoup de fang par cette opération qui fut bien faite, le malade ouvrit les yeux, & fe reconnut, ce qu'il n'avoit point fait encore, le pouls étoit très bon, & les fymptômes paroiffoient moins dan-gereux. Cependant quatre jours après le malade mourut. On fit fans moi l'ouverture du crâne, & on me rapporta qu'on avoit trouvé beaucoup de pus dans le cerveau, dont toute la fubftance étoit comme fonduë, & réduite en gelée. — Un au-tre de ces malades avoit une tumeur à la cuiffe ; on y appliqua des cataplafmes, la tumeur s'abfcèda, & la fuppuration ayant ouvert l'artère crurale, le malade perdit tout fon fang par une hémorragie qu'on ne put arrêter. — Ces deux malades ne font morts que dans les prémiers jours du mois d'Août, ils font compris ici parmi les convalefcens.
Total	309	258	7	44	

RECAPITULATION des Hommes du mois
de Juillet 1761.

Il eft entré pendant ce mois dans nôtre Hôpital

-    -   -   -   -   -   205 Soldats.
-    -   -   -   -   - 79 Bourgeois.
Il y avoit du mois de Juin   -   -   - 25 Convalefc.

                              309

    Dans la claffe des Guéris 258
    Dans celle des Morts   7
    Dans celle des Convalefc. 44

               309

1761. Juillet.   SALLE DES FEMMES.   Hôtel-Dieu de Nîmes.

OBSERVATIONS.

Noms des Maladies.	Nombre des Malades.	Gué-ris.	Morts.	Con-vale-scens
Pleuro-peri-pneum. putrid.	1	1	0	0
Fièvres put. av. douleur au côté.	4	2	0	2
Fièvres putri-lo-malign	1	1	0	0
Fièvres contin. putrid.	9	5	0	4
Fièvres contin. simples.	8	6	0	2
Fièvres putrido-vermin.	3	2	0	1
Fièvres interm.	6	5	0	1
Epilepf.	1	1	0	0
Vomis-sement.	1	0	1	0
Eréfyp.	3	3	0	0
Hydrop.	1	0	0	1
Obftruc. aux vif-cères ab-domin.	2	2	0	0
Phtifies.	1	0	0	1
Dyffent.	6	4	0	2
Diarrh.	3	2	0	1
Tenef.	1	1	0	0
Catarrh.	4	4	0	0
Afthm.	2	0	1	1
Rhum.	5	4	0	1
Dartres.	1	0	0	1
Total	63	43	2	18

OBSERVATIONS.

Cette malade fut à l'extrêmité vers le 9e jour de fa maladie. Elle avoit une oppreffion extrême, ne pouvant refpirer qu'affife fur fon lit, & la tête élevée. Comme ce dernier figne eft ordinai-rement funefte, je crus qu'elle touchoit à fon dernier moment ; cependant elle eut dans la nuit une expectoration fi copieufe de crachats verdâtres, que le lendemain je la trouvai mieux, je fou-tins autant qu'il me fut poffible cette crife falutaire par les loochs bechiques. Les felles bilieufes qu'elle rendit enfuite, & que les doux purgatifs entretinrent, la foulagèrent auffi puiffamment. Enfin elle guérit avant la fin du mois par l'ufage des laitages, qui calmèrent une toux opiniâtre qui fut la fuite de cette maladie.

C'eft cette malade dont j'ai déja parlé au mois de Mai dernier. Elle fortit guérie du moins en apparence. Je n'ai plus enten du parler d'elle depuis qu'elle à quitté l'Hôpital.

Il y avoit déja longtems que cette malade avoit un vomiffe-ment habituel. Elle étoit dans un état d'épuifement & d'atrophie fi confidérable le 1er du mois, que je ne penfai pas qu'elle put vivre plus longtems. Cependant fes jours furent prolongés jufqu'au 20e. Elle mourut dans des foibleffes continuelles.

Deux jeunes filles étoient dans un etat de cachexie qui faifoit craindre pour les fuites, lorfqu'elles entrèrent à l'Hôpital. Elles avoient fait les pâles-couleurs, pour me fervir de l'expreffion vulgaire, le ventre & furtout l'eftomac étoit fort enflé, elles avoient le vifage décoloré, l'oppreffion forte, le dégoût des plus marqués. — Les délayants, les légers apéritifs, les defobftruants, les martiaux les rétablirent.

Cette dartre à la main inveterée & rebelle fut guérie par les fudorifiques, & furtout par les bouillons de ferpent & par les lotions avec la teinture de faturne. La malade avoit pris précé-demment les eaux d'Yeufet, des bouillons rafraichiffans & hu-mectans, & bien d'autres remèdes. Le petit lait termina la cure.

RECAPITULATION des Femmes du mois de Juillet 1761.
Il eft entré pendant ce mois dans nôtre Hôpital 47 Femmes.
Il y avoit du mois de Juin . . . . 16 Convalefcentes.

63

Dans la claffe des Guéries 43
Dans celle des Mortes 2
Dans celle des Convalefcentes . . 18

63

SUM-

CLASSES.	GENERA.	ÆGRI.	SANATI.	MORTUI.	RESIDUI in alt. menf.	
Febres.	Typhus	7	3	1	3	
	Tritæoph. & amph.	39	29	0	10	
	Synochus	122	108	0	14	
	Hectica	2	1	1	0	222
	Intermittens	34	31	0	3	
	Ephem. extens.	19	19	0	0	
Phlegmafiæ.	Purpura	4	4	0	0	
	Pleuritis putr.	16	13	0	3	
	Cynanche	5	4	1	0	36
	Pleuropneumon.	1	1	0	0	
	Eryfipelas.	9	9	0	0	
Spafmi.	Epilepfia	1	1	0	0	1
Anhelationes.	Afthma	4	1	2	1	12
	Catarrhus	8	8	0	0	
Dolores.	Rheumatifmus	15	12	0	3	17
	Ophtalmia	2	1	0	1	
Debilitat.	Apoplexia	1	0	1	0	2
	Paralyfis	1	0	0	1	
Fluxus.	Hæmoptyfis	2	2	0	0	
	Dyfenteria	16	9	0	7	
	Diarrhæa	16	14	0	2	
	Hæmorragia	2	2	0	0	39
	Vomitus	1	0	1	0	
	Hæmaturia	1	1	0	0	
	Tenesmus	1	1	0	0	
Cachexiæ.	Phtifis	5	0	2	3	
	Hepat. Splen.	2	2	0	0	
	Hydrops	4	1	0	3	18
	Syphilis	4	3	0	1	
	Aurigo.	3	2	0	1	
Vitia.	Herpes	1	0	0	1	25
	Vuln. ulcer. &c.	24	19	0	5	
CLASSES 9	**GENERA 32**	**ÆGRI 372**	**SANATI 301**	**MORTUI 9**	**RESIDUI 62**	

Viri - - - 309
Mulieres - 63
372

A a a

TABLES

Août, le	Baromètre. pouc. lign.	Therm. Mat. à 5 h. degr.	Therm. Soir à 3 h. degr.	Vents.	Etat du Ciel.
1	27 - 6	15	26	Nord. . . .	Beau tems serein.
2	27 - 6	15	25½	Nord ✚ Sud.	Idem.
3	27 - 4	19	30	Sud.	Idem.
4	27 - 4	18	30	Sud.	Idem.
5	27 - 4	18	31	Sud ✚ Ouest.	Brouillard le mat. à 10 h. beau, à midi vent fort.
6	27 - 4	19½	27	Ou. ✚ No. Ou.	Nuageux par intervalles, vent très fort.
7	27 - 4	14	26½	No. ✚ Sud-Ou.	Beau tems serein, vent médiocre.
8	27 - 4	15½	27	Est ✚ Sud. . .	Le mat. couvert, à midi beau, à 7 h. pluye.
9	27 - 4	14	28¾	Nord. . . .	Beau tems serein.
10	27 - 5	16½	29½	Nord. . . .	Beau tems serein, vent très fort.
11	27 - 5	16	23½	Nord. . . .	Idem.
12	27 - 5	15	26½	Nord ✚ Ouest.	Idem, presque point de vent.
13	27 - 3	16	20	Est ✚ Sud.	Le mat. couvert, à 2 h. orage, pluye, tonnerres, éclairs.
14	27 - 6	14	24	Nord. . . .	Nuageux par intervalles.
15	27 - 3	14½	26	Nord-Est. .	Tems couvert.
16	27 - 4	15	21½	Sud ✚ Nord.	Pluye pendant la nuit, quelque peu dans le jour.
17	27 - 5	14	24	Nord. . . .	Beau tems serein.
18	27 - 5	15	24½	Nord. . . .	Idem.
19	27 - 6	17	26½	No. ✚ Est ✚ S.	Idem.
20	27 - 7	17½	31½	N.✚E.✚S.✚N.	Idem.
21	27 - 7	18	31	Nord ✚ Sud.	Le matin beau, à midi nuageux, à 3 h. orage, pluye, tonnerres, éclairs.
22	27 - 6	16	28	Nord. . . .	Beau tems serein.
23	27 - 6	16	29	Sud ✚ Ouest.	Le matin beau, à 1 h. menace d'orage, quelques gouttes de pluye.
24	27 - 6	16	29	Sud.	Beau tems serein.
25	27 - 6	16½	29½	E. ✚ S. ✚ Ou.	Idem.
26	27 - 6	18½	30½	Sud-Ouest.	Le mat. leger brouillard, le reste du jour beau.
27	27 - 5	18½	30	Sud-Ouest.	Idem.
28	27 - 5	18	31	Sud-Ou.✚O.	Idem.
29	27 - 5	17	31½	Nord ✚ Sud.	Beau tems serein.
30	27 - 4	18	29	Est✚Sud✚Ou.	Idem.
31	27 - 4	19½	29	Sud.	Nuageux.

La plus grande chaleur marquée par le Thermomètre pendant ce mois, a été de 31 degrés & demi au-dessus du terme de la congelation de l'eau, & la moindre chaleur a été de 14 degrés au-dessus de ce même terme. La différence entre ces deux points est de 17 degrés & demi. La plus grande hauteur du Mercure dans le Baromètre a été de 27 pouces 7 lignes, & son plus grand abaissement de 27 pouces 3 lignes. La différence entre ces deux termes est de 4 lignes.

Le vent a soufflé		Il y a eu	
18 fois du Nord.		18 jours de tems serein.	
1 fois du Nord-Est.		5 jours de pluye.	
1 fois du Nord-Ouest.		3 jours de tems couvert.	
5 fois de l'Est.		4 jours de tems nuageux.	
15 fois du Sud.		3 jours de tems variable.	
4 fois du Sud-Ouest.		7 jours de beau.	
8 fois de l'Ouest.		3 jours de vent très fort.	
		2 jours d'orage avec tonnerres & éclairs.	

RESULTAT du mois d'Août 1761.

Il est entré dans nôtre Hôpital pendant ce mois - - - 89 Soldats, dont 4 morts.

92 Bourgeois, 10 morts.

Il y avoit de Convalescens du mois de Juillet - 44

Il est entré - - - - - - - - - - - - - - - - - 53 Femmes 8 mortes.

Il y en avoit de Convalescentes du mois de Juillet - 18

Sept. le	Baro-mètre. pouc. lign.	Therm. Mat. à 5 h. degr.	Therm. Soir à 3 h. degr.	Vents.	Etat du Ciel.
1	27 . 4	18	$18\frac{1}{4}$	Nord. - - -	Le matin à 5 h. beau, à 7 h. orage, très-fort, pluye, tonnerre, éclairs, à 10 h. beau & le reste.
2	27 . 5	15	21	Nord. - - -	Beau tems serein.
3	27 . 5	$14\frac{1}{2}$	$24\frac{1}{2}$	Nord ✚ Ou.	Idem.
4	27 . 5	16	$27\frac{1}{2}$	Nord ✚ Sud.	Idem.
5	27 . 4	$15\frac{1}{2}$	$27\frac{1}{3}$	Sud. ✚ Ouest.	Le mat. beau, à 4 h. du soir menace d'orage, tems couvert.
6	27 . 5	$15\frac{1}{2}$	$28\frac{1}{2}$	Est ✚ Sud ✚ Ou.	Tems nuageux.
7	27 . 6	19	$28\frac{1}{2}$	Est ✚ Sud.	Le mat. brouillard, à 9 heures beau & le reste.
8	27 . 6	17	28	Sud. - - -	Beau tems serein.
9	27 . 6	18	29	Sud. - -	Idem.
10	27 . 6	18	28	Sud. - -	Idem, le soir brouillard.
11	27 . 5	$16\frac{1}{2}$	$24\frac{1}{2}$	Sud. - -	Le matin brouillard, tout le jour couvert, le soir quelques gouttes de pluye.
12	27 . 4	16	24	Nord. - - -	Pluye toute la nuit, tems nuageux tout le jour.
13	27 . 4	14	$22\frac{1}{2}$	Nord. - - -	Beau tems serein, vent très-fort.
14	27 . 4	$13\frac{1}{2}$	25	Nord ✚ Ouest.	Nuageux, vent fort.
15	27 . 5	15	$21\frac{1}{2}$	Nord- Nord-O.	Beau tems serein, vent médiocre.
16	27 . 6	13	20	Ouest. - -	Beau tems serein, vent très-foible.
17	27 . 6	12	24	Est ✚ Sud. -	Beau le matin, le tantôt couvert, le soir grosse pluye.
18	27 . 6	$17\frac{1}{2}$	$20\frac{1}{2}$	Sud. - -	Pluye très-forte par ondées jusqu'à midi, tout le reste du jour couvert.
19	27 . 6	$15\frac{1}{2}$	18	S. ✚ N ✚ N.N.E	Pluye très-forte dans la nuit, & le matin jusqu'à neuf heures, le reste du jour couvert.
20	27 . 7	12	19	Nord. - - -	Beau tems serein.
21	27 . 5	$11\frac{1}{2}$	22	Est ✚ Sud. ✚ O.	Beau tems serein.
22	27 . 6	10	$16\frac{1}{4}$	No. ✚ No. Ou.	Nuageux, vent très-fort, à 3 h. du soir pet. pluye.
23	27 . 7	11	$18\frac{1}{2}$	Nord- Nord-Est	Tems serein, vent très-fort.
24	27 . 8	$12\frac{1}{3}$	$19\frac{1}{2}$	N.N.E+N.E.+E	Le mat. idem, le soir presque point de vent.
25	27 . 7	11	23	Sud. - - -	Brouillard le matin, tems couvert par intervalles.
26	27 . 7	$11\frac{1}{2}$	23	Sud. - - -	Beau tems serein.
27	27 . 7	13	24	S.+E.+S.+N.O.	Le mat. beau, à midi couvert, à 3 pluye, variable.
28	27 . 7	$11\frac{1}{2}$	24	Nord. - - -	Beau tems serein.
29	27 . 6	$13\frac{1}{2}$	$20\frac{1}{2}$	Nord. - - -	Idem.
30	27 . 7	$11\frac{1}{2}$	18	Nord. - - -	Idem.

La plus grande chaleur marquée par le Thermomètre, pendant ce mois, a été de 28 degrés & demi, au-dessus du terme de la congélation de l'eau, & la moindre chaleur a été de 10 degrés au-dessus de ce même terme. La différence entre ces deux points est de 18 degrés & demi.

La plus grande hauteur du Mercure dans le Baromètre a été de 27 pouces 8 lignes, & son plus grand abaissement de 27 pouces 4 lignes. La différence entre ces deux termes est de 4 lignes.

Le vent a soufflé
- 13 fois du Nord.
- 3 fois du Nord-Nord-Est.
- 1 fois du Nord-Nord-Ouest
- 1 fois du Nord-Est.
- 2 fois du Nord-Ouest.
- 6 fois de l'Est.
- 16 fois du Sud.
- 6 fois de l'Ouest.

Il y a eu
- 17 jours de tems serein.
- 5 jours de beau-
- 8 jours de pluye.
- 7 jours de tems couvert.
- 3 jours de tems variable.
- 4 jours de brouillards.
- 5 jours de vent très-fort.
- 1 jour d'orage, tonnerres, éclairs.

TABLES

Nom des Maladies.	Nomb. des Malades.	Guéris.	Morts.	Convalescens.	OBSERVATIONS.
Fièvres putrido-malign.	5	1	3	1	Un de ces malades mourut le 37e jour de sa maladie. — Un autre paroissoit beaucoup mieux. Les véficatoires qu'on avoit appliqué au molet des jambes ayant fourni une grande quantité de serofités, la fièvre, le délire, & les autres symptômes calmèrent; mais trois ou quatre jours après, les véficatoires s'étant séchés, & ne fourniffant presque plus rien, le délire reparut, & nôtre malade nous fut enlevé .... Le 3e eut depuis le commencement de sa maladie une toux des plus fortes, comme une espèce de coqueluche qui se faisoit sentir hors des redoublemens. Il paroissoit par là qu'on devoit ménager sa poitrine, & ne pas l'expofer aux secousses violentes des purgatifs forts, qui néanmoins étoient indiqués par la fechereffe, l'apreté, & la noirceur de la langue, par la croute brune qui recouvroit les dents, par les retours de mauvaise qualité &c. tous les ménagemens & tous les remèdes furent inutiles, il mourut le 27e de la maladie dans des convulfions précédées du délire, du pouls vermiculaire &c. Celui que j'ai marqué convalefcent eut le 11e jour de sa maladie le pouls intermittent tantôt à la 2e tantôt à la 4e pulfation, il étoit pour lors très-mal, & le pouls ne paroiffoit point affés développé pour être critique. Je lui fis prendre un purgatif pour déterminer la matière morbifique à prendre son cours par les felles. Le pouls fubfifta le même jufqu'au 14e. Pour lors il devint tendu, très-vif, & très-petit, avec quelques rebondiffemens confus, la toux s'établit, les crachats parurent, & la maladie fut jugée par cette voye. Le malade eut une longue convalefcence; il ne fortit de l'Hôpital que dans les prémiers jours du mois de Novembre.
Fièvres contin. fimples.	34	28	0	6	
Fièvres putr. av. douleur au côté.	2	1	0	1	
Fièvres contin. putrides	19	15	1	3	Quelques-unes de ces maladies furent terminées par d'abondantes fueurs que j'avois foin d'entretenir par des potions diaphorétiques. D'autres par une fuppuration aux oreilles; d'autres enfin par l'hémorragie du nez que les rebondiffemens de l'artère me firent préfager dans deux occafions différentes. — Je ne puis donner aucun détail de la maladie de celui qui eft noté dans cet article. Il mourut le 2e du mois; je ne l'avois vû qu'une feule fois.
Fièvres putrido-vermineufes.	3	2	0	1	Je l'ai deja dit, & je l'ai vû confirmer ce mois-ci par l'expérience. Les tiraillemens dans l'eftomac, les défaillances, la rougeur, & la pâleur alternative du vifage font des fignes non équivoques de la préfence des vers contenus dans les 1éres voyes. Mr. ANDRY dans fon *traité de la génération des vers* parle de ce fymptôme fur le rapport de GABUCINUS qui a écrit, (dit-il), „ qu'il avoit remarqué que le corps d'une fille qui „ avoit une pleurefie vermineufe étoit tantôt froid, tantôt „ chaud, & que, lors qu'il y avoit de la chaleur, une des jouës „ rougiffoit, & que l'autre demeuroit pâle. Que fur cela il „ donna à la malade un médicament contre les vers, lequel en „ fit fortir une grande quantité, & que la pleurefie ceffa. GA-„ BUCIN. *de Lumbr. Cap.* 13. *traité de la gen. des vers p.* 311. „ 1er vol. „

Parmi

Nom des Mala- dies.	Nomb. des Ma- lades.	Gué- ris.	Morts.	Con- vales- cens	OBSERVATIONS.
Fièvres ardent.	4	2	1	1	Parmi ces fièvres ardentes j'ai compris une fièvre véritablement *Lypirienne.* Le malade, qui en fut attaqué, avoit effuyé précédemment une fièvre continue fimple. Il étoit forti de l'Hôpital en parfaite fanté. Il y revint 5 à 6 jours après, reffentant, difoit-il, un feu intérieur qui le dévoroit, il ne pouvoit fouffrir la moindre couverture, & avec cela il étoit très-froid à l'extérieur, le pouls étoit très-petit, & comme perdu (*deficiens*). Il avoit des inquiétudes, des anxiétés continuelles, & de tems en tems des Cardialgies. J'avouë avec regrét que je ne puis fçavoir quel a été le fort de ce malade, parce qu'ayant quitté l'Hôtel-Dieu deux jours après , je l'ai perdu de vûë, & perfonne n'a pu m'en donner des informations.
Fièvres inter- mitten- tes.	57	48	1*	8	* Ce malade avoit la fièvre quotidienne. Il ne refta que 8 jours à l'Hôtel-Dieu. Après avoir pris les remèdes ufités en pareil cas, il fut fans fièvre le 7e, & il mangea quelque peu ce jour-là fans en être incommodé. Le lendemain on lui apporta en cachette des raifins dont il fe gorgea. C'étoit fur les 3 heures du foir, & à 5 heures on le trouva mort. — Nous procédames le lendemain à l'ouverture du cadavre, & nous trouvâmes l'eftomac & les inteftins fort gonflés par les vents. On voyoit encore dans ces vifcères les peaux des grains de raifin en quantité qui dépofoient la vérité de ce fait. Le foye, la râte, les reins &c. étoient bien fains. Le lobe gauche du poumon étoit dans fon état naturel, il n'en étoit pas de même du lobe droit, il étoit flétri, émacié, adhérent fortement aux côtes , & tout plein de pus épais, furtout à la partie poftérieure & inférieure qui répond aux vértèbres. Le pus gagnoit même l'autre lobe par derrière. On voyoit à la furface de la peau une grande tache violette come une échymofe qui occupoit tout ce côté, & qui s'étendoit jufques fur le bras, dont tous les mufcles étoient gorgés de fang. Je dois faire obferver que le malade étoit toûjours couché fur ce côté.
Fièvres éphém.	8	5	2	1	Le Journal de mes Tables Nofologiques marque deux morts dans l'article des éphémères, parce qu'on apporta à l'Hôpital un prifonnier qui mourut dans le moment même qu'on nous l'eut apporté, & un vieux homme de près de 70 ans, qui avoit déja perdu la parole avant d'arriver, & qui ne vécut que quelques heures dans cette maifon.
Péripn. putrides	3	1	1	1	
Catarrh.	7	5	0	2	
Splen.	1	1	0	0	
Coliq.	2	2	0	0	
Piffem. de fang	1	0	0	1	
Dyffent.	7	5	1	1	
Phtifies.	6	2	1	3	
Ophtal- mies.	2	2	0	0	La fuppuration de la cornée accompagna une de ces ophtalmies. Elle n'eut cependant aucune fuite facheufe.

Ces

1 7 6 1. Septembre.   SALLE DES HOMMES.   *Hôtel-Dieu de Nîmes.*

Nom des Maladies.	Nomb. des Malades.	Guéris.	Morts.	Convalescens.	OBSERVATIONS.
Verti-ges.	I	I	0	0	Ces vertiges avoient été occasionnés par le travail auquel ce malade étoit occupé. Il gagnoit sa vie en tournant la roue d'un moulin. Il commença d'abord à s'appercevoir d'une pesanteur & d'un engourdissement à la tête ; peu à peu sa vue devint confuse, les objets lui parurent vacillans, enfin les vertiges devinrent si forts & si fréquens, qu'il chanceloit sur les pieds, & quelquefois même il se jettoit par terre.
Doul. rhûmat.	6	5	0	I	J'ai vû de très-bons effets du lait coupé avec la racine fraîche de Bardane. Je donnerai ci-après de plus grands détails sur ce remède.
Diarrh.	11	6	2	3	L'un de ces malades mourut d'une diarrhée colliquative. L'autre, après avoir essuyé une fièvre putrido-maligne fut attaqué de cette maladie qui l'enleva.
Jaunis-ses.	3	3	0	0	Deux de ces *ictériques* furent bientôt guéris. Le 3e étoit déja depuis seize jours malade lorsque je le vis pour la 1re fois. Il avoit la fièvre, la langue sèche, aride, beaucoup d'altération, de chaleur aux hypochondres ; la couleur de sa peau, & celle de ses yeux étoit d'un jaune citron. A tous ces symptômes se joignirent le vomissement & le hoquet. Ce malade étoit pour ainsi dire agonisant lorsque sa femme le contraignit à sortir de l'Hôtel-Dieu, de crainte, disoit-elle, qu'on ne l'ouvrît après sa mort. — C'est la raison pourquoi il est noté dans l'article de ceux qui sont sortis, on peut ajouter avec vérité, sans être guéris.
Hydro-pisies.	4	I	2	I	Deux de ces malades devinrent hydropiques à la suite d'une fièvre putride. Le 3e avoit eu précédemment les fièvres intermittentes pendant long-tems. On lui fit la paracentèse, & on retira par cette opération sept à huit pots d'une eau jaunâtre, claire, limpide, avec une grande quantité d'écume flottant par-dessus. Il fut d'abord puissamment soulagé, mais ce ne fut que pendant cinq à six jours. A peu près dans cet intervalle de tems son ventre s'enfla de nouveau, & je le laissai à la fin du mois dans le plus triste état. — Le 4e fut guéri par les apéritifs, les diurétiques, & les hydragogues mêlés ensemble.
Char-bon.	I	I	0	0	L'emplâtre dont j'ai déja parlé fit des merveilles sur ce malade qui avoit un charbon à la tête. Il sortit à la fin du mois parfaitement guéri ; la playe ayant long-tems suppuré.
Playes, ulcères. contusions, &c.	13	9	0	4	On fit le 17e de ce mois l'amputation de la jambe droite à un homme à qui une charette chargée avoit brisé les deux os, la roue y ayant passé par-dessus. Il y avoit un grand délabrement avec *chevauchement* des pièces rompues. Le malade mourut trois heures après l'opération dans des convulsions qui commencèrent par la cuisse operée, & se propagèrent de là par tout le corps. Il y eut au surplus une petite hémorragie à la playe. — Un homme, après avoir essuyé une maladie aiguë, fut attaqué d'une dysurie ardente qui le faisoit beaucoup souffrir. Il manquoit de secours, & ses douleurs étoient extrêmes. Le désespoir s'empara de son ame. Il chargea un pistolet à trois bales, & le déchargea sur sa tempe droite. On nous l'apporta à l'Hôpital le même jour de cet accident. Le coup en glissant avoit effleuré l'os temporal. & labouré dans les chairs. Le malade avoit la fièvre, & ne paroissoit se repentir de son action, qu'autant qu'il avoit manqué son coup. La playe fut pansée très-méthodiquement, cependant on ne put parvenir à la cicatriser, & ce malade ayant langui pendant tout le mois d'Octobre, mourut dans les prémiers jours du mois suivant. — La grande fatigue qu'un homme de 50 ans avoit essuyé par des marches forcées l'obligea de venir se reposer à l'Hôpital, il avoit les pieds & les jambes gorgées, & quelques taches violettes parsemées çà & là. Ces taches étoient gangréneuses, & dans peu de jours elles firent de si grands progrès que le malade en périt. — Il est compris dans les morts du mois d'Octobre parce qu'il vécut jusqu'au dix.
Total	200	146	15	39	

RECAPITULATION des Hommes du mois de Septembre 1761.

Il est entré dans nôtre Hôpital pendant ce mois   56 Soldats.
   107 Bourgeois.
Il y avoit du mois d'Août   37 Convalescens.
     200

Dans la classe des Guéris   146
Dans celle des Morts   15
Dans celle des Convalescens   39
     200

TABLES

Nom des Maladies.	Nomb. des Malades.	Guéris.	Morts.	Convalesc.
Fièvres putrido-malign.	1	0	1	0
Fièvres contin. putrid.	5	3	0	2
Fièvres contin. simples.	7	5	0	2
Fièvres putrido-laiteus.	3	2	0	1
Fièv. intermit.	6	4	0	2
Mélancholie hypochondr.	1	1	0	0
Colique	1	1	0	0
Diarrhées.	1	1	0	0
Ophtalmies.	1	1	0	0
Catarrhes.	2	2	0	0
Perte blanche	1	0	0	1
Dartres	1	1	0	0
Phtisies.	2	0	0	2
Paralys.	2	0	0	2
Playes, ulcères, &c.	3	3	0	0
Total	37	24	1	12

OBSERVATIONS.

Jamais malade n'a eu le pouls plus tranquille, & n'a paru avoir les pulsations plus régulières que celle qui est le sujet de cette observation. On pourroit dire d'elle avec vérité *pulsum habebat sanorum similem.* Cependant il eut été difficile de méconnoitre la maladie dont elle étoit attaquée, quoiqu'elle dit qu'elle ne ressentoit aucun mal. Le grand abattement des forces, la mauvaise odeur que sa bouche exhaloit, les anxietés, les foiblesses continuelles dénotoient la grièveté de sa maladie. Les convulsions & le délire précédèrent l'assoupissement léthargique qui l'enleva.

Je comprends dans cet article une femme qui, le troisième jour après ses couches, eut ses lochies supprimées par une terreur violente. Elle vit un de ses enfans âgé de deux ans foulé aux pieds d'un cheval. Dès ce moment un tremblement involontaire s'empara de ses mains, la fièvre s'alluma avec des retours marqués chaque jour par un froid considérable, le ventre se méteorisa &c. -- Les saignées, les purgatifs, les sudorifiques, & les diurétiques la délivrèrent de cette maladie.

C'étoit ici une fille qui avoit essuyé de violens chagrins ; elle sortit de l'Hôpital en meilleur état qu'elle n'y étoit entrée. Mais la mélancholie avoit jetté de trop profondes racines pour ne pas subsister encore.

Deux enfans furent attaqués des catarrhes décrits ci-dessus. Ils cédèrent aux doux purgatifs & aux calmans anodyns.

Je laissai cette malade dans une triste situation à la fin de ce mois. Déja depuis long-tems elle souffroit une perte blanche avec colique, inappétence, nausée, vomissement. Elle étoit enfin dans la leucophlegmatie & dans la fièvre lente, accompagnée de frissons irréguliers, suivis plusieurs fois par jour de mouvemens vifs de chaleur fébrile. . . Elle mourut vers le milieu du mois suivant.

RECAPITULATION des Femme du mois de Septembre 1761.

Il est entré dans nôtre Hôpital pendant ce mois   25 Femmes.
Il y avoit du mois d'Août   12 Convalescentes.

Dans la Classe des Guéries 24   37
Dans celle des Mortes 1
Dans celle des Convalescentes 12
       37

B SUM.

CLASSES.	GENERA.	ÆGRI.	SANATI.	MORTUI	RESIDUI in alt. menſ.
Febres.	Typhus	6	1	4	1
	Tritæoph. & Amph.	34	24	2	8
	Synochus	41	33	0	8 } 152
	intermittens	63	52	1	10
	Ephemer. extenſ.	8	5	2	1
Phlegma-ſiæ.	Pleurit. putr.	2	1	0	1 } 5
	Peripneumon.	3	1	1	1
Anhelat.	Catarrhus	9	7	0	2] 5
Dolores.	Colica	3	3	0	0
	Rheumatiſmus	6	5	0	1 } 13
	Ophthalmia	3	3	0	0
	Splenalgia	1	1	0	0
Debilitat.	Paralyſis	2	0	0	2] 2
Veſaniæ.	Vertigo	1	1	0	0 } 2
	Melancholia	1	1	0	0
Fluxus.	Hæmaturia	1	0	0	1
	Leucorrhæa	1	0	0	1 } 21
	Dyſenteria	7	5	1	1
	Diarrhæa	12	7	2	3
Cachexiæ.	Phtiſis	8	2	1	5
	Aurigo	3	3	0	0 } 15
	Hydrops	4	1	2	1
Vitia.	Anthrax	1	1	0	0
	Herpes	1	1	0	0 } 18
	Vulnera, ulcer. &c.	16	12	0	4
CLASSES 9	GENERA 25	ÆGRI 237	SANATI 170	MORTUI 16	RESIDUI 51

Viri . . 200
Mulieres . 37
237

Octob. le	Baro-mètre. pouc. lign.	Therm. Mat. à 6 h. degr.	Therm. Soir à 2 h. degr.	Vents.	Etat du Ciel.
1	27 . 8	$4\frac{1}{2}$	$19\frac{1}{4}$	Nord Eſt. -	Nuageux par intervalles.
2	27 . 8	$9\frac{1}{2}$	19	Nord - - -	Beau tems ſerein.
3	27 . 8	9	22	Nord-Eſt✠Sud.	Idem , le ſoir brouillard.
4	27 . 8	10	22	Sud. - - -	Brouillard le matin & le ſoir, le reſte du jour beau.
5	27 . 6	14	22	Sud. - - -	Idem.
6	27 . 4	15	21	E. ✠ N. ✠ S.	Le mat. couvert, à 5 h. du ſoir gros orage, pluye forte, tonnerres, éclairs.
7	27 . 6	13	$18\frac{1}{2}$	S. ✠ E. ✠ N. E.	Tems variable.
8	27 . 6	13	19	S. ✠ E. ✠ N.	Idem.
9	27 . 7	13	$21\frac{1}{2}$	Nord. - - -	Beau tems ſerein.
10	27 . 6	11	21	Nord. - - -	Idem.
11	27 . 6	15	$19\frac{1}{2}$	Sud. - - -	Tems couvert, gros vent.
12	27 . 5	13	13	No.✠Eſt✠No.	Tems nuageux, à 1 h. orage, le ſoir beau.
13	27 . 6	11	$21\frac{1}{2}$	N. N. Eſt ✠ Eſt.	Le matin nuageux, à midi beau & le reſte.
14	27 . 6	$12\frac{1}{2}$	22	Eſt ✠ Sud ✠ Ou.	Le matin brouillard, à midi beau & le reſte.
15	27 . 3	15	21	Sud. - - -	Tems couvert.
16	26 . 10	$15\frac{1}{2}$	19	S.✠O.✠N.O.	Tems variable.
17	27 . 3	10	16	Idem. - - -	Nuageux par intervalles.
18	27 . 3	$9\frac{1}{2}$	17	Idem. - - -	Idem.
19	27 . 4	$7\frac{1}{2}$	$13\frac{1}{2}$	Nord. Eſt. -	Beau tems ſerein.
20	27 . 7	$6\frac{1}{2}$	$13\frac{1}{2}$	N. N. E. ✠ Sud.	Idem.
21	27 . 9	6	14	Nord. - - -	Beau tems ſerein.
22	27 . 11	7	12	Nord. - - -	Nuageux par intervalles.
23	27 . 11	6	$14\frac{1}{2}$	Nord. - - -	Idem.
24	27 . 9	$5\frac{1}{2}$	15	Nord. ✠Sud.	Gelée blanche, à 10 h. très beau & le reſte.
25	27 . 6	9	14	Sud✠Nord-Ou	Pluye toute la nuit & le matin juſqu'à midi, le reſte du jour beau, variable.
26	27 . 7	7	16	Nord-Eſt.	Nuageux par intervalles.
27	27 . 9	$6\frac{1}{2}$	$13\frac{1}{2}$	Nord. - -	Le matin brouillard, à 9 h. beau & le reſte.
28	27 . 8	$9\frac{1}{4}$	$14\frac{1}{2}$	Nord-Nord-Eſt	Beau tems ſerein.
29	27 . 9	$6\frac{1}{2}$	14	Idem. - - -	Idem.
30	27 . 10	8	$14\frac{3}{4}$	Idem. - - -	Idem.
31	27 . 8	9	$14\frac{1}{2}$	Nord. - - -	Le mat. pet. pluye, le tantôt couvert, le ſoir variable.

La plus grande chaleur marquée par le Thermomètre, pendant ce mois, a été de 22 degrés au-deſſus du terme de la congelation de l'eau, & la moindre chaleur a été de 4 degrés & demi au-deſſus de ce même terme. La différence entre ces deux points eſt de 17 degrés & demi. La plus grande hauteur du mercure dans le Barometre a été de 27 pouces 11 lignes, & ſon plus grand abaiſſement de 26 pouces 10 lignes. La différence entre ces deux termes eſt d'un pouce 1 ligne.

Le vent a ſouflé	Il y a eu
13 fois du Nord.	10 jours de tems ſerein.
4 fois du Nord-Nord-Eſt.	8 jours de beau.
5 fois du Nord-Eſt.	3 jours de pluye.
4 fois du Nord-Oueſt.	4 jours de tems couvert.
6 fois de l'Eſt.	8 jours de tems nuageux.
16 fois du Sud	5 jours de brouillards.
4 fois de l'Oueſt.	5 jours de tems variable.
	1 jour de gros vent.
	2 jours d'orages, tonnerres, éclairs.
	1 jour de gelée blanche.

RESULTAT du mois d'Octobre 1761.

Il eſt entré dans notre Hôpital pendant ce mois	54 Soldats dont 1 mort.
	95 Bourgeois 16 morts.
Il y avoit du mois de Septembre	39 Convaleſcens.
Il eſt entré	33 Femmes 9 mortes.
Il y en avoit de Convaleſcentes du mois de Septembre	12

Nov. le	Baromètre. pouc. lign.	Therm. Mat. à 7 h. degr.	Soir à 1 h. degr.	Vents.	Etat du Ciel.
1	27 - 9	8½	13	Nord. - - -	Beau tems serein.
2	27 -10	8½	14	Nord. - - -	Idem.
3	27 - 9	5½	13	Nord ✠ Est.	Tems variable.
4	27 - 9	7½	13½	Nord. - - -	Beau tems serein.
5	27 - 9	8½	13	Nord. - - -	Idem.
6	27 - 8	4½	9½	Nord-Est. -	Idem, vent très fort.
7	27 - 7	2¾	7½	Idem. - - -	Gelée blanche, beau tems serein.
8	27 -10	0	8½	Idem. - - -	Idem.
9	27 -11	1	9	Idem. - - -	Tems nuageux tout le jour.
10	27 - 8	7	11	Est ✠ Ou. ✠ No.	Pluye jusqu'à midi, le soir beau variable.
11	27 - 7	8	11½	Nord. - - -	Beau tems serein.
12	27 - 9	3¼	12	N. ✠ Ou. ✠ Est.	Idem, le soir brouillard.
13	27 - 6	7	9	Sud. - - -	Pluye continuelle tout le jour & toute la nuit.
14	27 - 2	9	11½	Est-Sud-Est. -	Pluye par intervalles tout le jour.
15	27 - 2	4½	12	Nord-Ouest. -	Beau tems serein.
16	27 - 3	5	12⅓	No. ✠ Sud-Ou.	Le mat. beau, à midi nuageux & le reste.
17	27 - 6	5	12	Nord- ✠ Ouest.	Le mat. brouillard, à 10 h. beau & le reste.
18	27 - 7	4	11½	Nord. - - -	Idem.
19	27 -11	6	9½	Nord. - -	Gelée blanche, tems serein, vent très fort.
20	28 - -	3½	8	Nord. - -	Beau tems serein.
21	28 - 1	3	12½	Nord ✠ Ouest.	Brouillard le matin & le soir, le reste du jour beau.
22	27 -11	4⅓	15	Ouest. -	Idem.
23	27 - 9	5	14⅔	Nord. - -	Idem.
24	27 - 8	5½	11	Ouest. -	Brouillard épais le matin, couvert le reste.
25	27 - 6	5½	11	Ou. ✠ No-Ou.	Tems couvert le matin, à midi beau & le reste.
26	27 -10	4½	10¼	Nord-Nord-Est	Beau tems serein.
27	27 -10	4	13	Nord. - -	Brouillard le matin, quelques gouttes de pluye, à 10 h. beau, le soir variable.
28	27 -10	5	8	Nord ✠ No-Ou.	Petite pluye dans la nuit & dans le jour par interv.
29	27 - 8	5	11	Nord. - - -	Beau tems serein.
30	27 - 6	2½	6	Nord. - - -	Idem.

La plus grande chaleur marquée par le Thermomètre, pendant ce mois, a été de 15 degrés au-dessus du terme de la congélation de l'eau, & la moindre chaleur de 0, c'est-à-dire au même terme. La différence a donc été de 15 degrés.

La plus grande hauteur du Mercure dans le Baromètre a été de 28 pouces 1 ligne, & son plus grand abaissement de 27 pouces 2 lignes. La différence entre ces deux termes est de 11 lignes.

Le vent a souflé
{
19 fois du Nord.
1 fois du Nord-Nord-Est.
4 fois du Nord-Est.
3 fois du Nord-Ouest.
3 fois de l'Est.
1 fois de l'Est-Sud-Est.
1 fois du Sud-Ouest.
5 fois de l'Ouest.
1 fois du Sud.

Il y a eu
{
15 jours de tems serein.
9 jours de beau.
5 jours de pluye.
2 jours de tems couvert.
2 jours de tems nuageux.
4 jours de tems variable.
2 jours de vent très-fort.
7 jours de brouillard.
2 jours de gelée blanche.

TABLES

OBSERVATIONS.

Nom des Maladies.	Nomb. des Malades.	Guéris.	Morts.	Convalescens.
Fièvres putrid. malign.	6	3	2	1
Fièvres contin. putrid.	5	4	0	1
Fièvres contin. simples.	13	11	0	2
Fièvres interm.	24	17	0	7
Fièvres putrides av. doul. au côté.	4	2	1	1
Peripneum. putrid.	2	1	0	1
Erésyp.	7	6	0	1
Ophtal.	3	3	0	0
Coliq.	1	1	0	0
Doul. rhûm.	5	3	1	1
Splenalgies.	2	1	0	1
Jauniss.	1	0	1	0
Hydrop.	6	2	1	3
Diarrh.	8	6	1	1
Phtisies.	7	2	1	4
Dyssent.	7	5	0	2
Catarrh.	5	4	0	1
Playes, ulcères, contuf. &c.	12	10	0	2
Total	118	81	8	29

J'ai vû deux de ces maladies se terminer par des abscés à l'oreille, une autre par une suppuration interne dans le poumon. Les crachats purulens furent annoncés par le pouls pectoral que Mr. *Mitier* médecin observa avec moi.

Douze de ces fièvres furent quotidiennes, neuf tierces & cinq quartes.

Le peripneumonique que j'ai marqué convalescent fut à deux doigts du tombeau, parce que vers le sixième jour les crachats, qui commençoient à être fort abondans furent tout à coup supprimés, l'oppression devint vive, la suffocation imminente, la douleur gravative plus violente &c. Une tisane bechique, dans la quelle entroit la bourrache, & les summités fleuries d'hypericum buë très chaudement, aidée de quelques prises de blanc de baleine, rapella cette évacuation supprimée, & ne contribua pas peu à la guérison du malade.

Un homme avoit une douleur très vive à la hanche droite qui se prolongeoit dans la cuisse du même côté. On regarda cet homme comme ayant une douleur sciatique, & on lui fit tous les remèdes usités en pareil cas. Le mal empiroit toûjours ; on s'apperçut enfin d'une grosseur à la cuisse; ce fut un dépôt qui s'abscéda & qu'on ouvrit. Quoique le malade se sentît soulagé par l'abondance des matières purulentes qui sortirent de cette playe, il ne recouvra point la santé, il languit quelque tems, & mourut consumé par une espèce de fièvre lente.

On nous apporta le 11e de ce mois un homme de plus de 70 ans dans un état désespéré, il y avoit longtems qu'il étoit malade, il avoit des obstructions au foye. La jaunisse, l'oppression, la toux, la fièvre étoient les principaux symptômes de sa maladie, il mourut peu de jours après.

Nous nous apperçûmes que cet hydropique avoit des rougeurs douloureuses aux cuisses deux ou trois jours avant sa mort. Ce n'est pas le seul exemple de ce que produit la gêne que trouve le sang à circuler dans les extrêmités inférieures. J'ai vû plusieurs hydropiques à qui des plaques rouges plus ou moins grandes occupoient les cuisses & les jambes, quelquefois même il s'y fait des crévasses, & les serosités lymphatiques s'écoulent par là. D'autres fois ces tâches dégénèrent en tâches gangréneuses, mais quelque tournure qu'elles prennent, je n'ai vû guérir encore aucun hydropique par cette voye. —— Un de ceux que j'ai marqué convalescent, fut dans un cas pareil. Le scrotum s'ouvrit de lui-même ; une abondante quantité d'eau s'échappa par cette ouverture, le malade s'en trouva fort soulagé, ce soulagement néanmoins fut court, il mourut dans les 1ers jours du mois de Décembre.

Celui que je marque mort d'une diarrhée, étoit un homme qu'on nous apporta la veille de sa mort. Il ne pouvoit point parler, & il rendoit ses excrémens sans le sentir. Je ne pus avoir aucune information sur la nature, les causes, & la durée de sa maladie.

Un soldat reçut un coup de bayonette dans les reins, la playe n'étoit point pénétrante, elle fut traitée méthodiquement, & fut bientôt guérie. Mais à peine fut elle cicatrisée que le malade devint enflé par toute l'habitude du corps. Il fallut mettre en usage les remèdes destinés aux leucophlegmaties qui produisirent un bon effet, & le rétablirent parfaitement.

RECAPITULATION des Hommes du mois de Novemb. 1761.

Il est entré pendant ce mois dans nôtre Hôpital 16 Soldats.

Il y avoit du mois d'Octobre
66 Bourgeois.
36 Convalesc.

118

Dans la classe des Guéris   81
Dans celle des Morts   8
Dans celle des Convalescens   29

118

TABLES

TABLES NOSOLOGIQUES

Nom des Maladies.	Nomb. des Malades.	Guéris.	Morts.	Convalescens
Péripneum. putrid.	1	0	1	0
Fièvres putrido-malign.	3	1	1	1
Fièvres contin. putrid.	4	2	1	1
Fièvres contin. simples.	5	3	0	2
Fièv. intermitt.	3	3	0	0
Erefyp.	2	2	0	0
Ophtal.	1	1	0	0
Suite de Couches	1	0	0	1
Doul. rhûmatism.	3	2	0	1
Hydrop.	4	1	2	1
Vomiffement.	1	0	1	0
Phtifies.	3	0	1	2
Gales.	4	3	0	1
Fièvres putrido-vermin.	2	1	1	0
Total	37	19	8	10

OBSERVATIONS.

On nous amena le 23e de ce mois cette malade; il y avoit déja cinq jours que la maladie avoit commencé. Son état étoit des plus facheux; elle ne pouvoit en aucune façon refpirer qu'affife fur fon lit, & la tête panchée en arrière, fon vifage étoit livide, & fon pouls fe faifoit à peine fentir fous le doigt. Le lendemain un leger délire accompagné du râle annoncerent fa fin prochaine; elle pouffa cependant jufqu'au 26e.

Le lait coupé avec la racine de bardane a produit de très bons effets fur une de ces malades. Des anciennes douleurs rhûmatifmales lui avoient prefqu'ankilofé le genou gauche; elle fouffroit fi cruëllement qu'elle ne repofoit quelques inftans qu'à l'aide des narcotiques. Cependant à peine eut-elle ufé de ce remède pendant dix à douze jours, que les douleurs diminuèrent, que le fommeil naturel revint, que l'appetit, qui ne fe faifoit point fentir depuis longtems, fe réveilla & que l'eftomac reprit fes fonctions. Enfin, après avoir perfévéré pendant un mois & demi dans l'ufage de ce lait, elle fortit de l'Hôpital en parfaite fanté. Voici la manière avec laquelle on prépare ce remède. On prend de racines fraiches de bardane à tête cotoneufe une once & demi, & même deux onces, fuivant le tempérament du malade. On la coupe à tranches minces, on la met dans un pot avec environ demi livre d'eau de fontaine, & on la fait bouillir jufqu'à la diminution de la moitié, pour lors les racines font prefque réduites en pulpe. On y ajoute demi once de miel de Narbonne qu'on écume avec foin; on coule enfuite le tout & on mêle cette décoction avec parties égales de lait de vache fortant du pis. On prend ce remède chaudement dans le lit, & on le continuë pendant affés longtems, fuivant l'exigence du cas.

RECAPITULATION des Femmes du mois de Novembre 1761.

Il eft entré dans nôtre Hôpital pendant
ce mois - - - - - - - - - 29 Femmes.
Il y avoit du mois d'Octobre - - - 8 Convalefc.

37

Dans la Claffe des Guéries - - 19
Dans celle des Mortes - - - 8
Dans celle des Convalefcentes 10

.37

SUM-

SUMMA TABULÆ NOSOLOGICÆ
Menſis *NOVEMBRIS* 1761.

CLASSES.	GENERA.	ÆGRI.	SANATI.	MORTUI	RESIDUI in alt. menſ.	
Febres.	Typhus.	9	4	3	2	
	Tritæoph. & amph.	11	7	2	2	
	Synochus.	18	14	0	4	} 65
	Intermittens.	27	20	0	7	
Phlegmaſiæ.	Peripneumon.	3	1	1	1	
	Pleuritis. putr.	4	2	1	1	} 16
	Eryſipelas	9	8	0	1	
Anhelat.	Catarrhus.	5	4	0	1	] 5
Dolores.	Rheumatiſm.	8	5	1	2	
	Colica	1	1	0	0	} 15
	Ophtalmia	4	4	0	0	
	Splenalgia	2	1	0	1	
Fluxus.	Menorrhag. ex par.	1	0	0	1	
	Dyſenteria.	7	5	0	2	} 17
	Diarrhæa.	8	6	1	1	
	Vomitus.	1	0	1	0	
Cachexiæ.	Aurigo	1	0	1	0	
	Hydrops	10	3	3	4	} 21
	Phtiſis.	10	2	2	6	
Vitia.	Scabies.	4	3	0	1	} 16
	Vulner. ulcer. &c.	12	10	0	2	
CLASSES 7	**GENERA** 21	**ÆGRI** 155	**SANATI** 100	**MORTUI** 16	**RESIDUI** 39	

Viri . . . 118
Mulieres 37
―――
155

Bbb 4   TABLES

Déc. le	Baro-mètre. pouc. lign.	Therm. Mat. à h. degr.	Therm. Soir à h. degr.	Vents.	Etat du Ciel.
1	28 - 0	0	3	Nord-Est. -	Beau tems serein, vent très-fort.
2	28 - 0	0	5	Nord-Nord-Est.	Idem.
3	28 - 0	$1\frac{1}{2}$	8	Nord. - - -	Idem, le soir vent médiocre.
4	28 - 0	$2\frac{1}{2}$	8	Nord. - - -	Beau tems serein, vent très-fort.
5	28 - 3	0	8	N-Est +Su.Est.	Tems couvert tout le jour.
6	28 - 3	$2\frac{1}{2}$	9	Sud + Est.	Brouill. le matin, le reste du jour variable.
7	28 - 0	$4\frac{1}{2}$	8	Sud- S- E. +Est	Tems couvert.
8	27 - 9	7	10	Est- Sud-Est+E.	Brouill. le matin, tems couvert le reste du jour.
9	27 - 8	5	11	Sud-Est - - -	Petite pluye par intervalles.
10	27 - 7	9	$14\frac{1}{4}$	Sud. - -	Pluye presque continuelle.
11	27 - 6	9	13	Sud-Est. - -	Brouillard le matin & le soir, couvert le reste.
12	27 - 5	8	12	Nord- Est. -	Idem.
13	27 - 7	6	8	Nord- Est. -	Petite pluye le mat. couvert le reste du jour.
14	27 - 7	7	10	Nord- Est. -	Tems couvert, à 3 h. petite pluye jusqu'au soir.
15	27 - 8	$5\frac{1}{4}$	$9\frac{1}{2}$	Nord-Nord-Est.	Tems couvert, à midi beau & le reste.
16	27 - 7	2	$7\frac{1}{2}$	N-N-E.+Nord.	Idem.
17	27 - 5	3	7	Est-N-Est +N.	Tems couvert, pet. pluye tout le jour par interv.
18	27 - 7	7	10	Est-Sud-Est+E.	Tems couvert.
19	27 - 7	$3\frac{1}{2}$	11	N-N-E +N-O.	Brouillard le mat. & le soir, beau le reste du jour.
20	27 - 9	$2\frac{1}{2}$	$6\frac{1}{2}$	N- N- Est +N.	Le mat. beau, à midi menace d'orage, variable.
21	27 - 9	2	$6\frac{1}{2}$	N- N- Est +N.	Leger brouillard, beau tems.
22	27 - 9	2	7	N- N-Est + Est.	Le matin nuageux, pluye le tantôt.
23	27 - 7	$1\frac{1}{2}$	9	Est- Nord-Est.	Le mat. brouillard, à midi beau, le soir pluye.
24	27 - 5	4	8	Idem. - -	Petite pluye continuelle presque tout le jour.
25	27 - 9	$4\frac{1}{2}$	9	N+N-E.+E+O.	Idem.
26	27 -10	5	10	Nord-+S-+O.	Le matin & le soir brouillard, le reste beau.
27	27 - 9	$5\frac{1}{2}$	9	Est + Sud. -	Pluye presque continuelle tout le jour.
28	27 -11	$4\frac{1}{2}$	10	Sud. - - -	Tems couvert.
29	27 -11	5	11	Sud +N-N-Est.	Tems couvert le matin, le soir nuageux.
30	27 -10	$2\frac{1}{4}$	10	Nord. - - -	Le matin beau, le soir brouillard.
31	27 -10	4	7	Nord. - - -	Beau tems serein, le soir nuageux.

La plus grande chaleur marquée par le Thermomètre, pendant ce mois, a été de 14 degrés & un quart au-dessus du terme de la congélation de l'eau, & la moindre chaleur d'un degré & demi au-dessous de ce même terme. La différence entre ces deux points est de 12 degrés & 3 quarts.

La plus grande hauteur du Mercure dans le Baromètre a été de 28 pouces 3 lignes, & son plus grand abaissement de 27 pouces 5 lignes. La différence entre ces deux termes est de 10 lignes.

Le vent a soufflé:
- 10 fois du Nord.
- 8 fois du Nord-Nord-Est.
- 6 fois du Nord-Est.
- 1 fois du Nord-Ouest.
- 7 fois de l'Est.
- 3 fois de l'Est-Nord-Est.
- 6 fois du Sud.
- 1 fois du Sud-Sud-Est.
- 2 fois de l'Est-Sud-Est.
- 3 fois du Sud-Est.
- 2 fois de l'Ouest.

Il y a eu:
- 5 jours de tems serein.
- 7 jours de beau.
- 10 jours de pluye.
- 13 jours de tems couvert.
- 3 jours de tems nuageux.
- 3 jours de tems variable.
- 3 jours de vent très fort.
- 9 jours de brouillards.

RESULTAT du mois de Décembre 1761.

Il est entré dans nôtre Hôpital pendant ce mois.	12 Soldats dont	3 morts.
. . . .	57 Bourgeois	8 morts.
Il y avoit du mois de Novembre	29 Convalescens.	
Il est entré	26 Femmes	4 mortes.
Il y en avoit de Convalescentes du mois de Novembre -	10	
Total	134	15

LET.

LETTRES,
MEMOIRES & OBSERVATIONS
SUR DIVERS SUJETS DE MEDECINE.

I.

LETTRE
à Messieurs les Auteurs du Journal des Savans (1).
sur
une *Hydrophobie* particuliere.

Messieurs !

JE prends la liberté de vous adresser une observation sur une hydrophobie, qui, sans être idiopathique, n'en est pas moins curieuse. Celles
de l'espèce dont il s'agit, je l'avouë, sont plus fréquentes que les autres;
on ne voit que trop souvent des hydrophobies par communication, mais
dans le cas présent la rage s'est communiquée par une voye qui n'est pas
ordinaire & qui mérite une attention particulière. Après tout, il est im-
portant que de pareils faits se répandent dans le public, afin que, si d'un
côté on apprend avec quelles précautions il faut éviter les animaux enra-

C c c

gés,

---

(1) Imprimée dans le II. Vol. de *Décembre* 1757, page 2603.

gés, & combien leurs approches font dangereufes; on fache auffi avec quelle fcrupuleufe exactitude on doit employer les remèdes pour détruire les moindres impreffions que leurs atteintes peuvent produire. Ce n'eft que dans les commencemens qu'on remédie à de pareils malheurs: Si l'on perd ces momens précieux, le fecours devient inefficace, & rien ne peut dans les fuites arrêter un mal fi dangereux, dès qu'on lui laiffe le tems de jetter de profondes racines.

Le 16me du mois de Juillet dernier, j'entrois dans la grande falle de l'Hôtel-Dieu de cette ville pour y faire la vifite des malades, lorfqu'un homme affés grand, fort robufte & d'environ 30 ans, s'approcha de moi & fe plaignit d'un mal de gorge qui l'empêchoit, difoit-il, d'avaler les liquides. Les gens de la maifon ne faifoient pas cas de cette maladie; ils ne la regardoient pas a beaucoup près comme fâcheufe: ce malade s'étoit préfenté la veille à 6 ou 7 heures du foir, on ne lui avoit pas trouvé de fièvre, & on avoit cru que la difficulté qu'il avoit d'avaler, étoit produite par une legère inflammation à la gorge, ou par une efquinancie. En fuivant cette idée on l'avoit faigné deux fois dans quatre heures, & on lui avoit donné un gargarifme dont on lui avoit recommandé de faire ufage. Comme pendant toute la nuit ce malade s'étoit beaucoup plaint de fon gofier, il avoit extrêmement incommodé celui qui avoit couché avec lui & fes autres voifins; ils attendoient tous avec impatience ma vifite, les uns pour faire ceffer ces plaites qui les fatiguoient, & l'autre pour calmer, par des remèdes plus actifs & plus efficaces, les douleurs qu'il reffentoit. J'allois queftionner cet homme fur fa maladie; il me prévint en me difant: voyés, Monfieur, s'il eft poffible que j'avale dans la fituation où je fuis? il prend alors fa taffe & verfant quelques gouttes d'eau dedans, il fait mine d'en goûter. Dès lors fon front fe ride, il détourne la vûë, pouffe des foupirs avec élancement, les yeux qui dabord m'avoient paru un peu hagards, deviennent prefque furieux quoique larmoyans, fon regard eft fombre & menaçant, fa bouche, fes jouës, fon menton s'agitent de divers mouvemens convulfifs, fon gofier fe gonfle, & l'on voyoit diftinctement (comme l'a très bien obfervé Mr. Lavirotte) (1) le cartilage thyroïde du larinx s'élever & s'abaiffer avec beaucoup de viteffe. Il fait de vains efforts pour approcher fa taffe de fa bouche; fon bras, qui entre en convulfion, s'y refufe; il crie, il fe plaint, il protefte, qu'il a une repugnance invincible des liquides. Sur de pareils fymptomes je n'héfitai point à déclarer ce malade hydrophobe: je lui demandai, s'il n'avoit été mordu par un animal enragé; il me dit que non; il m'ajouta feulement qu'il y avoit quelque tems qu'un chien, qu'il croyoit enragé, s'étoit jetté fur lui, qu'ayant pofé fes pattes

de

---

(1) Voyez le Journal des Savans du mois de Juillet de cette année, & le Recueil periodique d'obfervations de medecine &c. du mois d'Août.

de devant fur fa poitrine , il avoit refpiré l'haleine empoifonnée de cet animal, mais qu'il n'en avoit point été mordu (1). Je lui tatai le pouls, & je le trouvai petit, convulfif & ferré.   Je voulus examiner l'intérieur de fa bouche ; je vis la langue & le palais couverts d'une écume blanchâtre ; il en paroiffoit même à la commiffure des lèvres : il ne me fut pas poffible de voir le fond de fa gorge, parce qu'à mefure que je voulois abaiffer la langue qui étoit fort épaiffe, l'envie de vomir prenoit au malade ; & après bien des efforts inutiles, il crachoit quelque peu de cette écume blanchâtre, qu'il détachoit avec toutes les peines du monde.

J'aurois été bien aife de fuivre l'indication naturelle du vomiffement, & de pouvoir enfuite employer les remèdes qu'on vante comme fpécifiques en pareil cas, dont j'aurois voulu être en état de conftater les fuccés ; mais de juftes raifons, dans lefqu'elles je n'entrerai point, engagèrent les Dames Religieufes, qui gouvernent cette Maifon, à mettre dehors fur le champ cet homme là.   Je m'informai, avant de le quitter, de fon pays, de fa profeffion, & de fon logis : il fatisfit à toutes mes questions avec la dernière exactitude ; il me dit qu'il s'appelloit Pierre Bouard, qu'il étoit de Mornas, diocèfe d'Avignon, & qu'il demeuroit en qualité de valet chez le Sieur Pafcal, charretier au chemin de Beaucaire.

Après avoir fini ma vifite à l'Hôtel-Dieu, je ne perdis point de vûë ce malade ; je fus le chercher dans la maifon qu'il m'avoit indiquée, je l'y trouvai effectivement.   Je fçus du maître du logis que fon valet, étant arrivé le 14me tout en fueur, après avoir effuïé des chaleurs extraordinaires pendant un voyage de quelques jours, avoit lavé fa tête & fon vifage dans un bacquet d'eau fraîche ; & que le même foir il s'étoit plaint d'un violent mal de gorge ; qu'on avoit appellé un chirurgien qui l'avoit faigné fur le champ ; que le lendemain 15me, on lui avoit donné une medecine ordinaire , & que le même jour on l'avoit envoyé à l'Hôpital. Je perfuadai au Sieur Pafcal de garder chez lui par charité fon domestique, &, fans lui découvrir la nature de fon mal, de peur qu'il ne l'abandonnât, je lui dis que j'emploïerois tout ce qui dépendoit de moi pour le foulager.

Je fus moi-même fur l'heure avertir le chirurgien pour qu'il vînt faigner, fans aucun délai, ce malade, & je me difpofai à lui faire prendre le turbit minéral, afin d'employer enfuite les frictions mercuriales, mais par une fatalité que je ne pouvois prévoir, aucun de ces remèdes ne fut mis en œuvre.   Le chirurgien apprit au Sieur Pafcal que fon valet étoit hydrophobe : celui-ci ne voulut point qu'on lui fît des remèdes dans fa maifon ; il ne voulut pas feulement confentir à la faignée : la peur le faifit ; il mit dehors fon domeftique, ferma fa maifon & décampa, lui & fes gens.

C c c 2

Je

____

(1) Cet homme étoit fort, vigoureux, il avoit faifi le chien à la gorge dans le tems qu'il s'élancoit fur lui, & des perfonnes étant venuës à fon fecours lui avoient aidé à le tuer.

Je fus fort furpris, lorfque je revins l'après-midi, de trouver la maifon du Sieur Pafcal fermée, & le pauvre Bouard au milieu d'un grand-chemin, expofé à toute la chaleur du foleil qui, ce jour là, étoit exceffive; auffi le mal avoit-il confidérablement augmenté depuis que je l'avois vû. Trois de mes confrères que j'amenois avec moi furent témoins de tous les fymptômes de l'hydrophobie confirmée: le malade refufa conftamment de tremper le bout de fon doigt dans un verre d'eau claire qu'on lui préfenta; on voulut lui en jetter quelques goutes fur le vifage, il entra dans une efpèce de fureur, pouffa des cris affreux, hûrla même épouvantablement, & peu s'en fallut qu'il ne mordit la perfonne qui avoit commis cette imprudence. La maladie étoit parvenuë à fon dernier période en très peu de tems; il n'étoit guère plus permis d'approcher ce malheureux: il menaçoit de mordre tout le monde, & il avertiffoit ceux qui s'avançoient de trop près, de fe retirer promptement, qu'il ne feroit pas le maître de fes tranfports. Son vifage avoit changé de couleur, il étoit blême, fes yeux étoient égarés, fes lèvres livides, fa voix extrêmement rauque, & entrecoupée; l'écume qui fortoit de fa bouche n'étoit plus blanche comme je l'avois vûë le matin, elle étoit d'un verd foncé...... On l'attacha fur un brancard, il fit des efforts violents pour mordre ceux qui l'attachoient; il n'en vint pas, heureufement, à bout. Il fut porté à l'Hôtel-Dieu à huit heures au foir le même jour qu'il en étoit forti, & y mourut une heure & demie après, dans des convulfions, & des lypothimies continuelles, vomiffant d'un moment à l'autre des glaires vertes & noirâtres, & rejettant beaucoup d'écume de la même couleur.

Je demandai l'ouverture de ce cadavre; je la défirois; elle me fut refufée, perfonne ne voulant s'y prêter crainte de la contagion.

Si l'on réfléchit fur ce que je viens de rapporter, on pourra croire d'abord que Pierre Bouard, n'ayant été ni mordu, ni piqué par aucun animal enragé, étoit dans le cas d'une hydrophobie fpontanée; mais par l'aveu, qu'il m'avoit fait d'avoir refpiré l'haleine empoifonnée d'un chien qu'il croyoit enragé, n'eft-on pas fondé à penfer qu'il étoit hydrophobe par communication? Ce feroit, je vous l'avouë, Meffieurs, le fentiment qui me paroitroit le plus probable, & celui pour lequel je pancherois. Je crois donc que cet hydrophobe doit être mis dans la claffe de ceux dont parle Boerhaave. Aph. 1136. *Vix autem ullius veneni tam multiplex contagium. Nam morfu vel leviffimo. Spiritu ex ore hominis pulmone adducto.....* *Ofculo tantum rabido cani dato &c.*

Dans l'efpèce de combat qu'il y avoit eu, entre mon hydrophobe & ce chien, que je fuppofe enragé, & qui devoit l'être néceffairement, cet animal s'étoit élevé fur fes pieds de derrière, & ayant appliqué fes pattes de devant fur la poitrine de l'homme, celui-ci s'étoit trouvé à portée d'infpirer quelques petites parties de la falive du chien; ces particules de la bave empoifonnée s'étoient introduites, à la faveur de l'air, jufques-

ques-

ques dans les poulmons de l'homme : de là elles s'étoient aifément com-
muniquées à fon fang , elles en avoient infecté la maffe , & avoient produit cette funefte maladie. Peut-être que ce venin auroit refté plus long
tems fans action; peut-être même auroit- il pû fe diffiper : mais la chaleur exceffive de la faifon (1), la fatigue qu'avoit effuïé cet homme , la
tranfpiration rentrée après un exercice violent ; tout avoit concouru à
fortifier & à développer ce germe de l'hydrophobie.

Mais, me dira-t-on , & c'eft la feule difficulté qu'on puiffe m'oppofer, comment la falive de l'animal enragé peut-elle être portée dans la
bouche d'un homme à la faveur de l'air, puifqu'elle eft fi épaiffe qu'à peine les hydrophobes peuvent- ils la détacher en crachant avec effort?....
Le célèbre Mr. van Swieten à prévu la difficulté, & c'eft lui qui me
fournit la réponfe. Voici fes propres paroles. Après avoir dit qu'Arete'e
affuroit qu'un homme pouvoit devenir hydrophobe en recevant la feule
infpiration d'un chien enragé, il ajoûte: *Si autem confideretur illud contin-
gere non poffe, nifi admodum propinquus fuerit homo rabiofo animali, & fimul
notetur fpumefcentem falivam in ore, & faucibus rabioforum animalium hærere,
cum illam deglutire nequeant, atque refpirationem admodum difficilem & anhe-
lofam effe ultimo morbi tempore, patebit fatis quod minimæ falivæ guttulæ per va-
lidam illam expirationem abradantur ficque propinquum hominem inficere poffint,
imprimis eò pejor fit infectio quo animal morti propinquius eft.* Van Swieten
comm. in aph. tom. 3. pag. 543. Et ce favant auteur, dans la même page,
dit encore ce qui fuit fur le témoignage d'Aurelien..... *Hominum hydropho-
borum quidam in hydrophobicam paffionem devenerunt folius afpirationis odore ex
rabido cane adducto ; cum deflatione quadam naturalis fpiratio vexata venenofum
æërem adducit & talibus inferit partibus.* Aurel. *acut. morb.* lib. 3. cap. 9. p.218.

Faul-il encore, pour ne laiffer aucun doute de la communication
de l'hydrophobie par cette voye, joindre au temoignage des auteurs, des
exemples? Palmarius nous en fournit un bien frapant (2). Un Payfan
hydrophobe étant à toute extrêmité, demande à ceux qui le tenoient en-
chainé, comme la dernière faveur, & la feule confolation qui lui reftoit,
de pouvoir, avant que de mourir, embraffer fes enfans? On le lui accorde.
Il meurt prefquauffi tôt : fept jours après fa mort, fes enfans font attaqués
de la même maladie & ils périffent tous. Schenkius rapporte un autre
exemple d'un maître qui mourut hydrophobe (3), pour avoir voulu embraffer fon chien qui étoit enragé, l'inftant auparavant que de le faire tuer.

Je pourois inférer ici bien d'autres faits qui ferviroient de preuve à
ce que j'ai avancé ; mais outre qu'ils feroient fuperflus, ce feroit encore
abufer, Meffieurs, de vôtre complaifance, & tenir mal-à-propos dans
vôtre Journal une place qu'on ne fauroit trop menager.

C c c 3

Si

---

(1) Æftivus fervor videtur reddere hoc veneuum magis actuofum. van Swieten in Boerhaave Aph. T. 3. p. 540.

(2) De morb. contag. pag. 266.   (3) Obfervat. medicinal. L. 7. pag. 848.

Si quelqu'un vouloit s'inftruire au long fur l'hydrophobie, il n'auroit qu'à confulter les différens auteurs qui en ont parlé.... PALMARIUS *de morb. contag.* AURELIANUS *acutor. morb. lib.* 3. ARETEUS *morb. acut. lib.* 3. *cap.* 7. SCHENKIUS *obferv. medicin. lib.* 7. VAN SWIETEN *in* BOERHAAVE *Aphor. tom.* 3. *&c. &c.* & bien d'autres que je tais. Mais on ne doit pas omettre la favante differtation de Mr. DE SAUVAGES, qui ne laiffe rien à défirer fur cette matière.

J'ai l'honneur d'être avec le plus profond refpect,

Meffieurs,

à Nîmes,

le 10. *Septembre* 1757.

Vôtre

très humble & très obéiffant Serviteur,
RAZOUX.

II.

MEMOIRE

Préfenté à la SOCIE'TE' ROYALE DES SCIENCES DE MONTPELLIER, & lû dans une de fes féances du mois de Mars 1762.

fur

des Vers fortis des puftules de petite Vérole.

Meffieurs!

JE vais vous faire part d'une hiftoire qui vous démontrera combien peu de foi on doit ajoûter aux bruits populaires qui fe répandent journellement, & combien on doit être en garde pour n'être pas furpris par le récit de certains évènemens extraordinaires qu'on fe fait un plaifir de raconter, & que le vulgaire, féduit par l'apparence du merveilleux, convertit auffitôt en réalité.

Il y a près de trois ans que nous eûmes une épidémie de petite vérole qui dévaftoit nôtre ville. Dans le même tems, il fe répandit un bruit qui éfrayoit tous les parens dont les enfans n'avoient point encore été attaqués de cette maladie. On difoit qu'elle changeoit de nature, qu'on n'y reconnoiffoit plus les mêmes caractères, & furtout on affûroit que, dans le tems de la fuppuration, les malades étoient couvert de vers qui fortoient de toutes les parties de leur corps.

Je vous avouë, Meffieurs, que, n'ayant jamais entendu parler de petite vérole qui produifit de pareils phénomènes, j'étois fort attentif à découvrir ce qui pouvoit avoir donné naiffance à cette rumeur. Je fus affés heureux que d'y réüffir, & de remonter jufqu'à la véritable caufe. Voici de quoi il s'agiffoit.

La

La fille du Sr. T... ferrurier, âgée de 10 à 11 ans, fut attaquée
fur la fin du mois de Mai de l'année 1759 d'une petite vérole confluente; elle fut dans le plus grand danger, &, pour ainfi dire, à
toute extrêmité pendant 8 à 10 jours: elle ne put ouvrir fes yeux,
& refta perclufe de tous les membres pendant plus de 3 femaines;
mais ce qu'il y eut de plus fingulier, & qui étonna tous les parens,
c'eft que, vers le 27me jour de la maladie, on crut appercevoir un ver
qui fortoit d'une des puftules varioliques. Surpris de la fingularité de
cet accident, on examina de plus près, & on vit qu'on ne fe trom-
poit point; c'étoit réellement un ver; bientôt un fecond parut dans
un autre endroit, puis un troifième, enfin à différentes reprifes, & en
différens tems on en compta au moins 10 à 12. Le Medecin ordinaire de cet enfant prit trois de ces vers, & les apporta chés Mr. DE
SEGUIER qui eut la bonté, le même jour, de me les donner. Deux
de ces vers moururent prefqu'auffitôt; un feul refta vivant; je l'enfer-
mai dans un pocal de verre, & comme il étoit tard lorsque je les
reçus, je me contentai de lui donner un petit morceau de viande,
me refervant à loifir un plus long examen.

La lendemain avant toutes chofes, pour être plus certain du fait,
& de toutes ces circonftances, je fus voir cette petite malade; je la
trouvai couchée dans un mauvais grenier ouvert de tous côtés, expofé à la chaleur rigoureufe de la faifon. Cet enfant me parut prefque mourant; elle fembloit paralytique, & ne remuoit ni les bras, ni
les jambes. Je m'informai fur quelle partie du corps ces vers avoient
paru; on me répondit qu'on n'en avoit vû que fur le vifage; mais
qu'affûrement il devoit en être forti des autres parties fans qu'on s'en
fut apperçu. Ce furent là les propres termes du père & de la mère.
Comme je revoquois en doute leur témoignage, j'examinai avec attention toutes les parties du corps; partout je trouvai les puftules
féches, les croûtes même en étoient tombées; le vifage feul étoit
couvert d'une écaille épaiffe de matière purulente déf'échée, dans laquelle on voyoit en plufieurs endroits la trace des loges que les vers
avoient habité. J'étois curieux de voir fortir moi-même un de ces
vers; j'eus cette fatisfaction. Dans le moment la mère de cette petite malade dégagea, du coin de l'œil droit de fa fille, avec la pointe
d'une épingle, un de ces vers qui commençoit à fortir la tête de deffous une croûte... Je revins chez moi, ayant par-conféquent bien
conftaté le fait en queftion, & je confiderai pour lors très attentivement le ver que j'avois mis la veille fous le pocal: il étoit blanc, fon
corps étoit compofé de plufieurs anneaux, il avoit environ 6 à 7
lignes de longueur: en un mot, il me parut exactement conforme
à ceux qu'on trouve dans la viande fraiche qui a été expofée au grand
air dans l'ardeur de l'été.

Comme

Comme cette idée trouva des contradicteurs, & qu'on voulut faire passer ces vers pour être d'une espèce singulière, je résolus de m'éclaircir, & de pousser la chose jusqu'à la dernière évidence.

Je nourris ce ver pendant plus de 20 jours avec la plus scrupuleuse attention. Le 7me Juillet suivant je remarquai qu'il ne mangeoit plus ce que je lui présentois; il rodoit partout le pocal, & traitoit avec indifférence la viande qu'il dévoroit auparavant.

Je mis un peu de terre dans un coin, par le conseil de Mr. DE SEGUIER, qui ne manqua pas de me prognostiquer sa métamorphose prochaine. Il parcourut en effet cette terre plusieurs fois, se blotit à la fin dans un coin, & resta en véritable chrysalide pendant 9 jours (si je ne me trompe). Le matin du 19me voulant visiter mon pocal, j'y trouvai une grosse mouche veluë, ayant le ventre d'un bleu luisant, exactement la même que celle qui produit les vers qu'on trouve dans la viande qui commence à se gâter, & qu'on appelle parmi le peuple *de visons.*

Cette transmutation ne laissa plus aucun doute dans les esprits, & convertit les plus incrédules. Il n'est pas bien difficile à présent d'expliquer l'apparition de ces vers sur le corps de nôtre malade. Cette petite infortunée étant percluse de ses membres, comme je l'ai déja dit, ne pouvoit point chasser les mouches attirées par l'odeur du pus qui se faisoit sentir d'assés loin. Ces insectes venoient se reposer sur son visage, & trouvant là une matière qui pouvoit servir d'aliment & de demeure à leurs embryons, elles déposoient leurs petits vers sous les croûtes des pustules varioliques. Ceux-ci prenant des accroissements, & se trouvant logés trop à l'étroit, soulevoient la croûte, & sortoient la tête hors du trou qui leur avoit servi de gîte; on les appercevoit ainsi, & on en faisoit l'extraction, non sans crier au prodige, & sans exagérer le nombre & la figure de ces insectes. Il est certain que les vers ne parurent que sur le visage, le corps étoit couvert pour l'ordinaire d'un drap de lit, & quand même on en auroit trouvé ailleurs, ce n'auroit pu être que de la même façon: mais comme on aime toujours le merveilleux qu'on amplifie continuellement, & que le nombre des miracles croît d'un moment à l'autre par les divers récits que chacun fait, auquel il ne manque pas d'ajoûter quelque particularité surprenante, on disoit, déja lorsque j'allai voir cet enfant, que de toutes les parties de son corps il en sortoit des vers en abondance, au-dessus même de la tête, disoit-on, quoiqu'elle fut couverte d'un bonnet, derrière les bras, les cuisses, les jambes &c. Le fait étoit faux dans toutes ses circonstances: il n'y avoit rien de vrai que ce que je viens de rapporter.

Au reste cette petite fille, quoique dans un état presque desesperé, n'est point morte, elle jouit d'une bonne santé, mais elle a le visage face grélé & coufu par les cicatrices multipliées d'une façon prefque difforme , & il lui refte des tâches inéffacables dans les yeux.

III.

OBSERVATION (1)

fur

une quantité prodigieufe de vers fortis du nez.

JE fus appellé, il y a quelque tems, pour voir la N. Del........ qui depuis trois ou quatre jours étoit malade. Je lui trouvai le pouls fort & plein, la peau du corps féche, aride, brûlante, le vifage extrêmement rouge, & les yeux enflammés : elle avoit une fièvre ardente des plus vives ; elle fe plaignoit, depuis le prémier inftant de fa maladie, d'un mal de téte affreux, qui, malgré les remèdes, avoit toujours augmenté ; la douleur fe faifoit fentir vivement au front, elle étoit presqu'infuportable : il n'y avoit pas cependant d'indices marqués de pourriture, la langue n'étoit point chargée, ni la bouche mauvaife, l'eftomac & la poitrine paroiffoient être en bon état.

Quoiqu'on eût déja fait trois faignées à la malade, & qu'on lui eût même ouvert la faphène, comme le mal ne cédoit point, je lui en fis faire deux autres affés copieufes, l'une du bras, l'autre du pied ; je réïterai les purgations, je lui préfcrivis des anodins, des narcotiques, & furtout des tifanes rafraichiffantes nitreufes, pour modérer cette grande ardeur du fang. Cette rarefaction extraordinaire, que je croyois être la principale caufe de fon mal, tous ces remèdes furent envain employés, ils ne produifirent aucun bon effet.

Avant de mettre en œuvre de nouveaux fecours, je fus bien aife de faire voir cette malade à Mr. Baux mon confrère, qui jouït dans cette ville d'une réputation juftement méritée. Nous differtâmes enfemble fur la maladie, & le réfultat de nôtre confultation fut, d'ordonner une potion émétique, pour vuider les prémières voyes des mauvais fucs qui pouvoient encore y être contenus, & qui fans doute avoient éludé l'action des purgatifs.

On fuivit exactement nos vuës : la malade fit ufage du tartre émétique ; ce remède produifit dans elle un effet furprenant, & auquel nous ne nous ferions jamais attendus ; elle vomit très peu, & ne fut point purgée ; mais à mefure qu'elle faifoit des efforts pour vomir,

D d d

elle

---

(1) imprimée dans le Journal de Medecine, Tom. IX. pag. 415.

elle éternuoit, & à chaque éternûment, elle rendoit, par le nez, deux, trois, quatre petits vers: nous fûmes les témoins de ce fait singulier; cette femme en rendit devant nous plus de dix, nous en primes quelques-uns pour les considerer à loisir. A mesure que ces vers sortoient, le mal diminuoit sensiblement, la malade se sentoit soulagée, & la tête plus libre: enfin, dans cette matinée, on compta 72 de ces vers, qui furent rejettés tous par la même voye; le mal de tête, la fièvre, tous les autres symptomes disparurent presqu'aussitôt, & la malade fut entièrement guérie.

Les vers étoient blancs, leurs corps étoient composés de plusieurs anneaux, ils avoient 7 à 8 lignes de long, sur 3 ou 4 de large: en un mot, ils étoient parfaitement semblables à ceux qu'on trouve dans la tête des moutons, & que Mr. DE REAUMUR a décrit dans le I. Tome de l'histoire des insectes pag. 555. Je dis plus, c'étoient les mêmes vers, & on n'aura pas de peine à le croire, lorsqu'on saura que cette femme, la veille de son indisposition, s'étant trouvée à la campagne, fut pressée de la soif la plus vive; elle chercha de tous côtés de l'eau pour étancher sa soif; après bien des recherches, elle découvrit une espèce de petite mare; quoique l'eau fut un peu bourbeuse, elle ne laissa pas d'en boire à deux différentes reprises. Peu de momens auparavant, un berger avoit abbreuvé son troupeau à la même source; les moutons avoient probablement sali l'eau, & l'avoient infectée de ces petits vers qui leur sortent par le nez. Mais comment, nous demandera-t-on, ces vers avoient-ils pu s'insinuer dans les parties internes du nez, sans que la malade s'en apperçût? Cela paroit, au prémier coup d'œil, difficile à comprendre; cependant, si l'on fait attention que cette femme, pour boire plus à son aise, s'étant couchée par terre, avoit pu facilement tirer de l'eau par le nez, on jugera que les vers, étant extrêmement petits, auront suivi nécessairement la même route, qu'ensuite ils auront passé plus avant, sans produire des sensations douloureuses, à raison de leur petitesse, & de leur engourdissement, qu'ils auront pu pénétrer jusqu'aux sinus frontaux où étoit le siège du mal, & qu'ayant trouvé là une nourriture convenable, ils auront bientôt pris une nouvelle vie, & des accroissemens considérables: l'humeur visqueuse & gluante que les glandes de sa membrane pituitaire fournissent, étant à-peu-près analogue à celle qui se sépare des glandes de la même espèce dans la tête des moutons.

La quantité de vers que cette femme rendit, paroit encore quelque chose de bien surprenant. Mr. de REAUMUR dit qu'on trouve deux vers ou trois, tout au plus, dans la tête de chaque mouton, & nôtre malade en a rejetté plus de 70. Il falloit par-conséquent que l'eau dont elle but, fût extrêmement chargée de ces insectes: encore n'est-ce là qu'une petite partie de ceux qui nageoient dans cette eau;

car

car le plus grand nombre a dû nécessairement passer dans l'estomac, & sortir par les selles que les purgatifs occasionnèrent?

Il reste à présent à examiner comment ces vers ont pû produire la fièvre, le mal violent à la tête, & les autres symptômes qu'avoit nôtre malade ? . . . Ces vers sont armés de petites épines rougeâtres, de crochets & de cornes (*hist. des insect.* pag. 556.) Ils ne restent point tranquilles, ils sont agiles, & toujours en mouvement; en changeant souvent de situation, en pinçant les parties qui se trouvoient à leur portée, en les suçant, en les irritant, ils devoient nécessairement produire des sensations très douloureuses, agissant sur-tout sur un organe si susceptible d'irritation, puisqu'il est certain que les nerfs, de quelque partie du corps que ce soit, ne sont plus découverts, ni si délicats que ceux de la membrane pituitaire (1). La douleur que produisoit ces nerfs tiraillés, devoit donc être très vive ; cette douleur persistant, causoit une irritation violente & continuë dans tout le genre nerveux : de là naissoit la fièvre, &, de celle-ci, la chaleur, la rougeur & tous les autres symptômes.

Si l'on fait attention à ce que dit Mr. DE REAUMUR, à l'endroit que j'ai déja cité, on sera convaincu de la possibilité des conjectures que j'avance. Voici les propres paroles de cet illustre Académicien dont nous regretterons long-tems la perte: (2) „ Il peut arriver sou-
„ vent à ces vers, dit-il, de n'être pas tranquilles dans les sinus
„ frontaux des moutons, d'y vouloir changer de place & d'agir trop
„ fortement contre des membranes sensibles, soit avec leurs épines,
„ soit avec leurs crochets : alors ils doivent faire sentir au mouton
„ des douleurs vives qui sont la cause la plus probable, à laquelle
„ on puisse attribuer ces espèces d'accès de vertige, ou de phré-
„ nésie, auxquels est sujet un animal si doux & si pacifique; c'est sans
„ doute alors qu'on voit les moutons bondir, & aller heurter leur tête à
„ diverses reprises contre les corps, les plus durs, contre les arbres,
„ contre les pierres &c. „

Puisque ces vers par leur action occasionnent des accès de vertige & de phrénésie aux moutons, on ne doit pas être surpris de tous les maux qu'ils firent souffrir à la malade, qui fait le sujet de cette observation.

Si dès le commencement on avoit pu sçavoir, ou du moins soupçonner, quelle étoit la véritable cause de ce mal, on auroit sur le champ soulagé la malade, en introduisant, dans l'intérieur du nez, une barbe de plume, imbibée d'huile, ou en lui faisant inspirer de l'ellebore, ou quelqu'autre sternutatoire violent; ces remèdes auroient agi sur la partie lésée, la malade auroit éternué fréquemment, & par là

Ddd 2

elle

---

(1) HEISTER pag. 729.   (2) j'écrivois ceci en 1758.

elle fe feroit dégagée, dans un inftant, de ce qui la tourmenta pendant plufieurs jours: mais nous ne fûmes inftruits de toutes les circonftances que j'ai rapportées, qu'après la fortie des vers; tant il eft vrai qu'on connoit fouvent trop tard la véritable caufe des maladies: funefte fource de bien des erreurs, contre lefquelles nous devons être toujours en garde, & que nous devons éviter avec le plus grand foin.

. I V.

L E T T R E (1)

à Monfieur Bourdelin, ancien Profeffeur de la faculté de Medecine de Paris, Profeffeur en chymie au jardin Royal, de l'Académie Royale des fciences, prémier Medecin de Madame, &c. &c. &c.

fur

les bons effets de la Dulcamara, *prife intérieurement.*

Monfieur!

JE prends la liberté de vous addreffer une obfervation qui m'a paru mériter d'être communiquée à vôtre favante compagnie. Le fuccès prodigieux d'une plante qui eft regardée, affés communément, comme un poifon, pourra vous furprendre; mais foyés affuré que je n'ai rien exageré dans mon récit, & que tous les faits y font dans la plus exacte verité. Un de mes confrères, & le chirurgien ordinaire de la malade, qui l'un & l'autre ne l'ont point perduë de vûë, font mes garants. Voici de quoi il s'agit.

Je voyois déja depuis plufieurs mois une jeune Demoifelle de 22 ans qui avoit les fymptômes les plus facheux d'un fcorbut confirmé, fans qu'on put foupçonner ni fes parents, ni elle-même, d'avoir mérité une pareille maladie par leurs déréglemens, & fans qu'on pût en aucune façon croire qu'un principe vérolique eût hâté le dévélopement de ce virus. J'étois défefperé de voir de jour en jour les progrès du mal, & l'inutilité des remèdes, lorfque Mr. de Sauvages, Profeffeur en Medecine de l'Univ. de Montp. qui veut bien m'honorer de fon amitié particulière, fût appellé ici pour voir une perfonne de confidération. Je lui fis part de l'état de cette Dlle. & de mon embarras; il me propofa de tenter la

Décoc-

---

(1) L'obfervation qui eft contenüe dans cette lettre, a été inferée dans les Mémoires de l'Acad. R. des Sciences, ann. 1701.

Décoction du *folanum fcandens feu Dulcamara* que Mr. LINNÆUS lui avoit donné, à ce qu'il me dit, pour un fpécifique dans les maladies fcorbutiques caufées par un virus vérolique dégénéré. Quoique je fuffe perfuadé, comme je viens de vous le dire, que ce n'étoit point le principe actuël du mal : je me déterminai cependant à employer ce remède, plûtôt que de n'en faire aucun, & le fuccès paffa mon efpérance. Mais je crois qu'il convient de remonter plus avant, &, pour vous faire connoitre plus particulièrement la malade, de vous inftruire en détail de tout ce qui a précedé & fuivi l'adminiftration de ce remède.

Mlle..... ne jouiffoit pas depuis quelque tems d'une fanté parfaite, elle maigriffoit tous les jours, elle fouffroit de tems en tems des douleurs vagues aux articulations, il lui furvenoit des laffitudes fpontanées, elle étoit fujette à des fluxions aux dents, & au vifage, à des catarrhes &c. Au mois de Mai 1758, elle fût attaquée d'une toux continuelle, jointe à un mal de gorge violent, & à une fièvre aiguë qui redoubloit tous les foirs. Cet état nous allarmoit avec raifon : Cependant cet orage, qui n'étoit que le prélude des maux auxquels elle alloit être expofée, céda au traitement methodique, & au lait de chèvre dont elle fit ufage pendant tout l'été; je difcontinuai de voir la malade; elle fe remit affés bien, & aux laffitudes douloureufes près, qui fe firent fentir de tems en tems, elle jouït, au moins en apparençe, d'une affés bonne fanté jufqu'au printems de l'année fuivante.

Pour lors les douleurs aux articulations revinrent de nouveau, elles s'étendirent même jufqu'à l'épine du dos, & aux lombes; une fluxion confidérable s'empara des lèvres & des gencives; elle fût toujours en augmentant jufqu'au 2 Mai 1759 qu'on me fit appeller pour la feconde fois. Le mal étoit dans toute fa force, & la caufe qui le produifoit n'étoit plus équivoque. La malade avoit un chancre fcorbutique des plus malins à la lèvre fupérieure; il en occupoit le deffous, & le dehors; les bords en étoient blancs, calleux, & même carcinomateux; la fanie, ou liqueur ichoreufe qui en couloit, étoit très fétide, & la lèvre avoit plus d'un pouce d'épaiffeur : un fecond chancre occupoit la lèvre inférieure; il étoit de la même nature que le prémier, mais moins confidérable : Les gencives étoient molaffes, pâles, quelque peu livides & faignantes; trois dents s'étoient détachées, prefque d'elles-même, de leurs alvéoles; il y avoit plufieurs ulcères dans la bouche, & au gofier; l'habitude du corps étoit parfemée de taches violettes, rouges & brunes; la malade avoit une petite fièvre, qui redoubloit tous les foirs, & le redoublement étoit marqué par un friffon affés fort.

Tel étoit l'état de la malade lorfque je fus apellé; bientôt des douleurs violentes fe firent fentir, comme elle le difoit elle même, dans la moëllè des os, & parvinrent au point de la rendre entièrement perclufe; il parut des exoftofes à la créte du tibia, & à la partie moyenne de

l'avantl'avant-bras de l'un & de l'autre côté; elles égalèrent en groffeur une demi coque de noix, & la partie où elles fe montrèrent, devint d'une fenfibilité fans égale, quoiqu'elle ne parût pas avoir changé de couleur; le fang étoit totalement infecté, du moins il parût tel dans deux faignées que nous fumes obligés de faire par complaifance pour la malade, qui croyoit en recevoir du foulagement; on ne voyoit dans la palette qu'une pellicule épaiffe de quelques lignes, nayeant dans une férofité claire & ténuë.

Nous employâmes les remèdes les plus efficaces en pareil cas; fyrops acidulés, minoratifs, efprit de cochléaria, petit lait alteré avec le creffon, &c. tout fut mis en ufage; on effeya même les frictions mercurielles, qui ne firent qu'augmenter le mal; on attaqua les exoftofes avec les liniments, les baumes, & même la pommade mercurielle; on panfoit les chancres avec des digeftifs animés, le bafilicum imprègné de diverfes teintures fortes, & le baume verd; on détruifoit les clairs baveufes avec le précipité, & on fe fervoit pour les gencives, & pour les ulcères de la bouche, du collyre de lanfranc; malgré tous ces remèdes, fi naturellement indiqués, le mal augmentoit toûjours, & la malade en étoit venuë au point de n'avoir de repos ni jour ni nuit, fans que le fyrop de pavot, & les autres narcotiques qu'on lui donnoit, puffent lui en procurer. Cet état paroiffoit être le dernier période de la maladie: en effet, on ne pouvoit guère en imaginer un plus trifte, ni plus défefpéré.

Ce fût dans ces circonftances que Mr. DE SAUVAGES me confeilla, ainfi que je vous l'ai déja dit, Monfieur, d'ufer de la fimple décoction du *folanum fcandens*. J'eus beaucoup de peine à y faire confentir les parents de la Dlle. malade, parce qu'on leur avoit infinué que cette plante étoit un violent poifon: cependant je vins à bout de les déterminer, & on commenca d'en faire ufage le 9me Juillet d'abord à très petite dofe, & enfuite en augmentant peu-à-peu.

Les prémiers effais n'en furent pas heureux; les douleurs dans les extrémités devinrent exceffives & infuportables; il s'y joignit des élancemens fi vifs dans la tête, que la malade difoit qu'il lui fembloit qu'on lui arrachât les yeux. En effet, ces élancemens augmentèrent, pendant les quinze prémiers jours, à un tel point, que fes yeux fe troublèrent, devinrent vitrés, c'eft-à-dire, demi-opaques & bleuâtres, & qu'elle perdit abfolument la vûë. Ce mauvais fuccès ne me découragea point: je fis continuer le remède avec plus de foin & d'exactitude, & j'eus enfin la fatisfaction de voir, dès les prémiers jours d'Août, une diminution bien marquée des fymptómes de la maladie; les douleurs dimnuèrent, les chancres donnèrent une bonne fuppuration, les véficatoires coulèrent abondamment, les élancemens de tête furent moins vifs, & moins fréquens, les yeux reprirent leur couleur naturelle & leurs fonctions, les ulcères fe cicatrifèrent, les taches difparurent auffi-bien que la fièvre,

l'eftomac

l'estomac se rétablit, & la malade revint peu-à-peu aux alimens, solides, que depuis long-tems elle n'avoit pû soutenir; l'usage du *solanum*, continué jusqu'à la fin de Septembre, fit insensiblement disparoître les exostofes, les douleurs s'évanouirent, le sommeil naturel revint, les chancres & les ulcères se guérirent totalement, les gencives reprirent leur fermeté, & leur couleur vermeille; enfin la malade passa d'un état presque désespéré à une entière guérison, sans autre remède que le *solanum*. Il est vrai seulement que, lorsque nous le discontinuâmes, je substituai à sa place le lait d'ânesse que Mlle.... prit pendant quelque tems.

Au reste, Monsieur, ce qui est digne de remarque, c'est qu'il n'est survenu aucun inconvénient pendant l'usage de ce remède: il n'a produit ni vertige ténébreux, ni ardeur de gosier, ni aucun autre fâcheux symptôme. Nous ne nous sommes pas même aperçus qu'il ait produit des évacuations ni par les urines, ni par les sueurs; un jour seul & unique, la dose du remède ayant été mal-à-propos augmentée, la malade ressentit une ardeur dans l'estomac qui fut suivie de nausées & de vomissemens, je fis sur le champ discontinuer nôtre infusion, & Mlle. s'étant reposée vingt-quatre heures, tous les accidens cessèrent.

Ce remède paroit donc agir, pour ainsi dire, par extinction; il va chercher dans la masse du sang le virus scorbutique, qu'il combat, & qu'il détruit; il y a même lieu de croire que c'est sans retour, puisque j'ai attendu deux années avant de vous communiquer cette observation, & que je n'ai observé dans la malade aucune marque de récidive; elle joüit d'une parfaite santé; elle a eu depuis une fièvre continuë simple, qui a cedé aux remèdes ordinaires, & dont la convalescence n'a été ni longue, ni laborieuse; ce qui n'auroit certainement pas été, s'il y avoit eu la plus petite quantité de virus scorbutique dans le sang.

On peut donc regarder cette plante comme un remède très efficace dans le traitement de cette maladie bien plus commune qu'on ne pense.

> Je suis avec respect,
>
> Monsieur,
>
> > Vôtre
> >
> > > très humble &c.

à Nîmes, le 25 Septembre 1761.

V. LET-

V.

LETTRE (1)

à Mr. A. Roux, Doƈteur Régent de la faculté de medecine de Paris, membre de l'acad. Roy. des belles - lettres, fciences, & arts de Bourdeaux, & de la fociété royale d'agriculture de la généralité de Paris.... fervant d'addition à la lettre précédente

fur

les bons effets du *Solanum Dulcamara*, pris intérieurement.

Monfieur!

IL paroit, depuis quelque tems, que les médecins font tous leurs efforts pour enrichir la médecine, & pour trouver des remèdes contre les maux qui jufqu'aujourd'hui avoient été régardés comme incurables. Notre fiècle admire, avec reconnoiffance, les découvertes & les fuccès qu'ont eus, dans ce genre, les STÖRCKS, les DE HAENS, les LOCHERS, les LAMBERGENS, & plufieurs autres qu'il feroit trop long de nommer ici. Animé par ces exemples, je ne vous diffimulerai point, Monfieur, que j'ai tenté de fuivre de loin la route que ces grands hommes ont tracée. L'inutilité des moyens de guérir certaines maladies cruelles, qui réfiftent à toutes les méthodes connues, a été le motif qui m'a excité; & je n'ai pas eu à me repentir des tentatives que j'ai faites pour le foulagement des malades. Je ne parlerai point, dans cette lettre, des expériences heureufes & des cures furprenantes, opérées, dans nôtre ville, par la ciguë, l'aconit, &c. j'en réferve le détail pour un autre tems (2). Je me borne à un précis des épreuves que j'ai faites fur une autre plante qui a été regardée, par quelques-uns, comme un poifon moins violent, à la vérité, que ceux dont je viens de parler, mais qui, dans certains cas, n'a pas été moins efficace.

Au refte, Monfieur, ce que je vais rapporter, ne peut être confidéré que comme une fuite de l'obfervation que j'eus l'honneur de préfenter à l'académie royale des fciences, dont elle a bien voulu inférer un extrait dans fes Memoires (3).

La

---

(1) Imprimée dans le *journ. de medecine* Tom. XXII. pag. 236.

(2) Je me flate de pouvoir placer ce détail dans un ouvrage auquel je travaille depuis près de dix ans, & qui eft prêt à paroître fous ce titre : *Tables nofologiques*, &c.

(3) Voyez..... Hiftoire de l'académie royale des fciences, avec les memoires

de

La plante, dont il eſt ici queſtion, eſt le *ſolanum ſcandens* ou *dulc-amara*, vulgairement connu ſous le nom de *vigne de Judée*. C'eſt de cette plante, dont M. LINNÆUS, médecin de S. M. le Roi de Suède, a exalté les vertus. Ce Savant, à qui la médecine, &, en particulier, la botanique ont de ſi grandes obligations, doit être regardé comme l'auteur de cette découverte (1).

Cette plante eſt fort commune dans notre pays, & très-facile à élever; elle eſt vivace: on la trouve, pendant toute l'année, dans les haïes des champs & des jardins où elle vient ſans culture. Je ne m'ar-rête point à ſa deſcription (2): je paſſe à ſes vertus & aux épreuves que j'en ai faites.

PREMIERE OBSERVATION.

Une Demoiſelle de 18 à 20 ans, avoit à la partie ſupérieure de la jambe droite, ſur la crête du tibia, une exoſtoſe de trois pouces de longueur, & d'environ un pouce d'élevation. Elle ne ſavoit point l'époque préciſe de cette excroiſſance oſſeuſe, dont elle s'étoit apper-çue depuis environ 1 an, lorſque je la vis pour la première fois; (c'é-toit au printems de 1762.)

Comme la malade ſe plaignoit pour lors, outre les douleurs & la foibleſſe de cette jambe, d'un dérangement d'eſtomac, d'une inap-pétence, & de laſſitudes ſpontanées, je lui préſcrivis, après avoir rem-pli les préliminaires ordinaires, des bouillons apéritifs & fondans, qu'elle continua pendant une quinzaine de jours. Au bout de ce tems-là, on perſuada à ſes parens, que les frictions mercurielles pourroient

ſeules

---

de mathématiques & de phyſique, &c. année 1761, pag. 53.... Je crois devoir faire obſerver ici, que la perſonne, dont il eſt fait mention dans cet article, qui étoit dans l'état le plus triſte & le plus déplora-ble, lorſqu'elle ſe ſervit de la *dulcamara*, jouit d'une meilleure ſanté au-jourd'hui, qu'elle n'avoit fait avant l'époque citée dans ce Mémoire; qu'elle s'eſt mariée, il y a environ deux ans, & qu'elle eſt accouchée, depuis peu, d'un enfant bien conſtitué.

(1)... Voyez la théſe ſuivante, ſoutenue à Upſal, en 1752.... *Obſtacula me-dicinæ, annuente exper. & nobil. fac. med. in illuſtr. acad. Upſal. præ-ſide viro nobil. atque exper. Dn. doct. CAROLO LINNÆO, Sac. Reg. Maj. archiatro, med. & botan. profeſſor, reg. & ord. acad. imperial. N. C. Monſ-pel. Stockh. Berol. Upſal. Toloſ. ſocio, &c. &c. &c. anno 1752. Feb. d. 19.* On y lit ces mots (pag. 9 :) *Stipitum dulcamaræ vis ſanguinem mundifi-candi latuit, uſquequo N. D. præſes ejus declararet præſtantiam; antea enim pharmacopolæ ſolani annui herbam vel dulcamaræ folia exhibuere; hujus autem vires egregias percepere pauci, cum fere infra juſtam doſin adhuc ſubſtite-rimus.*

(2)... On la trouve décrite dans la plûpart des livres de botanique, & ſur-tout dans l'hiſtoire des plantes de JEAN BAUHIN, RAY, &c.

E e e

feules enlever l'exoftofe. On y foumit cette Dlle.; elle effuya 16 ou 18 frictions affez fortes, & prefque coup fur coup: on appliqua, en même tems, fur l'exoftofe un emplâtre de *Vigo quadruplic. cum mercurio,* tantôt feul, tantôt mêlé avec parties égales de *diabotanum.*

Bien loin que le mal cédât à ce traitement méthodique, il parut, au contraire, s'aigrir vifiblement. Les douleurs devinrent très fortes; la tumeur s'enflamma; la couleur de la peau devint, en cet endroit, d'un rouge vif; elle acquit une fenfibilité qu'elle n'avoit point euë encore: la jambe fe couvrit de petites tâches violettes, qui étoient parfemés fur toute fa furface; &, par furcroît, il parut, autour de l'excroiffance, des boutons qui s'abfcédèrent, devinrent comme des furoncles de mauvaife qualité, & menaçoient déja, par l'écoulement qui en fortoit, de prendre le caractère d'ulcères fanieux.

Dans ces circonftances, on me fit appeller de nouveau; car j'avois difcontinué de voir cette malade, défapprouvant la manière dont on la traitoit. Je fis tout de fuite enlever les emplâtres, difcontinuer les frictions; je purgeai 2 ou 3. fois confécutivement la malade, pour empêcher la falivation de s'établir, & je la mis enfuite à l'ufage du *folanum fcandens*, coupé avec le lait de vache, de la manière dont je l'indiquerai ci-après. Je ne fis rien appliquer fur les furoncles, ni fur les exanthèmes, que des feuilles fraîches de bugle (1)..... On s'apperçut bientôt de bons effets de ce nouveau traitement: les petits ulcères fe cicatrifèrent; les tâches difparurent; les forces, le fommeil, l'embonpoint revinrent; & la malade ayant continué de fe fervir du *folanum*, pendant tout l'été, fe rétablit parfaitement.

Ce qu'il y eut de remarquable, c'eft que l'exoftofe parut fe divifer en deux, par une ligne enfoncée, qui fe forma dans le milieu. La partie inférieure fe diffipa entièrement; il refta de la fupérieure une élevation, de la groffeur d'une petite noifette, qui n'auroit pas manqué de difparoître totalement, comme tout le refte, fi la malade, docile à nos avis, eût bien voulu s'y foumettre; mais ennuyée du régime qu'elle étoit obligée de garder, en prenant le lait coupé avec la décoction de *dulcamara*, elle voulut abfolument difcontinuer toute forte de remèdes.

II. OBSERVATION.

Un homme, d'environ 50 ans, avoit, depuis 7 à 8 ans, plus de 10 ulcères à chacune de fes jambes. Je lui confeillai l'ufage interne de la *dulcamara*: il s'en fervit; & déja il paroiffoit en reffentir de très-bons effets, quoiqu'il n'y eût que 5 femaines qu'il en ufât. La plûpart de fes ulcères fe confolidoient, & les autres fourniffoient une fuppuration louable, ou du moins une fanie moins ichoreufe, lorfqu'il difcontinua de fe
fervir

---

(1).... *Bugula Dodon. Pempt.* pag. 135.

fervir de ce remède, par la vaine terreur qu'on lui fit, en lui apprenant que le vulgaire appelloit la *dulcamara* la plante du poifon.

III. OBSERVATION.

Une Demoifelle, âgée de 25 ans, commença à reffentir des douleurs vagues à fes jambes, fur-tout à l'articulation du genou: peu après parurent, au-deffous de la rotule, des plaques rouges, toutes garnies de boutons miliaires, prefque imperceptibles, qui fuintoient une humeur claire, & qui donnoient de la démangeaifon avec une cuiffon infupportable. Ces boutons groffirent petit-à-petit: la pointe de chacun d'eux s'enleva; ils fe réünirent les uns avec les autres, & formèrent une efpèce de dartre ulcéreufe, large de 2 travers de doigts, qui faifoit tout le tour de la jambe.

Ce fut dans cet état que je vis la malade pour la prémière fois. Comme elle reffentoit, ainfi que je l'ai déja dit, une grande cuiffon, & fur-tout un feu, une chaleur des plus confidérables à fes plaies, je les fis baffiner, plufieurs fois par jour, avec l'eau végéto-minérale (1); j'y faifois appliquer des linges imbibés de cette eau tiède, & je les faifois renouveller fouvent. En même tems, après avoir fuffifamment purgé la malade, je lui préfcrivis la décoction de *dulcamara*, coupée avec le lait, dont elle prenoit 2 prifes feulement, par jour. Après un mois de l'ufage de ces remèdes, les ulcères guérirent radicalement, & la malade joüit d'une fanté parfaite. Elle n'a plus eu la moindre apparence de recidive, quoique trois ans fe foyent écoulés depuis cette époque.

IV. OBSERVATION.

Un homme de 45 ans, avoit des dartres par tout le corps, qui avoient réfifté à tous les remèdes, tant internes qu'externes, qu'il avoit employés. L'ufage de la décoction du *folanum fcandens*, auquel je fis ajoûter les bains émolliens, & au régime adouciffant, le délivrèrent totalement de cette incommodité.

V. OBSERVATION.

Un vieillard feptuagénaire, d'un tempérament phlegmatique-fanguin, qui avoit mené une vie fort fédentaire, fut attaqué d'une enflûre érefipélateufe aux jambes. Je ne fais pas trop quels remèdes on lui fit, ni ce qu'on employa; je fais feulement qu'il fe forma, fur la

E e e 2

jambe

---

(1).... Voyez le traité fur les effets des préparations de plomb, & principalement de l'extrait de faturne, &c. par M. GOULARD, confeiller du Roi, maire de la ville d'Alet, profeffeur-démonftrateur royal en chirurgie, membre des académies royales des fciences de Montpellier, Touloufe, Lyon, &c. &c. &c. A Montpellier,.... 1760-....

jambe gauche, de petites ouvertures, d'où découloit une férofité quelquefois limpide, quelquefois ichoreufe. Ce malade ufât beaucoup de remèdes, tant internes qu'externes, fans que fes plaïes puffent en aucune façon fe cicatrifer. Il tomba enfin entre les mains d'un empírique qui lui promit une parfaite guérifon, s'il vouloit fuivre exactement fes avis. (J'ai été témoin du fait; je puis le certifier.) Déja, depuis 2 ans, ce malade fouffroit; il ne pouvoit point marcher; & fa jambe étoit prodigieufement œdémateufe. Son nouvel Efculape fit enlever tous les onguens dont on fe fervoit; il fe contenta d'appliquer fur les ulcères les feuilles fraîches de la *dulcamara*, de les contenir avec un leger emplâtre d'onguent divin, & d'envelopper toute la jambe avec les feuilles récentes de grande confoude. Il faifoit boire, en même tems, au malade, dans le courant dè la journée, & fur-tout le matin à jeûn, quelques verres d'une décoction faite avec l'abfinthe, la chicorée & la *dulcamara*. Par ces fecours, la jambe s'eft dégorgée; les ulcères fe font confolidés; & je vois tous les jours ce malade, joüiffant d'une bonne fanté, faire fes fonctions ordinaires dans la ville, tout comme auparavant.

Voilà, Monfieur, les principaux faits que j'ai recuëillis d'après mes nouvelles expériences, en faveur d'une plante réputée, par certains, comme vénéneufe. Je n'ai pas voulu faire mention de toutes les obfervations que j'ai faites, pour ne pas abufer de votre complaifance, & pour que cette lettre ne paffât point les bornes ordinaires. Je dois feulement ajoûter un mot fur la manière dont je me fuis fervi de ce remède.

On prend, en commençant, un demi-gros de la tige récente ou fraîche de cette plante; on en ôte les feuilles, les fleurs & les fruits; on la coupe par petits morceaux, & on la fait bouillir dans 16 onces d'eau de fontaine, jufqu'à la diminution de moitlé; on coule cette décoction; on la méle avec partie égale de lait de vache bien écrêmé, & on en fait boire au malade un verre, de 4 heures en 4 heures; on augmente peu-à-peu la dofe de la plante, jufqu'à 3 gros, & même demi-once. M. Linnæus dit, dans fa *matière médicale*, qu'on peut la pouffer jufqu'à 2 onces; & il recommande de l'employer dans le rhûmatifme, l'ictère, les contufions, l'afthme & la pleuréfie (1).

Ce

---

(1).... *Solanum caule perenni flexuofo, foliis fuperioribus baftatis*, Fl. Suec. 189.
Solanum fcandens vel dulcamara. Bauh. Pin. 167.
Loc. *Europæ noftræ fepes humidiufcula.*
Pharm. *Dulcamaræ ftipites,* } ℥ij. {*frutex frequens.*
Qual. *Dulcamara naufeofa,* } ℥ij. {*rarior heroïca.*
Vis. *Diluens, mundificans, diuretica, pellens.*
Usus. *Contufio, rheumatifmus, icterus, pleuritis, afthma.*

Comp.

Ce remède, de la façon & à la dofe que je l'ai employé, ne procure aucune évacuation ni par les felles ni par les urines: il ne paroît pas même, qu'il pouffe, du moins fenfiblement, par la tranfpiration. Il fembleroit donc agir, je le repète, pour ainfi dire, par extinction: il va chercher dans la maffe du fang le virus fcorbutique, auquel il s'attache, qu'il combat & qu'il détruit. Je puis vous affûrer, Monfieur, que fi l'ufage, que j'en ai fait, ne m'a pas toûjours réüffi, du moins n'a-t-il jamais été nuifible aux maladzs confiés à mes foins, qui même, par les précautions que j'ai obfervées, n'en ont éprouvé aucun inconvénient fâcheux. Tous, ou prefque tous, en ont reffenti une diminution affez notable dans leurs maux, & plufieurs en ont été guéris radicalement.

Je dois encore ajoûter aux preuves que je viens de rapporter, l'avis de M. DE SAUVAGES, célèbre profeffeur de médecine à Montpellier. Je le confultois fur un de mes malades, que des ulcères fcorbutiques tourmentoient pepuis long-tems, & qui refufoit de continuer la *dulcamara*, parce qu'il croyoit que cette plante empêchoit la confolidation de fes ulcères, en procurant une trop abondante fuppuration. Voici fes propres termes: ,, Je penfe que vous devez conti-
,, nuer, & même augmenter toûjours peu-à-peu la dofe de la *dulcama-*
,, *ra.* Cette plante n'empêche point les ulcères de fe fermer: bien
,, loin de-là; elle dépure fi bien le fang, que j'ai appris, depuis peu,
,, qu'à S. Jean, un médecin a guéri un cancèr à la mammelle, en
,, grande partie, avec ce remède, l'automne dernier. ,,

C'eft uniquement pour le bien de l'humanité, que je défire que mes effais foyent connus, afin qu'on multiplie les obfervations fur l'ufage, tant interne qu'externe, de la *dulcamara*, & que par-là on puiffe être plus en état d'en conftater fûrement l'efficacité & les vertus. C'eft auffi, Monfieur, ce qui m'a engagé de vous adreffer ces obfervations; & je l'ai fait d'autant plus volontiers, que j'ai été ravi de trouver cette occafion de vous témoigner la refpectueufe confidération avec laquelle je fuis, &c.

COMP. *Infuf. traumaticum.* FULL.
CAROLI LINNÆI, *arch. reg. materia medica, &c. Holmiæ. anno* 1749, *pag.* 32.

VI. OB-

VI.

OBSERVATION

Sur un vomiſſement habituel occaſionné par une obſtruction au pilore.

UN maitre d'école d'un village voiſin entra à l'Hôtel - Dieu de cette ville, dans le tems que j'y exercois mes fonctions. Il ne plaignoit d'un vomiſſement habituel depuis quelques années; ce mal avoit augmenté peu-à-peu, & étoit parvenu au point que ce malade rendoit tous les alimens qu'il prenoit. Il y avoit, lorſqu'il entra dans cette maiſon, plus d'un mois qu'il n'avoit été à la garderobe; il avoit appétit, & il mangeoit ſouvent dans la journée. Il gardoit la nouvriture une, deux, trois ou quatre heures: il ſe ſentoit pendant tout ce tems un poids ſur ſon eſtomac; il étoit inquiet; il avoit du mal-aiſe, & de fréquentes nauſées. Le vomiſſement venoit enſuite ſans nul effort, & il rendoit tout ce qu'il avoit pris: après quoi il étoit entièrement ſoulagé, il n'avoit aucune ſenſation de douleur, & il n'éprouvoit qu'une grande foibleſſe. L'appétit revenoit peu de tems après; il reprenoit des alimens, & c'étoit toujours à nouveaux frais, quoiqu'il ne prit que du bouillon, de la tiſane, de l'eau même, il vomiſſoit tout comme auparavant.

Il étoit extrémement décharné; il avoit les yeux creux, les jouës enfoncées, & ſa peau paroiſſoit collée ſur les os. Pendant tout le tems de ſa maladie, ſon pouls fut aſſés règlé, mais lent & foible. Le ventre fut toujours ſouple; je n'y reconnus jamais ni douleur ni tenſion.

Tous les remèdes que je lui préſcrivis, furent inutiles; émétiques, purgatifs, apéritifs, calmans, narcotiques, eaux minérales &c. tout fut en vain employé. Le malade tomba inſenſiblement dans un maraſme affreux qui l'enleva trois mois & demi après ſon entrée dans cette maiſon.

Il étoit naturel de conjecturer que la cauſe du mal étoit une obſtruction invétérée au pilore, & que cet orifice inférieur de l'eſtomac ne donnát aucun paſſage aux liqueurs qui étoient contenuës dans ce viſcère. Cette conjecture devint bientôt une réalité, & nous fumes pleinement convaincus de la nature de cette maladie par l'ouverture du cadavre.

Nous trouvâmes une eſpèce de *fungus* d'un pouce & demi d'épaiſſeur, qui bouchoit exactement l'orifice inférieur de l'eſtomac; c'étoit une excroiſſance formée par pluſieurs couches l'une ſur l'autre, qui partoient toutes du pilore, comme d'une racine ou d'un pédicule commun, & venoient s'épanouïr ſur la ſurface de l'eſtomac. Ce *fungus* étoit compoſé

de

de cinq à six couches affés diftinctes d'une fubftance membraneufe &
charnuë; elle étoit d'ure en certains endroits, & paroiffoit prefque cal-
leufe. Nous examinâmes enfuite les principales parties contenues dans
l'abdomen: voici quel étoit leur état.... Les inteftins, furtout les grê-
les, étoient tellement rétrécis, qu'ils avoient à peine la moitié de leur
diamètre ordinaire..... Les reins étoient à peu-près dans leur état naturel..... La râte avoit beaucoup diminué de fa groffeur; elle étoit
flétrie, & paroiffoit comme defféchée, auffi bien que le pancreas......
Le foïe feul étoit affés gros, fi l'on avoit égard aux autres vifcères; il
étoit adhérent avec le ventricule: les deux membranes extérieures de
l'un & de l'autre s'étoient intimement collées dans leur point de contact,
& on ne pouvoit les féparer qu'en les déchirant.

Cette obfervation fert de preuve, & confirme ce que dit l'auteur
d'un Mémoire fur une maladie fingulière de l'eftomac qu'on trouve dans
le *prémier Volume de ce Journal page* 428.   Il y a cette différence entre
le malade dont on vient de parler dans cette obfervation, & celui qui
eft le fujet du Mémoire en queftion, c'eft que, lorfque le prémier le
mit dans l'ufage des remèdes, le mal étoit porté à fon comble; le fungus étoit formé, la communication de l'eftomac avec les inteftins totalement interceptée, & l'incurabilité décidée: aulieu que l'autre auroit
dû naturellement guérir, ou du moins être beaucoup foulagé, en fuivant la méthode curative qu'on lui avoit ordonnée, & que des heureux
effais devoient engager à continuer; mais les confeils auxquels le malade
s'abandonna, lui furent pernicieux, & occafionnèrent fa perte.

VII.

MEMOIRE
fur

les Rhûmes épidémiques qui ont régné à Nîmes, pendant l'été 1762.

IL eft du devoir d'un médecin zélé pour le bien public, & attentif
à fa profeffion, d'examiner avec foin les maladies épidémiques, d'en
découvrir les caufes éloignées & prochaines, d'en fuivre le cours, d'en
faifir le caractère, & de tácher d'y oppofer les remèdes les plus convenables.

Quelque legère que foit une maladie populaire, il eft toujours très
effentiel d'y faire attention, parcequ'il arrive fouvent que les maladies
qui fuccèdent ou qui fe joignent à celle-ci, en prennent le caractère,
& confervent avec elle une efpèce d'analogie.

J'ai donc cru qu'on me fauroit gré de tracer ici l'hiftoire d'un
rhûme épidémique qui, dans deux mois, a régné dans cette ville & dans

fes

les environs, qui n'a presque épargné personne, & qui. quoique bien différent de celui qui fut observé au mois de Juillet (1) 1757, & beaucoup moins fâcheux, n'a pas laissé d'être pour certains sujets une maladie dangereuse.

Ce rhûme a passé plus loin que le territoire de Nîmes; presque toutes les villes voisines en ont été attaquées, & les nouvelles publiques font foi qu'on s'en est plaint même dans des pays très éloignés.

La marche de ces rhûmes a t'elle été par-tout la même? ou s'est-on apperçu de quelques différences? C'est ce que j'ignore; & ce que les gens de l'art, qui font fur les lieux, peuvent feuls discerner. Je me borne à publier fidèlement ce que j'ai observé dans tout le cours de cette épidémie, ce qui s'est passé sous mes yeux, faisant du reste la même protestation, que BAGLIVI répétoit si souvent: *Scribo Romæ, & in aëre Romano.*

Cette maladie a reçu différents noms: celui, fous lequel on la désignoit le plus communement dans nôtre ville, étoit la Barraquette. Le peuple feul lui avoit donné ce nom singulier, comme étant celui qu'il donnoit dans le même tems à tout ce qui étoit de mode (2). De la bouche du vulgaire, ce mot a passé parmi les honêtes gens. On l'appelloit encore la grippe, la petite poste ou le petit courier &c. Tout le monde presque généralement en a été attaqué; riches & pauvres, jeunes & vieux, fans aucune distinction. Il y a eu même des communautés religieuses où l'on a été obligé d'interrompre les exercices publics, parcequ'il ni avoit personne en état d'y vaquer.

Les malades atteints de ce catarrhe épidémique (3) éprouvoient des symptomes différens, suivant les différentes parties qui étoient plus ou moins attaquées. Il m'a paru qu'on pouvoit tous les ranger fous trois classes. Cette division étant conforme à celle que la plûpart des auteurs ont suivie, je ne m'en fuis pas écarté (4).

La prémière classe renfermoit ceux qui avoient un rhûme de cervéau proprement dit (le Coryza des anciens) (5); ils se plaignoient d'un grand mal de tête, la douleur se faisoit sentir vers les sinus fourciliers;

---

(1) Anno 1557, mense Julio..... Nemausinos agros vastans..... Sæviit morbus epidemicus..... adeò immanis & truculentus ut quam plurimos de medio tolleret, quosdam quarto die, alios septimo, ad summum decimo quarto &c. LAZARI RIVERII Opera med. Lug. 1672. pag. 136. observ. communicat.

(2) On disoit des manches à la baraquette, des coëffes à la baraquette &c. &c.

(3) J'appelle ainsi dans le cours de ce Memoire, la maladie règnante, parceque je trouve ce mot plus générique & plus expressif que celui de rhûme, faisant néanmoins abstraction de la signification presque ordinaire de ce terme dans nôtre pays, où l'on appelle catarrhe, un torticolis &c.

(4) Si fluat ad pectus dicatur rheuma Catarrhus; Branchus at ad fauces, ad nares esto Coriza. Sch. Salern.

(5) Vid. Cæli. AURELIAN. morb. chronic. lib. 23. cap. 7. JODOC. LOMMII, medicin. observ. lib. 2. pag. 89.

ciliers; les yeux étoient troublés, humides, & larmoyans; les paupières pesantes & comme gorgées: ils avoient un éternuëment fréquent, un enchifrènement extrême, qui les empêchoit de respirer, perte totale d'odorat, écoulement par le nez d'une eau très limpide d'abord & très abondante, puis d'une mucosité qui, chaque jour, prenoit plus de consistance, & qui, après avoir été verdâtre, devenoit jaune & puis blanche. La fièvre a presque toujours précédé cet état, aussi-bien que les lassitudes spontanées, l'accablement, l'affaissement des membres & de tout le corps. Il y a eu bien peu de malades exceptés & qui n'ayent point ressenti la fièvre avec toute la suite.

Dans la seconde classe étoient compris ceux qui, outre & par-dessus tous les symptomes que nous venons de décrire & qu'ils éprouvoient dans un degrés supérieur, étoient encore attaqués d'une fluxion à la gorge avec enrouement, séchereffe de gosier, difficulté d'avaler, toux forte, rougeurs au visage, chaleur, aridité de la peau, pouls plein & tendu, fièvre ardente qui duroit 14, 16, 18 & quelquefois au-delà même de 24 heures, précédées de frisons irréguliers. Le coriza dans ceux-ci étoit porté à son plus haut période; le nez étoit enflammé en dedans & en dehors, rouge & douloureux au toucher; on eût dit qu'il étoit occupé par une érésipèle. Les mucosités qui sortoient des narines, étoient si âcres, si mordantes, qu'elles faisoient enfler la lèvre supérieure, & l'excorioient: la douleur de tête étoit excessive, avec bâtement des artères temporales, la bouche pâteuse, la langue blanche, sans cependant aucun mauvais retour: à la perte de l'odorat se joignoit encore celle du goût & de l'appétit.

Ceux enfin de la troisième classe étoient dangereusement malades, soit qu'ils eussent négligé leurs catarrhes dans le commencement, soit qu'ils eussent été saisis, &, pour ainsi dire, altérés par la violence du mal. Ils avoient pour l'ordinaire une grande difficulté de respirer, une douleur gravative sur la poitrine, s'étendant quelquefois sur les côtés; la toux étoit quinteuse, violente, & même avec sifflement, (cum sibilo & ejulatu.) La fièvre étoit plus forte, & plus considerable, que dans les 2 autres classes; elle redoubloit même le soir. Les malades passoient de mauvaises nuits, ils étoient inquiets, ne pouvoient dormir quoiqu'ils fussent assoupis, & d'autant plus tourmentés par la toux, qu'elle étoit plus séche. Les crachats étoient d'une viscosité étonnante, on avoit beaucoup de peine à les détacher: quelquefois même ils étoient sanguinolens; ce n'étoit cependant que par les violents efforts de la toux, qu'on les expectoroit de cette qualité. L'enrouement étoit extrême; on sentoit une âcreté dans le gosier, qui excitoit la toux; les muscles du cou & de la poitrine étoient génés dans leurs actions, & presque toutes les glandes du cou & de la bouche gonflées. A tout cela se joignoient encore des douleurs vagues par tout le corps, des fris-

F ff

fons,

fons, des anxiétés; le pouls de ces malades étoit plein, dur & tendu;
quelques- uns étoient fort altérés; d'autres ne l'étoient point du tout:
ceux-ci étoient le plus grand nombre.

Voilà l'hiftoire de ces rhûmes épidémiques dont nous avons été af-
fligés. Ils n'ont enlevé, du moins que je fache, aucun de ceux qui en
ont été attaqués; certains feulement ont couru les plus grands dangers,
dont ils ont échappé. Il s'étoit répandu un bruit dans nôtre ville,
que ces rhûmes étoient mortels; c'étoit fans aucun fondement. La
preuve qu'on en donnoit de 3 ou 4 perfonnes qui en étoient mortes,
étoit fauffe, puifqu'on pouvoit démontrer que les perfonnes avoient fuc-
combés à d'autres maladies, & non à ces catarrhes: c'eft-ce dont je
me fuis affuré moi-même. Tachons à préfent de rechercher la caufe de
cette épidémie.

Nous avons effuïé pendant l'été de cette année de fortes chaleurs; depuis long-tems nous n'en avions pas reffenti de fi vives: la liqueur dans le Thermomètre de Mr. DE REAUMUR, eft montée jufques
au 36me degré au-deffus du zéro, fur la fin du mois de Juillet, & pendant prefque tout le mois d'Août, les viciffitudes du chaud & du froid
ont été prefque continuelles: quelquefois, pendant le jour, la chaleur
étoit extrême; la nuit fuivante il fe formoit un orage mêlé de tonnères
& d'éclairs, qui rafraîchiffoit l'air, & qui occafionnoit une différente
température de l'atmofphère. Souvent dans le même jour, l'alternative
étoit très fenfible, jufques là qu'on a obfervé dans certains jours, au
Thermomètre cité, 16 degrés de différence, du matin au foir. (1) On
ne doit donc pas être furpris, fi les catarrhes ont été la maladie dominante de cette faifon. Les variations de l'air, jointes aux chaleurs exceffives précédentes, en peuvent avoir été la véritable caufe. Je fais que
ce n'eft point peut-être la feule caufe efficiente, & qu'on peut admet-
tre d'autres, que même dans une épidémie auffi confidérable que celle-ci, pour le nombre des malades qui en ont été attaqués dans le même tems, on eft porté à croire que des exhalaifons fulfureufes, excitées
par la grande chaleur, que des émanations d'une matière fubtile &
cauftique dont l'air s'eft trouvé impregné, s'étant infinuées dans le tiffu de la membrane pituïtaire, de l'œfophage, des bronches &c. a
excité par fon âcreté une legère inflammation fur les parties, & a produit tous les fymptomes que nous avons obfervés dans nos catarrhes;
mais fi, par les feules variations de l'air, fi, par les mutations fubites &
alternatives du chaud & du froid que nous avons effuyées, on peut
donner une explication fatisfaifante de la maladie & des fymptomes

dépen-

---

(1) On peut confulter les tables météorologiques dreffées avec la plus grande exactitude par Mr. BAUX, docteur en medecine de l'univerfité de Montpellier,
aggregé au collège des medecins de Nimes, des académies royales de Paris,
Montpellier, Nimes.

dépendans, pourquoi recourir à des principes inconnus, à des subſtances étrangères, & à d'autres moyens parfaitement inutiles?

Je trouverois, dans nombre d'auteurs anciens & modernes, dequoi étayer ce ſentiment; je me borne à rapporter ce que diſent, ſur la production des catarrhes, HIPOCRATE & BAGLIVI; l'un reconnu, de tout tems, pour le prince de la médecine ancienne, & l'autre pour un des chefs de l'école moderne.

Pueris autem maxime defluxio fit, (dit HIPPOCRATE de *morb. ſacro,* ſect. 3. p. 306. de la verſion de Foëſius) *& eliquatur, quibus ſane ſive ex ſole, ſive ex igne caput concaluerit, ſive etiam derepente cerebrum inhorruerit: tum etiam pituita excernetur: colliqueſcit ſiquidem calore & cerebri diffuſione, frigore autem & concretione excernitur, ſicque defluxio fit; & haec quidem quibuſdam cauſa eſt, quibuſdam etiam cum poſt aquilonares ventos auſter mutationem fecerit, concretum ac debile cerebrum derepente ſolvitur & laxatur ita ut pituita exundet, ſicque defluxionem faciat:* & ailleurs (*de priſca medicina* ſect. 1. p. 15.) *Siquidem ubi nobis gravedo exoritur & ex naribus humor effluit, qui priore, & eo, qui quotidie per nares fertur, cum longe ſit acrior, naſum non modo in tumorem attollit, & calentem ſummeque ferventem exurit: quod ſi longiori tempore perſeveraverit, & manum admoveas, etiam locus ulceratur..... quibuſdam ex ſola frigiditate, & nullius alterius acceſſione hic affeſtus plane excitatur.*

Joignons à ce témoignage celui de BAGLIVI, il eſt encore plus expreſſif: *Fallitur,* (dit-il, pag. 241. cano de med. ſolid.) *ignarum vulgus, ſi credit æſtate morbos vehementius lædere, atque vagare frequentius ob nimiam in eſu fructuum temperantiam, ægrotant potius homines, quia inſenſibilem tranſpirationem æſtate copioſiorem aura frigida, diu vel noctu, incaute ſuſcepta repente deprimunt atque coercent: hinc ſtatim febres, catarrhi, tuſſes, diarrhœæ, aliique per æſtatem morbi, quod vulgus ignarum, & medici rudes cauſis longe remotis tribuunt, quia ſtatices imperiti.* Il dit encore plus bas: (pag. 244. loc. cit.) *æſtate ſudore madere & auram frigidam captare, peſtis eſt. Manant vi caloris æſtivi copioſa ad cutim effluvia, & omnia liquida ad ipſam undulant impetu: aura frigida ſuperveniente ſiſtuntur, & ad interiora reflectuntur; hujuſque perpetui refluxus cauſa ſtatim veniunt febres, catarrhi, laſſitudines, diarrhœæ, ereſypelata & mille morbi graves qui per æſtatem vagantur.*

Cet auteur dit formellement: ab aſſumpto frigore, vel impedita tranſpiratione plorat lympha in coriza, ſternutatione, tuſſi, catarrho, &c. (de fibr. mol. 1. ſpec. lib. 1. pag 178.)

Mais que cette cauſe agiſſe ſeule, ou qu'elle ſoit jointe à quelqu'autre, il nous importe peu d'en être convaincus. Il ſuffit que nous ſachions que les variations de l'air excitant, d'un côté, une tranſpiration abondante, la ſuppriment de l'autre. Que de maux en effet ne reſultent-ils point de ce changement? le corps tout trempé de ſueurs,

F f f 2

les

les émonctoires de la peau tous ouverts, ne se crispent-ils pas subitement, par l'air froid? De là la perspiration s'arrête; l'humeur qui devoit s'exhaler au dehors est repercutée intérieurement: elle reflue dans la masse du sang; elle épaissit la lymphe, & lui fait contracter une mauvaise qualité qui, d'un moment à l'autre, augmente par la stagnation. *Nam ubi sunt catarrhi, ibi statim suspicandum est lympham peccare, ea enim sola sedes catarrhorum est.* (BAGLIV. loc. cit.)

Cette lymphe épaisse & acrimonieuse engorge surtout les lymphatiques les plus exposés à l'action de l'air. Les glandes de l'intérieur du nez, de la gorge, de la poitrine, souffrent donc plus qu'aucune autre partie. Il s'y forme plusieurs petites inflammations locales; les membranes qui tapissent les cavités des sinus frontaux & maxillaires, la bouche, le palais, le fond de la gorge, le larinx &c. sont donc dans un état de véritable phlogose; c'est-ce qui procure l'embarras, la gêne de la circulation, le gonflement des vaisseaux engorgés, leur oscillation plus forte & plus fréquente, pour se dégager de ce qui les gêne, le tiraillement des fibrilles nerveuses, la tension, la chaleur, la douleur, & tous les autres symptomes dépendans d'un pareil état.

Cette cause une fois admise, on explique aisément la fièvre, la toux, l'enrouement, le coriza, & il n'est donc pas besoin d'entrer dans un plus grand détail. Les conséquences qu'on peut déduire de ce principe, s'apperçoivent au prémier coup d'oeil.

Quant à la cure de ces maladies, on conçoit dabord que les malades, compris dans la prémière classe, guérissoient très aisément, qu'ils n'avoient besoin d'aucun remède; que la nature seule opéroit leur guérison; qu'on pouvoit à peine les regarder comme malades, puisque plusieurs d'entr'eux n'étoient point obligés d'interrompre leurs occupations ordinaires, pendant tout le tems de leurs rhûmes. Je dois de plus ajoûter ici, que plusieurs malades que je comprends dans la prémière classe, quoiqu'ils n'eussent que les symptomes ordinaires d'une courbature, se sont délivrés de tous les accidens qui les menaçoient, & dont ils étoient déja en partie saisis, en excitant, par toute sorte de moyens, des sueurs abondantes.

La fin heureuse de ces catarrhes accrédita, dans l'esprit du public, des préjugés qui faillirent être funestes à plusieurs malades.

L'un, parce qu'on disoit qu'il ne falloit point faire de remèdes à ces rhûmes. Partant de ce principe, on alloit, on venoit, on negligeoit un catarrhe qui, avec les plus legères précautions, se seroit terminé dans peu de jours, qui, par la négligence des malades, dégénèrent, & de la prémière espèce qu'il étoit, en commençant, devenoit bientôt de la troisieme, & leur faisoit courir les plus grands risques.

L'autre, parce qu'on pensoit que toutes les maladies, dont on étoit attaqué pendant ce tems d'épidémie, n'étoient que des rhûmes. Imbûs

de

de pareilles idées, on ne faisoit point les remèdes convenables, dans les prémiers jours: par là on laissoit au mal la liberté de jetter de profondes racines; & lorsqu'on vouloit l'arrêter, il n'en étoit plus tems. C'est ainsi que j'ai vû traiter comme des catarrhes, des fièvres putrides, avec fluxion de poitrine, des fièvres malignes &c. Les malades payoient cher, dans la suite, les prémiers instans qu'ils avoient perdus dans une trompeuse sécurité.

Un autre préjugé non moins accrédité, & non moins fâcheux que les deux autres, étoit une répugnance invincible pour la saignée. Je ne sais qui est ce qui avoit fait naître l'idée, que la saignée dans les catarrhes, étoit mortelle: je ne sais point encore qui étoient ceux qui entretenoient le public dans cette croyance; étoient-ce des gens de l'art? je ne saurois me le persuader. Tout ce qu'il y a de certain, & que je puis assurer, c'est qu'il falloit lutter contre les obstacles les plus forts, qu'on opposoit de tout côté à la phlébotomie. Je conviens que, dans l'état décrit dans la prémière classe, elle n'étoit pas nécessaire: mais si on croit que dans celui de la seconde elle ne fût pas utile, du moins n'étoit elle pas pernicieuse, au-lieu que l'omission de ce secours devenoit presque funeste à ceux qui étoient compris dans la troisième classe.

Après cette digression, je reviens à la méthode curative: les catarrhes de la seconde & de la troisième espèce exigeoient un traitement analogue à leur caractère, & proportionné à l'intensité des symptomes. La saignée étoit le prémier remède indiqué; je l'ai toûjours employée avec succès pour mes malades: ils ressentoient un soulagement marqué, dès que la veine étoit ouverte. Si l'oppression, la toux, la fièvre redoubloient, je ne faisois aucune difficulté de réïterer la saignée plus ou moins, suivant l'exigence des cas. Je préscrivois pour boisson ordinaire, une tisane pectorale, faite avec les fleurs de violettes, de pied-de-chat, de capillaire &c. J'ordonnois, tous les soirs, une infusion théïforme de fleurs de pavot rouge, observant de la faire prendre aux malades aussi chaude qu'ils pouvoient la supporter, je les tenois à une diette exacte, & j'avois soin qu'ils fussent toujours dans une atmosphère tempérée, je les purgeois une ou deux fois, pendant le cours de la maladie, avec la manne dissoute dans une décoction de fleurs de pêchers & de violettes. Par ce moyen une douce moiteur se répandoit par tout le corps, l'expectoration s'établissoit avec facilité, & ils recouvroient bintôt la santé. S'ils s'exposoient imprudemment à la fraîcheur du matin ou du soir; ou si, par quelque faute que ce fût, la transpiration étoit interceptée, le catarrhe revenoit de nouveau plus vivement qu'auparavant, & avec des symptomes plus dangereux; pour lors les saignées devoient être brusquées, les purgatifs souvent réïtérés,

F f f 3

les

les béchiques, les pectoraux, les fudorifiques même, ne devoient pas être négligés.

J'ai cru devoir rapporter les hiftoires fuivantes, pour fervir de preuve à ce que j'ai avancé dans la prémière partie de mon memoire ; ce ne feroit pas les feules que je pourrois donner.

PREMIERE HISTOIRE.

Une femme de 31 ans, eut un catarrhe de la feconde efpèce. Elle alaitoit un enfant de 13 mois. Elle ne fit dabord aucune attention aux fymptomes qu'elle effuya : elle continua de donner fes foins à fon nourriffon, & de vaquer, à fon ordinaire, à toutes fes affaires domeftiques : cependant le mal faifoit fourdement des progrès , jufques à ce qu'enfin elle ne pût réfifter à fes efforts. Elle ne donna plus la mamelle à fon enfant & fe mit au lit. Il y avoit déja 10 jours qu'elle étoit malade, lorfque je fus appellé. Je la trouvai avec une oppreffion fi violente, qu'on eut dit qu'elle alloit expirer; elle avoit toutes les peines du monde à parler: fon vifage étoit d'un rouge à faire peur : fes jouës prefque noires, & fes lèvres violettes: la toux étoit des plus fortes prefque continuelle & fans aucune expectoration; la fièvre très confidérable : le pouls ferré, dur & précipité: la langue exceffivement blanche, & la bouche mauvaife. Je n'héfitai pas un moment de la faire faigner coup fur coup, trois fois de fuite, de lui donner, à plufieurs reprifes, du blanc de baleine diffous dans l'eau de chardon-bénit bouillante, & pour boiffon ordinaire, la tifane de fleurs de coquelicot & de tuffilage, que je recommandai de boire auffi chaude qu'elle pourroit la fupporter, & prefque brûlante.

Malgré ces fecours, elle paffa une nuit des plus inquiètes. Le lendemain, je lui fis prendre trois verres de *dilutum* de caffe, dans chacun defquels on diffolvoit une once de manne, après y avoir fait bouillir, pendant quelques inftans, 5 gouttes de fyrop ftibié (1). Cette potion purgative vuida beaucoup la malade: elle eût le foir un peu moins de fièvre que la veille; la refpiration fut moins laborieufe, & la toux plus modérée.

Le troifième jour, (non de l'invafion du mal, mais de ma prémière vifite,) elle prit 2 lavemens, bût amplement de fa tifane, & elle expectora quelques crachats fortement rouillé. La langue parut plus chargée, qu'elle ne l'avoit encore été: on y appercevoit un fédiment jaunâtre. Le foir elle eût un redoublement, dans lequel elle délira quelque

que

---

(1) On trouve la recette de ce Syrop dans les formules de Barbeirac, &c. pag. 79. Ce remède eft fort en ufage ici: on l'employe même avec fuccès dans plufieurs maladies.

que peu ; elle dormit cependant aſſez cette nuit ; mais pendant ſon ſommeil, elle délira toujours ſourdement.

Le quatrième jour le pouls étoit ·très petit, & d'une vîteſſe extrême ; les ſignes de pourriture paroiſſoient conſtamment, auſſi-bien que l'oppreſſion & la toux. Elle· reprit ſes 3 verres de *dilutum* de caſſe, qui l'évacuèrent moins que le prémier jour. Le ſoir, le retour fut moindre, & la nuit calme.

Le cinquième jour, le délire ſubſiſtoit toujours au point que, malgré ſa foibleſſe, la malade ſe leva, s'habilla, & voulut ſortir pour prendre l'air (diſoit-elle), ſi on ne l'en eût empêchée ; elle fût très mal ce jour là : le pouls paroiſſoit néanmoins critique, & il étoit beaucoup plus relevé que la veille. Ce ſigne ne fût point trompeur ; la malade ſua copieuſement, ſur la fin du jour, & pendant toute la nuit ſuivante. A meſure qu'elle ſuoit, ſa poitrine ſe dégageoit par des crachats noirâtres, très abondans. Cette double criſe fut des plus heureuſes.

Pour ne pas détourner les efforts de la nature, je ne lui donnai le ſixième jour qu'une infuſion de coquelicot, & ſes bouillons à l'ordinaire.

Le ſeptième jour, je lui fis prendre dans une décoction de feuilles de bourrache, 2 onces & demie de manne. Ce béchique (car on doit donner ce nom à ce remède) & mon intention en le préſcrivant, n'étoit point de faire prendre à la malade un purgatif ; ce béchique, dis-je, lui fit pouſſer plus de vingt ſelles, toutes copieuſes : les crachats néanmoins continuèrent dans le même tems, & avec abondance : ils parurent moins colorés, & plus liquides. Le lendemain, au grand étonnement de ſes parens, la malade fut totalement libre de fièvre : la toux & une legère oppreſſion continuèrent pendant quelques jours ; mais les crachats, devenus blancs & de fort bonne qualité, dégagèrent enfin la poitrine ; peu à-peu la malade prit des alimens ſolides ; & elle n'eut beſoin que d'un leger minoratif, pour paſſer à l'uſage de quelques adouciſſans, qui terminèrent entièrement la cure.

II. HISTOIRE.

Une jeune Demoiſelle de 16 à 18 ans, négligea un rhûme de la prémière eſpèce, dont elle fut attaquée. Elle ſe coëffa en cheveux, ſortit, ſe fatigua, ſua beaucoup & s'expoſa imprudemment à l'air froid. Ce rhûme devint ſérieux : il augmenta au point que cette Dlle. ne pouvoit ni touſſer ni reſpirer : elle reſſentoit une douleur gravative ſur la poitrine ; la reſpiration étoit courte, la voix entrecoupée & rauque ; le goſier, (diſoit-elle) ſerré, avec une grande difficulté d'avaler : on entendoit une eſpèce de râlement dans ſa poitrine, lors de l'inſpiration : le pouls étoit lent, & comme contracté. Je lui fis faire ſur le champ une ample

ſaignée,

saignée, qui ne la soulagea que pour quelques inſtans. Sur le ſoir, les mêmes anxiétés l'ayant repriſe, & ſe trouvant dans un état pareil à ce-lui qu'elle avoit eſſuyé le matin, avant la ſaignée, on lui ouvrit une ſeconde fois la veine; 4 heures après, on ſe diſpoſoit à lui faire une troiſième ſaignée, lorſque ſes règles parurent avec abondance, & la dé-gagèrent conſidérablement. Je perdis de vûë cette Dlle. ſes parens l'a-yant retirée le même jour du couvent, où elle étoit penſionnaire, & où j'avois été à portée de la voir, lors de l'invaſion du mal. Tout ce que j'ai ſçû, c'eſt qu'elle avoit eſſuyé une maladie de ſuite, pendant une quinzaine de jours, dont elle avoit heureuſement rechappé.

III. HISTOIRE.

Un jeune homme de 22 ans étoit malade, depuis 5 à 6 jours, d'un catarrhe de la ſeconde eſpèce, lorſqu'il me fit appeller. Il étoit fort op-preſſé, avoit une douleur gravative à la poitrine, avec des tiraillemens vers les côtés: la toux étoit maligne, (*ferina*) & preſque ſans in-terruption, avec abbatement des forces, inquiétudes, laſſitudes, péſan-teur des membres & ſans pouvoir abſolument expectorer: la fièvre avoit paru depuis le prémier jour, précédée d'un grand froid; elle avoit con-tinué juſques à ce moment, où elle étoit très forte; le pouls plein & aſſés ſouple, avoit beaucoup de vivacité: à tous ces ſymptomes ſe joignoient une violente douleur au bas du front; les yeux étoient humi-des & preſque larmoyans, l'enchifrènement & l'enrouement extrême; le malade, dont la langue étoit fort blanche, n'avoit ni goût ni appétit.

Tous ceux qui furent préſens à ma prémière viſite, ſe recrièrent vi-vement contre la ſaignée que je propoſai. J'inſiſtai, malgré leur oppoſi-tion; le malade fut ſaigné: le ſoir du même jour il le fut encore pour la ſeconde fois: le ſang étoit rouge, vermeil, extrêmement ſec & preſque ſans ſéroſité; (tel a été celui de la plus grande partie des malades, pen-dant cette épidémie) la nuit ſuivante fut des plus tranquilles, le malade repoſa; ce qu'il n'avoit pu faire depuis trois nuits, à cauſe de la toux, & des inquiétudes qui l'avoient tourmenté. Il uſa des remèdes décrits dans la prémière hiſtoire, fut purgé 2 fois, avec 3 onces de manne, 2 dragmes de follicules de ſéné dans une décoction de fleurs de pêchers & de pied-de-chat. Ce remède produiſit les meilleurs effets: non ſeule-ment il pouſſa par les ſelles, mais encore il facilita l'expectoration qui, s'étant très bien établie, fut un des plus puiſſans ſecours qu'eût le mala-de pour recouvrer la ſanté. Le lait de vache, écrémé & coupé, avec une infuſion de capillaire dont il uſa, pendant quelques jours, acheva de diſſiper un reſte de toux & d'ardeur qu'il reſſentoit à la poitrine.

Je n'inſiſte pas d'avantage ſur la déſcription de ces maladies, & je termine ce memoire par les corollaires ſuivans, extraits des obſer-vations générales, faites pendant ce tems d'épidémie.

I. Tout

I. Tous les malades qui ont été attaqués vivement de douleur de tête, & qui ne fe font pas imprudemment expofés aux viciffitudes de l'air, ont très peu touffé; ceux, au contraire, dans qui la tête paroiffoit plus libre, ont été fort tourmentés par la toux.

II. Ceux qui ont eû des hémorragies du nez, n'ont pas eû de catarrhes de mauvaife qualité; ils ont été au contraire les plûtôt guéris, cette évacuation les ayant puiffamment foulagés.

III. Ceux qui ont ufé de précautions, dès la prémière invafion du mal, & qui ont par toute forte de moyens facilité le cours libre de la perfpiration, d'une manière égale, n'ont pas été fort long tems malades: ils ont prévenu, par ce moyen, les dangers auxquels l'imprudence, ou la négligence de ces mêmes précautions a jetté plufieurs autres.

IV. Les boiffons pectorales chaudes fuffifoient fouvent pour établir l'expectoration; cette évacuation a toujours été très falutaire.

V. Les faignées n'étoient pas néceffaires dans les catarrhes de la prémière claffe; elles le devenoient fouvent dans ceux de la feconde; enfin dans ceux de la troifième, elles étoient prefque toujours d'une néceffité indifpenfable.

VI. Communément les purgatifs doux ont parfaitement réüffi: ils faifoient autant de bien, par la revulfion des humeurs & par leur évacuation par les felles, que par la facilité & l'abondance de l'expectoration, qu'ils ont prefque toujours procurée, ou du moins favorifée.

VII. On doit faire attention que je ne prétends point confondre les catarrhes, dont j'ai fait l'expofé, avec ceux qui fe font trouvés compliqués avec d'autres maladies. Ceux en exigeoient un traitement bien différent des autres.

VIII. Je ne me fuis point fervi des préparations thériacales, quoique je n'ignore pas qu'on les ait employées avec fuccès dans des catarrhes épidémiques, qui regnèrent à Paris en 1733 (1). Lorfque j'ai eû befoin de procurer le fomeil, j'ai ufé du fyrop de pavot blanc dans l'eau de lys; le cas a été affés rare parce que, pour l'ordinaire, les malades étoient affoupis, & même dormoient affés tranquillement, fi la violence de la toux ne les en empêchoit, & ne les reveilloit, en les fatiguant cruellement.

IX. Je n'ai point vû, dans la grande quantité de malades que nous avons eû pendant que cette épidémie a duré, de toux qui dépendît effentiellement, (*& primario*) de l'eftomac, & qu'on pût véritablement appeller ftomachale; quoiqu'un de mes confrères m'ait affuré avoir trouvé plufieurs malades qui en étoient attaqués.

X. Dans

---

(1) Voyez la thèfe foutenuë aux écoles de medecine de Paris par Mr. J. DE JUS-SIEU, fous ce titre: *An catarrhis epidemicis theriaca?*

X. Dans 8, 10, 12, 15 jours, au plus tard, ces rhumes avoient terminés leur cours; s'ils perfiftoient après ce tems, on les a vû dégénérer en d'autres maladies. Quelques perfonnes ont été guéries beaucoup plûtôt, ceux là fe font comportés conformément à ce que j'ai marqué, corollaire II.

XI. Nous n'avons obfervé aucun de ces catarrhes, avant la mi-Juillet: & fur la fin de Septembre, ils ont confidérablement diminué, il eft vrai que depuis ce tems, la plûpart des maladies aiguës confervent en partie, le caractère catarrhal.

VIII.

LETTRE

à Monfieur DE SAUVAGES, Confeiller & Medecin du Roi, Profeffeur en Medecine dans l'Univerfité de Montpellier, des Académies des Sciences de Montpellier, Londres, Upfal, Berlin &c. &c. &c.

fur

différens pouls critiques.

Monfieur !

VOus me donnés une véritable marque de vôtre amitié, en me permettant de vous faire part de mes idées, de vous confulter dans mes doutes, & de m'appuyer fur vos décifions. Quel guide plus éclairé aurois-je pu choifir? Vos divers ouvrages, & en dernier lieu le livre immortel (1) que vous venés de publier, font la preuve la plus complette de vôtre fcience & de vôtre érudition. Le public medecin reconnoîtra dans tous les tems l'obligation qu'il vous a, d'avoir débrouillé le cahos immenfe de la nomenclature des maladies, de leur avoir donne à chacune un nom diftinctif, de les avoir caractèrifées par des fignes invariables, & de leur avoir affigné une place fixe & immuable dans les différentes claffes, où vous les avez diftribuées.

Que je m'eftimerois heureux, fi, marchant de loin fur vos traces, & profitant de vos lumières, je pouvois contribuër par mon travail, à éclaircir une matière qui, avant vos recherches, paroiffoit fi peu fufceptible de l'être. Recevés, comme un gage de ma reconnoiffance pour toutes les bontés, le foible hommage que je m'empreffe de vous offrir, en vous préfentant ces obfervations que je foumets à vôtre examen.

La

---

(1) Nofologia methodica fiftens morborum claffes &c.

La nouvelle methode d'examiner le pouls eſt ſuivant vôtre témoignage & celui des plus grands maîtres de l'art (1) très utile dans
la medecine pratique (2). „ A l'aide de cette doctrine, dit Mr. le Ca-
„ mus, le prognoſtic dans les maladies doit être plus certain, le traite-
„ ment plus éclairé, & plus ſûr, le tems pour placer les remèdes plus
„ déterminé, la qualité des medicamens à employer plus décidée, la rou-
„ te que choiſit la nature pour ſe débaraſſer plus connuë „ J'ajoûte que
par ce ſecours l'art de guérir doit néceſſairement faire des progrès ra-
pides & conſtans.

Je vous avouerai cependant, Monſieur, que je n'ai pas toujours
penſé auſſi avantageuſement de cette doctrine: j'avois déja depuis long-
tems entendu parler de la connoiſſance du pouls par rapport aux criſes; mais comme je n'étois pas fortement perſuadé de leur exiſtence,
je ne faiſois pas attention aux ſignes qui pouvoient me les annoncer,
& je regardois comme des fictions & des rêveries (3) ce qu'on dé-
bitoit ſur ces mouvemens intérieurs de la nature. J'étois dans ces diſ-
poſitions lorſque l'ouvrage de Mr. Cox (4) me tomba entre les mains.
Je lûs ce livre avec réflexion, & je fus frappé de pluſieurs endroits de
ces obſervations, & des remarques qui les ſuivent. Dès ce moment je
réſolus de chercher à découvrir ſi ce qu'on diſoit des différences du
pouls étoit vrai ou faux, bien réſolu de ne point me laiſſer ſubjuguer
par aucun préjugé pour ou contre, & diſpoſé même à me déſiſter des
idées avantageuſes que la lecture du livre de Mr. Cox (5) auroit pû
faire naître dans mon eſprit. Fort peu de tems après j'eus occaſion de
faire quelques obſervations ſur différens malades, je les trouvai parfaitement conformes à celles qui m'avoient frappé. Ce fut pour lors que
je lûs pour la prémière fois & avec la plus grande application les recherches ſur le pouls de Mr. de Bordeu; les obſervations de Dom So-
lano, de Niehl, & de Mr. Michel. Ces ouvrages me confirmèrent
dans toutes mes idées, & je ne doutai plus un moment de la vérité de
ce qu'avançoient ces auteurs.

Je me convainquis bientôt par des expériences réïterées que l'apparition des rithmes déſignés précédoit l'évacuation critique qu'ils annon-
çoient. J'ai été fort circonſpect pendant quelques tems ſur les pro-
gnoſtics, & je ne me déterminai à prédire telle ou telle criſe que lorſque j'eus vû paroître les ſignes ordinaires concomitans ceux que le
pouls me donnoit. Je penſe même que c'eſt agir prudemment que
de ne point négliger les ſignes quels qu'ils ſoyent, qui peuvent faire

G g g 2

recon-

---

(1) Les Senac, les van Swieten &c.
(2) Memoires ſur divers ſujets de medecine par Mr. le Camus &c. pag. 253.
(3) velut ægri ſomnia, vanæ ſpecies. Horat. de art. poët....
(4) Nouvelles obſervations ſur le pouls intermittent.... par Mr. Daniel Cox &c.
(5) ibid.

reconnoître une crife prochaine, & comme les connoiffances que le pouls des malades donne au Medecin, font les plus certaines marques de l'action intérieure de la nature, on doit s'attacher plus particulièrement à celles-ci qu'aux autres, fans néanmoins perdre de vûë aucun des moyens ufités en pareilles circonftances. De même qu'un homme qui fe trouveroit dans un labyrinthe obfcur & dangereux, fairoit attention aux plus foibles lueurs qui pourroient l'aider à en fortir, en même tems qu'il profiteroit d'un flambeau lumineux qu'une main charitable lui offriroit.

Je dois convenir ici qu'il n'eft pas furprenant, & que je ne fuis pas étonné moi-même de n'avoir pas pû reconnoître les différens pouls que Mr. Bordeu indique dans fes recherches; je fens qu'il faut pour cela une étude particulière, une application conftante, une certaine fenfibilité dans le tact, & des connoiffances que je n'ai point acquifes; que je défefpère même de pouvoir jamais acquerir. Il faut outre cela être initié bien avant dans les myftères de cette nouvelle doctrine pour pouvoir diftinguer les plus legères nuances de tous ces pouls compliqués : mais je puis en même tems vous affurer, Monfieur, de la fidélité des obfervations que je rapporte; je ne doute pas même que, pour peu qu'on foit verfé dans la connoiffance du pouls, & qu'on veuille s'appliquer à difcerner les efpèces que j'indique, on ne trouve bientôt l'occafion de les reconnoître, fans pouvoir s'y méprendre.

Voici les faits fur lefques je m'appuye. J'ai cru devoir les rendre publics fous vos aufpices, pour faire voir quels font les motifs de crédibilité qui m'ont engagé à être partifan de cette nouvelle doctrine. Ce n'eft pas au refte qu'il n'y ait déja un affez grand nombre d'obfervations, pour étayer ce fyftéme, & je ne penfe pas qu'on ait befoin de celles-ci pour en cimenter les fondemens; mais j'ai cru que, dans une matière auffi intereffante, les hiftoires multipliées ne gâteroient rien, & qu'en medecine, plus encore qu'en toute autre fcience, chacun de fon côté peut & doit faire toutes les annotations, reflexions, obfervations qu'il juge à propos fur les faits qui intereffent l'humanité.

PREMIERE OBSERVATION.

Le 1 Mars 1761 je vis une femme de 22 ou 23 ans, malade depuis 12 jours d'une fièvre putrido-laiteufe. Elle avoit été précédemment faignée & purgée plufieurs fois. On n'avoit negligé aucun des remèdes indiqués en pareil cas, & quoiqu'ils euffent été adminiftrés avec difcernement & prudence, la maladie avoit toujours empiré fans qu'on eut pû venir à bout de fufpendre fa marche, & d'arrêter fes progrès, jufques là que ceux qui la traitoient défefpèroient prefque dans ce moment de la guérifon. La malade paroiffoit effectivement dans un état d'épuifement extrême, le vifage pâle & décoloré, les yeux languiffants,

le

le pouls foible, la langue jaune & fort pâteufe, la bouche très mauvaife, la tête cependant étoit affez libre, fans douleur, & feulement
un peu pefante, la refpiration n'étoit point gênée, le ventre avoit une
difpofition au météorifme. J'examinai à plufieurs reprifes, & très attentivement, le pouls, il me parut toujours foible, & j'y reconnus une
intermittence marquée de 3 en 3, ou de 4 en 4 pulfations. Comme
ce caractère de pouls approchoit de celui des mourants, & que c'étoit
pour la prémière fois que je voyois cette femme; je me gardai bien
de dire ce que je penfois, & qu'elles étoient mes idées fur une crife
prochaine. On me dit quelle avoit pris un minoratif la veille, &
qu'on ne lui avoit rien donné ce jour là en attendant ma vifite; je
jugeai à propos de fufpendre tout remède, afin d'être plus affuré des
mouvemens critiques que je préfageois être prochains, & je ne lui
préfcrivis abfolument rien, je me contentai de raffurer un peu les af-
fiftans, & de leur dire que je ne penfois pas que la malade fut def-
efpèrée. Je renvoyai au lendemain pour voir quel feroit l'évènement
du prognoftic que je portai intérieurement; car dans l'inftant & fur
les principes de l'auteur des recherches, (1) je jugeai, que le pouls
étoit véritablement critique, & je me flattai d'une diarrhée prochaine.
L'intermittence du pouls ne fut point effectivement un figne trompeur.
La malade me dit le lendemain qu'elle avoit été évacuée cinq à fix
fois dans la nuit, le pouls paroiffoit un peu plus fort, toujours inégal
& intermittent; mais la malade avoit des foibleffes affez fréquentes, occafionnées, difoit-elle, par des tranchées vives, & par des tiraillemens d'eftomac, toutes les fois qu'elle alloit à la garderobe. Pour obvier à ce fymptome, & fur-tout pour qu'on ne m'accufât pas de la
laiffer fans remède, je préfcrivis une potion huileufe, & legèrement
cordiale, dont on lui donnoit de tems en tems une cuillerée, elle
fut extrêmement évacuée tout ce jour, & pendant la nuit fuivante.

Le 3me le pouls n'étoit plus intermittent, la langue s'étoit dépouillée, & la malade fe trouvoit beaucoup mieux: cependant quoiqu'il ne m'eut pas paru y avoir de l'intermittence dans le pouls, elle
fut trois fois à la felle.

Le 4me la malade étoit parfaitement bien, le ventre fouple, la
tête libre, la bouche bonne, la langue dépouillée, le pouls parfaitement
reglé; enfin, Monfieur, pour me fervir du terme des anciens, la maladie, par cette crife, fut très heureufement jugée. On ne fauroit dif-
convenir que la nature feule ait opéré cette guérifon; je n'ai vû la
malade que pour fufpendre tout remède. Car on ne doit pas compter
la potion dont elle ufa le 13me de la maladie. Je crûs devoir la préfcrire plûtôt par déférence pour ceux qui s'intereffoient au fort de la

G g g 3

malade,

---

(1) Recherches fur le pouls par rapport aux crifes chap. XI.

malade, & qui vouloient abfolument qu'on lui donnât quelque remède, que par le befoin qu'elle en avoit. J'étois bien affuré que les foibleffes & les tranchées étoient inféparables d'une crife pareille. J'étois
même perfuadé qu'elles étoient inévitables; du moins ne pourra-t-on
pas dire que ce remède ait dérangé les mouvemens critiques que la
nature opéroit intérieurement, puifque les évacuations ont toujours
fubfifté jufqu'à ce que la maladie ait été terminée. En un mot, le pouls
intermittent a precédé & annoncé le cours de ventre; celui-ci a été critique, & a décidé la maladie.... La convalefcence au refte ne fut ni
longue ni facheufe; la malade fe rétablit dans très peu de jours.

II. OBSERVATION.

Le 24me de Septembre 1761 je vis à l'hôpital de cette ville un
homme de plus de 50 ans, qui, après avoir effuyé une maladie confidérable, avoit le pouls inégal & intermittent de 5, de 6, ou de 7 en
7 pulfations. Je prognoftiquai que la diarrhée ne tarderoit pas à
paroître; elle parut en effet dès la nuit fuivante, & elle dura tant que
le pouls fuivit le même rithme. Ce malade au refte ne fut point traité
comme la perfonne qui fait le fujet de la prémière obfervation. On
donna à celui-ci des purgations avec la caffe, la manne, & les tamarinds, on lui fit prendre enfuite le fyrop de chicorée compofé avec la
rhubarbe &c.

III. OBSERVATION.

Un Religieux âgé de 40 ans, d'un tempérament mélancholique
bilieux, étoit depuis 4 jours malade d'une fièvre continuë, la tête lui
faifoit beaucoup de mal, il étoit affaiffé, & il reffentoit des tiraillemens
par tout le corps. On l'avoit faigné & purgé le 1er & le 3me de la
maladie. Les remèdes n'avoient point produit de bons effets, outre
que les évacuations n'avoient pas été abondantes; la fièvre, & le mal
de tête avoient paru toujours augmenter; je fus appellé fur la fin du
4me jour de la maladie; le malade lui-même me rendit compte de fon
état, & me fit le détail que je viens de rapporter.

Je lui trouvai le pouls véritablement inteftinal fort fréquent, intermittent & inégal, la langue blanche, les mains brûlantes, l'habitude du corps féche & aride, avec une foif démefurée. Je prognoftiquai que le ventre alloit s'ouvrir, & que dans peu il y auroit des évacuations par les felles; je ne me trompai point; le malade pouffa la
nuit fuivante quatre felles copieufes qui le foulagèrent beaucoup; mais
comme, malgré cela, l'altération & les fignes de pourriture fubfiftoient
toujours, je lui préfcrivis une limonade de féné aiguifée avec le fel
polycrefte dont il prit 3 verres dans le courant de la journée; il fut
tellement évacué par cette tifane que je craignois prefque les fuperpur-
gations.

gations. Cependant la matière morbifique fut totalement chaffée hors du corps par l'action de ce remède, jufques là que le lendemain nôtre malade fe trouva entièrement libre de fièvre, fans douleur à la tête, ni aucun engourdiffement des membres; il fentoit même l'aiguillon de la faim, la bouche, & la langue humectées, & le pouls dans fon état naturel; il ufa des alimens en petite quantité, n'en fut pourtant point incommodé, & bientôt après, il fut parfaitement rétabli.

Faut-il refter dans l'inaction lorfque le pouls paroit véritablement critique? ou peut-on placer à propos un remède indiqué en pareil cas?... C'eft ce que je laiffe à décider, Monfieur, à vous, & aux maîtres de l'art. L'inéfficacité des remèdes précédents, & le fuccès qu'a eu la tifane purgative au-delà même de toutes mes efpérances, me détermineroient peut être dans une occafion femblable à l'employer une autre fois, fans craindre de troubler par fon opération les mouvemens critiques de la nature.

IV. OBSERVATION.

Mr. M . . . le fils, fe fentit prefque tout à coup pris d'un malaife général, des vertiges, & des étourdiffemens. On lui donna une potion purgative, il fut beaucoup évacué; cependant la bouche étoit très mauvaife, & la langue chargée d'un fédiment grifâtre. Je le vis pour la prémière fois le 3me Juin 1763, & je lui trouvai le pouls ftomachal fimple, tel qu'il eft décrit dans le chap. X, *des Recherches.* Sur ce figne je prognoftiquai le vomiffement; je ne me trompai point; le malade vomit plufieurs fois, il rendit même un ver vivant.

Le 4me le pouls étant à peu-près le même, je préfcrivis une abondante boiffon d'eau tiède, & de tifane faite avec les feuilles de capillaire du Canada; le vomiffement continua toute la matinée à différentes reprifes; le malade rendit quantité de glaires très épaiffes. Sur les trois heures du foir, retour de fièvre affez confidérable; le pouls n'a plus les caractères qu'il avoit, il devient plein, fréquent, dur, & tendu, la tête eft pefante & douloureufe. Dans le fort du redoublement il paroit quelques taches exanthemateufes, qui difparoiffent enfuite; on foupçonne des vers nichés dans les prémières voyes: on donne au malade de l'huile d'amandes douces avec de l'eau de pourpier, dans laquelle on avoit infufé du mercure crud La nuit eft calme, le malade jouït d'une tranquilité que nous ne devions pas efpérer.

Le 5me on réïtère l'huile d'amandes douces & l'eau de pourpier. Le pouls n'eft point décidé, quoique toujours fièvreux. On fe tient à la diète, & à la tifane... Le foir le pouls paroit exactement critique, il eft inégal, intermittent à chaque 5 ou 6me pulfation. M'étant bien affuré de cette intermittence, je la fis appercevoir au père du malade qui la reconnut parfaitement. Je lui dis pour lors, que je penfois que

les

les matières, qui nous avoient occafionné le vomiffement, avoient paffé de l'eftomac dans les inteftins, & qu'elles feroient bientôt évacuées par les felles. L'évènement fuivit de près la prédiction. Le malade fut à la garderobe plufieurs fois, & on apperçut dans les felles des boules groffes comme des noifettes d'un jaune foncé très dures, au milieu defquelles étoit un pois verd fans corfe, incrûté de plufieurs couches de bile.

Le 6me je préfcrivis la médecine fuivante.

℞ *folior. fenn. mundat.* ʒij. *flor. perf. & fem. cont. aa. p.* ıum
fal. polycreft. ʒiᵝ. *bull. levit. in aq. font. q. f. in colat. diffolv.*
mann. calabr. ʒij. *m. f. p.*

Ce remède ne fit aucun effet. Le malade le garda 4 heures dans fon eftomac, avec un travail & une peine extrême, & malgré toutes les violences qu'il fe fit, il fut enfuite obligé de le vomir entièrement. Nous n'eûmes donc point d'évacuations par les felles, quoique nous euffions dû, ce femble, en attendre, vû l'état précédent & la difpofition au cours de ventre que le pouls nous annonçoit; le foir le pouls continuoit toujours à être intermittent. Le père du malade, inftruit par ce qu'il avoit vû la veille, prognoftiqua des évacuations par les felles; elles vinrent en effet, furent abondantes, & foulagèrent beaucoup le malade.

Le 7me encore de l'intermittence dans le pouls. La diarrhée continuë.

Le 8me plus d'intermittence, ni de fièvre; le malade fe trouve très bien; il mange une foupe, & n'en eft point incommodé.

Le 9me il avance à grands pas vers la fanté; il eft bientôt rétabli.

Il m'avoit paru, Monfieur, que la purgation que j'avois préfcrit le 6me, étoit indiquée. Les fignes de pourriture étoient manifeftes, la matière putride paroiffoit dans un état de coction, le ventre étoit ouvert, les felles copieufes; le pouls marquoit que la nature dirigeoit tous ces efforts du côté des voyes inférieures, je crû l'aider par ce medicament. Cependant, voyés quel en fut le fuccès. Le malade, dans un travail continuel pendant 4 heures, ne va point à la garderobe, vomit la purgation; & le pouls ne reprend fon prémier caractère que vers le foir, & lorfque ce trouble eft appaifé. Je vous avouë, Mr. que je trouve dans cette obfervation, dequoi embrouiller mes idées, plûtôt que de les éclaircir. Faut-il donc ne rien faire (je le repète) lorfque le pouls eft inégal, intermittent? La nature veut-elle fe charger de tout l'ouvrage, & ne peut-on point l'aider en fuivant les vûës, & fes indications? C'étoit ainfi que j'avois paru réuffir dans la 3me obfervation, & partant des mêmes principes j'avois ordonné une potion laxative, me flatant qu'elle produiroit de bons effets. Vous feul, Monfieur,

pouvés

pouvés expliquer une pareille énigme, aussi vous soumets-je volontiers l'examen de cette question.

Ces 4 observations au reste sont les plus suivies, & les mieux détaillées de toutes celles que j'ai faites sur le pouls intermittent. Je souhaite que vous les trouviés dignes de vôtre attention. J'aurois bien pu y en joindre d'autres sur le même rithme, mais comme je ne les trouve point assez concluantes, j'aime mieux les supprimer. Tout ce que je puis avoir l'honneur de vous dire, c'est que si je n'ai pas constamment observé que, toutes les diarrhées critiques fussent annoncées par l'intermittence du pouls; du moins puis-je vous assurer que j'ai toujours vû les irrégularités & les intermittences dans le pouls précéder à coup sûr les évacuations par les selles.

Vous avés observé avec juste raison, Monsieur, qu'après le pouls intermittent, celui qui préfageoit l'hémorragie du nez, & qu'on appelle rebondissant, étoit le plus aisé à reconnoître. C'est exactement celui-ci que j'ai découvert ensuite, vous en verrés la preuve dans les histoires suivantes.

V. OBSERVATION.

Le 3me Mai 1761 je vis pour la prémière fois un homme qui, depuis 8 jours, avoit une fièvre putride continue redoublante. Dès les prémiers jours de l'invasion du mal, il avoit été faigné copieusement, émétifé, purgé &c. tous les foirs le retour étoit marqué par un froid violent, qui duroit plus ou moins, & qui étoit suivi pendant toute la nuit d'une chaleur très forte. Le lendemain matin la fièvre paroissoit tomber, pour se relever de nouveau sur la fin du jour. Lorsque je vis ce malade, il se plaignoit d'une douleur à la tête & à l'estomac très violente. Quoiqu'on l'eut faigné 3 fois, le visage étoit si rouge & si allumé, les yeux si étincelants, que je crûs devoir préscrire une faignée du pied; je m'apperçûs cependant d'un tressaillement dans l'artère; mais j'avouë, à ma honte, que, ne connoissant point le caractère du pouls rebondissant je ne pris point mes indications là-dessus, & je me fondai uniquement sur la tension, la vivacité & la force des pulsations. On fit cette faignée le foir du 8e jour, & le lendemain de grand matin on fit prendre au malade une potion purgative; peu de tems après l'avoir prise, il eût une hémorragie du nez trés considérable qui dura près de 3 heures. Ceux qui prenoient foin du malade pendant mon absence, s'en allarmèrent, & cherchèrent les moyens d'arrêter le fang; l'eau froide, le vinaigre, l'alun, &c. tout fut employé.... Après cette grande hémorragie, le malade parut plus calme, la fièvre moindre, & la purgation fit un assez bon effet. Je m'apperçus que le tressaillement de l'artère, que j'avois dabord observé subsistoit encore, le pouls étoit extrêmement vif & tendu. Je présuppofai par-conséquent que nous aurions une autre hémorragie. Ce

Hhh le

fut alors que mes yeux ſe déſillèrent, & que je commençai à connoître le caractère du pouls précurſeur de cette évacuation. Le ſoir même là ſaignée du nez ne manqua pas de paroitre, & malgré tout ce que j'avois pu dire pour prévenir les aſſiſtans, afin qu'on ne s'oppoſât point à cette criſe ſalutaire, on appliqua ſous le nez de la poudre ſtyptique, & ſur le front des compreſſes imbibées de vinaigre, par ce moyen le ſang s'arrêta bientôt.

Le lendemain (10) le mal à la tête ſe faiſoit ſentir quoique moins vivement; le pouls ne donnoit plus les mêmes treſſaillemens que j'avois obſervé juſqu'alors, ils étoient moins ſenſibles & moins fréquens, la fièvre tenoit toujours, je fis donc repurger le malade. Le ſaignement du nez reparut encore le ſoir, & ne dura pas long-tems. La langue étoit jaunâtre, très pâteuſe, ſéche, & comme recouverte en certains endroits d'une craſſe viſqueuſe. Le malade ne ſe plaignoit preſque plus de ſon eſtomac, toujours quelque douleur à la tête, mais moins vive; le pouls étoit plus calme.

Le 11e je laiſſai repoſer le malade. Le retour du ſoir fut moins fort.

Le 12me il fut purgé, le retour diſparut, & la fièvre ceda ſans qu'on eût beſoin d'employer d'autre remède qu'une autre purgation qu'il prit le 15me.

Il me paroit, Monſieur, qu'il y a quelques réflexions à faire ſur cette obſervation.

1°. Il n'eſt pas douteux que ce que j'appelle treſſaillement, ne fuſ-ſent de véritables rebondiſſemens.

2°. Il eſt certain que l'hémorragie qui les ſuivit, fut critique, & ſi on n'eût troublé la nature dans ſes opérations, le ſaignement du nez auroit, ſelon toute apparence, jugé la maladie: mais on craignit que le malade ne perdit tout ſon ſang; on s'effraya, & on recourut aux remè-des propres à ſuſpendre cette évacuation ſalutaire. Peut-être en pareil cas peu de perſonnes ſe feroient elles comportées autrement, car l'hé-morragie paſſoit déja les bornes ordinaires; mais du moins, ſi je n'im-prouvai pas les moyens qu'on avoit mis en uſage la prémière fois, je les dèſaprouvai hautement la ſeconde.

3° Si j'avois lû avec attention le livre de Prosper Alpin. *de præſagi-enda vita & morte ægrotantium*, & que j'euſſe fait des reflexions ſur le chap. *XIII. liv. VI. de prædicenda criſi per ſanguinis eruptionem ſeu fluxum*, je n'au-rois point été ſurpris de ce qui arriva à nôtre malade; mais je vous l'ai déja dit, Monſieur, je ne croyois point aux criſes, & j'avois appris de mes prémiers inſtituteurs, ainſi que vous le ſavés très bien, que dans les maladies aiguës il ne falloit point s'arrêter à conſidérer & à calcu-ler les jours.

L'expérience eſt un guide plus ſûr que les leçons des plus habiles maîtres.

4°. Je

4°. Je n'ai cependant pas pû me réfoudre à abandonner aux foins de la nature un malade en qui je voyois, malgré une copieufe hémorragie, fubfifter encore les fignes les plus marqués de Cacochytie dans es prémières voyes. N'eft-il pas du devoir du médecin d'aider les mouvemens de la nature, lorfqu'on les reconnoit impuiffans.

VI. OBSERVATION.

Le 15 Juillet 1761 un jeune homme de 22 à 23 ans fe préfenta à nôtre Hôtel-Dieu ; il étoit malade depuis quelques jours ; il avoit une fièvre continuë-remittente. Il fut purgé le lendemain (16) avec un minoratif: le 17. il fe repofa, & le 18me on lui fit prendre 2 verres d'infufion de fené, aiguifés de 20 gouttes de fyrop de Glauber, dans lefquels on avoit diffous 3 onces de manne. Ce remède lui fit pouffer 7 à 8 felles copieufes, fans beaucoup de foulagement. Le lendemain (19) il fe trouva plus mal, la fièvre redoubla, le mal de tête augmenta à un point prefqu'exceffif; il fe plaignoit encore d'une grande difficulté d'avaler les liquides ; il avoit le vifage fort rouge, les yeux larmoyans, & la peau brûlante.

Son état paroiffoit demander la faignée, & je n'aurois pas fait difficulté de l'ordonner, fi, inftruit par ce qui m'étoit arrivé, je n'avois reconnu en examinant attentivement le pouls du malade qu'il étoit véritablement critique, & qu'il dénotoit une hémorragie du nez. En effet il étoit plein, dur, on fentoit fous le doigt un rebondiffement marqué à chaque 7me, & quelque fois à chaque feconde ou troifième pulfation. Sur ces indices, bien loin d'accorder la faignée, je m'y oppofai en prognoftiquant l'hémorragie prochaine. Ce ne fut pas fans inquiétude que j'attendis l'évènement.

Le 20me l'hémorragie du nez parut de grand matin ; elle fut confidérable, elle calma le mal à la tête, & au gofier, la déglutition fut plus libre, la fièvre moins forte, en un mot, tous les fymptômes s'appaifèrent, & le malade fut plus tranquille. Cependant le pouls étoit toujours rebondiffant. Comme en même tems la bouche étoit mauvaife, & la langue chargée d'un fédiment blancheâtre, je préfcrivis une médecine, qui, quoiqu'elle fatiguât beaucoup le malade, ne produifit pas un grand effet. Je n'eus pas lieu d'en être fatisfait.

Le 22me nous eûmes une hémorragie moins confidérable que la prémière; le foir le malade fut plus mal; le purgatif fe trouvant toujours indiqué par les fignes apparens de pourriture, je préfcrivis 4 verres de potion cathartico-émétique qu'on fit prendre au malade de 4 en 4 heures. Ce remède agit très bien, les felles furent copieufes, & le malade en reffentit un foulagement marqué.

Le 23me & les jours fuivans il fut de mieux en mieux, & dans les prémiers jours du mois fuivant il fortit de l'Hôtel-Dieu en parfaite fanté.

Hhh 2

Falloit-

Falloit-il donc, Monsieur, parce que le pouls étoit rebondissant, attendre entièrement la santé de l'évacuation qu'il présageoit, & ne pas purger ce malade? Je ne crois pas qu'un bon practicien puisse tirer une pareille conclusion. Je conviens que l'hémorragie du nez a dégagé les vaisseaux de la tête & du gosier plus puissamment peut-être que n'auroient fait plusieurs saignées réïterées; mais je soutiens que la *saburre* des prémières voyes nous auroit indubitablement procuré quelque fâcheux accident, si nous n'avions eu soin de l'évacuer par les selles. Les bons effets de la dernière potion cathartico-émétique m'engagent à soutenir cette proposition. Si on m'objecte que les purgations précédentes n'avoient pas operé avec fruit, & qu'on pouvoit ne pas espérer un meilleur sort de celle-ci que des autres ; je répondrai par cet aphorisme d'HYP-POCRATE : *Cocta medicamento purgante educito, ac moveto ; minime cruda*, ou bien par cet autre: *cum purgantur quæ purgari decet confert, & facile tolerant, ubi contra accidit, difficulter, aphorism.* **25.** *sect.* **1.** *interp.* FOESII.

VII. OBSERVATION.

Un jeune homme d'environ 30 ans avoit depuis 5 jours une fièvre ardente, lorsque je le vis pour la prémière fois le 5me Sept. 1761. La chaleur & la soif étoient excessives. Le dégoût, les nausées, le vomissement, la langue séche, noire, *cordée*, symptómes presqu'inséparables de cette maladie, les lassitudes spontanées, les anxietés, l'accablement marquoient les dérangemens de l'œconomie animale. Le malade ressentoit des tiraillemens dans l'estomac, des défaillances fréquentes; le visage étoit tantôt rouge, tantôt pâle; je le fis saigner 3 fois coup sur coup, & lui fis prendre le lendemain en 2 fois 6 grains de tartre stybié soluble, dans la vive persuasion où j'étois qu'il y avoit des vers nichés dans l'estomac, qui produisoient la plûpart de ces accidens. Je fus convaincu de la réalité de mes conjectures par l'effet de cet émétique. Le malade rejetta 3 ou 4 vers vivans. C'étoient des lumbrics d'une grosseur non ordinaire. Il fut purgé le 7me avec une potion purgative dont les drogues avoient infusé dans une forte décoction anthelmintique. Ce ne fut pas sans succès, il fut beaucoup évacué, & il rendit d'autres vers par les selles.

Le soir du même jour je m'apperçus que le pouls avoit un certain rebondissement qui n'étoit pas reglé; à ce caractére se joignoit une tension, & une dureté de l'artère. Je crûs que c'étoit le signe du saignement de nez, & j'y fus trompé: nous n'eûmes point d'hémorragie; mais nôtre jeune homme, qui n'avoit point encore toussé, fut saisi d'une toux assez forte avec expectoration de crachats visqueux, blancs, fort écumeux; les rebondissemens duroient toujours, mais avec moins de dureté; je préscrivis une boisson pectorale bechique dont il usoit par intervalles dans le courant de la journée, pour favoriser l'expectoration. Je

croyois

croyois par là fuivre les voyes que la nature me paroiſſoit prendre de préférence.

Le 9me le malade s'en tint à cette tifane dont il bût abondamment. Il étoit mieux, touſſoit moins, & crachoit avec facilité. La fièvre fembloit avoir diminué de la moitié, mais les rebondiſſemens fe faiſoient toujours fentir.

Le 10me même état, mêmes remèdes. Le foir un julep pectoral & anodyn. La nuit fut aſſez calme, malgré la toux & la fièvre qui fubfiſtoient.

Le 11me le malade fut purgé avec un minoratif: le foir les rebondiſſemens étoient encore plus marqués, le pouls plus fort, plus ouvert, redevint dur & tendu.

Le 12me, dans la nuit, quelques gouttes de fang s'échapèrent du nez. Le tantôt de la même journée il en fortit une quantité confidérable à plufieurs reprifes, le pouls étant toujours rebondiſſant.

Le 13me la toux fatiguoit cruellement le malade; je lui fis faire un loock dont il ufoit à petites cuillerées. Point de faignement de nez, malgré les rebondiſſemens. Le foir le julep ci-deſſus réïteré.

Le 14me la nuit fut parfaitement calme; la fièvre étoit tombée. Je permis de donner au malade une crême d'avoine, le foir le julep. Même pouls fans tenfion, ni dureté.

Le 15me la langue s'étoit totalement dépouillée de fon fédiment. Le malade étoit aſſés bien, le pouls égal, & bien développé quoiqu'avec un peu de vîteſſe. La toux fort opiniâtre, revenant par quintes, le tourmentoit quelquefois cruellement. On hafarda une foupe legère qui ne fit aucun mauvais effet.

Le 16me le malade fut mis à l'ufage du lait coupé avec l'infufion de lièrre terreſtre; il le prit avec fruit pendant un mois, la toux fe diſſipa peu-à-peu, les forces revinrent, & il fe rétablit parfaitement.

Je ne crains pas de vous avouër ici, Monfieur, que je ne connus pas bien le pouls que j'ai décrit dans cette obfervation. Il y a toute apparence que c'étoit un des pouls fupérieurs compofés dont parle l'auteur des Recherches chap. XVIII. puifque vous voyés qu' les rebondiſſemens ont annoncé la fortie du fang par le nez, en même tems que le pouls portoit le caractère propre à l'expectoration. C'eſt ce dernier figne que je méconnus, & que je ne difcernai point compliqué avec l'autre. Il me paroit cependant que je fuivis aſſés les indications qu'il y avoit à prendre. Je vous laiſſe le maître de le décider, & de me dire fi, en pareille occafion, vous me confeilleriés de tenir la même route, ou une différente. Je ferai toujours très aife de profiter de vos confeils & de vos bons avis.

Hhh 3   VIII. OB-

VIII. OBSERVATION.

Le 12me Mai 1763 un foldat d'environ 25 ans fe préfente à l'Hôtel-Dieu, il y a 4 jours qu'il eft malade, nous dit-il ; il ne fe plaint proprement ni de la tête ni de l'eftomac, mais il eft incapable de faire fon fervice, à caufe d'un abattement général des forces, d'une péfanteur des membres, & d'une laffitude fans égale ; il a la fièvre ; le pouls eft plein, dur, & on y reconnoit des rebondiffemens bien marqués. Les fignes ordinaires de pourriture font apparens à la prémière infpection, & le malade eft fort alteré. On lui fait une faignée 4 heures après fon entrée dans cette maifon, & le lendemain (13) il prend une médecine ordinaire. Il faigne du nez plufieurs fois dans la journée ; il a des naufées fréquentes, & des retours très mauvais.

Le 14me il prend un pot de tifane laxative aiguifée d'un tiers de grain de tartre émétique à chaque verre. Le pouls eft toujours rebondiffant ; il a fur le foir une legère hémorragie du nez. La langue eft féche, aride, noirâtre.

Le 15me il continuë d'ufer de fa tifane cathartico-émétique ; il eft évacué confidérablement : il a encore ce jour là une hémorragie du nez plus confidérable que celle d'hier. Son pouls eft moins tendu, moins plein, & plus mol.

Le 16me le malade fe trouve mieux. On le laiffe au bouillon & à la tifane, fans aucun remède. Il a le foir un gros retour de fièvre.

Le 17me il eft purgé avec cette médecine en 2 verres, il pouffe au moins 10 felles par l'action de ce purgatif.

Le 18me il eft mieux. Le foir leger retour.

Le 19me il eft purgé avec un minoratif.

Le 20me il eft très-bien. .... Le 21. on commence à lui donner à manger & le 27me il fort de l'Hôtel-Dieu en parfaite fanté.

Je ne finirois point, Monfieur, fi je voulois rapporter tous les cas dans lefquels j'ai remarqué les rebondiffemens du pouls annoncer & précéder l'hémorragie du nez, mais ceux que je viens de détailler doivent fuffire. Permettés moi de joindre ici deux autres obfervations ; l'une fur le pouls de la fueur, que je ne pûs méconnoitre dans cette occafion, tant je le trouvai relatif aux circonftances de la maladie, à la fituation actuelle du malade, & furtout conforme à la defcription que les auteurs en ont faite ; l'autre eft fur le pouls ftomachal fupérieur.

IX. OB-

IX. OBSERVATION.

Un homme de 50 ans fut saifi en travaillant à la campagne d'un froid fubit très violent; il fe retira chez lui, fe mit au lit; n'en pouvant plus d'accablement & de foibleffe, un boucher qui prétend avoir des fpécifiques pour toutes les maladies, (1) & qui, je ne fais comment, s'eft acquis une efpèce de confiance parmi le peuple, fut appellé à fon fecours.

Ce nouveau médecin voyant que le malade étoit fort oppreffé, & qu'il fe plaignoit d'une pefanteur fur l'eftomac, vous obferverés, Monfieur, que le malade appelloit l'eftomac ce qu'il auroit dû nommer la poitrine; c'eft une erreur de nom que les gens groffiers commettent affés fréquemment, prit de là ces indications, & lui donna une poudre qui le fit vomir jufqu'au fang. Dans les efforts du vomiffement le malade fentit une douleur au côté très vive. Ces crachats furent bientôt fanglans, l'oppreffion, la fuffocation même, qui parurent dès lors, ne firent qu'augmenter de jour en jour. Pendant cet intervalle de tems (car il fe paffa 8 jours depuis l'invafion du mal, jufques à ma prémière vifite) on le faigna plufieurs fois, on le purgea de même, & on lui fit toute forte de remèdes fur la partie affectée, des frictions féches & humides, des embrocations, des fomentations &c. Je ne fus appellé que le 14me Avril 1763, & comme je l'ai déja dit, le 8me de la maladie. Je trouvai ce malade avec le pouls critique de la fueur. Ce pouls, appellé par les auteurs *inciduus*, étoit mol, fouple, développé, ondulant, plufieurs pulfations s'élevoient au deffus des pulfations ordinaires, & alloient, pour ainfi dire, en augmentant fucceffivement. Après avoir examiné avec attention ce rithme du pouls, je n'héfitai point à prognoftiquer une fueur prochaine. Dans cette attente je ne préfcrivis autre chofe qu'une décoction bechique avec les fleurs de pied-de-chat & de coquelicot. Vers les 11 heures du foir on apperçut une legère moiteur qui commença à paroître; pour la favorifer on fit prendre au malade une taffe de l'infufion chaude dont je viens de parler. La fueur ne tarda pas à s'établir, elle fut fi abondante que dans le cours de cette nuit le malade mouilla 8 chemifes, trempa fes draps & fes couvertures d'une fueur fœtide. On lui donna par intervalles du bouillon & quelques taffes de fa tifane. Cette fueur fut véritablement critique: elle dégagea entièrement le malade, il n'eut plus de fièvre, & ne fentit plus de douleur ni d'oppreffion. La toux perfifta encore quelque tems, mais, avec le fecours des adouciffans, elle

difparut,

---

(1) J'ai été témoin de plufieurs de ces cures furprenantes faites par des fpécifiques prétendus. Malheureufement je les ai vuës toutes tourner au détriment des malades & finir par des cataftrophes. Cependant cet homme a la hardieffe & l'audace de fe faire annoncer dans les papiers publics, il avance les plus infignes fauffetés, & on la fouffre.

difparut, & nôtre malade fut, bientôt après, en état de reprendre fes occupations ordinaires.

C'eft la feule fois, Monfieur, que j'ai obfervé le poûls *inciduus*; il
étoit fi bien caractérifé qu'il eut été difficile de s'y méprendre. Je crois
cependant l'avoir apperçu dans quelques autres fujets ; mais jamais fi
diftinctement ; il étoit tantôt compliqué avec d'autres efpèces de pouls,
tantôt il n'étoit pas critique : c'eft ce qui m'a toujours empêché d'être
certain de fon apparition, excepté dans cette occafion, où je le diftinguai
tout de fuite, je penfe que ce pouls eft plus difficile à reconnoître que
les deux prémiers dont je vous ai parlé, d'autant qu'il eft rarement fimple. Je finis enfin, Monfieur, cette lettre qui a déja paffé les bornes
ordinaires, & pour la longueur de laquelle je vous demande grace, par
une obfervation qui, quoiqu'elle n'ait pas été faite dans une maladie aiguë,
ne laiffe pas que d'avoir une certaine fingularité.

X. OBSERVATION.

Une Demoifelle âgée de 56 ans étoit fujette à un vomiffement habituel qui, après l'avoir tourmentée long-tems, l'enleva fur la fin du mois
d'Octobre dernier, quoique certainement cette évacuation ne fut pas critique, elle ne laiffoit pas que d'être précédée par le pouls qui la caractè-
rife ; auffi toutes les fois que j'apperçevois les mêmes fignes dans le pouls,
je prognoftiquois à coup fûr le vomiffement, & voici à quoi je le re-
connoiffois. On fentoit l'artère, pour ainfi dire, fe roidir, les pulfations
étoient tremblotantes, le pouls étoit dur & tendu. (1) Ces fignes paroiffoient toujours 4 ou 5 heures avant que la malade elle-même reffentit les fymptômes précurfeurs du vomiffement. Vers ce tems là elle
fe plaignoit d'une péfanteur à l'eftomac, d'une legère douleur à l'épi-
gaftre ; enfuite venoient les inquiètudes, les anxietés ; des eaux amères
lui remontoient, difoit-elle, au gofier, les naufées devenoient fréquentes, enfin le vomiffement parroiffoit. Après fon action la malade fe fentoit foulagée pendant quelques jours, car d'abord elle ne vomiffoit que
de 15 à 15 jours, puis une fois la femaine & vers le dernier terme de fa
vie, le vomiffement revenoit tous les jours, & même enfuite plufieurs
fois dans le jour. Il eft certain que, dans les commencemens, cette malade auroit pu être guérie, ou du moins recevoir des foulagemens marqués par l'ufage conftant & affidû des remèdes appropriés à fon état.
C'étoit à la fuite d'une diarrhée négligée & traitée avec des remèdes
contr'indiqués & furtout avec des adftringents que cette indifpofition
avoit commencé à s'établir ; mais cette Demoifelle ne voulut jamais
prendre les remèdes à propos, ni s'adftraindre à un régime dont elle
auroit

---

(1) *Recherch. fur le pouls* &c. chap. X. p. 72.

auroit eu cependant grand befoin. Peu à peu le mal jetta des racines fi profondes, qu'il ne fut plus poffible de s'oppofer à fes progrès. Après avoir trainé 5 à 6 mois, la malade mourut dans le marafme.

Je fuis avec Refpect,

Monfieur,

Vôtre

très humble & très obéïffant Serviteur,
RAZOUX.

IX.

LETTRE

à Mr. *** Correfpondant de l'Académie Royale des Sciences,

contenant

le Journal de la prémière inoculation faite dans Nîmes.

Monfieur!

VOus êtes partifan zélé de l'inoculation, vous en parlés avec éloge, vous la défendés contre fes adverfaires, vous fouhaités de voir cette méthode s'introduire dans nôtre province ; il eft jufte que je vous rende compte de nôtre effai, vous y prenés trop de part pour vous le laiffer plus long-tems ignorer. Mr. NICOLAS le fils, chirurgien de cette ville, a fait cette opération. Je me flate que vous lirés avec plaifir le journal que je vous envoye ; j'ai fuivi pas à pas le cours de cette maladie ; j'en ai vû le commencement, le progrès, & la fin. J'ai fait même quelques obfervations fur le pouls, que je fuis charmé de vous communiquer. Elles m'ont paru fingulières, mais elles ne peuvent avoir un certain degré d'authenticité & de certitude, qu'autant qu'elles feront confirmées par d'autres qu'on peut faire fur les inoculés. Voici l'ordre des préparations que nous avons employées, & l'hiftoire de la maladie.

27. Avril, 1757, la nommée Magdelaine Julian, jeune fille de 4 ans & 7 mois, a été purgée aujourd'hui pour commencer les préparations néceffaires à l'inoculation. Cet enfant eft très bien conftituée, & d'un bon tempéramment.

28. Elle a pris ce matin une foupe au lait (de chèvre); elle a man-

gé

gé à diner une soupe à la viande (1), un petit morceau de mouton bouilli, mais très peu, à gouter une tasse de lait coupé avec une infusion de capillaire, & le soir du ris au lait.

29, 30. prémier Mai, 2, 3, 4, on a suivi le même régime, en faisant quelques légers changemens par intervalles. On a seulement observé de donner à cet enfant du lait 2 fois par jour au moins.

5. elle a pris ce matin un syrop purgatif, qui l'a vuidée 3 ou 4 fois, ses déjections étoient grisâtres claires au commencement; elles ont changé de nature & de couleur les jours suivans.

6, & 7. Mai, même syrop, même effet.

8. on l'a remise au lait comme ci-devant.

9, 10, 11, & 12. on a continué le même régime.

13. l'enfant a été purgé aujourd'hui; cette purgation ne l'a presque point vuidée. Elle avoit fait dans la nuit précédente une selle assés copieuse; & après avoir pris sa purgation elle n'a été que 2 fois à la garderobe en très petite quantité. Elle a pris le soir une crême d'avoine au bouillon.

14. on lui a donné ce matin un œuf frais, à diner une soupe à la viande, & un peu de pain, le soir une crême d'avoine au bouillon. Au reste pendant tout le tems des préparations, elle a bû à son ordinaire une tisane de chien-dent & de feuilles de capillaire.

15. prémier jour de l'opération. A 4 heures du soir Magdelaine a été inoculée par Mr. NICOLAS; il n'y avoit que Mr. BAUX, médecin, & moi, présens à cette opération. Le chirurgien a fait à chaqu'un des bras (à la partie extérieure vers l'attache du deltoïde) une très-légère incision avec un bistouri, qui à peine a entâmé la peau, il a commencé par le bras gauche: l'incision n'a pas donné 2 gouttes de sang; il a écarté les bords de la plaïe, qui est d'environ un pouce; & après y avoir insinué un brin de fil variolique (2) de la même longueur, il a appliqué dessus un plumaceau garni de baume d'Arceus, un emplâtre légèrement enduit de cérat, & de diapalme, une compresse & une bande qui fait plusieurs tours sur le bras; il a cousu le bout de la bande, afin que l'enfant ne dérangeât pas cet appareil, en se remuant; il a fait ensuite au bras droit la même opération avec autant d'exactitude; l'incision a été un peu plus profonde. Pendant tout le tems de l'operation

Magde-

---

(1) Le choix des sujets est une chose qu'on ne sauroit trop recommander : c'est à cette précaution que les inoculateurs doivent presque tous leurs succès. On ne doit jamais inoculer une personne d'un mauvais tempérament, ou du moins ne le doit on faire qu'avec les préparations convenables. Mr. RANBI même est d'avis de ne point operer ceux dont la constitution exigeroit des grandes préparations.

(2) Ce fil avoit été apporté de Genève par Mr. NICOLAS, qui l'automne dernier fut suivre dans sa pratique Mr. TRONCHIN; il avoit été imprègné de pus variolique le 7 Octobre 1756, 7 mois & 8 jours avant que nous l'employassions.

Magdelaine n'a pas donné le moindre figne de douleur, & depuis ce jour elle n'a point quitté fa chambre. Le Thermomètre de Mr. DE REAUMUR étoit au 17e dégré au deffus du terme de la glace. Nous avons compté le nombre de pulfations que le pouls de nôtre malade donnoit pendant une minute; elles alloient de 60 à 65.

16. 2. de l'opération. L'inoculée fe porte tout-à-fait bien: elle a mangé ce matin un œuf à fon déjeûner; une foupe à la viande & une pomme cuite à diner; quelques bifcuits à gouter, & une foupe feulement le foir. Le pouls donne le même nombre de pulfations qu'hier.

17. 3e de l'opération, même régime à peu-près qu'hier. Nous avons levé l'appareil aujourd'hui à 4 heures du foir (après 48 minutes); nous ayons trouvé le fil variolique exactement à la même place où il avoit été introduit, le plumaceau, l'emplâtre & la bande n'avoient point été dérangés; les 2 incifions ont fuppuré, le fil a paru couvert de pus auffi-bien que le plumaceau, l'incifion du bras gauche a plus fuppuré que celle du bras droit; le plumaceau de ce côté étoit teint du fang qui devoit avoir coulé lors de l'operation, l'impreffion du fang n'alloit pas plus loin. On a enlevé doucement le fil variolique avec des pinces; on a appliqué deffus un plumaceau garni de bafilicum, l'emplâtre de cérat, la compreffe, la bande, &c. Nôtre petite malade a été fort gaïe pendant qu'on la panfoit; preuve convaincante qu'on ne lui faifoit aucun mal. J'oubliois de dire que nous avons obfervé de faire coucher cet enfant fur le dos pendant les 2. nuits qui ont fuivi l'opération, de peur, qu'en fe tournant fur les côtés elle ne dérangea l'appareil. Les pulfations vont de 65 à 70. Le Thermomètre eft au $15\frac{1}{2}$.

18. 4e de l'opération. Même régime. Le panfement a été fait à 4. heures du foir. Les 2. incifions ont fuppuré; celle du bras droit un peu plus aujourd'hui que celle du gauche, le plumaceau a été taché longitudinalement par le pus; fa plaïe eft belle, les bords baillent un peu. La malade paroit toujours fort contente. Elle a le ventre affés libre; elle va chaque jour une fois à la garderobe. Les pulfations vont de 70 à 78. Le Thermomètre eft au $14\frac{1}{3}$.

19. 5e de l'opération. Nôtre inoculée a pris ce matin une foupe à l'eau, un potage à la viande, & un peu de pain à diner, quelques pruneaux à gouter, & du ris au bouillon le foir. Nous avons remarqué ce matin que le ventre étoit un peu tendu; elle n'avoit point été à la felle; c'eft ce qui nous a engagé à lui donner des pruneaux, qui ont produit l'effet que nous attendions, le ventre eft devenu fouple. Les incifions n'ont prefque pas fuppuré aujourd'hui; celle du bras droit paroit avoir les deux bouts un peu durs; elle eft fermée au quart; celle du bras gauche l'eft un peu plus. La petite eft toujours gaïe, contente;

 cependant

cependant les pulfations augmentent confidérablement; elles ont été ce foir de 80 à 86.

20. 6e de l'opération. Nous avons fuivi le régime d'hier. Au refte la boiffon ordinaire de nôtre malade depuis le jour de l'opération eft une tifane d'orge & de capillaire; elle paffe très bien les nuits & dort tranquillement. L'incifion du bras droit commence à prendre les caractères qui annoncent la petite vérole, je veux dire que les bords paroiffent tant foit peu durs & enflammés, avec une empreinte de ligne blanche tout le long; l'incifion gauche eft prefque fermée; les bords font cependant rénitens. Même nombre de pulfations.

21. 7e de l'opération. Magdelaine a mangé ce matin un œuf à la coque; à midi une foupe & une pomme cuite, à gouter quelques bifcuits, & le foir du ris au bouillon. L'incifion du bras droit n'a prefque plus fuppuré; la rougeur, la dureté, la ligne blanche ne font plus des fignes équivoques. Le bras gauche n'a point fuppuré du tout; la plaïe n'eft point fermée, quoiqu'il parut hier qu'elle devoit l'être naturellement; on a ôté le plumaceau fec; les bords font durs, rouges, rénitens, avec l'empreinte blanchâtre. La malade eft toujours bien gaïe, quoique depuis midi fes lèvres foient brûlantes, & qu'elle fe plaigne d'une fenfibilité douleureufe au bras droit. A 4 heures du foir les pulfations étoient à 100. dans une minute; à 8 heures du foir, à 10 heures, & à minuit même nombre de pulfations.

22. 8e de l'opération. Prémier de la fièvre. Nôtre malade eft au bouillon clair, qu'on lui donne de 3 en 3 heures. A 8 heures du matin fon pouls donne 110 pulfations; elle a un larmoyement affés confidérable; elle ne fe plaint cependant de rien de bien marqué; mais on reconnoit en elle un mal-aife général, un affoupiffement qui ne lui eft pas ordinaire, une chaleur brûlante, la peau féche & aride, une légère moiteur feulement à la paume des mains; elle a rendu de l'urine véritablement couleur de citron, à 1 heure après midi fon pouls a donné 120 pulfations; la fièvre eft marquée; elle a des rougeurs au vifage, les yeux toujours larmoyans, la tête pefante. A 4 heures le panfement a été fait à l'ordinaire. Les plaïes font féches, mais elles ne font point fermées; les bords font blanchâtres, calleux, rénitens, & au tour inflammatoires. La fièvre va toujours en augmentant. Les pulfations font au nombre de 120 à 130. A 7 heures du foir elles fe portent jufqu'à 150. Auffi nôtre malade eft elle bien accablée; elle fe plaint d'une douleur aux aiffelles, où elle craint qu'on ne la touche; le larmoyement continue; le mal à la tête eft prefque infoutenable, la chaleur du corps violente. A 11 heures du foir le pouls ne donne que 110 pulfations; tout eft calme, la malade dort. Quoiqu'elle fe foit éveillée plufieurs

fois;

fois, & rendormie à différentes reprifes, on peut dire que la nuit a été affés tranquille.

23. 9e de l'opération. 2e de la fièvre. Prémier de l'éruption. A 5 heures du matin le pouls donne 120 pulfations, à 9 heures même nombre, à midi 110; la malade ne fe plaint ni de la tête, ni des aiffelles, mais feulement de la plaïe droite, où elle reffent une légère démangeaifon: fon ventre eft tendu & douleureux; elle n'a point été à la felle hier, ni jufques à préfent midi, elle eft fort altérée, & boit beaucoup de fa tifane; les rougeurs au vifage ne font pas fi vives; elle a toujours les lèvres brûlantes, la langue n'eft ni blanche, ni chargée; elle vient de prendre deux taffes de thée; à 4 heures 2 autres taffes. Le pouls donnoit 110 pulfations. Le panfement à l'ordinaire; les plaïes font totalement féches, la ligne blanche eft bien marquée, les bords calleux, inflammatoires; l'affoupiffement & le larmoyement tiennent toujours, moins fortement à la vérité; l'urine eft couleur de citron. Nous n'avons point apperçu dans l'urine le fédiment blanc, dont parlent les Auteurs qui ont traité cette matière, & qu'ils donnent pour un figne pathognomonique de l'éruption. Mr. MATTHIEU le Médecin, qui vient de voir nôtre malade avec moi à 6 heures du foir, croit avoir apperçu un bouton de petite vérole à l'œil gauche; aucun autre ne paroit dans tout le corps; je fufpens mon jugement jufques à demain.

24. 10e de l'opération, 2e de l'éruption. Nôtre malade a trèsbien paffé la nuit; l'éruption eft certaine; les boutons de petite vérole ne font plus douteux; celui de l'œil gauche, qui parut hier, eft le plus gros: elle en a 4 autres au vifage. Il n'en paroit que 5 à 6 autres dans tout le corps; la fièvre fubfifte, mais moins vivement. A 8 heures le pouls ne donne que 106 pulfations: notre malade feroit affés tranquille fi fon ventre n'étoit tendû & douleureux, c'eft ce qui nous détermine à lui donner un lavement. Elle a rendu une felle copieufe, le ventre n'eft plus douleureux. A 10 heures elle a pris une dragme de confection hyacinthe, & quelques taffes de thé. A 4 heures du foir elle a été panfée; les plaïes font dans le même état qu'hier. Même nombre de pulfations que ce matin. A 8 heures du foir la fièvre eft tombée totalement. Les pulfations font à 80. Nous avons eu une nuit fort tranquille.

25. 11e de l'opération. 3e de l'éruption. Magdelaine fe trouve tout-à-fait bien, point de rougeurs au vifage, point de fièvre. Le pouls ne donne que 80 pulfations. Les prémiers boutons ne font point élevés, ils femblent même ne devoir pas l'être. On diroit en voyant leur fommet, qu'ils voudroient fe fécher fans fuppurer; nous avons donné à notre malade ce matin à 8 heures, une prife de confection hyacinthe & 2 taffes de thé; à midi un fcrupule de poudre de

                    vipère

vipère ; à fix heures du foir demi dragme de confection hyacinthe, quinze grains de poudre de vipère dans un peu d'eau de fleurs d'orange ; le panfement s'eft fait à l'ordinaire ; les plaïes font toûjours féches ; elles ne font ni fi dures, ni fi enflammées que les jours précédens. A huit heures du foir les pulfations étoient réduites à 70.

26. 12. de l'opération. 4. de l'éruption. Les boutons s'élèvent très lentement ; la malade eft fort tranquille ; elle vient de prendre à huit heures une prife de confection hyacinthe ; ce fera la dernière que nous lui donnerons. Les incifions font féches ; celle du bras droit l'eft plus que celle du bras gauche ; il paroit quelques nouveaux boutons dans le corps, & autour des plaïes, ils ont plus d'apparence qu'hier. Les pulfations font à 70 comme hier.

27. 13. de l'opération. 5. de l'éruption. Les puftules varioliques font bien apparentes aujourd'hui, elles commençent à fuppurer ; leur fommet blanchit. Nous en avons compté fur tout le corps une trentaine. Magdelaine a mangé une petite foupe à midi ; cette foupe l'a un peu incommodée ; à deux heures fon pouls donnoit 100 pulfations dans une minute. Elle a été à la felle ce foir, ce qu'elle n'avoit pas fait depuis le lavement. Les incifions font féches ; elles femblent cependant difpofées à fuppurer ; il paroit plufieurs boutons dans le corps & au vifage qui rentrent enfuite. Il y en a trois ou quatre autour de chaque incifion, que l'emplâtre & la compreffe retiennent & empéchent de s'élever. A onze heures du foir les pulfations étoient réduites à 80.

28. 14. de l'opération. 6. de l'éruption. A huit heures du matin le pouls donne de 70 à 75 pulfations. Nôtre malade va fort bien ; elle a mangé une foupe à midi qui ne l'a point incommodée comme celle d'hier. A quatre heures même nombre de pulfations. Les incifions fuppurent un peu ; l'ecarre paroit vouloir fe féparer ; les plaïes font d'un vilain afpect ; la gauche eft plus féche que l'autre.

29. 15. de l'operation. 7. de l'éruption. Les boutons vont a merveille : ils fuppurent au mieux : les incifions commencent auffi a fuppurer. L'inoculée va toujours bien ; elle a mangé deux foupes aujourd'hui, une à midi, & l'autre le foir. Les pulfations vont de 60 à 70.

30. 16. de l'opération. 8. de l'éruption. Nous avons ouvert aujourd'hui une douzaine de puftules aux bras, ou aux jambes, qui nous ont donné affés de pus pour imprègner un fil de la longeur de deux pouces. Le pus eft bien conditioné ; les boutons que nous avons percés étoient blancs, & n'avoient pas de cercle rouge à leur bafe. Même régime qu'hier, même nombre de pulfations.

31. 17. de l'opération. 9. de l'éruption. Nous avons donné ce matin à nôtre malade un œuf frais ; à diner une foupe & un peu de
bouilli.

bouilli. (C'est la prémière fois qu'elle mange de la viande depuis l'opé-ration;) le soir une autre soupe. A huit heures du matin les pulsations étoient réduites à 60, & à quatre heures du soir elles ont été jusqu'à 80. La digestion de la viande doit être nécessairement la caufe de cette aug-mentation. Les plaïes suppurent abondamment. Les pustules du visage font féches, & celles du corps se flétrissent. Nous avons imprègné un second fil sur quelques boutons des extrémités que nous avions laissé la veille, parcequ'ils ne nous avoient pas paru bien mûrs. Le pus est louable, & le fil de blance est devenu jaune.

Prémier Juin. 18. de l'opération. 10. de l'éruption. Les plaïes suppurent beaucoup, l'escarre est presque tombée, de même que les croutes du visage. Les pustules du corps se féchent. La malade a resté levée une bonne partie-du jour. Elle va assés regulièrement à la garde-robe. Les pulsations vont de 60 à 70.

2. 19. de l'opération. 11. de l'éruption. Suppuration des plaïes encore plus abondante. Tout le reste comme hier.

3. 20. de l'opération. 12. de l'éruption. Magdelaine a été pur-gée aujourd'hui avec sa medecine ordinaire; elle l'a prise avec dégoût, & l'a vomie tout de suite : nous lui avons donné demi - heure après dix grains de poudre cornachine. Elle a été à la selle trois ou quatre fois. Les plaïes suppurent abondamment ; elle se font fort aggrandies, surtout la droite, dont les bords se font tellement écartés, qu'elle est ovale. Les pustules se féchent ; les croutes tombent fans aucune démrangeai-son. Nous avons mis un bout de fil dans l'incifion du bras gauche pour avoir du pus de la plaïe. Le règime ordinaire. Les pulsations de 60 à 70.

4. 21. de l'opération. 13. de l'éruption. Nous avons retiré le fil de la plaïe, imprègné de pus très louable & bien blanc. Je crois ce fil aussi bon pour inoculer que les deux autres que nous avons dejà. Les plaïes font toujours fort larges; le fonds pousse, & on y découvre des grains charnus. Magdelaine à quitté sa chambre pour la prémière fois; elle ne fort point encore de la maison. ,Même régime. Même nombre de pulsations. Le thermomètre de Mr. DE REAUMUR, placé dans la cham-bre de l'inoculée pendant tout le tems de la maladie, n'est pas descendu plus bas que le 13me degré au-dessus du terme de la glace, & n'est pas monté plus haut que le 17.

5. 22. de l'opération. 14. de l'éruption. La suppuration des plaïes va toujours à l'ordinaire ; les croutes des pustules font presque toutes tombées. Même régime. Même nombre de pulsations.

Du 6. jusqu'au 10. Juin les plaïes suppurent tous les jours de moins en moins; le fonds se remplit de fort belles chairs. Nous avons mis aujourd'hui du beaume d'arceus à la place du bafilicum, dont nous nous étions toujours servis. Magdelaine a pris ce matin sa médecine ordinaire, qui a très bien opéré, elle se porte au mieux, elle n'est point du tout

mar-

marquée, il ne paroit pas qu'elle ait eu la petite vérole, elle mange in-différemment de tout.

Le 17.. elle a été purgée avec la même médecine que ci-deſſus.

Du 15. au 20. les inciſions ſe ſont totalement cicatriées d'elles-mêmes. Magdelaine ſort depuis deux ou trois jours; elle n'eſt plus malade.

J'ai l'honneur d'être, &c.

X.

LETTRE

à Mr. BELLETETE, Doyen de la Faculté de Médecine de Paris, &c. Par Mr. RAZOUX, Doĉteur en Médécine de l'Univerſité de Montpellier, &c.

ſur

les Inoculations faites à Nîmes.

Monſieur !

JE viens d'apprendre que la Faculté de Médecine de Paris a fait deman-der à celle de Montpellier des Informations ſur les Inoculations pra-tiquées à Nîmes. Comme j'exerce la Médecine dans cette Ville depuis 22 ans, que j'y ai ſuivi exaĉtement cette méthode depuis le moment de ſon introduĉtion juſques à aujourd'hui, j'ai crû ne pouvoir mieux ré-pondre aux intentions de la Faculté, qu'en lui préſentant un journal de toutes les inoculations qui y ont été ſaites.

Un autre motif m'a engagé à m'addreſſer direĉtement à vous, Monſieur: J'ai vû dans la Feuille No. XXVI. de la Gazette ſalutaire, la Réponſe du Doĉteur Patrick BLAIR, Médecin de Cork en Irlande, aux queſtions que vous lui aviez faites de la part de la Faculté. J'ai penſé que l'intérêt du Public exigeoit que de tous les endroits où l'on a déja inoculé, on répondit cathégoriquement à ces Queſtions; & quoiqu'elles ne me ſuſſent point addreſſées direĉtement, je me ſuis flâté que Meſ-ſieurs les Commiſſaires nommés par la Faculté, & vous, Monſieur, en particulier, me ſçauriez gré de vous faire parvenir tous les éclairciſſe-mens poſſibles ſur une matière ſi intéreſſante.

Mais quelque puiſſantes que fuſſent ces raiſons, j'aurois peut-être encore gardé le ſilence, ſi je n'euſſe été indigné des bruits qu'on ſemoit ici de tous côtés contre l'inoculation, & que des gens mal intentionnés

ſe

ſe faiſbient un plaiſir de répandre. J'ai donc crû en pareille cir-
conſtance qu'il n'étoit plus permis de ſe taire ; & puiſque perſonne n'élevoit ſa voix en faveur de la vérité, j'ai penſé que ce
ſeroit trahir ma conſcience que de ne pas parler moi-même, &
de ne pas m'efforcer de détruire, par un ſimple narré, les impu-
tations qui avoient même déja percé juſques dans la Capitale. (1)

J'ai tâché de ne rien négliger de tout ce qui pouvoit mériter votre attention, ou être de quelque utilité pour le Public.
J'avois tenu, dans le tems, un journal exact & circonſtancié de
toutes les inoculations que j'avois ſuivies. J'ai obtenu des inoculateurs, ou de mes Confrères, de me faire part de leurs obſervations ſur toutes les autres que je n'ai pû voir. (2)

C'eſt

---

(1) Mr. VERDELHAN, Docteur-Regent de la Faculté de Médecine de Paris, & l'un des Commiſſaires au ſujet de l'inoculation, par ſa Lettre du 19 octobre 1763, faiſoit à Mr. BAUX, Doyen du Collége des
Médecins de Nîmes, les queſtions ſuivantes :

1. ... Mr. votre Fils (*a*) a-t-il été inoculé? Quels ont été les ſymptômes de cette inoculation? Par quelle méthode a-t-il été inoculé ?
Quel a été l'état de ſa ſanté depuis cette époque.

2. ... A-t-il eu depuis peu la petite vérole naturelle ? De quelle eſpèce a-t-elle été, bénigne ou maligne, diſcrete ou confluente?

3. ... Avez-vous eu à Nîmes ou aux environs beaucoup d'inoculés ?
Quel en a été le ſuccès ? Y a-t-il eu des reliques? Ont-ils joui
d'une bonne ſanté après leur opération?

4. ... Avez-vous eu dans le cours de votre Pratique des récidives de
la petite vérole naturelle, &c.

(*a*) C'eſt la Fille de Mr Baux, & non ſon Fils : Mr. VERDELHAN
s'étoit trompé. Voyez à la page 324. l'hiſtoire de cette inoculation.

(2) Mrs. BAUX, DEYDIER & AUBANEL, Médecins, Mrs. PIGNOL &
PRADEL Chirurgiens m'ont fourni des mémoires. Ce ſont les ſeuls
qui ayent vû des inoculés dans Nîmes ; je dis les ſeuls, à l'exception de Mr. NICOLAS le fils, Maître en chirurgie, qui, pour avoir
fait en 1756 un voyage d'un mois à Genéve, a pris le titre d'élève
de Mr. TRONCHIN dans les Papiers publics, où il a ſoin de ſe faire
annoncer : cet expédient lui a réuſſi. Le nom reſpectable de ce
ſçavant Profeſſeur ne manque point de faire ſon effet ſur l'eſprit
du Public. Fier de cette prérogative, Mr. NICOLAS a refuſé à
mes plus vives inſtances une ſimple liſte de ſes inoculations. Ce
n'eſt qu'avec le plus grand ſoin que j'ai pû les découvrir. Il ne ſeroit pas même ſurprenant que j'en euſſe omis quelqu'une, puiſqu'a-
près avoir écrit cette Lettre, un de mes amis m'en a cité trois
qui n'étoient pas venuës à ma connoiſſance, & qu'on trouvera dans
le *Poſtſcriptum.*

K k k

C'est là où j'ai puisé les faits que je rapporte. Je me contente uniquement de les détailler lorsqu'il le faut, j'y joins mes réfléxions quand je les crois nécessaires, & j'ajoute certains textes des Auteurs les plus connus qui ont écrit sur cette matière, pour étayer quelquefois mon sentiment. Je finis enfin par plusieurs corollaires de pratique, dont la certitude m'a paru suffisamment établie.

Vous pourrez voir par là, Monsieur, que nos expériences marchent d'un pas égal avec celles de ceux qui ont inoculé avant nous, que la petite vérole artificielle est partout la même, qu'elle a les mêmes gradations, la même marche, les mêmes succès ; & que si quelquefois elle paroit s'écarter des routes qui lui sont ordinaires, c'est souvent, j'ose même le dire, c'est presque toujours la faute des inoculateurs, & non de la méthode.

Au reste, Monsieur, je n'avance rien ici que je ne sois en état de soutenir ; je ne déguise ni ne pallie aucun symptôme, aucune circonstance, & je suis si sincère partisan de la vérité, que quand je sçaurois qu'on devroit tirer des histoires, dont je vous fais part, des inductions défavorables à l'inoculation, je n'en serois pas moins exact à peindre fidellement tout ce qui peut avoir rapport à la petite vérole artificielle, & à ses suites. Je ne suis point aveuglément prévenu en faveur de cette méthode ; & je serai aussi charmé d'avoir fourni des armes pour détruire une pratique qu'on démontreroit préjudiciable à mes concitoyens, que de leur prouver par ces exemples combien elle leur est avantageuse. Venons au fait. Parcourez, je vous prie, avec moi, Monsieur, le Mémoire suivant.

ETAT des inoculations pratiquées à Nîmes depuis 1757, *prémière époque jusques en* 1764.

Année 1757.

<table>
<tr><td>Année
1757.</td><td>N°. 1. Magdelaine, fille du Sr. *** (1) âgée de. . 4 ans 6 mois.</td></tr>
</table>

Remarques.

<table>
<tr><td>Au
Printems
2.</td><td>Voyés le détail de cette inoculation dans le Journal de Médecine, Tome VII. pag. 175.
N°. 2. L'enfant du Sr. Viel, Bucheron, (2) âgé de . . 4 ans.</td></tr>
</table>

Remar-

----

(1) Mr. Nicolas inoculateur.
(2) Mr. Pradel inoculateur. J'ai suivi cette maladie.

Remarques.

Cette opération fut faite à l'Hôtel-Dieu; & quoique cet enfant n'obfervât pas un régime exact, qu'il mangeât prefque toujours de la viande, quoiqu'il eût été inoculé en fortant de la rougeole, ayant encore une toux forte, fuite affez ordinaire de cette maladie, quoique prefque depuis fa naiffance il portât une hernie inguinale, qu'il eût autour des lèvres une fluxion comme érefypélateufe, & qu'il parût d'une foible complexion, quoiqu'enfin on l'eût laiffé dans la falle commune des malades, expofé au mauvais air de toute forte de maladie; cependant la petite vérole fut difcrete, & la maladie n'eut aucune fuite fâcheufe. Il eft effentiel d'ajoûter ici que le petit VIEL fut amené à l'Hôtel-Dieu environ 2 ans après fon inoculation, pour y être traité d'un ulcère qui lui étoit furvenu à la jambe depuis 6 femaines. Mr. DEYDIER, qui faifoit pour lors les fonctions de Médecin de cette maifon, voulant s'affurer fi cet enfant ne rifquoit plus rien de la contagion de la petite vérole naturelle, le fit coucher dans le même lit avec un foldat qui avoit une petite vérole confluente, & il l'y retint tout le tems que dura cette maladie. Il fit plus encore, après avoir foumis cet enfant à un certain régime, il l'inocula une feconde fois avec du pus récent pris dans la même Sale & inferé tout de fuite. VIEL fortit fain & fauf de cette épreuve. Les playes furent panfées inutilement, elles ne fuppurèrent point, fe fermèrent bientôt, & aucun fymptôme ne parut.

Le même Mr. DEYDIER a fait une autre expérience, bien plus hardie, & bien plus décifive. Il a inoculé une fille avec du pus d'une petite vérole difcrete pris fur un homme qui avoit dans le même tems des C.... & des B.... veneriens affés anciens pour fonder la certitude d'une V.... bien décidée. Cette fille elle-même fortoit d'avoir une petite vérole très abondante lorfqu'il l'inocula; elle n'eut aucun fymptôme de p. v. ni fièvre, ni éruption, ni fuppuration par les playes qui fe cicatrifèrent au bout de 3 ou 4 jours comme de fimples égratignures. Mr. DEYDIER, de qui je tiens tout ce détail, m'a affuré, que n'ayant point perdu de vuë cette fille depuis ce tems là, elle a toujours joui, & jouit encore de la meilleure fanté.

N°. 3. Le Fils de Mr. Pierre, (1) âgé de . . . 5 ans.

 Remar-

---

(1) Mr. NICOLAS inoculateur. J'ai fuivi la maladie.

Année
1757.

*En
automne*
1.

Remarques.

Cette inoculation eut cela de particulier, que l'éruption se
fit 2 fois. Elle se montra d'abord sur la fin du 3me jour de l'insertion avec tous les symptômes qui l'accompagnent ordinairement; la fièvre étant tombée, les boutons parurent bien distincts.
Le lendemain ils disparurent, & restèrent éclipsés pendant près
de 24 heures. Ils reparurent ensuite pour parcourir exactement
tous leurs différens périodes, sans aucun danger pour le malade.

*Total
de l'année
1757=3.*

Il y eut une espèce d'érésypele à chacune des playes, elle s'étendoit autour d'environ 3 ou 4 travers de doigt. La suppuration
des incisions la dissipa, sans aucun autre remède. Les pustules
ne suppurèrent point assés, pour nous permettre d'imprègner
des fils.

Année 1758.

*Année
1758=0.*

Nous n'avons point eu d'inoculations cette année. La petite vérole naturelle n'ayant pas paru depuis quelque tems, on
s'étoit, pour ainsi dire, rassuré contre ses dangers; il sembloit
même qu'on eût oublié le risque qu'elle fait courir à ceux qu'elle attaque inopinement: mais cette maladie ayant commencé à
se montrer au mois de septembre, elle réveilla des idées favorables à l'insertion; quelques pères de famille se déterminèrent à
faire inoculer leurs enfans.

Année 1759.

*Année
1759.*

Nº. 4. Le petit-fils de Mr. Bertrand,
Apoticaire, (1) âgé de . . . . 2 ans 6 mois.
Nº. 5. La petite-fille aînée du susdit, âgée de . 10 ans.
Nº. 6. La petite-fille cadette du susdit,
âgée de . . . . 4 ans 6 mois.

Remarques.

*Au
Printems*
9.

Ces trois malades, en moins d'un mois & demi, ont été
parfaitement guéris, sans qu'il parût la moindre cicatrice sur
leur visage; le plus jeune a paru courir quelque danger
lors de l'éruption. Les pustules sans être confluentes ont été en
grand nombre. Je pense que ce facheux contretems doit être
plûtôt imputé à quelque faute dans le régime qu'on laissoit facilement violer à cet enfant, qu'à la nouvelle méthode. Au
surplus,

___

(1) Mr. PRADEL inoculateur. J'ai vû les malades plusieurs fois.

furplus, je dois vous faire obferver, Monfieur, qu'on avoit fort négligé les préparations ordinaires.

N°. 7. Le fils de Mr. *** Négociant (1) âgé de . 5 ans.

N°. 8. La fille du fufdit, âgée de . . . . . 8 ans.

Remarques.

Ces 2 enfans ont été inoculés, quoiqu'ils fuffent d'un tempérament foible & délicat, iffus d'une famille dans laquelle *Phtifis hæreditaria eft.*

La jeune Dlle. avoit un cautère à la jambe depuis environ 10 mois. On avoit eu recours à ce remède pour la guérir d'une fluxion opiniâtre aux yeux dont elle reffentoit encore les atteintes lorfqu'elle fut inoculée. Ce cautère, pendant tout le tems de la maladie, fournit une fuppuration des plus abondantes, & tarit en même tems que les incifions, qui donnèrent moins de pus qu'à l'ordinaire. Notre malade fut guérie très-heureufement de la petite vérole, de fon mal aux yeux, & de fon cautère (2).

On croyoit que le frère de cette Dlle. avoit eu, dès fon bas âge, & chez fa nourrice, la petite vérole; fon père & fa mère l'affuroient ainfi. Il avoit vû fa fœur fans aucun ménagement pendant tout le tems de fa maladie, & n'avoit reffenti aucune incommodité. On voulut s'affurer fi l'inoculation produiroit quelqu'effet fur lui, on le foumit à cette opération, & on ne fut pas peu furpris le 8e jour après l'infertion de voir une éruption de petite vérole très-complete. Il fortit de cette épreuve auffi heureufement qu'on pouvoit le défirer.

N°. 9. Le fils de Mr. Paftre, Négociant, (3) âgé de 5 ans.

K k k 3

Remar-

---

(1) Mr. Nicolas inoculateur.... Nous tenons ces détails du père même de ces enfans, qui nous en inftruifit en préfence de Mr. de la Condamine, lors de fon paffage en 1760. Cet illuftre Académicien eut la curiofité de voir prefque tous les inoculés que nous avions eûs jufqu'alors.

(2) Ne doit-on pas inférer de cet exemple, & de quelques autres à peuprès pareils, que dans le traitement de la petite vérole naturelle on a tort de négliger les cautères, les véficatoires, les incifions même, enfin tout ce qui peut faire une ouverture à la peau, par où, comme par un émunctoire naturel, le virus variolique puiffe s'échaper, dépurer la maffe du fang, & faire moins de ravages fur les parties intérieures...... *Vide* Freind. **Comment. VII. Epift. ad** Mead *& Refp. ejufd*.... Morton..... Baglivi.... De Haen.... Tralles...... &c. &c. &c.

(3) Mr. Nicolas inoculateur..... Le père m'a inftruit des faits que je rapporte.

Remarques.

La petite vérole naturelle attaqua vivement le fils aîné de Mr. Paftre ; elle fut confluente-maligne, & réduifit le malade à toute extrêmité. Ce qu'il y eut encore de fâcheux, c'eft que lors de la fuppuration on apperçut un ulcère malin à la gorge, qui faifoit beaucoup appréhender pour les fuites. Un fi trifte état détermina fur le champ le père à faire inoculer fon fecond fils, qui s'eft tiré de la petite vérole à meilleur compte que fon frère : car à peine a-t il été malade, les playes ont fuppuré néanmoins pendant 40 jours.

On a eu raifon de le dire, Monfieur ; il femble que la peur de devenir laide faffe plus d'impreffion fur les perfonnes du fexe, que celle de mourir : en voici un exemple.

Nº. 10. Mlle.... fille aînée de Mr. P. ***
(1) âgée de . . . . 13 à 14 ans.

Remarques.

Cette Dlle. a tant follicité fes parens, qu'elle a obtenu d'eux la permiffion de fe faire inoculer. Il y avoit cependant des raifons fortes pour différer cette opération. Car, outre plufieurs maladies fâcheufes, auxquelles elle avoit été en proye depuis fon enfance, elle venoit d'effuyer tout récemment une maladie chronique, dont à peine étoit-elle guérie. Malgré tout cela, elle fe foumit à l'inoculation, & elle a confervé, fans aucun fâcheux accident, fes jours & fes attraits.

Nº. 11. Mlle Turges, (2) âgée de . . . 10 ans.

Remarques.

Mr. Turges, Bourgeois, a fait inoculer fa fille unique : cet enfant eft fort cher à fon père ; c'eft après la mort de fon époufe toute fa confolation. La maladie a été très-heureufe. On a compté en tout une quinzaine de puftules varioliques, dont 2 feulement ont paru au vifage. Les incifions ont beaucoup plus fuppuré qu'elles ne font ordinairement lorfque les boutons font plus abondans. La fuppuration des playes a duré 6 femaines.
Cepen-

---

(1) Mr. Nicolas inoculateur.... Autre malade que nous vimes avec Mr. de la Condamine.
(2) Mr. Nicolas inoculateur.... Mémoire fourni par le père.

Cependant cette jeune Dlle. a été en état de fortir le 21e jour après l'opération.

N°. 12. Le fils de Mr. Triquet, Négo-ciant, (1) âgé de . . . . . . 5 ans.

Remarques.

Cette inoculation a été très-heureufe, & n'a rien offert de remarquable, fi ce n'eft que la fièvre n'a pas duré la fixième partie du tems qu'elle dure ordinairement, & que le malade n'a pas été obligé de garder le lit en aucune façon; il a cependant eu un plus grand nombre de puftules varioliques, qu'aucun autre de cette année. On en a compté plus de 100.

N°. 13. Le fils aîné de Mr. Meynier, Né-gociant, (1) âgé de . . . . . 4 ans 9 mois.

Remarques.

Mr. Meynier, l'un des plus riches particuliers de cette vil-le, eft un homme de bon fens, éclairé, fçavant, judicieux, mé-prifant les préjugés vulgaires.

Il étoit depuis long-tems dans le deffein de donner à fes enfans la petite vérole par infertion; & ce qui le déterminoit plus puiffamment à prendre ce parti, c'eft que dans fa famille la petite vérole étoit une maladie mortelle, tous fes frères en étoient morts, lui-même avoit couru les plus grands dangers, & en avoit été fort maltraité. Il avoit 2 fils qu'il vouloit inoculer en même-tems; malheureufement l'épidémie étant dans toute fa vigueur au mois de juillet, fon fecond fils fut attaqué de cette maladie, & dans 3 jours il fut enlevé. Sur le champ, malgré les rigueurs de l'été dont les chaleurs étoient exceffives cette année, le père fe détermina à préparer fon fils aîné. Je dirigeai les préparations qui durèrent près de 6 femaines, & l'infertion fut faite le 6e de feptembre. Le 15e les boutons parurent en très-petite quantité; nous en comptâmes une douzaine fur tout le corps, dont 2 feulement au vifage. A peine avons-nous reconnu ce jeune enfant malade pendant 24 heures. Les puftules n'ont du tout point fup-puré; en revenche les incifions ont fuppuré abondamment, & pendant affez long-tems: elles ont laiffé une cicatrice qui paroit encore aujourd'hui.

Ce

---

(1) Mr. Nicolas inoculateur. . . . Mémoire fourni par les parens.
(2) Mr. Nicolas inoculateur. J'ai fuivi très-exactement cette maladie.

Année
1759.
    Ce qui confirme ce que j'ai-dit plus haut, que la petite vé-
role étoit mortelle pour cette famille, c'eſt qu'un autre fils de
Mr. Meynier, de beaucoup plus jeune que l'inoculé, étant encore à la mammelle, vient de mourir le 17e jour de la petite
vérole naturelle dans les redoublemens de la fièvre ſecondaire.

    Il y a déja long-tems qu'on a obſervé que certaines Familles
étoient plus maltraitées que les autres par cette funeſte maladie,
& que peu de ceux qui en étoient attaqués en réchapoient. (1)

    N°. 14. Mr. Gautier, fils d'un (2) Négociant
de Marſeille, âgé de   .   ·   .   ·   8 ans.

Remarques.

    Dans le même tems Madame Gautier de Marſeille amena
ici ſon fils pour être inoculé. On avoit préparé ce jeune homme dans la maiſon paternelle. En arrivant ici on eut l'imprudence de le loger dans l'intérieur de la ville, où la petite vérole
naturelle faiſoit les plus grands ravages. Le lendemain de ſon
arrivée, & vis-à-vis de la maiſon où il fut logé, mourut un enfant d'une petite vérole maligne-confluente. On s'apperçut dans
tout le voiſinage des émanations putrides qui s'exhaloient de
cette maiſon; la ruë eſt fort étroite: on ne doit pas être ſurpris
ſi le petit Gautier, expoſé à ce vénin dangereux, en reſſentit
bientôt les funeſtes impreſſions. On ne fut pas long-tems à s'en
reconnoitre. Le jour même de l'inoculation ce jeune homme
eût la fièvre. On retira ſur le champ le fil variolique des playes,
il n'y reſta que 5 à 6 heures. Deux jours après la petite vérole
parut, elle fut abondante ſans être maligne, & le malade fut
rétabli en aſſez peu de tems.

    On ne doit pas mettre ce jeune homme dans le nombre
des inoculés; il a pris la petite vérole par contagion: mais l'a-
vantage qu'on doit retirer de cet exemple, c'eſt que dans le cas
d'une épidémie, on peut quelquefois inoculer, ſans craindre de
donner à un même ſujet la petite vérole naturelle, & l'inoculée. (3)

Total
de l'année
1759
= 11

Année

---

(1) *Variolæ in quibuſdam familiis exitiales ſunt. Hæc calamitas infelici*
    fato in nepotes traducitur, ita ut qui hac ſtirpe ſati ſunt, quaſi hæ-
    reditario jure omnes fere funeſtam experiantur variolarum tyrranni-
    dem , propter teneram ſanguinis conſtitutionem , & corroſivam ejus
    indolem. . . . . Sidobre *tract. de variolis , &c.* p. 196.

(2) Mr. Nicolas inoculateur. C'eſt de Madame Gautier de qui nous
    tenons ces faits.

(3) Voy. la page. 315.

N°. 15. La fille de Mr. Boyer, Négociant,
(1) âgée de . . . . 10 ans 6 mois.

Remarques.

On voulut fuivre, en faifant l'infertion à cette Dlle, la nouvelle pratique de Mr. POUTEAU de Lyon, On fit l'incifion profonde, & on ne fe contenta pas des prémiers fils qui avoient refté
dans les playes 48 heures. Après les avoir enlevés, on en infi-
nua d'autres qu'on laiffa féjourner le même tems.

Le 7e jour, après la prémière infertion, les boutons parurent en petite quantité, & cette éruption ne fut accompagnée
que des accidents les plus doux, un léger mal de tête, la fièvre
peu forte, quelques naufées, &c. On fe réjoüiffoit déja du fuccès de l'opération, la fièvre étoit tombée, & la malade alloit au
mieux. Mais 40 heures après cette prémière éruption, cette
Dlle. fe plaignit d'un mal-aife général, d'une douleur de tête hor-
rible, des naufées fréquentes, d'une infomnie totale : la fièvre
reparut avec une grande vivacité, à laquelle fe joignit bientôt le
délire avec une bouche pâteufe, & la langue recouverte d'une
croûte blanche.

Je vous avoüe, Monfieur, que ces accidens auroient effrayé les plus intrépides : j'aurois été moi-même fort en peine
voyant la malade dans cet état, fi je n'avois fait fur le champ ré-
fléxion que tous ces fymptômes pouvoient dépendre d'une feconde éruption que la nature nous préparoit. Nous n'eumes donc
point d'autres vûës que de foutenir & de ranimer les forces de
notre malade qui, malgré la véhémence de la fièvre, paroiffoient
extrêmement abbatuës. Pour favorifer en même tems cette
éruption, nous donnâmes du Thée abondamment, & quelques
cuillerées de vin d'Efpagne de tems à autre; nous ne fûmes pas
trompés dans notre attente. La malade après avoir refté un jour
prefqu'entier & une nuit dans cette fituation, fût couverte tout-à-
coup de nouveaux boutons de petite vérole, dont quelques-uns
même furent confluents en petite quantité. Les fymptômes calmèrent d'abord, & fe diffipèrent enfuite peu-à-peu. La maladie
reprit fon cours ordinaire, les prémiers boutons s'effacèrent fans
fuppurer, ou du moins fuppurèrent-ils très-peu, & fans laiffer

LII

aucune

---

(1) Mr. PRADEL Inoculateur. J'ai fuivi exactement cette maladie.

aucune trace après eux. Les seconds au contraire groffirent, & étant parvenus à une fuppuration loüable, nous fournirent abondamment les moyens d'impregner des fils. Ils ont laiffé des marques qui ont fubfifté pendant une année entière.

Ces deux virus varioliques différens auroient-ils produit les divers accidens que je viens de rapporter? dans le tems que la nature avoit déja ménagé une crife pour expulfer la matière variolique, & que tout étoit dans un mouvement favorable pour la laiffer échapper par les excrétoires cutanés, une nouvelle fermentation excitée par un autre virus auroit-elle produit tous ces troubles? Ou bien doit-on foupçonner que la feconde infertion fût abfolument néceffaire; & fans la feconde éruption qui nous eft furvenuë, la malade auroit-elle été expofée à reprendre une feconde fois la petite vérole par contagion; le fang ne s'étant point totalement dépouillé du virus variolique lors de la prémière fermentation? ou bien encore, cette feconde éruption rentre-t-elle dans la claffe de celles qui arrivent quelquefois aux inoculés, comme celle dont j'ai fait mention N°. 3, &c. & d'autres dont je parlerai dans la fuite. Tout ce que je propofe ici ne font que des doutes & des conjectures.

N°. 16. La fille unique de Mr. Peftre Docteur en Médecine de l'Univerfité de Montpellier, âgée de . 7 ans.

Remarques.

Mr. Deydier, Médecin, qui a inoculé cet enfant, ne m'a point donné de mémoire fur cette inoculation. Tout ce que je fçai en gros, c'eft que le fuccès en fut heureux.

Année 1761.

N°. 17. Le fils de Mr. Ribaut (1) Négociant, âgé de . . . . 6 ans.

N°. 18. Madame la Baronne de Calvieres (2) âgée d'environ . . . . 30 ans.

Remarques.

Cette Dame eut deux éruptions, dont la prémière ne fut que très-peu confidérable; les boutons s'éclipferent bientôt pour

faire

---

(1) Mr. Nicolas inoculateur.
(2) Mr. Deydier Méd. inoculateur..... Tiré de fon mémoire.

faire place aux feconds, qui parcoururent leurs différens pério- *Année*
des à l'ordinaire.   Cette Dame eut une efpèce de petit dépôt au 1761.
pied, les incifions ayant été un peu trop-tôt fermées.

N°. 19. La fille aînée de Mr. Senilhac,
Bourgeois de Saint-Gilles, (1) âgée de . . . . . 8 ans.

Remarques.

Vers le 7e. jour après l'opération, cette Dlle. eut un leger
mouvement de fièvre avec affoupiffement & mal de tête.

Ces fymptômes fe diffipèrent prefqu'auffitôt, & les puftú-
les varioliques ne parurent point.   Les incifions fe fermèrent
fans fuppurer.   On regarda cette inoculation comme infructueufe, & on foumit, pour la feconde fois, cette Dlle. à l'opération
qui n'eut pas un meilleur fuccès.   On décida que la petite vérole
n'auroit pas de prife fur cette malade, & on la laiffa rentrer dans
le commerce ordinaire de la vie.   Elle joüit d'une très-bonne
fanté jufques à l'année dernière (1763) qu'elle fut attaquée de
la petite vérole naturelle, qui ne la maltraita point.

Les Antinoculiftes, & ceux qui ne font point portés pour
cette méthode, ont fait beaucoup de bruit fur cette petite
vérole naturelle furvenuë après 2 inoculations.   Mais eft-ce
avec raifon? Examinons-le en peu de mots.

1°. La prémière inoculation n'avoit rien produit.   La
preuve en eft complette. On n'auroit pas foumis une feconde
fois cette Dlle. à l'opération, fi on avoit fait quelque fonds
fur la prémière épreuve.

2°. On convient que la feconde inoculation n'a pas eu
de plus heureux fuccès que la prémière : donc cette Dlle.
quoiqu'inoculée 2 fois, ne devoit pas être à l'abri de la contagion, dont elle rentroit dans la claffe de ceux qui n'ont
point été inoculés; il ne faut donc pas être furpris fi elle a
contracté dans un autre tems la petite vérole par contagion.

Mais allons plus loin, & convenons, s'il le faut, que le
virus variolique a produit quelqu'effet fur elle, puifqu'elle a
eu la fièvre, & les autres fymptômes précurfeurs de l'éruption.
Cette fièvre cependant n'a point produit de puftules, & on
pourroit croire qu'elle étoit dans le cas de ces perfonnes, dont
parle BOERHAAVE, qui ont la petite vérole fans boutons, fi 2
ans après, elle n'en avoit point été attaquée.

L l l 2   Que

____

(1) *Idem. . . . . ibidem.*

Année
1761.

Que penſer donc de cet événement! Le levain qu'on a employé pendant 2 fois étoit-il éventé? Cela peut être. Les inciſions n'ont point ſuppuré! Le fait n'eſt pas douteux. Mais toujours ce qui me paroit le plus certain, c'eſt qu'on pouvoit s'attendre à voir ce ſujet prendre tôt ou tard la petite vérole, puiſque les 2 inoculations n'avoient produit aucun effet. De plus, il eſt bon d'obſerver que cette Dlle. eſt d'une famille dans laquelle les exemples de 2 petites véroles naturelles ne ſont pas rares. Mr. Senilhac le père m'a aſſuré que ſa mère avoit eu 2 fois décidemment la petite vérole naturelle, qu'une de ſes tantes, & une de ſes couſines germaines avoient été dans le même cas. Ainſi, en comptant l'inoculation pour une maladie, cette Dlle. auroit eu 2 fois la petite vérole naturelle, comme ſa grand-mère, ſa tante, & ſa couſine. Ces cas ſont bien rares, & on peut les regarder comme des exceptions à la règle générale. Mais il faut s'en tenir à ce que j'ai dit précédemment, c'eſt une ente qui n'a point pris par quelque cauſe que ce ſoit.

En
Automne
I.

N°. 20. Le fils aîné de Mr. Boyer, Négociant, (1) âgé de . . . . 7 ans.

Remarques.

Total
de l'année
1761.=4.

Un Médecin étranger, qui joüit dans le lieu de ſa réſidence d'une certaine réputation, ſe trompa lourdement ſur le compte de cet inoculé. Il traitoit la fièvre d'éruption de fièvre verminéuſe, ſoutenoit que l'inoculation avoit manqué ſon effet, & préſcrivoit les Anthelmintiques les plus décidés. Je tranquiliſai les parens à ma prémière viſite, & leur prédiſis la petite vérole prochaine: en effet, dans 24 heures elle ne manqua pas de paroître, & fut très-bénigne.

Année
1762.

Année 1762.

Au
Printems
I.

N°. 21. La fille de Mr. Baux, Doyen des médecins de cette ville, (2) âgée de . . . . 2 ans 2 mois.

En
Automne
0.

Remarques.

Voici un fait à peu près pareil à celui du N°. 19. Cet enfant fut inoculé le 4e Mai; elle n'avoit que 26 mois & tétoit encore.

---

(1) Mr. PRADEL inoculateur..... J'ai vû pluſieurs fois le malade.
(2) Mr. PRADEL inoculateur..... Mr. BAUX m'a donné tous les éclairciſſemens néceſſaires.

encore. Le 10e, elle eut une nuit très-inquiète, les symptômes *Année* précurseurs anoncerent la fièvre, qui fut très-moderée, & qui *1762.* dura 5 à 6 heures tout au plus. On apperçut au pansement *Total de* quelques trois ou quatre boutons qu'on soupçonna être les *l'année* avantcoureurs de la petite Vérole ; ils en avoient tous les *1762.* $= 1.$ caractères : cependant ils disparurent le lendemain sans laisser aucune marque de petite Vérole sur la peau, sans aucune suppuration aux plaïes, & même sans aucune rougeur. Les incisions furent parfaitement cicatrisées le 14e. du même mois.

On peut être assuré de tout ce détail ; je le tiens de Mr. Baux lui-même, qui m'a protesté qu'il n'avoit jamais compté sur l'Inoculation de sa fille.

Cet enfant joüit de la meilleure santé jusques au mois d'Août de l'année suivante, tems auquel elle fut attaquée d'une petite Vérole confluente-bénigne, qui, étant traitée par la méthode ordinaire, n'eut point de mauvaises suites.

Il faut observer qu'à peu près dans ce tems-là, Mr. Baux & moi ayant visité très-scrupuleusement cet enfant, nous n'avons pas trouvé la plus legère apparence d'escarre à ses bras ; & qui plus est, il nous a été impossible de découvrir sur l'un d'eux la moindre trace de l'insertion : il paroit seulement à l'autre une petite ligne blanche exactement conforme à la cicatrice d'une saignée.

Il n'est pas difficile de comprendre, sur l'Exposé que je viens de vous faire, Monsieur, que l'Inoculation avoit été infructueuse, & on ne doit pas être surpris si cette jeune Dlle. a eu la petite Vérole naturelle par contagion. On doit faire plus d'attention qu'on ne pense d'ordinaire au fil qu'on infère dans les playes, à la suppuration des incisions, & à l'escarre dont la cicatrice porte toujours l'empreinte.

Je communiquai dans son tems à Mr. de la Condamine le fait que je viens de rapporter. Je le priai d'en faire part à Mr. Gatti. Il me fit la réponse suivante le 7 Juillet dernier. Je la trouve si concluante que je ne fais pas difficulté de l'inférer ici tout au long. Cet illustre Académicien voudra bien me pardonner si je la rends publique sans sa participation. L'importance de la question qui y est si bien traitée, la distance des lieux qui nous sépare, & la célérité avec laquelle je suis obligé de donner ce Mémoire avant que la Faculté décide, m'ont engagé à faire cette démarche sans son aveu. Je regarde tout ceci comme les Pièces d'un Procès qu'on instruit: on doit se hâter de les faire connoître aux Juges, pour peu qu'elles puissent influer sur l'Arrêt qu'ils doivent prononcer.　　L1l 3　　„ Je

„ Je n'ai pû lire, Monſieur, l'article de votre lettre ſur l'Ino-
„ culation de Mlle. de Baux, à Mr. Gatti. Il eſt depuis aſſez
„ long-tems à Chanteloup près d'Amboiſe où il a inoculé Ma-
„ dame la Ducheſſe de Choiſeul. Précédemment il avoit traité
„ aſſez long-tems Madame la Marquiſe de Voyer, belle-fille de
„ Mr. le Comte d'Argenſon, mariée depuis 15 ans, fort délicate
„ & infirme : après avoir affermi ſon tempérament, il a fini
„ par l'inoculer très-heureuſement. Elle eſt devenue groſſe de-
„ puis, & eſt ſur le point d'accoucher. Mr. Gatti eſt venu
„ deux ou trois fois me voir dans cet intervalle ; je ne me ſou-
„ viens plus ce qui m'a empêché de lui montrer la Lettre où
„ étoit le détail ſur la jeune Inoculée, mais en la reliſant il me
„ paroit qu'elle n'a pas eu la petite Vérole à la ſuite de l'Ino-
„ culation, & ſeulement une diſpoſition qui l'annonçoit, qui s'eſt
„ terminée ſans une éruption complette, & qui par-conſéquent
„ n'annonceroit qu'un effort de la nature impuiſſant, pour déve-
„ lopper le germe de l'inſertion. C'eſt une greffe qui a manqué.
„ Il me paroit qu'il réſulte clairement des termes de votre let-
„ tre, que le germe (je ne dis pas le germe inné, mais le germe
„ enté de la petite Vérole, la greffe inoculée) de la petite Vérole
„ a été étouffé, ou n'a point pris racine, comme une ente qui
„ ſembleroit avoir pris ſur un arbre, & qui ſe deſſécheroit enſuite.
„ Il a paru trois ou quatre boutons le 7e. jour de l'inſertion,
„ qu'on ſoupçonnoit, avec raiſon, être les avant-coureurs de la
„ maladie, mais ces boutons diſparurent le lendemain, c'eſt-à-
„ dire, le 8e. jour après l'Inoculation, tems où ils devoient,
„ ſelon le cours ordinaire, être dans la force de l'éruption.
„ N'eſt ce pas une preuve que la greffe a péri avant que d'avoir
„ bien pris racine ? Et la non-ſuppuration des plaïes n'en eſt-
„ elle pas une nouvelle preuve ? Ce cas n'eſt pas fort ordinaire,
„ mais il peut y en avoir pluſieurs exemples, & je ſoupçonne
„ qu'il a donné lieu à plus d'une hiſtoire de ſeconde petite Vérole.
„ C'eſt une eſpèce d'axiome en phyſique que, *Natura non opera-*
„ *tur per ſaltum* : quelquefois l'Inoculation, par une cauſe in-
„ connuë, manque ſon effet ſur un ſujet, tandis qu'avec la même
„ matière, elle le produit ſur un autre; mais ordinairement,
„ elle produit l'éruption. Ne peut-il pas y avoir un cas inter-
„ médiaire, qui ſera celui d'une éruption manquée & incomplet-
„ te, quoique commencée. C'eſt au tems, à l'expérience, &
„ aux obſervations réïterées, à nous apprendre à diſtinguer ce
„ qui forme une vraye éruption qui préſerve de la rechûte, d'une
„ éruption déſignée, mais imparfaite & interrompuë. Peut être
„ eſt-

„ eft - ce la fuppuration des plaïes qui caractérife la première. *Année*
„ Voyez dans les Mémoires de l'Academie Royale des Sciences 1762.
„ de 1758 la fin de mon fecond Mémoire, & l'Hiſtoire vérifiée
„ de la Dlle. Timone, d'après une lettre que j'ai reçue de fon
„ frère, poſtérieurement à l'édition que vous avez de mon fecond
„ Mémoire. Ce cas eſt peut-être celui de Mlle. de Baux. Je le
„ propoferai aux Inoculateurs; en attendant, je vous fais part de
„ mes conjectures, &c. &c. "

Année. 1763.

Année
1763.

No. 22. Mlle. Blanche, fille unique de Mr. le Baron
de Lebdenon, (1) âgée d'environ . . . . 11 ans.

Remarques.

Cette Inoculation a été des plus heureufes, quoiqu'il y ait eu *Au Prin-*
affez de boutons varioliques. Cette Dlle. n'a jamais été dans un *tems* 22.
état qu'on pût appeller de maladie.

No. 23. La fille de Mr. Amalric, Négociant, (2)
âgée d'environ . . . . 7 ans.

Remarques.

Cet enfant a été inoculé deux fois ; la première Inoculation
faite le 16 Mai avec du levain pris au mois d'Octobre précédent,
échoüa. Les plaïes furent panfées inutilement pendant 13 jours,
elles ne donnèrent aucune fuppuration, & fe fermèrent d'elles-
mêmes. Pour lors elle fut inoculée une feconde fois avec du
levain récent. Le feptième jour, après l'infertion des feconds
fils, les fymptómes précurfeurs parurent, la Malade garda la
fièvre pendant quatre jours, elle étoit douce & bénigne. Le
11e. l'éruption fe fit d'une douzaine de boutons en tout. Les
plaïes cette fois ont fuppuré long tems.

No. 24. La petite Lacombe, (3) âgée
de . . . . 3 ans 6 mois.

Remarques.

L'éruption s'eſt faite du 10e au 11e; elle a été des plus abondantes. L'enfant a été couvert de 300 boutons bien diftincts;
les plaïes ont moins fuppuré que d'ordinaire.

No. 25. Le

---

(1) Mr. Deydier Méd. Inoculateur. . . . . Tiré de fon Mémoire.
(2) Mr. Deydier Inoculateur. *ibidem.*
(3) Mr. Deydier Inoculateur. Tiré de fon Mémoire.

N°. 25. Le fils de Mr. Paulhan (1), petit fils de
Mr. Foby, Maitre en Chirurgie de cette Ville, âgé
d'environ . . . . 6 ans.

Remarques.

Cet enfant fut inoculé le 30 Avril par son ayeul avec un fil
qui lui avoit été donné par un autre Chirurgien. Cette Inoculation échoüa entièrement : les plaïes furent pansées inutilement
& sans aucun fruit, pendant 14 jours. Voyant l'inéfficacité de
cette première tentative, on en fit une seconde, & on se servit
d'un fil impregné récemment dans les pustules d'une petite Vérole naturelle. Cette seconde opération réussit au mieux : le 5e.
jour l'enfant ressentit les symptômes précurseurs, & du 7e au 8e
les boutons parurent ; il y en eut très-peu. Les plaïes suppurèrent abondamment, & tout se passa suivant les règles ordinaires.

N°. 26. La fille de Mr. Pignol, Maître en Chirurgie
de cette Ville, (2) âgée de . . . . 4 ans.

Remarques.

Le 2e. Mai Mr. Pignol inocula sa fille avec du fil un peu trop
ancien ; (3) rien ne parut, il n'y eut aucune espèce d'accident.
Dès le 4e jour après l'insertion les plaïes se sont séchées, & le
lendemain elles furent totalement cicatrisées. La suppuration du
premier appareil ne signifie rien, car dans cette occasion elle
fut très-abondante.

Le 12e Mai on inocula de nouveau cet enfant avec un fil
récemment impregné dans les pustules d'une petite Vérole naturelle. Trois fois vingt-quatre heures après, les plaïes parurent
un peu envénimées. Le 4e jour il n'y eut plus de doute sur la
réussite de l'Inoculation ; la ligne blanche au milieu des incisions,
la rénitence des bords, le boursouflement des plaïes, &c. tout
annonçoit la fièvre qui s'établit le lendemain, & qui se soutint
deux jours ; après lesquels, les boutons se montrèrent, & firent
leur cours ordinaire sans aucun inconvénient. .... Il y eut une
phlogose érésypelateuse autour des plaïes que la suppuration fit
disparoitre. .... Il y eut aussi une espèce d'éruption scarlatine
dans le prémier tems de la maladie, mais elle ne fut point de
durée.

---

(1) Mr. Foby Inoculateur. Tiré du Mémoire de Mr. Deydier.
(2) Mr. Pignol Inoculateur. J'ai suivi exactement cette maladie.
(3) Il avoit près de quinze mois de date.

La ſueur l'emporta ; cet enfant eut des ſueurs très conſidérables
avant l'éruption. On peut obſerver à cette occaſion que ce que
dit Mr. BRUGES ſur les ſueurs, eſt très-vrai.

*Violentos in principio morbi ſudores in naturali via mali ominis,
hic ideo bonos eſſe quia cutem ab eruptione ſcarlatina liberant, & variolarum eruptionem promovent, quibus apparentibus imminuuntur, &
cum aliis ſymptomatis ceſſant.... Relatio de præpar. & adminiſt. ad in-
ſitionem neceſſaria. Auct. JACOBO BURGES, D. M. &c. cap. xj.*

N°. 27. Mlle. de Thoiriés, (1) âgée de . 5 ans.

N°. 28. La fille de Mr. Chabanel, Négociant, (2) âgée de . . . . 5 ans.

N°. 29. Mlle. de St. Juſt, petite-fille de
Mr. le Procureur du Roi, (3) âgée de . . 3 ans.

N°. 30. Le fils de Mr. *** Médecin à An-
nonay, (4) âgé d'environ . . . . . , 7 à 8 ans.

N°. 31. Le fils de Mr. Jauſſaud, Négociant,
(5) âgé de . . . . 2 ans.

N°. 32. La fille aînée de Mr. Aldebert,
Avocat, (6) âgée de . . . . 1 ans 8 mois.

Remarques.

Cet enfant, le plus jeune de tous ceux qu'on ait encore ſou-
mis à cette opération, fut inoculé dans le tems de la pouſſe des
dents. La veille de l'inoculation, elle fit une des dents œillères
du côté gauche. Le même jour, celles du côté droit ſe mon-
troient prochaines. Mon avis étoit de ſuſpendre l'opération :
j'eus beau m'y oppoſer, & faire ſentir les inconvéniens qui pouvoient en réſulter, on paſſa outre ; & malgré mes craintes, tout
réüſſit au mieux. La petite vérole fut diſcrete- bénigne, &
elle parcourut tous ſes périodes ſans aucun accident, & l'enfant
fut guéri ſans ſuite fâcheuſe. Cependant, je me garderois bien
de ſuivre un pareil exemple, & je ne le conſeillerois jamais à
perſonne. C'eſt un grand avantage, il eſt vrai, d'inoculer les
enfans à la mammelle : on n'a beſoin d'aucune préparation ; &
une

____

(1) Mr. PIGNOL inoculateur.
(2) Mr. PIGNOL inoculateur.
(3) Mr. NICOLAS inoculateur.
(4) Le même.
(5) Mr. PIGNOL inoculateur.
(6) Mr. PIGNOL inoculateur. J'ai ſuivi cette maladie.

Mmm

Année 1763. une feule purgation, comme on fit dans cette occafion, fuffit. On ne fçauroit même trouver une plus heureufe difpofition, que celle dans laquelle font ces enfans; mais il eft certain néanmoins que depuis le moment de leur naiffance jufqu'à l'âge de 3 ans, les enfans font fujets, outre la dentition, à un grand nombre de maladies qui leur font propres, dont les principales font les Vers, les Convulfions, la Diarrhée, &c. Ces maladies font très-fouvent funeftes à ces jeunes fujets; & le public, fans diftinguer fi l'inoculation a été la véritable caufe de la mort ou non, l'attibuera toujours à la nouvelle méthode: tout au moins fera-ce elle, dira-t-on, qui aura ruïné le corps des inoculés, affoibli leur tempérament, & procuré les difpofitions néceffaires à toutes ces maladies. Outre ces raifons qui font dès-à-préfent dans la bouche du vulgaire, la plus frapante eft fans contredit de ne point affronter en même tems 2 maladies fâcheufes. C'eft le fentiment de tous ceux qui ont écrit fur cette matière. (1)

Cependant je connois un père qui, peut-être le prémier en France, a eu le courage de faire inoculer fes enfans à la mammelle. Il eft jufte de faire connoître ce généreux citoyen: c'eft Mr. de la Barthe, de Maruejols en Gevaudan, ancien Capitaine de Cavalerie, &c. Ces épreuves ont été fuivies du plus heureux fuccés.

N°. 33. Mr. le Marquis de Fournés, (2)
âge de . . . . . . 10 ans.

Remar-

---

(1) Il faut avoir attention de ne pas inoculer lorfque cette maladie [la p. V.] eft épidémique, & lorfque règnent d'autres épidémies, afin que le malade n'ait pas 2 maladies à effuyer, dont l'une peut rendre mortelle celle qui ne l'eft nullement par fa nature.... Tr. de l'in. par Mr. SCHULZ, &c. traduit du Suédois en Allemand par Mr. MURRAV.... *Dentitionis tempore infitionem periculofam effe puto......* Inf. var. analyf. &c. KIRCKPATRICK . . . . . Je ne fuis pas d'avis qu'on pratique cette opération [l'inoculation] fur les enfans avant l'âge de 2 ans, parceque, jufqu'à cet âge, ils font fujets à la fièvre de dents qui, jointe avec celle qui précède ordinairement la petite vérole, produiroit des fymptômes d'une très-mauvaife efpèce. De plus, des fujets d'un âge fi tendre ne feroient pas en état d'indiquer leurs befoins, ni les maux qui pourroient leur furvenir durant leur maladie. A l'égard de ceux qui font encore à la mammelle, la difficulté eft encore plus grande, en ce que ces enfans prendroient peut-être en horreur de téter, fi quelques puftules s'élevoient fur leurs lèvres ou leur langue...... Mémoire de Mr. RAMBY, tiré des Mém. de l'Ac. Roy. de Chirurgie.

(2) Mr. PIGNOL inoculateur. J'ai vû le malade avec Mr. BAUX.

Remarques.

Cette inoculation fut très-heureuse, les boutons furent en petite quantité, très distincts, très-relevés, donnant un pus loüable avec lequel furent impregnés plusieurs fils. Ce jeune Seigneur avoit été méthodiquement préparé; les saignées, les purgations, les apozèmes, les bains, &c. avoient été employés; & je ne doute point que ce ne soit à cette suite de remèdes sagement administrés, qu'on doit rapporter la réüssite de cette opération.

N°. 34. Mr. Maxime, fils aîné de Mr. le
Baron de la Reyranglade, (1) âgé de .   .   . 7 ans.

Remarques.

Le 14e Mai fut inoculé Mr. de la Reyranglade, & la nuit du 21 au 22 il eut un leger mouvement de fièvre, avec quelque peu de douleur aux aiselles, après lequel parurent 5 ou 6 gros boutons au visage ou aux mains. Trois jours après (le 25) les boutons ne se relèvent point, ils sont comme des morsures de puces. Le 26e la suppuration commence à se montrer aux incisions, mais très-peu abondante; elle dure jusques au 2 du mois suivant en diminuant toujours. On ôte ce jour-là les emplâtres, & on ne panse plus le petit malade. On doit observer qu'outre les cinq boutons dont nous avons parlé, il en avoit paru trois autres autour des playes; une à la droite & deux à la gauche.

Doit-on être assuré que cet inoculé a eu véritablement la petite vérole, & qu'il sera déformais à l'abri de cette maladie? Voyons quel est le sentiment des Auteurs là-dessus.

Le Docteur Burges, *Relatio de præparatione & adminis. &c.* cap. xv, *de operatione frustranea visa*, dit formellement: *Si ulcera aperta maneant, & consueto tempore symptomata febrilia accedant, licet ne unica quidem pustula appareat, ægrum à secunda infectione omnino tutum esse....* Cet Auteur appuye encore son sentiment par des exemples..... Voyez de plus *The Analysis of inoculation , &c.* du Docteur J. Kirckpatrick..... London 1754, &c. &c.

Il est vrai que, dans le cas présent, les playes n'ont pas suppuré long-tems; toujours au moins ont-elles suppuré une douzaine de jours, & les symptômes précurseurs de l'éruption se

M m m 2   font

____

(1) Mr. Pignol inoculateur. J'ai suivi très-exactement cette maladie.

 font montrés au tems accoûtumé; mais ce qui surtout est à re-marquer, c'est que les cicatrices des playes portent encore au-jourd'hui (quoique 14 mois se soient écoulés) l'empreinte des **3** boutons qui étoient à leurs bords.   Cette dernière circonstance me paroit essentielle & très - concluante.

N°. 35. La fille aînée de Mr. Boudon, Né-gociant, (1) âgée de   .   .   .   .   **4** ans **6** mois.

N°. 36. La seconde fille du susdit, âgée de . . **3** ans **6** mois.

N°. 37. La troisième fille du susdit, âgée de   .   .   .   .   **2** ans.

Remarques.

Ces 3 inoculations n'ont rien offert de remarquable, si ce n'est que la plus jeune de ces Demoiselles a été la mieux traitée de la pe-tite vérole, soit par la qualité, soit par la quantité des boutons. L'aînée a eu peu de boutons, mais moins que la seconde & plus que la troisième..... La seconde, qui n'avoit pas voulu se soumettre à une préparation régulière, & qui n'avoit pas observé scrupuleu-sement les loix du régime, a été la plus maltraitée de toutes ; je veux dire qu'elle a eu un plus grand nombre de boutons, dont quelques-uns même ont été confluens.   Cependant, ni les unes ni les autres n'ont eu aucune suite fâcheuse, & elles ont été bien-tôt parfaitement guéries.

N°. 38. Le fils aîné de Mr. Colomb, (2) Négociant, âgé d'environ   .   .   .   . **10** ans.

N°. 39. Le second fils du susdit, âgé de . . **8** ans.

Remarques.

Quelques furoncles suivirent ces deux inoculations, & cer-tains dépôts de matière putride parurent sur la peau. On doit à
juste

---

(1) Mr. Pignol inoculateur.   J'ai vû ces malades avec Mr. Baux.

(2) Mr. Nicolas inoculateur..... Je tiens ces détails du père de ces en-fans.   Voici les propres termes dont il se servit en me rendant compte de leur inoculation: L'aîné, me dit-il, gagna la gale d'un domestique qui la lui communiqua.   Il eut en même tems une gran-de frayeur occasionnée par une chûte qu'il fit ; & c'est à la suite de tous ces accidens, que parurent les furoncles, &c.   Un mal aux yeux très-opiniâtre succéda à toutes ces indispositions.

Le cadet n'eut que quelques gros boutons sur la peau qui guérirent après avoir suppuré.   L'un & l'autre jouissent depuis long-tems d'une bonne santé.

Année 1763.

juste titre les attribuer au peu de préparations qu'on fit fubir à 2 enfans qui étoient déja dans un âge affés avancé. Ce feroit donc ici la faute de l'inoculateur, & non de la méthode.   Peut-être même ces legers accidents qui dans la petite vérole naturelle auroient été d'une très-grande conféquence, furent-ils produits pour avoir trop-tôt livré ces malades à leur appétit, & pour leur avoir fait faire trop bonne chère? Voyez ce que dit fur cet article l'Auteur que j'ai déja cité: *Interdum quoque accidere potest, ut postea quam omnes externæ morbi apparitiones evanuerunt, eruptio cum calore & pruritu conjuncta, brachia, pedes, pectus, & dorfum præcipue affectum appareat, hæc parvis pustulis tecta esse, (1) quæ scalptæ aquofum humorem tantæ acrimoniæ emittant, ut inde cutis erodi, levifque inflammatio excitari possit. Arbitror hoc symptoma probabiliter citioris, quam par est, transitus ad lautiorem diætam eventum esse. . . . Cap. xiij.*

N°. 40. La fille aînée de Mr. de Montval, Lieutenant particulier en la Cour du Sénéchal & Préfidial de cette ville, &c. (1) âgée d'environ . . 10 ans.

Remarques.

Le 16e Mai Mlle de Montval fut inoculée à 2 heures de l'après - midi, après avoir été préparée pendant 6 femaines très-régulièrement.

Le 18e, le fil qu'on retira des playes étoit tout trempé de pus. (3)

Le 21e fur le foir, la malade reffentit un peu de mal-de-téte, & la fièvre fe manifefta.

Le 22e, la fièvre étoit décidée, avec mal-de-téte, douleur aux reins, aux aiffelles & à l'articulation des bras.   Une grande démangeaifon fe faifoit fentir aux playes, quoique celles-ci ne fuffent point enflammées. . . . Le foir il parut des boutons.

Le 23e, la fièvre fe foutient toujours à peu près au même degré, les boutons ne s'élèvent point, ils ne difparoiffent pourtant pas, & les mêmes fubfiftent.

On lui donne des cordiaux, du Thée, du vin d'Efpagne..... La fièvre & le mal-de-téte augmentent..... On fent, en s'appro-

M m m 3

chant

---

(1) La prétendue gale dont Mr. Colomb m'a parlé, pourroit bien être l'eruption fi bien décrite par le Docteur BURGES; & il ne feroit pas furprenant qu'on eût fait une pareille méprife.

(2) Mr. PRADEL inoculateur. J'ai fuivi très-exactement cette maladie.

(3) J'ai déja dit que cette fuppuration du prémier appareil ne fignifioit rien, & je le prouverai encore dans la fuite.

chant d'elle, une odeur aigre..... Il paroit des plaques rouges par
tout le corps, le visage est fort allumé.... La nuit, elle a beaucoup sué.

Le 24e, la malade est très-inquiète, la fièvre est toujours
très-forte, la douleur à la tête vive, la peau brûlante, séche, aride, le ventre serré, les urines charrient un sédiment blanc.....
Je prognostiquai la véritable éruption prochaine, fondée sur ce
caractère des urines que j'ai vû presque toujours précéder de 24
heures l'éruption des boutons.   Mais en même tems, je soup-
çonnai une grande abondance de pustules varioliques. *Si cutis
calida* (dit encore Mr. BURGES, que je ne puis me lasser de citer)
*& arida, alvus adstricta, urina pauca, & exaltati coloris sit, pustularum
numerum, periculumque valdopere auctum metuendum est......*
Cap. 3.

Ce jour-ci fut le plus orageux. La malade bût très-copieu-
sement de la tisane de capillaire, quelque peu de celle de coquelicot.   Le soir, le pouls donna jusqu'à 200 pulsations par minutes ; la chaleur de la peau étoit extrême, quoiqu'un peu moite,
les lèvres étoient brulées & toutes gersées, la langue blanche,
beaucoup d'altération, leger délire, tressaillement même des tendons.   Je ne déguise certainement point l'état de cette Dlle. Je
le peins d'après nature & avec les plus vives couleurs.   Si nous
eussions attendu une petite vérole naturelle, il y avoit dequoi
trembler pour son sort ; j'étois, je le proteste, dans la plus grande tranquillité, malgré tous ces accidens, dans l'attente de l'é-
ruption d'une petite vérole artificielle.   En effet, la nuit fut plus
calme qu'on n'auroit dû s'y attendre.

Le 25e, les prémiers boutons avoient disparu pour faire
place à des seconds du double plus gros que les prémiers, la
fièvre étoit tombée, la chaleur du corps tempérée, la langue
humide, plus de douleur ni de tressaillement de tendons, &c.
Enfin, on sentoit, en entrant dans la chambre, l'odeur véritable
de la petite verole qu'on peut plûtôt éprouver que décrire, mais
odeur à laquelle, pour peu qu'on soit expérimenté, on ne se
méprend point.

Le 27e, les boutons commencent à blanchir, & les incisions à suppurer ; elles ont donné un pus loüable jusqu'au 12e
du mois suivant, & cette Dlle. a conservé tous ses charmes,
qu'une petite vérole naturelle n'auroit pas manqué indubitablement d'altérer de quelque façon.

N°. 41.

N°. 41. La fille aînée de Mr. Meynier,
Négociant, (1) âgée de .   .   .   .   .   **3 ans.**

Remarques.

Cette jeune Dlle. venoit d'effuyer vers la fin du mois de
Mars, & au commencement d'Avril, une fièvre putride confidé-
rable qui avoit duré près de 15 jours.   Elle fut inoculée le 21e
Mai, après 3 femaines de préparation.

Le 23e, à la levée du prémier appareil, les playes étoient
totalement fermées; les fils, quoique bien dans les incifions,
étoient très-fecs, & fans aucune fuppuration.   (2) C'étoient
des fils impregnés dans le pus d'une petite vérole naturelle récente.

Le 27e, le pouls donnoît 84 pulfations par minute.   Ce
figne, joint à une legère inflammation des bords des playes, dénotoit fuffifamment la fermentation intérieure que le virus variolique excitoit dans le fang.   Car, du refte, l'enfant étoit gai,
content, & faifoit toutes fes fonctions à l'ordinaire.

Le 28e, les yeux de la malade étoient larmoyans; elle
étoit affoupie, & fort chaude.   Les pulfations étoient à 120.
On s'apperçut ce jour-là de 2 boutons aux playes.

Le 29e, groffe fièvre, grand affoupiffement, douleur de tête,
chaleur brûlante des lèvres, legers mouvemens convulfifs, fou-
brefault des tendons.... Les pulfations allèrent ce jour-là jufques
à 150.

Le 30e, apparition des boutons, diminution des fymptômes.

Le 31e. Boutons en très-grande abondance, ils font même
confluents au front, au menton, & fur le nez. (3) L'enfant eft
d'une inquiétude fans égale, quoique la fièvre ait prefqu'entièrement cédé.   Elle dit qu'on la pique à la paume pes mains, &
à la plante des pieds.

Le 3e Juin, les puftules varioliques commencent à blanchir.

Le 4e,

---

(1) Mr. Pradel inoculateur. J'ai fuivi très-exactement cette maladie.
(2) Il faut obferver que lors de l'opération cet enfant avoit pouffé des
    cris aigus qui firent rougir toute la furface du corps, & qui firent
    fortir beaucoup de fang des playes, quoique l'incifion ne fut pas
    plus profonde qu'à l'ordinaire.
(3) Les inoculations de ce Printems ont toutes été faites, à l'exception
    de trois ou quatre, avec les mêmes fils varioliques: cependant
    quelle différence dans le cours de la maladie, dans la nature & la
    quantité des boutons, enfin dans les accidens précurfeurs.

Le 4e, les yeux de notre inoculée ont été fermés par le gonflement des paupières, occafionné par la fuppuration des boutons qui y font en grande abondance. On s'eft fervi avec fuccès du collyre fait avec parties égales d'eau‑rofe & d'eau de fenouil, auquel on a joint quelque peu de faffran oriental.

Le 5e, les yeux furent ouverts, & la malade fe trouva bien. Les playes ne fuppurent prefque pas. La grande quantité des puftules, qui fuppurent confidérablement, abforbe tout le levain qui fe décharge ordinairement par les incifions. Enfin, fur la fin du mois, cette jeune Demoifelle fut parfaitement guérie. Les purgatifs ne furent pas négligés, & ils furent repétés autant de fois qu'on crut s'appercevoir que la malade en avoit befoin. Leur action n'eft point équivoque, elle enlève décidemment une portion de la matière putride qui, fans ce fecours, fe trouvant retenue dans la maffe du fang, occafionne fouvent des fâcheux dépôts. Cet accident au refte eft beaucoup plus à craindre & plus fréquent dans la petite vérole naturelle que dans l'artificielle.

N°. 42. Mlle. Cathos, fille de Mr. Puget
M. (1) âgée de   .   .   .   .   **6 ans.**
    N°. 43. Le fils aîné de Mr. Mathieu, (2)
âgé de   .   .   .   .   **10 ans.**

Remarques.

Ce jeune homme ne joüiffoit pas d'une fanté parfaite; il étoit maigre & très-délicat; il avoit toute la furface du corps, à l'exception du vifage & de la tête, couverte d'une efpèce de Dartre farineufe. Les parens défiroient de voir leur fils unique délivré de cette incommodité, & de l'appréhenfion d'une petite vérole naturelle prife au hazard, ils fe déterminèrent pour l'inoculation. On prépara le fujet par un régime exact & fuivi pendant près de 3 mois. On employa des purgatifs, des bouillons amers, des apozèmes legèrement fudorifiques, le petit lait, le lait d'âneffe, & enfin les bains domeftiques. Il fut inoculé le 21e. Mai.

La

---

(1) Mr. Pignol inoculateur.
(2) Mr. Pignol inoculateur. Tiré du mémoire de Mr. Aubanel Méd.

La nuit du 6e au 7e jour après l'opération, le Malade eut un *Année* mouvement de fièvre avec douleur à la tête, aux reins, & aux *1763,* aiſſelles : le ſoir la fièvre augmenta, le malade, outre un mal-aiſe & une inquiétude extrême, ſe ſentit beaucoup de chaleur, d'altération, de nauſées, il vomit même quelque peu de glaires. Il paſſa une nuit très-inquiète, & ſur le matin il ſua aſſez abondamment pour mouiller deux chemiſes.

Le 28e au matin, la fièvre parut céder, elle ſe ſoutint à peu près au même dégré pendant tout le jour. Il y eut le ſoir un redoublement qui n'alla pas cependant bien avant dans la nuit.

Le 29e la fièvre fut encore moindre que la veille, mais elle ſubſiſta toujours, avec une petite chaleur, & un leger mal de tête.

Le 30e, quoiqu'il reſtât un peu de viteſſe dans le pouls, on ne put refuſer aux preſſantes ſollicitations de cet Enfant, de lui donner une petite ſoupe, Le ſoir il en mangea une autre.

Le 31e. On ajouta à la ſoupe un petit morceau de pain que le Malade trempa dans un peu de vin d'Eſpagne, Son état ne différoit en rien du jour précédent. Le ſoir-il y eut un grand changement, la fièvre ſe ralluma plus fortement que jamais, les anxietés, le larmoyement les douleurs à la tête, aux reins aux aiſſelles ſe réveillèrent, les vomittemens, les nauſées reparurent, l'Enfant fut toute la nuit dans une moiteur abondante.

Le 1er Juin l'éruption parut, elle fut aſſez copieuſe, les boutons diſtincts & bien relevés. La ſuppuration s'établit bientôt aux plaïes. Elle dura dix-ſept jours, & le Malade fut guéri de la petite Vérole; mais ſon eſpèce de dartre ſubſiſte encore, quoiqu'avec beaucoup moins de violence, malgré les remèdes les mieux indiqués, & les plus propres qu'on ait employés juſqu'ici... L'Inoculation ne guérit pas les dartres.

(1) N°. 44. Le fils aîné de Mr. Lacoſte,

Négociant, âgé de . . . . 4 ans 6 mois.

    N°. 45. La fille aînée dudit, âgée de . . 3 ans 6 mois.

    N°. 46. La ſeconde fille dudit, âgée de . . 2 ans 6 mois.

    N°. 47. Le fils de Mr. Alleon, Négociant,   *En auto-*

âgé de . . . . 10 ans.   *mne 8.*

Nnn   N°. 48.

____

(1) Mr. Pradel a inoculé les N°. 44, 45, 46, 47, 48, & 49.

Année
1763.
> N°. 48. La fille de Mr. Tandon, Horloger,
> âgée de . . . . **5 ans.**
> N°. 49. La fille de Mr. André, Négociant,
> âgée de . . . . **3 ans.**

Total de
l'année
1763=30.
> (1) N°. 50. Le fils de Mr. de Fontareche,
> d'Alais, âgé de . . . . **7 ans.**
> N°. 51. Le fils aîné de Mr. Larnac, Négociant,
> âgé de . . . . **3 ans 6 mois.**

Année
1764.

Année 1764.

> (2) N°. 52. La fille de Mr. J. Pieyre, Nego-
> ciant, âgée de . . . . **4 ans**

Au Prin-
tems 24.
> N°. 53. Le fils aîné de Mr. Fornier, Négo-
> ciant, âgé de . . . . **4 ans 6 mois.**
> N°. 54. La fille du fufdit, âgée de . . **2 ans 6 mois.**
> N°. 55. Le fils de Mr. Plauchut, Négociant,
> âgé de . . . . **3 ans.**
> N°. 56. La fille du fufdit, âgée de . . **5 ans.**
> (3) N°. 57. Le fils aîné de Mr. de Marmiés,
> Commiffaire des Guerres, âgé de . . **6 ans 6 mois.**
> N°. 58. La fille de Mr. Barri, Bourgeois, âgée
> de . . . . **10 ans.**
> N°. 59. Le fils aîné de Mr. Aubanel, Négociant,
> âgé de . . . . **3 ans 6 mois.**
> N°. 60. Le fils cadet du fufdit, âgé de . . **1 ans 3 mois.**
> N°. 61. Le fils de Mr. Pourcher, Négociant,
> âgé de . . . . **7 an 6 mois.**
> N°. 62. La fille du fufdit, âgée de . . . **3 ans 9 mois.**
> (4) N°. 63. Le fils de Mr. le Marquis de Ro-
> queferviere, âgé de . . . . **6 à 7 ans.**
> N°. 64. La fille de Mr. Bouvier, Négociant,
> âgée de . . . . **4 ans.**
> N°. 65. La fille de Mr. Pellet, Avocat, âgée de **3 ans.**
> (5) N°. 66. Le fils de Mr. Pefchaire, Négociant,
> âgé de . . . . **3 ans 6 mois.**
> N°. 67. Le fils de Mr. Beaucour, Négociant,
> âgé de . . . . **6 à 7 ans.**

N°. 68.

---

(1) Mr. Nicolas a inoculé les N°. 50 & 51.
(2) Mr. Pradel a inoculé les N°. 52, 53, 54, 55, & 56.
(3) Mr. Pignol a inoculé les N°. 57, 58, 59, 60, 61, 62.
(4) Mr. Nicolas a inoculé les N°. 63, 64, & 65.
(5) Mr. Nicolas a inoculé les N°. 66 & 67.

(1) N°. 68. La fille de Mr. Barre, Négociant,
Âgée de   .   .   .   .   2 ans 3 mois.   *Année*
N°. 69. Le fils du fufdit, âgé de   . . .   6 mois 18. j.   *1764.*

Remarques.

(2) Le 23e. Avril, cet Enfant fut inoculé.

Le 1er. Mai la fièvre fe développa avec affez de force.

Le 3e & le 4e, il fe fit une éruption d'une cinquantaine de boutons.

Le 10e, le tems étoit couvert, le vent du midi foufloit avec violence, le pus renfermé dans les puftules fe faifoit encore appercevoir, les plaïes fourniffoient une fuppuration abondante. Dans ces circonftances, la Nourriffe partit pour fon Village (3) avec fon Nourriffon.

Le 12e, deux jours après, le petit Inoculé fut faifi d'une très-groffe fièvre. La Nourriffe effrayée envoye chercher le père ; celui-ci amène avec lui l'Inoculateur. Ils arrivent chez la Nourriffe, & trouvent l'Inoculé couvert d'une quarantaine de boutons noirs & fort gros, avec un dépôt qui s'étoit formé fur la région des lombes, & qui, au prémier coup d'œil, paroiffoit être un furoncle charboneux. Le dépôt comprimé légèrement avec les doigts s'ouvre, & fournit une prodigieufe quantité de pus fanguinolent.

On ramène l'Enfant à la Ville ; l'ouverture du dépôt eft aggrandie, on panfe le petit Malade méthodiquement. Les boutons de la feconde éruption (car c'étoit ainfi qu'on les appelloit dans la Ville, & on y publioit déja que cet Enfant avoit eu une feconde petite vérole) ces boutons ou furoncles féchérent peu-à-peu ; la croute dont ils furent recouverts refta toujours noire, & ils ont laiffé, après leur entière guérifon, une citatrice raboteufe, & une empreinte très fenfible. Les plaïes des Incifions ont continué de fuppurer pendant un mois & quelques jours. Le dépôt charboneux ne s'eft parfaitement cicatrifé qu'un mois & demi après.

Il n'eft perfonne qui ne voye que l'air extérieur froid & humide, auquel on expofa imprudemment cet Enfant, chaffa en

N n n 2   dedans

---

(1) Mr. Pignol a inoculé les N°. 68 & 69.

(2) Je tiens les faits que je rapporte de Mr. Barre le père, qui me les a affirmé. Ils font en outre de notoriété publique.

(3) Milhaud, petit Lieu fitué au Sud-Oueft de Nimes, diftant de cette Ville d'environ cinq quarts de lieuë.

dedans la matière de l'infenfible tranfpiration , & le levain même de la petite vérole qui fe portoit à la peau. Cette matière répercutée, repaffant dans le fang, alluma la fièvre, & la nature produifit heureufement une crife falutaire en fe dégageant par tous ces petits furoncles, & par le dépôt dont nous avons parlé.

Cet accident avoit été prévû par les Maîtres de l'Art, puifque Mr. Kirkpatrick dit en termes formels : *Ægrum à frigido aëre arcendum effe, ne materia in membranam cellularem & glandulas retropulfa abjceffus & inflammationes producat..... Cap. xj.*

L'exemple de notre Inoculé fert de preuve confirmative à cet avis. On doit donc faire éviter avec foin à un Inoculé l'air froid & humide, pour ne pas l'expofer à de pareils accidents.

N°. 70. Le fils de Mr. Loche, Négociant, (1) âgé de... 6 ans.

Remarques.

Cette Inoculation fut faite le 9e Mai. On employa du levain récent pris quinze jours auparavant d'un jeune Enfant qui avoit la petite vérole naturelle.

Le 11e les plaïes étoient rouges, enflammées, & legèrement douloureufes dans toute leur étenduë.

L'inflammation fit des progrès aux deux bras jufques au 18e. Le 19e la playe du bras droit qui, à la levée du prémier appareil, avoit été moins enflammée que l'autre, le fut encore moins ; la callofité du centre fe fépara en forme de croute, les lèvres fe réunirent, la rougeur qui s'étoit diffipée ne laiffa d'autre trace qu'une legère cicatrice. La plaïe du bras gauche étoit dans un état tout oppofé ; dans le centre paroiffoit un bouton d'un volume égal à celui d'un petit pois ; la callofité étoit fenfible dans toute fon étendüe ; l'inflammation s'étendoit deux ou trois lignes au-delà de fes lèvres.

Le 20e l'Inoculé eut un mouvement de fièvre qui ne dura guères plus de trois heures, fans aucun autre fymptôme.

Le 21e autre mouvement de fièvre, pareil à celui de la veille.

Le 23e la plaïe du bras gauche s'ouvre, le bouton du centre fuppure.

Le 26e les deux plaïes font parfaitement cicatrifées.
Incertains de la réuffite de cette opération, les Parens fe déterminèrent à une feconde tentative, elle fut faite le r. Juin. On employa du levain encore plus récent. Il fut pris d'un Inoculé,

&

---

(1) Mr. Pradel Inoculateur... Mr. Deydier m'a confirmé les mêmes faits dans fon Mémoire.

& mis en œuvre tout de suite; on fit l'incifion plus profonde que
la prémière (par un excès de précaution, quoique mal-à-propos
felon moi.) Le fil qu'on retira des plaïes vingt-quatre heures après
l'opération, étoit imbibé de pus, & fembloit annoncer un fuccès
heureux. Cette efpérance fut vaine. Deux jours après la levée
du prémier appareil, les plaïes de la feconde Inoculation furent
parfaitement cicatrifées.

Cet Enfant fe trouve à peu-près dans le cas de celui du
N°. 33. Les plaïes de celui-ci fuppurèrent plus long-tems que
celles de l'autre. Cependant il faut néceffairement conclure de
cette feconde Inoculation infructueufe, ou que la première a réuffi,
ou que l'Inoculé eft du nombre de ceux qui n'ont jamais la petite
vérole.

N°. 71. Mr. Charles Ribot, Négociant, (1) âgé de   23 ans.

Remarques.

Le fixième jour après l'opération, qui fut faite le 23e Avril,
le pouls du Malade s'éleva, devint vîte, fréquent; il y eut quelques anxietés paffagères à différentes reprifes. A la levée du prémier appareil, (j'avois oublié de le dire) les fils varioliques étoient
imbibés de pus, & les plaïes paroiffoient promettre que le venin
avoit mordu.

Le 7e le pouls fe foutint legèrement fébrile, avec pefanteur
à la tête.

Le 8e la fièvre fut bien décidée. Le Malade paffa une nuit
très-inquiè e.

Le 9e la fièvre fut très-vive & fans aucune interruption, accompagnée de mal-aife, de douleur violente à la tête, aux reins,
aux aiffelles, les naufées fréquentes, fuivies deux fois du vomiffement. Les plaïes furent douloureufes & fort enflammées.

Le 10e la fièvre tombe, tous les autres fymptômes fe diffipent. Aucun bouton ne paroit. Les plaïes s'ouvrent, la fuppuration s'y établit. Elle dure même jufqu'à la fin du mois de Mai.
L'Inoculé fe porte très-bien, il eft rendu à la fociété, & il y remplit toutes fes fonctions. La plaïe du bras droit, cicatrifée la dernière, s'enflamme de nouveau au commencement de Juin; elle
fuppure quelque peu jufques au huitième. Le 10e elle eft cicatrifée.

Autre cas pareil à celui des N°s. 33. & 70. (2)

N n n 3   N°. 72.

(1) Mr. Nicolas Inoculateur. Tiré du Mémoire de Mr. Deydier.
(2) Mr. Pradel Inoculateur. Tiré du Mémoire de Mr Deydier.

Année 1764.

N°. 72. La fille de Mr. Desbans, Gentilhomme, âgée de . . . . 5 ans 6 mois

N°. 73. Le fils de Mr. Paris Négociant, (1) âgé de . . . . 5 ans.

N°. 74. La fille de Mr. Aymard Négociant, âgée de . . . . 11 ans.

N°. 75. Le second fils de Mr. Vincent Négociant, âgé de . . . . . 8 ans 10 mois

Remarques. (2)

Ce jeune homme fut inoculé le 11e Mai. Deux fois vingt-quatre heures après (le 13) à la levée du prémier appareil, les plaïes parurent donner une affez abondante fuppuration. Elles continuèrent à couler jufques au 25e, quoiqu'en moindre quantité, fans que la fièvre, ni aucun des accidents précurfeurs de la petite vérole fe foient montrès. On fe determira pour lors à une feconde inoculation. On fit une nouvelle incifion au bras gauche, parceque la prémière qu'on y avoit faite quatorze jours auparavant étoit fermée. On y inféra le fil variolique à l'ordinaire. On fe contenta d'en placer un fecond dans la plaïe du bras droit qui étoit encore ouverte. On fe fervit pour cette feconde Inoculation d'un levain récent pris fur un fujet inoculé un mois auparavant.

Le 9e jour après cette feconde infertion, la fièvre s'eft manifeftée avec tous les fymptômes ordinaires ; & en moins de vingt-quatre heures, l'éruption s'eft faite très bénignement, quoiqu'elle ait été très copieufe. On a compté plus de 400 boutons tous beaux & bien relevés, qui ont formé des groffes puftules pleines d'un pus loüable & bien conditionné. Les plaïes ont très-médiocrement fuppuré, & ont été fermées en peu de jours.

Si on s'étoit contenté de la prémière Inoculation, & que cet enfant eût pris dans les fuites la petite vérole naturelle, on n'auroit pas manqué de citer cet exemple, & de foutenir que la nouvelle méthode ne mettoit point à l'abri de la récidive : cependant il eût été conftant que la prémière épreuve n'auroit dû être comptée pour rien. C'eft ainfi que fouvent on fe trompe, lorfqu'on précipite fon jugement.

En automne 11.

N°. 76. Le fils de Mr. Perillier, Avocat & Maire de Bernis, Directeur des fermes du Roi à Sommieres, âgé de . . . . . . 5 ans 3 mois.

N°. 77.

---

(1) Mr. Nicolas a inoculé les N°. 73, 74, & 75.
(2) Tiré du Memoire de Mr. Aubanel.

No. 77. La fille du fufdit, âgée de . . . 7 ans.
No. 78. La fille de Mr. de Langlade, Chevalier
de St. Louis, âgée de .   .   .   . 3 ans.
No. 79. Le fils aîné de Mr. Barry, Bourgeois,
âgé de .   .   .   .   .   . 13 ans.
No. 80. Le fecond fils du fufdit, âgé de . . 10 ans.
No. 81. Le fils aîné de Mr. de Florian, âgé de 6 ans ½.
No. 82. Mlle. de Nogaret, fille cadette de Mr.
de Bragaffargues, âgée de .   .   . 6 ans.
No. 83. Le fils cadet de Mr. Jauffaud, Bourgeois,
âgé de .   .   .   .   .   . 2 ans 6 mois.
No. 84. La fille de Mr. Antoine Boufquet, Né-
gociant, âgée de .   .   .   . 2 ans 2 mois.
No. 85. Le fils de Mr. Berthelene, Négociant,
âgé de .   .   .   .   . 6 ans 6 mois.
No. 86. La fille du fufdit, âgée de . . 4 ans.

Remarques.

Toutes ces Inoculations ont très bien réüffi, & les inoculés
jouiffent d'une parfaite fanté.

RECAPITULATION fommaire de toutes les Inoculations ci-deffus.

	au Printems	en Automne
En 1757 au Printems . .	2	en Automne . . . . I.
En 1758	O	. . . . O.
En 1759	9	. . . . 2.
En 1760	I	. . . . I.
En 1761	3	. . . . I.
En 1762	I	. . . . O.
En 1763	22	. . . . 8.
En 1764	24	. . . . II.
	62	 24

TOTAL ═══════ 86

Voilà, Monfieur, la Lifte de toutes les Inoculations faites
dans Nîmes, avec le détail des divers accidents qui y font furve-
nus. Vous voyez par là qu'il eft très-facile à préfent de répondre
aux Queftions qui ont été propofées par la Faculté.

I. *Queftion*

I. *Queſtion.* L'Inoculation eſt-elle depuis long-tems en uſage dans votre païs, & avec quel ſuccès y eſt-elle pratiquée ?

Reponſe. Cette méthode eſt pratiquée ici depuis huit ans avec les plus heureux ſuccès.

II. *Queſtion.* N'eſt-il mort aucun de ceux qui ont été inoculés ?

Reponſe. Perſonne n'eſt mort (graces à Dieu) de l'Inoculation, ni de ſes ſuites.

III. *Queſtion* Quelqu'un de ceux qui ont été inoculés a t-il contraƈté enſuite la petite vérole d'une manière naturelle ?

Reponſe. Aucun de ceux qui ont été bien & dûëment inoculés (c'eſt à-dire qui ont eu la p. v. par inoculation) n'a contraƈté la petite vérole naturelle.

IV. *Queſtion.* Avez vous vû des exemples de Maladies de différente nature introduites par l'Inoculation avec la petite vérole ?

Reponſe. Nous n'avons point vû de pareils exemples. .... Il eſt vrai que juſqu'ici on a toujours eu ſoin d'inoculer avec de la matière priſe ſur des perſonnes bien ſaines, & qui n'étoient attaqués d'aucune autre maladie.

V. *Queſtion.* Pluſieurs Inoculés ne ſe ſont-ils pas plaints enſuite de différentes incommodités qui paroiſſoient produites par l'Inoculation ; & a-t'on obſervé que ces accidents fuſſent plus fréquents ou plus rares après l'Inoculation, qu'après la petite vérole naturelle ?

Reponſe. S'il y a quelques accidents après l'Inoculation, ils ſont infiniment plus rares qu'après la petite vérole naturelle, & beaucoup moins dangereux. On peut même preſque toujours les attribuer à toute autre cauſe qu'à l'Inoculation. J'en appelle aux faits contenus dans ce Mémoire.

Je finis, Monſieur, cette trop longue Lettre par quelques Axiomes pratiques, dont la vérité m'a paru conſtatée en pluſieurs occaſions.

Je ſouhaite que les Inoculateurs, par des épreuves réïterées, en établiſſent encore mieux la certitude & l'utilite.

I. *Corollaire.* Un pus récent doit être toujours préféré à un pus ancien : toutes choſes étant égales. (1)

II. *Corollaire.* Un dégré de fièvre plus ou moins fort, dénote une éruption plus ou moins abondante.

J'ai conſtamment obſervé que, lorſque le pouls donnoit par minute 150 pulſations, la quantité des puſtules varioliques étoiet moindre que lorſqu'on en comptoit 160, 180, & même 200,

comme

---

(1) Mr. KIRKPAKBICK [page 167.] dit que l'opération ſera plus certaine & moins ſujette à manque, en la faiſant avec de la matière la plus fraiche qu'il ſera poſſible. .... Voyez les N°. 23, 25, 26.

comme je l'ai vû une feule fois.   Donc, &c. j'en excepte le Nº. 12, quoique le Mémoire ayant été donné par les Parents, ils peuvent s'être aifément trompés.

III. *Corollaire.* Plus la fuppuration des plaïes eft abondante, moins celle des puftules eft confidérable & *vice verfa.*

Voyez les Nº. 3, 9, 11, 13, 23, 24, 25, 41, 71, 75,

IV. *Corollaire.* Les purgatifs réïterés après la petite vérole, font d'autant plus néceffaires, que le virus variolique a paru plus abondant.

Poft morbum quocumque modo contractum profligatum reiteratas purgationes numquam omittendas effe. KIRKPATRICK fect. XI, p. 267.

V. *Corollaire.* Lorfque la cicatrice des incifions ne porte point avec elle une marque à jamais inéffaçable, on peut fufpecter la réüffite de l'opération, furtout lorfque les plaïes n'ont pas fuppuré.

Voyez les Nº. 19, 21.

VI. *Colloraire.* Lorfqu'au contraire l'apparition d'un, de deux, de trois boutons fuit la fièvre, & les autres fymptômes précurfeurs de l'éruption, quoique ceux-ci ne fuppurent point, pourvû que les incifions fuppurent, on doit être affuré de la réüffite de l'opération.

Voyes le Nº. 13, 34.

VII. *Corollaire.* Les fueurs, dans le tems qui précède l'éruption, font d'un très-bon augure dans l'Inoculation.

Voyez les Nº. 26, 40, 43.

VIII. *Corollaire.* On voit affez fouvent deux éruptions, une incomplette, & l'autre parfaite.   C'eft un article effentiel qui mérite d'être examiné très-attentivement.   J'invite les Inoculateurs à communiquer au public les recherches qu'ils auront faites fur cet accident.

Voyez les Nº. 3, 15, 18, 40, 43.   Quoiqu'à ce dernier la première éruption ne fe foit pas montrée, la fièvre a paru l'indiquer.

IX. *Corollaire.* La fièvre fcarlatine qui paroit quelquefois, les éréfypèles qui fe montrent autour des plaïes, ne font pas de mauvais augure; la fuppuration emporte ceux-ci, l'éruption des boutons fait difparoitre celle-là.

Voyez les Nº. 3, 26, 40.

X. *Corollaire.* L'air extérieur, furtout lorfqu'il eft froid & humide, eft très-dangereux pour les Inoculés qu'on y expofe trop-tôt après l'opération.

Voyez le Nº. 69.

XI. *Corollaire.* Lors de la levée du prémier appareil, il eft affez indifférent que les fils varioliques paroiffent fecs ou imbibés de pus: on ne peut tirer de là aucun prognoftic certain.

Voyez les Nº. 26, 40, 41, 71, 75.

XII. *Corollaire.* Les boutons varioliques commencent plûtôt à paroitre autour des plaïes que par-tout ailleurs.

Voyez les Nº. 34, 41.

O o o

L'on

L'on a conſtamment obſervé que, de quelque façon qu'on appliquât le levain varioleux, la partie ſur laquelle on l'appliquoit étoit ſenſible-ment attaquée plus que les autres, &c. Mr. Tissot dans ſa Lettre à Mr. de Haën, &c. p. 121.

Je ne doute point, Monſieur, qu'un jour l'Inoculation ne triomphe de tous ſes adverſaires; mais ce que je crains plus encore que tous ſes ennemis, ce ſont les imprudences des Inoculateurs & des Inoculés, qu'on ne manquera pas de rejetter ſur la méthode, & qui retarderont ſes progrès. Je voudrois donc qu'on ſuivit le conſeil ſage & prudent que donne à cette occaſion Mr. Kirkpatrick. (Sect. xj. p. 270.) *Quamvis inſitio ab omnis generis hominibus & ſæpe quoque admodum feliciter peracta fuit; attamen cum ſelectus & præparatio Inoculandorum imprimis Medicum, medicamentorum præparatio-nem, pharmacopolam, & operationem Chirurgicam reſpiciat: Medicus, Phar-macopola & Chirurgus inter ſe convenire debent. Temerariique ſunt Phar-macopolæ & Chirurgi qui abſque Medici conſiliis hanc operationem ſuſcipere, & ſæpe ægros perdere, audent.*

J'ai l'honneur d'être, &c.
A Nîmes le 4e Août 1764.

P O S T - S C R I P T U M.

J'ai omis à leur place les trois Inoculations ſuivantes; elles ont été faites par Mr. Nicolas, & je les ai totalement ignorées: on vient dans le mo-ment de m'en avertir. Je demande grace pour quelqu'autre omiſſion ſem-blable, s'il s'en trouve. Le ſilence de Mr. Nicolas met quelquefois ſes opérations à l'abri des perquiſitions les plus exactes.

N°. 87. Le fils de Mr. Colomb de Blaſac, âgé de .	8 ans.		*En Automne* 1761.	
N°. 88. La fille du ſuſdit, âgée de	5 ans.			
N°. 89. La fille de Mr. Lozeran, Avocat, âgée de .	6 ans.		*En Automne* 1763.	

On vient encore de me dire, & je ne puis paſſer ſous ſilence un fait auſſi eſſentiel. (Je vous demande pardon, Monſieur, ſi je ne termine point encore cette Lettre.) On vient, dis-je, de me dire que le fils cadet de Mr. Aubanel, Négociant, marqué au N°. 60, étoit mort des ſuites de l'Inocu-lation. Cette nouvelle m'a frappé, & j'ai été ſur le champ trouver Mr. Au-banel, Médecin, oncle du petit Inoculé, pour m'informer de la vérité. Il m'a donné les détails ſuivans:

Le petit Aubanel fut inoculé le 29e Avril dernier. La petite vérole parut au tems ordinaire; elle parcourut ſes différens périodes fort heureu-ſement. A la fin du mois de Mai, cet Enfant étoit parfaitement guéri & bien-portant. On l'a vû par la Ville chez ſes parents, chez leurs amis, &
mêmе

même à la promenade, joüiffant d'une très-bonne fanté. Vers le 5e ou le 6e de Juillet, il eut une indigeftion marquée qui fut fuivie pendant quelques jours d'une diarrhée bilieufe. On lui adminiftra des remèdes.

Ce ne fut pas fans fuccès. La fièvre & la diarrhée difparurent. On lui donna des alimens , peut-être trop-tôt, peut-être en trop grande quantité, le petit malade rechûta, & fa maladie prit pour lors le caractère d'une fièvre continuë remittente. On recourut une feconde fois aux remèdes; ils paroiffoient déja avoir produit des bons effets, lorfque des affaires preffantes obligèrent Mr. AUBANEL le père (frère du Médecin) de partir avec fa famille pour aller refter dans une ville voifine. Le malade tomba entre les mains de perfonnes qui ne connoiffoient, ni fon tempérament, ni fa maladie. On lui fit prendre du petit lait en abondance. La diarrhée reparut plus fortement que jamais, l'eftomac fe dérangea de plus en plus, & le 9e de ce mois (Août 1764.) il mourut.

Il faudroit être bien injufte, pour mettre cette mort fur le compte de l'inoculation. Cette opération faite plus de trois mois auparavant, ne garantit point de la mort, & n'a point influé fur cette maledie.

XI.

LETTRE

à Mr. PETIT, Docteur Régent de la Faculté de Médecine de Paris, de l'Acad. Royale des Sciences, Médecin de S. A. S. Monfeigneur le Duc d'Orleans &c. &c. &c.

contenant

des Réclamations fur l'Extrait donné par Mr. DE L'EPINE de la lettre précédente dans fon rapport lû à la Faculté le . . Sept. 1764.

Monfieur !

JE croyois, en addreffant à Mr. BELLETETE l'hiftoire de nos inoculations, avoir fourni une des plus fortes preuves en faveur de cette méthode, & je ne me ferois jamais imaginé qu'on put tirer du récit des circonftances que j'avois détaillées, des raifons pour la profcrire : mais le rapport de Mr. DE L'EPINE, que je viens de lire, pourroit m'en faire douter, fi je devois ajouter foi à toutes fes réflexions. J'y ai vû avec étonnement qu'on fe fervoit de mes propres paroles pour combattre l'inoculation, en prenant ce que j'avois dit dans un fens tout contraire. J'ai héfité d'abord pour favoir fi je repondrois. Les écrits polémiques n'étant nullement

                                       de

de mon goût, j'étois difposé à ne pas le faire, mais l'amour feul de la vérité qui m'a mis la plume à la main, m'a forcé de la reprendre, en proteftant que quelque fort que puiffe avoir cette lettre, je ne repliquerai point.　Les favans Médecins, qui ont figné ce rapport, pour qui j'ai tout le refpect, & toute la déférence poffible, me permettront de réclamer contre les inductions qu'ils ont tirées des faits que je rapporte, & de leur repréfenter les raifons que j'ai de ne point adhérer à leurs conclufions.

　　Vous comprenés, Monfieur, qu'il eft très jufte de me retracter fi les faits, que j'ai avancés, font faux ; ou fi, en m'énonçant d'une façon ambiguë, mes paroles ont induit à erreur Mrs. les Commiffaires qui ont donné leur avis fur le fait de l'inoculation ; il eft encore jufte de faire moi-même le commentaire des endroits obfcurs de mon mémoire, afin d'éviter que vous, Monfieur, & vos Confrères ne foyés trompés au grand détriment du public.

　　Il y a dans ce rapport trois articles effentiels que je fuis indifpenfablement obligé de relever.

　　1°. .... On reproche à l'inoculation, d'après mon mémoire, de ne point mettre les inoculés à l'abri de la petite vérole naturelle.

　　2°. .... On lui reproche de trainer à fa fuite les dépôts les plus facheux, les fluxions, les ophtalmies &c.

　　3°. .... On lui reproche enfin de produire des accidens très graves qui ont mis en danger de perdre la vie ceux qui s'étoient foumis à cette opération.

　　Pour juftifier l'inoculation, il faut entrer dans quelque détail. Permettés-le moi, Monfieur, je l'abrégerai autant qu'il fera poffible.

　　Page 44. article 2. Note (Z***).

　　„ Nous trouvons dans un ouvrage imprimé de 34 pages in 4to qui
„ a pour titre : Lettre à Mr. Belletete, Doyen de la Fac. de Méd. de Pa
„ ris &c. par Mr. Razoux, Doct. en Méd. de l'Univ. de Montpellier &c.
„ fur les inoculations faites à Nîmes &c. l'anecdote fuivante. .... On
„ croyoit que le fils de Mr. **** avoit eu dès fon bas-âge & chez fa
„ nourrice la petite vérole ; fon père & fa mère l'affuroient ainfi, il avoit
„ vû fa fœur pendant tout le tems de la maladie (la petite vérole par in
„ oculation) & n'avoit reffenti aucune incommodité.　On voulut s'affu
„ rer fi l'inoculation produiroit quelqu'effet fur lui.　On le foumit à cette
„ opération ; & on ne fut pas peu furpris, le 8e jour, de voir une éruption
„ de petite vérole très complette, il fortit de cette épreuve auffi heureu
„ fement qu'on pouvoit le défirer. “

　　Y a t'il là, Monfieur, quelque chofe d'extraordinaire, & fur le témoignage d'une nourrice les parens de cet enfant ne peuvent-ils pas avoir été trompés ? La preuve même, qu'ils ne faifoient pas beaucoup de fond

fur

fur cette prémière petite vérole c'eft qu'ils foumirent leur fils à l'inoculation; mais ce qui ne manquera pas de vous furprendre, c'eft de voir
cette anecdote rapportée fous ce titre qui ne lui convient certainement
point: *Exemple de petite vérole inoculée, fuivie d'éruption, à une perfonne qui
portoit des cicatrices de la petite vérole naturelle qu'elle avoit euë précédemment.*
Nôtre inoculé ne portoit aucune cicatrice, aucune marque de cette pré-
tenduë petite vérole précédente. L'affertion d'une nourrice étoit le feul
fondement de cette croyance. „ Les inoculateurs regarderont fans doute
„ le fuccès de cette opération comme une démonftration évidente, que
„ le père & la mère, qui affuroient l'un & l'autre que leur fils avoit eu
„ la p. v. fe trompoient, ainfi que tous ceux qui l'avoient cru.

„ Vous conviendrés avec moi, Monfieur, que c'eft en effet le jugement que tout lecteur impartial portera de cette anecdote totalement
déplacée ici.

    ibid. article 2. Note (Z****).

„ Le même Mr. RAZOUX rapporte deux exemples bien authenti-
„ ques de petite vérole furvenuë naturellement à deux perfonnes qui
„ avoient été inoculées dans toutes les règles, & que cependant on ju-
„ geoit l'avoir été inefficacement. L'une deux fois, & l'autre une fois
„ feulement. La 1re Mlle. Senilhac, la 2de Mlle. Baux dont on trans-
„ crit les hiftoires ".

Je crois avoir difcuté ces deux faits fi victorieufement dans ma lettre à Mr. BELLETETE, que j'ofe y renvoyer tous ceux à qui cet article
du rapport de Mr. DE L'EPINE pourroit faire quelqu'impreffion. J'ajouterai feulement au fujet de Mademoifelle Baux, que Mr. fon père étoit fi
pleinement perfuadé que l'inoculation n'avoit pas pris fur fa fille, qu'il
étoit tout difpofé à la faire inoculer une feconde fois dans la faifon fuivante, lorfque la petite vérole le prévint. Après tout Mr. DE L'EPINE
a la bonne foi de convenir *qu'on jugeoit que ces deux Demoifelles avoient été
inoculées inefficacement*, & c'eft accorder le fait en queftion „ veut-on, dit-
„ il, en terminant cette note, que ces deux inoculées ayent eu vraiment
„ la petite vérole par l'inoculation l'une & l'autre; nous ne conteftons
pas. Il n'y a qu'à rapporter ces deux faits à Z** ". Ce favant Médecin
me permettra de lui dire que ce n'eft point ce qu'il faut penfer de ces
deux hiftoires, ni la conclufion qu'il faut en tirer. On doit convenir que
l'inoculation a manqué fur l'une & fur l'autre, qu'elle a été infructueufe,
& fans effet; que par-conféquent cette opération n'a pu les mettre à l'a-
bri de la contagion de la petite vérole naturelle.

    page 70. artic. 9. Note (Q q).

„ Mr. RAZOUX, Doct. en Médec. de Montpellier, dans une lettre
„ imprimée à Nîmes, datée du 4e Août 1764. donné la relation de trois
„ petites véroles inoculées qui ont été confluentes, N°. 15, 36, 41; &

O o o 3

„ de

„ de fix qui ont eu des accidens très graves N°. 1 ς, 38, 40, 41, 43, 69.

Je réponds d'abord, & je demande, Monfieur, que vous ayés la bonté de confulter dans mon mémoire les N°ˢ. cités, vous y verrez que j'ai dit au N°. 1 ς. page 321. La malade..... fut couverte..... de.. boutons de petite vérole dont quelques-uns même furent confluens *en petite quantité*. J'ajouterai ici pour plus grande exactitude qu'en confultant mon journal j'ai vû qu'on pouvoit en compter quatre de cette efpèce fur tout le corps, dont deux étoient au vifage. J'en apelle à vous, Monfieur, & à tous les practiciens , peut-on dire qu'un fujet eft attaqué d'une petite vérole confluente, parce qu'on en appercevra 4, ς, 6, boutons dans tout le corps ? Je me fers à peu près des mêmes expreffions au N°. 36. *boutons... dont quelques-uns même ont été confluens ;* cependant, ajoutai-je tout de fuite, (ce qui mérite d'être obfervé) ni les unes ni les autres (je parle de trois fœurs) n'ont eu aucune fuite facheufe, & elles ont été bientôt parfaitement guéries. Je dis enfin au N°. 41. le 3 ι e Mai (jour de la maladie) boutons en très grande abondance; ils font même confluens, au front, au menton, & au nez. Remarquez, je vous prie, qu'il n'y avoit que ceux ci qui fuffent confluens, & en petite quantité : tandis que tous ceux qui étoient répandus fur tout le corps *en très grande abondance,* ne l'étoient pas.

Eft-il poffible, Monfieur, que ce qui devroit être regardé comme le triomphe de l'inoculation, lui foit imputé comme un crime. J'ai été trop fincère, & j'ai pouffé l'exactitude trop loin. Je n'aurois pas dû faire mention d'un bouton à chaque endroit indiqué : mais je ne m'en repens point malgré les inductions qu'on en a tirées. J'aime mieux qu'on ne puiffe me reprocher d'avoir omis la plus legère circonftance, que fi on m'accufoit d'avoir voulu rendre bonne la caufe de l'inoculation par la reticence du plus petit de tous les faits.

Second reproche qu'on fait dans cette note à l'inoculation. On nomme fix fujets en qui elle a produit des accidens très graves N°. 1 ς, 38, 40, 41, 43, & 69.

Il eft bon de vous faire obferver, Monfieur, que nous venons déja de parler de deux qui font ici repetés N°. 1 ς, & 41. Quant à ceux des N°ˢ. 38, 40, 43, & 69, il eft évident que les objets ont été furieufement groffis pour charger la nouvelle méthode des fautes dont on doit juftement accufer des circonftances accidentelles , mais après tout je ne puis convenir des faits qu'on m'impute; non, Monfieur, je n'ai jamais dit que nos inoculés ayent eu des accidens affés graves pour faire craindre pour leurs jours. Je prends pour exemple l'inoculée du N°. 40. (C'eft la plus maltraitée, s'il eft poffible de fe fervir de ce terme; avec ces Mrs. il faut extrêmement mefurer fes expreffions). Cette Demoifelle eut, je l'avouë, pendant quelques inftans un léger délire, & même une

efpèce

eſpèce de treſſaillement de tendons. Ces deux ſymptômes, qui certainement ne nous effrayèrent point, précédèrent de bien près l'éruption qui les fit auſſitôt diſparoitre. Je dois ajoûter qu'ils étoient accompagnés d'un ſommeil fort tranquille, dans lequel la nature préparoit ſon ouvrage, je veux dire, la ſortie des boutons.

Il faut en même tems que je rende ici un témoignage à la vérité. Les dartres, auxquels le jeune Mr. du N°. 43. avoit été ſujet depuis ſa jeuneſſe, & qui avoient engagé Mr. Aubanel ſon Médecin, qui dirigeoit les préparations, à les continuer prudemment pendant trois mois. Ces dartres, dis-je, ont totalement diſparu depuis l'inoculation. J'ai donc eû tort de dire que l'inoculation ne guériſſoit pas les dartres. Il eſt vrai que cette opération par elle-même ne les guérit peut-être point; mais les préparations bien adminiſtrées, auxquelles on ſoumet ceux qui doivent être inoculés, doivent changer en meilleure qualité le ſang & les humeurs, & parvenir par ce moyen à détruire les dartres; en outre les inciſions peuvent ſervir d'émunctoire par où l'humeur dartreuſe peut s'écouler. C'eſt toûjours le ſecond exemple de la guériſon des dartres par cette voye, en comptant pour le prémier le malade dont parle Mr. Pomme, Méd. à Arles dans la lettre à Mr. de la Condamine, inſerée dans le journal de Médecine Tome XXII. page 461.

Page 72. art. 4. Note (R r).

» Le fils ainé de Mr. Colomb, agé d'environ dix ans, a été inoculé » l'année dernière. Quelques furoncles ſuivirent cette inoculation, & cer- » tains dépôts de matière putride parurent ſur la peau.... Un mal d'yeux » très opiniâtre ſuccéda à toutes ces indiſpoſitions. Lettre imprimée de » Mr. Razoux à Mr. Belletete du 4e Août 1764.

Vous obſerverez, Monſieur, qu'on parle ici du même ſujet dont on a déja parlé (Note Qq) art. 9. On a joint enſemble dans cet article ce que je dis moi-même dans le texte de la lettre au ſujet de ces legers accidens, en retranchant la raiſon plauſible que j'en donne, appuyé ſur le témoignage d'un auteur très fameux, & le diſcours que me tint le père de ce jeune Mr. dont je rapporte en note les paroles. Il auroit été cependant très eſſentiel de dire, que cet inoculé gagna la gale d'un domeſtique qui la lui communiqua immédiatement après ſon inoculation, qu'il eut en même tems une grande frayeur occaſionnée par une chûte, & que ce n'eſt qu'à la ſuite de tous ces accidens que parurent les furoncles, le mal d'yeux &c. que malgré tout cela ſon frère & lui jouïrent bientôt après d'une parfaite ſanté, qui depuis lors n'a point été interrompuë. Il me paroit, Monſieur, que lorſqu'on rapporte un procès, en juge impartial, ce doit être à charge & à décharge ſuivant l'équité & la juſtice.

Page 76. Note (W w).

Mr. de l'Epine dans le texte de ſon rapport parle de dépôts *énor-*

mes

mes & effrayans à la fuite de l'inoculation.   On en a vû, dit-il, porter le caractère *d'anthrax* ou *charbonneux*, & il cite en preuves l'inoculé du N°. 69. dont il a déja fait mention à la Note (Qq).   „ Voici un exem„ ple rapporté par quelqu'un bien digne de foi, & que vraifemblable„ ment les inoculateurs ne defavoueront pas.   Mr. Razoux, Médecin „ de Montpellier, qui exerce depuis 22 ans la Médecine à Nîmes.   C'eft „ de cet obfervateur exact, & peut-être trop veridique au gré de quel„ ques inoculateurs que nous l'aprenons.... Ici fe trouve l'hiftoire de l'inoculation du fils de Mr. Barre &c.

On a foin feulement de rejetter de la narration tout ce qui pourroit affoiblir la force des argumens, & des traits qu'on lance contre la nouvelle méthode; par exemple, on fe garde bien d'appuyer fur les détails fuivans, & de dire que cet enfant, inoculé à la mammelle, avoit paffé par l'épreuve qu'on lui avoit fait fubir le plus heureufement du monde, qu'on étoit déja parvenu au fixième jour de l'éruption fans aucune efpèce d'accident, & que, par une imprudence qu'on ne fauroit trop blamer, on l'avoit expofé à un air froid & humide, pour le tranfporter à un village éloigné de Nîmes de cinq quarts de lieuë par un tems très mauvais, tandis que le pus renfermé dans les puftules fe faifoit encore appercevoir, & que les playes étoient au plus fort de la fuppuration.   Voilà, Monfieur, des circonftances fur lefquelles on ne fauroit trop infifter, & des détails qu'on ne doit jamais perdre de vûe. Il eft vrai que je parle dans cet article de boutons noirs & fort gros, & d'un furoncle charbonneux qui furvint après cette imprudence.   Mais ne devoit-on pas s'attendre à quelque chofe de pis par la *retropulfion* du levain varioleux, & de la matière de l'infenfible tranfpiration.   Qu'il me foit néanmoins permis, Monfieur, de vous faire obferver, que ce dépôt énorme, réduit à fa jufte valeur, étoit gros comme une olive, que fi j'ai dit, qu'il rendit une prodigieufe quantité de pus fanguinolent, c'étoit en égard à fon volume, & que les boutons ou furoncles, qu'on peut bien fe difpenfer de décorer du nom de puftules d'une feconde éruption, furent bientôt guéris, & n'ont porté aucun préjudice à cet inoculé..... Mr. de l'Épine finit cette note en difant „ fi tous les „ évènemens, pareils à celui-ci, nous étoient révélés par les inocula„ teurs, la ferveur des inoculiftes ou amateurs pourroit perfévérer, „ mais ils feroient peu de profélites ".   Je vous protefte, Monfieur, dans la plus grande fincérité, que j'ai révelé tous les accidens quelconques qui font venus à ma connoiffance au fujet de l'inoculation, & que, fi j'ai quelque chofe à me reprocher, c'eft d'avoir exageré, pour ainfi dire, le mal plûtot que de l'avoir diminué, pour engager les inoculateurs à une circonfpection exacte, & pour leur faire éviter de fauffes

démar-

démarches que j'ai toûjours plus redoutées que les dangers de la nouvelle méthode.   Je vous conjure donc, Monfieur, vous & tous ceux
fur qui le rapport de Mr. DE L'EPINE pourroit faire quelque fenfation,
de vouloir bien lire en entier les articles contentieux dans ma lettre à
Mr. BELLETETE, & certainement, je n'ofe me flatter de trop, vous
y reconnoitrès au prémier coup d'œil la vérité, & vous ne ferés point
effrayé du mauvais fuccès de cette inoculation, & des prétenduës difgraces de toutes les autres.   Mr. Barre, père de l'inoculé dont je viens
de parler, a été fi peu rebuté par les évènemens qui furvinrent à la
fuite de l'inoculation de fon fils ainé; il a fçu fi bien rendre juftice à
la petite vérole artificielle , & ne pas lui imputer ces legers accidens
dûs à toute autre caufe, qu'il vient de faire inoculer le troifième de fes
enfans, dont l'inoculation a parfaitement bien réüffi, & n'a eu aucune
efpèce de fuite.

   Page 80. art. 6. Note (Z z).

„ Madame la Baronne de Calvière eft inoculée au printems de
„ 1761.   Cette Dame eut deux éruptions, dont la prémière ne fut que
„ très peu confidérable; les boutons s'éclipfèrent bientôt pour faire pla-
„ ce aux feconds qui parcoururent leurs differens périodes à l'ordinaire.
„ Cette Dame eut une efpèce de dépôt au pié.   Les incifions ayant été
„ trop tôt fermées ".

   J'appelle avec Mr. DEYDIER, Médecin de cette Dame, petit dépôt
au pied ce qu'on pourroit apeller un clou, ou un furoncle; j'ai dit après
mon confrère que ce dépôt étoit furvenu parce que les incifions avoient
été un peu trop tôt fermées; Mr. DEYDIER ayant été obligé de perdre
de vuë cette Dame pendant quelques jours, quoiqu'il eut expreffement
recommandé de panfer les playes avec le plus grand foin ; on négligea
fon avis, on difcontinua les panfemens, les playes fe cicatrifèrent, & le
furoncle parut.   Le tout cependant fans aucun danger, & fans que la
malade en reffentit d'autre incommodité que celle de ne pouvoir marcher de quelques jours.

   Doit-on, Monfieur, relever fi pompeufement une auffi legère circonftance? & devroit-on faire attention à un pareil accident.   Cette
Dame en effet, & Mr. le Baron de Calviere, n'y ont pas eu égard.
Loin de s'être affés mal trouvés de la nouvelle méthode pour l'abandonner, ils l'ont employée de nouveau ce printems dernier, & ils fe féli-
citent d'avoir mis les jours de leur fils unique à l'abri de la contagion
de la petite vérole par l'inoculation heureufe qu'il vient d'éprouver.
Qu'elle différence dans la façon de penfer.   On crie, on déclame à Paris contre nos inoculations, & furtout contre celle d'une Dame qui fe
hâte à Nîmes de faire jouïr fon enfant du même bénefice que cette opération lui a procurée à elle-même.   Au refte l'endroit où ce dépôt parut,

P p p

eft

eſt digne de remarque. On avoit ſaigné du pied cette Dame lors de la préparation, & ce fut ſur la cicatrice même de la ſaignée que s'établit ce furoncle. Mr. DE L'EPINE ajoûte à la page 104 en parlant une ſeconde fois de cette inoculation, ce qui ſuit : „ Madame la Baronne de Calvière, âgée „ de 30 ans (inoculée en 1761) a eu *pluſieurs éruptions* & à la ſuite un pe- „ tit dépôt au pié. Mr. RAZOUX en donne peu de détail ".

Comme je ne veux rien laiſſer à déſirer à Mr. DE L'EPINE, j'ai prié Mr. DEYDIER de me donner tous les détails qu'il pourroit recueillir ſur cette maladie. Quoique j'aye déja rapporté ce qu'il m'avoit dit de vive voix, je vais tranſcrire ici ce qu'il a eu la bonté de me donner par écrit : „ Ma- „ dame de Calvière fut inoculée le 20e Mai 1761, la fièvre variolique ne „ fut décidée que le 31e; à cette époque la cicatrice de la ſaignée du pied, „ qui avoit été pratiquée le 17e ou le 18e Mai, s'enflamma & ſuppura aſ- „ ſés notablement pendant le cours de la petite vérole & quelque tems „ après. La 1re éruption parut au viſage le 3e Juin (car je n'appelle point „ ainſi quelques boutons avant-coureurs qui parurent 2 ou 3 jours au- „ paravant) elle fut complette le 4e au ſoir ou le 5e au matin. Il y eut „ environ deux cent boutons répandus par-tout, très beaux, pouvant „ chacun fournir du pus pour ſervir de levain, la ſuppuration de la cica- „ trice de la ſaignée ſe guérit quelques jours après. Cette inoculation, „ l'une des plus complettes, des plus heureuſes, & des plus ſatisfaiſantes, „ n'a eu aucune autre ſuite que le petit furoncle ſur la cicatrice de la ſai- „ gnée, & deux legers éréſypèles aux bras par la négligence qu'on eut de „ panſer les playes après leur cicatrice apparente. J'y remediai en les pan- „ ſant de nouveau de manière, à y rappeller la ſuppuration. Ces deux dé- „ pôts ſuperficiels & éréſipelateux furent bientôt guéris. . . . . Lett. „ Mſc. de Mr. DEYDIER, Med.

Page 97. art. 4. Note (M m).

„ Mr. RONCALLI fait une réflexion judicieuſe, & qui vient trop bien „ à ce ſujet pour ne pas la placer ici. Il voudroit, pour pouvoir porter un „ jugement équitable & aſſuré ſur le mérite de l'inoculation, que l'on in- „ ſtruiſit le public des ſuites de la convaleſcence; & c'eſt, dit-il, ce qui „ ſeroit bien néceſſaire, & que l'on ne fait pas. *Nullum*, dit il, *poſt arte* „ *productam luctam, de ipſorum perſeverante valetudine nuntium*, *p. 6. col.* I. „ *lin. 9. Diſſ. Epiſtol. ad Sylveſtr. ant. Ponticelli Brixiæ* 1759 ".

Le vœu de Mr. RONCALLI, & celui de Mrs. les Commiſſaires de la Faculté eſt en tout accompli pour les inoculés de Nîmes. Que peu- vent-ils ſouhaiter davantage ? Neuf ans ſe ſont déja écoulés depuis la pré- mière inoculation. Sur ſoixante dix-huit inoculés, dont ma lettre à Mr. BELLETETE renferme la liſte, je n'en connois que quatre qui ſoient morts. Je ne dis pas de l'inoculation, mais de maladies ordinaires dont perſonne n'eſt exempt, & toûjours, graces au ciel, aſſés longtems après l'opération,

de

de forte que les mal-intentionnés ne fcauroient lui imputer leur mort, Tous les autres jouïffent, & ont conftamment jouï de la meil-leure fanté. On ne peut donc pas dire à leur égard : *nullum de ipforum perfeverante valetudine nuntium,* puifqu'en voilà des nouvelles certaines que toute une ville attefte, & que perfonne ne peut démentir.

Après tout ce que je viens de vous rapporter, vous croiriés bien , Monfieur, que Mr. DE L'EPINE n'a plus rien à dire fur nos inoculations. Il a parlé de toutes celles qui pouvoient fournir quelque prife, il a dif-cuté, analyfé, épilogué fur toutes les circonftances. Cependant il ne s'en tient pas là, & comme fi ma lettre à Mr. BELLETETE étoit un ouvrage nou-veau, dont il n'eut fait aucune mention, & qui eut été entièrement in-connu à Mrs. les Commiffaires, il y revient encore, & reprend tous les articles dont il a déja parlé, il les préfente tous enfemble fous un feul point de vuë, afin que, réünis, ils puiffent faire, s'il eft poffible, plus d'im-preffion que féparés. Lifés, je vous prie, Monfieur, à la page 101 Note (Q q.) „ Depuis que ce rapport a été lû à la Faculté, dit-il, & qu'elle en „ a ordonné l'impreffion, il nous eft parvenû un ouvrage imprimé à Nî-„ mes, fous le titre de Lettre à Mr. BELLETETE Doyen de la Fac. de Med. „ de Paris &c. par Mr. RAZOUX, Doct. en Med. de l'Univerfité de Montpel-„ lier &c. fur les inoculation faites à Nîmes, datée à la fin du 4e Août 1764. Après des éloges, dont je remercie très humblement cet illuftre auteur, & que je ne mérite pas, il ajoute : „ A Nîmes comme à Paris, l'affaire de „ l'Inoculation eft un myftère. Non-feulement on ne parle qu'avec une „ referve extrême à ceux qui ne témoignent pas une confiance entière „ dans cette nouveauté; mais les inoculateurs rivaux entr'eux, non-obftant „ l'uniformité de fentiments, évitent avec grand foin de laiffer tranfpirer „ leurs difgraces réciproques ; tant celles qui peuvent être furvenuës „ dans le cours de la maladie, que celles qui ont pu arriver à la fuite de „ cette opération.

Comment Mr. DE L'EPINE peut-il dire que l'affaire de l'Inoculation eft un myftère à Nîmes? n'ai-je pas dit tout ce qui étoit parvenu à ma con-noiffance fur cette matiere? n'en ai-je pas dit même plus que les inocu-lateurs ne pouvoient le défirer, comme Mr. DE L'EPINE lui-même en convient page 76. Ai-je omis quelque fait particulier, quelque circon-ftance aggravante? . . . Comment encore Mr. DE L'EPINE peut-il dire que les inoculateurs de Nîmes font rivaux entreux? quelle marque en ont-ils donné? qu'elle preuve en a-t-il? Mais je veux pour un moment lui ac-corder ce fait, & je dis que, fi les inoculateurs font véritablement rivaux entr'eux, bien loin de déguifer, de pallier, de cacher leurs fautes refpec-tives, leus difgraces réciproques, leurs malheurs particuliers, ne les reve-leront-ils pas mutuellement, ne les dévoileront-ils pas, ne les expo-feront ils pas au grand jour? Quel reproche! qu'il eft mal fondé. Pour-

P p p 2

fuivons.

fuivons. „ Ce n'eſt qu'avec une peine infinie , que de 78 inoculés dans‧
„ Nîmes pendant le cours de huit annés , Mr. Razoux a pu recueillir
„ les détails d'environ 35 ou 36 inoculations , des 42 ou 43 autres
„ il n'en a pu obtenir que le nom des perſonnes , & les dates , encore‚
„ dit-il , ce n'eſt qu'avec le plus grand ſoin qu'il a pu les découvrir.

Que Mr. de l'Epine me permette de lui dire qu'il n'a pas bien lû ma
lettre. Il eſt vrai, de 78 inoculés je n'ai donné le détail que de 35 ou 36,
parce qu'effectivement je n'ai rien eu à dire que de ces 35 ou 36. Il me ſuffi-
ſoit de marquer le nom & la date des autres, m'arrétant ſur les ſeules
inoculations qui avoient fourni quelque remarque , quelqu'obſervation
particulière dont on put faire mention. Ce n'eſt donc pas parce que je
n'ai pu recueillir des détails ſur les 43 reſtantes que je n'en ai point parlé;
mais c'eſt qu'en effet ces inoculations n'ayant rien de digne de remarque,
je n'avois rien à dire.

Je vous avouë, Monſieur, que je ſuis tout étonné de voir que Mr. de
l'Epine donne à mes paroles un ſens différent de celui dans lequel je les
ai énoncées , mais qu'il en abuſe juſqu'à me faire dire que ce n'eſt qu'avec
le plus grand ſoin que j'ai pu découvrir l'hiſtoire des inoculations que je
rapporte , tandis que peu de lignes après il ajoute „ que Mr. Baux, Dey-
„ dier, & Aubanel, mes confrères, Mrs Pignol & Pradel, chirurgiens,
„ m'ont adminiſtré les mémoires dans leſquels j'ai puiſé l'hiſtoire des ma-
„ lades qu'ils ont traités. " Mr. de l'Epine feint donc d'ignorer une
choſe qu'il ſçait très - bien d'après ma lettre , & cela uniquement pour
prouver le myſtère qu'on fait, ſelon lui, à Nîmes de l'Inoculation. Il
auroit du citer avec un peu plus d'exactitude, & ſe contenter de dire avec
moi , que le ſeul Mr. Nicolas , Chirurgien, m'avoit refuſé la liſte de ſes
inoculations. Je ne me ſuis plaint que de lui en me louant de tous les
autres. Voilà la verité.

Vient enſuite l'hiſtoire en grand de l'Inoculation de Mlle. Senilhac,
de Mlle. Baux , de Mr. Boyer, de Mr. Colomb, de Mlle. de Montval, de
Mlle. Meynier, de Mr. Mathieu, de Mlle. Barre, & de Mad. la Baronne
de Calviere. Toutes ces inoculations ont été rapportées en détail par Mr.
de l'Epine, & même plus d'une fois. Agréés, Mr. que je vous renvoye à
ce que je viens de dire de chacune en particulier, mais ſurtout aux détails que j'en ai donnés dans ma lettre à Mr. Belletete. La ſeule attention
que cet auteur a euë en tranſcrivant le journal de ces maladies, a été de
s'arrêter au jour critique, où le malade paroiſſoit être dans le plus mauvais état, laiſſant ainſi ſes lecteurs en ſuſpens ſur la réüſſite de l'Inoculation, & abandonnant le ſort de nos inoculés à des conjectures. Il s'eſt
contenté ſeulement d'avertir en commençant cet article, qu'aucun de
nos inoculés n'eſt mort, mais, ajoute-t-il : „ s'il faut juger du ſort des 42 ou
„ 43 par les évènements rapportés des 35 ou 36 autres, il paroit que, s'il

„ n'y

„ n'y en aucun à qui il en ait couté la a vie, plufieurs ont couru le plus
„ grand rifque de la perdre; ils ont eu la plus-part des accidens très-gra-
„ ves &c. "

Il eſt bien dur pour moi, Monſieur, d'être obligé de donner à
Mr. DE L'EPINE un defaveu formel. Non, Mr. aucun de nos inoculés
n'a couru rifque de la vie, aucun n'a eu des accidens très-graves, aucun
n'a reproché à l'Inoculation les fuites facheufes qu'on lui impute, aucun
n'a eu la petite vérole naturelle une feconde fois, en un mot, aucun n'a
jamais pu que fe louër de cette methode.

On a beau dire, Monſieur, que la petite vérole naturelle n'eſt pas
une maladie auſſi meurtrière que le publient les inoculateurs. L'expérience journalière ne nous convainct que trop du contraire, & la mort
des Souverains les plus chéris devroit bien defabufer ceux qui foutiennent
cette aſſertion. Je ne fçais jufqu'à quel degré peuvent s'étendre les ravages de la p. v. dans les autres pays; tout ce que je fçais, c'eſt, que dans
le nôtre elle eſt très fouvent mortelle, quelque methode qu'on employe
pour la traiter. Je me fuis confirmé dans cette idée depuis que j'ai eu
foin de tenir avec quatre de mes confrères les plus occupés à la pratique,
un état de tous les malades attaqués de la petite vérole dans l'avant-der-
nière épidémie que nous eumes ici. Il refulta de la combinaifon de nos
liftes que fur 496 malades il en mourut 76, & que plus de 100 furent fi
mal traités qu'ils porteront toute leur vie les marques de cette maladie.

Mr. de SAUVAGES, célèbre Profeſſeur en Medecine à Montpellier, me
fournit encore une preuve des ravages de la petite vérole dans cette ville
en rapportant, que la dernière épidémie, qu'il y eut, fut fi meurtrière, qu'elle
enleva prefque la moitié de ceux qui en furent attaqués, fuivant le cal-
cul qui fut fait par Mr. COULAS D. M. M. de la Soc. Royale des Sçiences:
In ultima quippe, dit-il, hujus morbi (variolarum) epidemia juxta calculum ab
egregio Doct. D. COULAS inftitutum dimidia fere pars varioloforum huic morbo
fuccubuit Monspelii. Diff de Prog. medica ex necrologis eruenda 1762. *mens.*
Maji, pag. 11. J'avance par-conféquent que la meilleure raifon en faveur
de l'Inoculation eſt une épidémie pareille de p. v.

Revenons à nôtre rapport dont nous nous fommes un peu écartés
& terminons enfin nos reflexions. Mr. DE L'EPINE finit cet article par
ces mots. „ Voilà fur 78 inoculations pratiquées à Nîmes l'hiſtoire bien
„ circonſtanciée de 35 ou 36 petites véroles inoculées, dont un obferva-
„ teur irréprochable nous donne la relation. Nous ignorons donc
„ bien plus de la moitié des malheurs que l'Inoculation a caufé dans
„ cette ville. " Quelle conclufion! eſt-il poſſible qu'on puiſſe en tirer
de pareille. Non, Monſieur, dois-je répondre à Mr. DE L'EPINE, vous
n'ignorés pas la moitié des malheurs caufés par l'inoculation; vous en
êtes entièrement inſtruit par un témoin *irréprochable*; vous les avés dif-

P p p 3

cutés,

cutés, examinés, appréciés, &, ne craignons pas de le dire, exagerés, vous les fçavés tous, dis-je, ces prétendus malheurs, qui ne nous effrayent, ni ne nous intimident point, & qui n'ont pas empéché depuis la publication de ma lettre, (je veux dire depuis un an) de faire trente-cinq nouvelles inoculations avec les plus heureux fuccès.

Ne vous arrêtés donc point, je vous en conjure, Monfieur, dans vôtre Mémoire en faveur de l'inoculation, que toute l'Europe attend avec impatience, à l'extrait tronqué de ma lettre à Mr. BELLETETE. Rapportés-vous-en à l'original que j'ai eu l'honneur de vous envoyer & à cette efpèce de commentaire que j'y joins.   Ne croyés point, quoiqu'on en dife, que nous ayons eu de récidives de petite vérole après l'inoculation bien & duëment faite, que nos inoculés ayent eu de doubles éruptions (1), que nos petites véroles ayent été confluentes, en prenant ce terme dans fa jufte valeur, que les accidens, qui ont précédé l'éruption, nous ayent jamais fait craindre pour la vie de nos malades, que les fuites, enfin, de nos inoculations ayent été en aucune façon facheufes (2).

Nos concitoyens, témoins des fuccès & des avantages de cette methode, en deviennent de plus en plus les partifans. Le nombre des inoculés, qui augmente d'une faifon à l'autre, en eft la plus folide preuve. Les villes voifines même fuivent nôtre exemple.   Alais, où l'on n'avoit point encore pratiqué l'inoculation, compte douze inoculés dans fes murs, & Montpellier en a déjà trois, dont deux font les enfans d'un Docteur de la Faculté, qui y pratique la medecine avec diftinction.

S'il faut encore, Monfieur, une dernière preuve en faveur de cetté opération, je me prépare à vous la fournir par la publication d'une feconde édition de ma lettre à Mr. BELLETETE, dans laquelle feront inferées les 35 nouvelles inoculations qui ont été faites depuis la 1ere édition, J'y
join-

---

(1) Je m'explique & j'entends ce mot dans un tout autre fens que Mr. de l'EPINE. Lorfque je parle de 1re éruption, il faut entendre des boutons avant-coureurs qui précèdent toujours ou prefque toujours l'apparition des véritables puftules varioliques, qui quelquefois paroiffent feuls, & doivent être regardés pour lors comme une éruption incomplette.   Ce fymptôme n'eft pas fi extraordinaire que Mr. de l'EPINE voudroit le faire penfer. Il n'eft pas même particulier à la p. v. inoculée; on le voit quelquefois dans la p. v. naturelle, & lorfque j'ai invité les inoculateurs à communiquer au public les recherches, qu'ils pourroient faire fur cet accident, ce n'a été que pour qu'on put parvenir par là, s'il étoit poffible, à diftinguer effentiellement l'éruption parfaite qui délivre l'inoculé d'une récidive de p. v. d'avec l'éruption imparfaite qui ne le met en aucune façon à l'abri de cette maladie.

(2) Les furoncles, les ophtalmies, les fcarlatines, les éréfypèles, les dépôts qu'on nous reproche, ont été tous d'une nature fi bénigne, qu'ils ne nous ont pas mis en même de nous reprocher un feul inftant d'avoir donné à quelqu'un la petite vérole artificielle.

joindrai en fuivant toujours mon prémier plan l'hiftoire particulière de toutes celles qui mériteront quelqu'attention, & je ne négligerai pas les obfervations, qui pourront contribuer à établir des règles juftes & certaines fur le diagnoftic, le prognoftic, & furtout la pratique de cette nouvelle methode, mon unique but étant l'utilité publique que je ne perdrai jamais de vûë.

Je fuis Monfieur,

Vôtre

très humble & très obeïfant ferviteur

RAZOUX.

à Nîmes le 25 Septembre 1765.

XII.

MEMOIRE

Sur quelques Maladies exanthémateufes, préfenté à la Societé Medico-Phyfique de Bâle & inferé dans le Vme Volume des *Acta Helvetica.*

JE nomme maladies exanthémateufes toutes, celles qu'une éruption à la peau caractérife &c. page 289 jufqu'à la fin du Mémoire page 304.

F I N

www.ingramcontent.com/pod-product-compliance
Lightning Source LLC
LaVergne TN
LVHW020613180726
843502LV00002B/459